Sepse

3ª Edição

Série CMIB – Clínicas de Medicina Intensiva Brasileira

- Volume Choque Circulatório
- Volume Gestão, Qualidade e Segurança em UTI
- Volume Terapia Nutricional no Paciente Grave
- Volume Delirium no Paciente Grave
- Volume Cuidados Perioperatórios no Paciente Cirúrgico de Alto Risco
- Volume Ecografia em Terapia Intensiva e na Medicina de Urgência
- Volume Sepse, 2ª Edição
- Volume Fisiologia e Farmacologia Aplicada à Medicina Intensiva: Estudo Baseado em Casos Clínicos
- Volume Cuidados Paliativos, Comunicação e Humanização em UTI
- Volume Cardiointensivismo
- Volume Doenças Cerebrovasculares
- Volume Ecografia em Terapia Intensiva e na Medicina de Emergência, 2ª Edição
- Volume Gestão, Qualidade e Segurança em UTI, 2ª Edição
- Volume Trauma
- Volume Sepse, 3ª Edição

CMIB – Clínicas de Medicina Intensiva Brasileira

EDITOR

Marcos Antonio Cavalcanti Gallindo

Ano 29 – volume 34 – 2024

SEPSE

3ª Edição

EDITORES DO VOLUME

Luciano Cesar Pontes de Azevedo

Bruno Adler Maccagnan Pinheiro Besen

Fernando José da Silva Ramos

Flávia Ribeiro Machado

AMIB

ASSOCIAÇÃO DE MEDICINA INTENSIVA BRASILEIRA

Atheneu

Rio de Janeiro • São Paulo

2024

EDITORA ATHENEU

São Paulo —	*Rua Maria Paula, 123 – 13° andar* *Conjuntos 133 e 134* *Tel.: (11) 2858-8750* *E-mail: atheneu@atheneu.com.br*
Rio de Janeiro —	*Rua Bambina, 74* *Tel.: (21) 3094-1295* *E-mail: atheneu@atheneu.com.br*

CAPA: Paulo Verardo
PRODUÇÃO EDITORIAL: Alice Barducci

CIP-BRASIL. CATALOGAÇÃO NA PUBLICAÇÃO
SINDICATO NACIONAL DOS EDITORES DE LIVROS, RJ

S484
3. ed.

Sepse / editores do volume Luciano Cesar Pontes de Azevedo ... [et al.] ; editor Marcos Antonio Cavalcanti Gallindo. - 3. ed. - Rio de Janeiro : Atheneu, 2024.
24 cm. (CMIB - Clínicas de Medicina Intensiva Brasileira)

Inclui bibliografia e índice
ISBN 978-65-5586-801-2

1. Septicemia - Diagnóstico. 2. Septicemia - Tratamento. 3. Septicemia – Fisiopatologia. I. Azevedo, Luciano Cesar Pontes de. II. Gallindo, Marcos Antonio Cavalcanti. III. Série.

24-91489 CDD: 616.944
CDU: 616.94

Meri Gleice Rodrigues de Souza - Bibliotecária - CRB-7/6439

24/04/2024 29/04/2024

Azevedo, L.C.P; Besen, B.A.M.P; Ramos, F.J.S; Machado, F.R.
Série Clínicas de Medicina Intensiva Brasileira – Sepse, 3ª Edição.

Editores

Luciano Cesar Pontes de Azevedo

Médico Intensivista Titulado pela Associação de Medicina Intensiva Brasileira (AMIB). Médico Intensivista e Pesquisador do Hospital Israelita Albert Einstein. Coordenador da Pós-Graduação Stricto Sensu do Hospital Israelita Albert Einstein. Livre-Docente em Emergências Clínicas pela Faculdade de Medicina da Universidade de São Paulo (FMUSP). Ex-Presidente do Instituto Latino Americano de Sepse (ILAS), período 2016-2019. Ex-Presidente da Sociedade Paulista de Terapia Intensiva (SOPATI), período 2018-2019. Membro do Comitê Executivo da Rede Brasileira de Pesquisa em Terapia Intensiva (BRICNet).

Bruno Adler Maccagnan Pinheiro Besen

Médico Intensivista do Hospital das Clínicas da Faculdade de Medicina da Universidade de São Paulo (HCFMUSP) e do Hospital A.C. Camargo Cancer Center. Professor Colaborador, Orientador Pleno do Programa de Pós-Graduação em Ciências Médicas da FMUSP. Pesquisador da Diretoria de Compromisso Social do Hospital Sírio-Libanês (HSL). Editor da Seção de Epidemiologia da Revista Critical Care Science (afiliada AMIB - Sociedade Portuguesa de Cuidados Intensivos [SPCI]). Membro da Comissão de Formação da Associação de Medicina Intensiva Brasileira (AMIB). Membro do Comitê Científico da Rede Brasileira de Pesquisa em Terapia Intensiva (BRICnet). Membro da Diretoria (1º Secretário) da Sociedade Paulista de Terapia Intensiva (SOPATI) no Biênio 2022-2023.

Fernando José da Silva Ramos

Especialista em Clínica Médica e Medicina Intensiva. Doutor em Ciências da Saúde. Coordenador Médico da UTI da Disciplina de Medicina Intensiva da Escola Paulista de Medicina da Universidade Federal de São Paulo (EPM/Unifesp). Médico da UTI do Hospital Sírio-Libanês e Coordenador da Residência Médica em Medicina Intensiva do Hospital Sírio-Libanês. Membro do Comitê Científico da Rede Brasileira de Pesquisa em Terapia Intensiva (BRICnet).

Flávia Ribeiro Machado

Médica Intensivista Titulada pela Associação de Medicina Intensiva Brasileira (AMIB). Professora Associada e Chefe do Setor de Terapia Intensiva do Hospital São Paulo, Disciplina de Medicina Intensiva da Escola Paulista de Medicina, Universidade Federal de São Paulo (EPM/Unifesp). Coordenadora Geral do Instituto Latino Americano de Sepse (ILAS). Membro do Comitê Executivo da Surviving Sepsis Campaign e do Comitê das Diretrizes (versões 2012, 2016, 2020 e 2025). Membro do Comitê Científico da Rede Brasileira de Pesquisa em Terapia Intensiva (BRICnet). Membro do Conselho do International Sepsis Forum (ISF). Editora Associada da Revista Critical Care Science. Diretora Científica da AMIB no Biênio 2018-2019. Diretora Científica da Sociedade Paulista de Terapia Intensiva (SOPATI) no Biênio 2022-2023.

Colaboradores

André Luiz Nunes Gobatto

Doutor em Medicina pela Universidade de São Paulo (USP). Médico Intensivista do Hospital São Rafael e do Hospital da Cidade, Salvador-BA. Professor de Clínica Médica da Universidade Salvador (UNIFACS) e da União Metropolitana de Educação e Cultura (UNIME). Preceptor da Residência de Medicina Intensiva do Hospital da Cidade e da Residência de Clínica Médica do Hospital São Rafael.

Andrea Maria Cordeiro Ventura

Médica Especialista em Medicina Intensiva e Nutrologia Pediátrica.

Antônio Augusto Figueiredo Andrade Costa

Médico Intensivista pela Universidade Federal de São Paulo (Unifesp).

Antônio Tonete Bafi

Médico Especialista em Terapia Intensiva pela Associação de Medicina Intensiva Brasileira (AMIB). Diretor do Hospital Sepaco em São Paulo.

Bruno Adler Maccagnan Pinheiro Besen

Médico Intensivista do Hospital das Clínicas da Faculdade de Medicina da Universidade de São Paulo (HCFMUSP) e do Hospital A.C.Camargo Cancer Center. Professor Colaborador do Departamento de Clínica Médica. Orientador Pleno do Programa de Pós-Graduação em Ciências Médicas da FMUSP. Pesquisador da Diretoria de Compromisso Social do Hospital Sírio-Libanês (HSL). Editor da Seção de Epidemiologia da Revista Critical Care Science (afiliada AMIB - Sociedade Portuguesa de Cuidados Intensivos [SPCI]). Membro da Comissão de Formação da Associação de Medicina Intensiva Brasileira (AMIB). Membro do Comitê Científico da Rede Brasileira de Pesquisa em Terapia Intensiva (BRICnet). Membro da Diretoria (1º Secretário) da Sociedade Paulista de Terapia Intensiva (SOPATI) no Biênio 2022-2023.

Carolina Braga de Resende

Enfermeira pela Escola de Enfermagem da Universidade Federal de Minas Gerais (UFMG). Doutora em Ciências da Saúde - Infectologia e Medicina Tropical - pela Faculdade de Medicina (FM) da UFMG.
Mestra em Ciências da Saúde - Infectologia e Medicina Tropical - pela FM/UFMG. Servidora e Coordenadora de Pesquisa Clínica na Unidade de Pesquisa Clínica - Centro de Terapias Avançadas e Inovadoras em Medicina pela UFMG.

Cassiano Teixeira
Pós-Doutorado em Pneumologia pela Universidade Federal do Rio Grande do Sul (UFRGS). Professor de Clínica Médica e do Programa de Pós-Graduação de Ciências da Reabilitação da Universidade Federal de Ciências da Saúde de Porto Alegre (UFCSPA). Professor do Programa de Pós-Graduação de Pneumologia da UFRGS. Preceptor de Clínica Médica do Hospital Moinhos de Vento (HMV). Coordenador da UTI do Hospital Nora Teixeira - Complexo Hospitalar da Santa Casa de Porto Alegre. Membro da Rede Brasileira de Pesquisa em Medicina Intensiva (BRICnet) e da AMIBNet. Médico Intensivista Titulado pela Associação Brasileira de Medicina Intensiva (AMIB). Board do VENUTI, Humanização e Cuidados Pós-UTI da AMIB.

Cristiane Freitas Pizarro
Mestra em Ciências (Pediatria) pela Faculdade de Medicina da Universidade de São Paulo (FMUSP). Médica Assistente do Centro de Terapia Intensiva Pediátrica (CTI-P) do Hospital Israelita Albert Einstein (HIAE).

Daniela Carla de Souza
Doutora em Ciências pelo Departamento de Pediatria da Faculdade de Medicina da Universidade de São Paulo (FMUSP). Médica da Unidade de Terapia Intensiva (UTI) Pediátrica do Hospital Universitário da USP. Médica da Unidade de Terapia Intensiva Pediátrica do Hospital Sírio-Libanês (HSL).

Daniere Yurie Vieira Tomotani
Residência Médica em Medicina Intensiva pela Universidade Federal de São Paulo (Unifesp). Especialista em Medicina Intensiva pela Associação de Medicina Intensiva Brasileira (AMIB). Mestra pelo Programa de Pós-Graduação em Medicina Translacional da Unifesp. Médica Intensivista Diarista da Unidade de Terapia Intensiva (UTI) da Disciplina de Medicina Intensiva da Escola Paulista de Medicina da Unifesp e da UTI do Hospital Sepaco.

David José Garcia Santos Nora
Unidade de Cuidados Intensivos 4 (UCI4) do Hospital São Francisco Xavier. Serviços de Medicina Intensiva, Unidade Local de Saúde de Lisboa Ocidental, em Portugal. Assistente Convidado de Fisiologia na NOVA Medical School/ Faculdade de Ciências Médicas (NMS/FCM) na Universidade NOVA de Lisboa.

Eduardo Leite Vieira Costa
Doutor em Medicina pela Universidade de São Paulo (USP). Médico Assistente da Unidade de Terapia Intensiva (UTI) Respiratória do InCor - Hospital das Clínicas da Faculdade de Medicina da USP (HCFMUSP). Médico Pesquisador do Instituto Sírio-Libanês de Ensino e Pesquisa (IEP).

Elisa Donalísio Teixeira Mendes
Docente do Programa de Pós-Graduação em Ciências da Saúde da Pontifícia Universidade Católica de Campinas (PUC-Campinas). Médica Infectologista da Subcomissão de Controle de Infecção Hospitalar do Hospital de Clínicas da Universidade de Campinas (Unicamp).

Emily da Silva Córneo
Graduada em Biomedicina pela Universidade do Extremo Sul Catarinense (UNESC), com Habilitação em Bioquímica. Bacharel em Nutrição pela UNESC. Doutora e Mestra em Ciências da Saúde pela UNESC. Pós-Graduada em Nutrição Clínica em Gastroenterologia.

Fabiano Nagel

Médico da Comissão de Controle de Infecção Hospitalar e do Serviço de Medicina Intensiva do Hospital de Clínicas de Porto Alegre da Universidade Federal do Rio Grande do Sul (HCPA-UFRGS).

Felipe Dal-Pizzol

Professor do Programa de Pós-Graduação em Ciências da Saúde da Universidade do Extremo Sul Catarinense (UNESC). Diretor do Centro de Ensino e Pesquisa do Hospital São José, Criciúma-SC.

Fernanda Chohfi Atallah

Médica Intensivista pela Universidade Federal de São Paulo (Unifesp). Especialista em Terapia Intensiva pela Associação de Medicina Intensiva Brasileira (AMIB). Mestrado Profissional em Tecnologias e Atenção à Saúde pela Unifesp. Médica Coordenadora do Setor de Terapia Intensiva da Disciplina de Medicina Intensiva da Escola Paulista de Medicina da Unifesp.

Fernando Augusto Bozza

Médico pela Universidade Federal do Rio de Janeiro (UFRJ). Especialista em Medicina Intensiva pela Associação de Medicina Intensiva Brasileira (AMIB). Doutor em Biologia Celular e Molecular pela Fundação Oswaldo Cruz (Fiocruz). Pós-Doutorado no Programa de Biologia Molecular e Genética Humana da Universidade de Utah, EUA. Pesquisador Adjunto da Fiocruz. Coordenador de Pesquisa em Medicina Intensiva do Instituto D'Or de Pesquisa e Ensino (IDOR). Chefe do Laboratório de Medicina Intensiva do Instituto de Pesquisa Clínica Evandro Chagas, da Fiocruz (IPEC-Fiocruz).

Fernando José da Silva Ramos

Especialista em Clínica Médica e Medicina Intensiva. Doutor em Ciências da Saúde. Coordenador Médico da UTI da Disciplina de Medicina Intensiva da Escola Paulista de Medicina da Universidade Federal de São Paulo (EPM/Unifesp). Médico da UTI do Hospital Sírio-Libanês e Coordenador da Residência Médica em Medicina Intensiva do Hospital Sírio-Libanês. Membro do Comitê Científico da Rede Brasileira de Pesquisa em Terapia Intensiva (BRICnet).

Flávia Andrea Krepel Foronda

Doutora em Ciências pela Faculdade Medicina da Universidade de São Paulo (FMUSP) no Programa de Pediatria. MBA Executivo em Administração: Gestão de Clínicas, Hospitais e Indústria da Saúde pela Fundação Getúlio Vargas (FGV). Membro da Comissão Ventilação Mecânica da Associação de Medicina Intensiva Brasileira (AMIB). Coordenadora de cursos e eventos pediátricos da AMIB. Coordenadora do Curso Ventilação Mecânica em Pediatria "VentiPed" da AMIB. Coordenadora do Núcleo de Especialidades do Hospital Sírio-Libanês. Médica Diarista da UTI Pediátrica do Hospital Sírio-Libanês.

Flávia Ribeiro Machado

Médica Intensivista Titulada pela Associação de Medicina Intensiva Brasileira (AMIB). Professora Associada e Chefe do Setor de Terapia Intensiva do Hospital São Paulo, Disciplina de Medicina Intensiva, da Escola Paulista de Medicina, Universidade Federal de São Paulo (EPM/Unifesp). Coordenadora Geral do Instituto Latino Americano de Sepse (ILAS). Membro do Comitê Executivo da Surviving Sepsis Campaign e do Comite das Diretrizes (versões 2012, 2016, 2020 e 2025). Membro do Comitê Científico da Rede Brasileira de Pesquisa em Terapia Intensiva (BRICnet). Membro do Conselho do International Sepsis Forum (ISF). Editora Associada da Revista Critical Care Science. Diretora Científica da AMIB no Biênio 2018-2019. Diretora Científica da Sociedade Paulista de Terapia Intensiva (SOPATI) no Biênio 2022-2023.

Flávio Geraldo Rezende de Freitas
Doutor em Medicina pela Universidade Federal de São Paulo (Unifesp). Professor Adjunto da Disciplina de Medicina Intensiva da Escola Paulista de Medicina (EPM) da Unifesp.

Joaquim Henrique de Carvalho Lobato Filho
Especialista em Medicina Intensiva pelo Programa de Especialização em Medicina Intensiva pela Associação de Medicina Intensiva Brasileira (PEMI/AMIB) do Hospital São Domingos, no Maranhão. Pós-Graduado em Terapia Nutricional no Paciente Grave pela GANEP Educação. Fellowship em Nutrição Clínica no Hospital São Domingos, no Maranhão. Fellowship in Clinical Nutrition pela Universidade Duke, EUA.

Jorge Ibrain Figueira Salluh
Pesquisador Associado no Instituto D'Or de Pesquisa e Ensino (IDOR). Docente Permanente do Programa de Pós-Graduação em Oncologia do Instituto Nacional de Câncer (INCA). Mestre e Doutor pelo Programa de Pós-Graduação em Clínica Médica da Universidade Federal do Rio de Janeiro (UFRJ). Especialista em Medicina Intensiva pela Associação de Medicina Intensiva Brasileira (AMIB).

José Eduardo de Lima Borrelli Filho
Acadêmico de Medicina da Faculdade de Medicina de Itajubá (FMIT).

José Mauro Vieira Júnior
Médico Intensivista pela Associação de Medicina Intensiva Brasileira (AMIB). Doutor em Nefrologia pela Universidade de São Paulo (USP). Médico Assistente da Disciplina de Nefrologia da Faculdade de Medicina da USP.

Josiane Francisca Ferreira
Mestra em Saúde da Criança e do Adolescente pela Universidade Estadual de Campinas (Unicamp). Especialista em Terapia Intensiva pela Pontifícia Universidade Católica de Campinas (PUC-Campinas). Graduada em Enfermagem pela PUC-Campinas. Coordenadora de Pesquisa e de Implementação de Protocolos Assistenciais para Tratamento do Paciente Séptico no Instituto Latino Americano de Sepse (ILAS).

Juliana Lubarino Diniz de Souza
Enfermeira Intensivista Graduada pela Universidade Federal de São Paulo (Unifesp). Enfermeira Coordenadora do Instituto Latino Americano de Sepse (ILAS).

Juliana Vassalo
Mestra em Clínica Médica pela Universidade Federal do Rio de Janeiro (UFRJ). Especialista em Hematologia e Clínica Médica pela UFRJ. Médica Hematologista da Oncologia D'Or e Hospital Universitário Antônio Pedro.

Karla Tuanny Fiorese Coimbra
Médica Assistente e Preceptora da Residência Médica em Terapia Intensiva do Setor de Terapia Intensiva da Disciplina de Medicina Intensiva da Escola Paulista de Medicina da Universidade Federal de São Paulo (EPM/Unifesp).

Leandro Utino Taniguchi

Doutor em Ciências Médicas pela Faculdade de Medicina da Universidade de São Paulo (FMUSP). Médico Diarista da Unidade de Terapia Intensiva (UTI) do Pronto-Socorro de Clínica Médica da FMUSP. Médico Plantonista da UTI do Hospital Sírio-Libanês (HSL). Especialista em Medicina Intensiva pela Associação de Medicina Intensiva Brasileira (AMIB). Livre-Docente pela FMUSP.

Lísia Gomes Martins de Moura Tomich

Médica Graduada pela Universidade Federal de Uberlândia (UFU). Especialista em Infectologia pela Faculdade de Medicina da Universidade de São Paulo (FMUSP). Mestra em Medicina Tropical e Saúde Pública pelo Instituto de Patologia Tropical e Saúde Pública da Universidade Federal de Goiás (IPTSP/UFG). Professora Assistente do IPTSP/UFG.

Lucas Antônio Oliveira Faria

Médico Residente de Nefrologia do Hospital das Clínicas da Faculdade de Medicina da Universidade de São Paulo (HCFMUSP).

Luciano Cesar Pontes de Azevedo

Médico Intensivista Titulado pela Associação de Medicina Intensiva Brasileira (AMIB). Médico Intensivista e Pesquisador do Hospital Israelita Albert Einstein. Coordenador da Pós-Graduação Stricto Sensu do Hospital Israelita Albert Einstein. Livre-Docente em Emergências Clínicas pela Faculdade de Medicina da Universidade de São Paulo (FMUSP). Ex-Presidente do Instituto Latino Americano de Sepse (ILAS), período 2016-2019. Ex-Presidente da Sociedade Paulista de Terapia Intensiva (SOPATI), período 2018-2019. Membro do Comitê Executivo da Rede Brasileira de Pesquisa em Terapia Intensiva (BRICNet).

Marcelo Park

Médico Assistente da Unidade de Terapia Intensiva (UTI) do Hospital das Clínicas da Faculdade de Medicina de São Paulo (HCFMUSP).

Marcos Nogueira de Oliveira Rios

Médico pela Faculdade de Medicina da Bahia da Universidade Federal da Bahia (FMB-UFBA). Membro da Rede Integrada de Atenção ao Infarto Agudo do Miocárdio com Supradesnivelamento de ST (IAMCSST), organizada pelo Serviço de Atendimento Móvel de Urgência (SAMU) de Salvador. Membro do Registro Soteropolitano de IAMCSST (RESISST).

Maura Salaroli de Oliveira

Médica Infectologista. Coordenadora do Grupo de Controle de Infecção Hospitalar do Hospital das Clínicas da Faculdade de Medicina da Universidade de São Paulo (HCFMUSP). Gerente da Comissão de Controle de Infecção Hospitalar (CCIH) do Hospital Sírio-Libanês. Doutora em Doenças Infecciosas e Parasitárias pela USP.

Monique Michels

Doutora em Ciências da Saúde pela Universidade do Extremo Sul Catarinense (UNESC). MBA em Business Inteligence pela Universidade do Sul de Santa Catariana (Unisul). Diretora da Seven Pesquisa e Estatística.

Paula Cristina Breda Colpani

Médica pela Universidade Estadual do Oeste do Paraná (Unioeste/Cascavel). Intensivista pela Associação de Medicina Intensiva Brasileira (AMIB). Especialista em Insuficiência Respirtatória e Ventilação Mecânica pelo InCor/HCFMUSP.

Paulo Eduardo Figueiredo Andrade Costa

Acadêmico de Medicina da Faculdade de Medicina de Itajubá (FMIT).

Pedro Kurtz

Especialista em Medicina Intensiva pela Associação de Medicina Intensiva Brasileira (AMIB). Médico Supervisor da Unidade de Terapia Intensiva (UTI) Neurológica do Hospital Copa Star. Pesquisador do Instituto DOr de Pesquisa e Ensino e do Instituto Estadual do Cérebro Paulo Niemeyer (IEC). Mestre em Bioestatística pela Mailman School of Public Health, Universidade de Columbia, Nova York. Doutor em Pesquisa Clínica pelo Instituto Nacional de Infectologia Evandro Chagas da Fundação Oswaldo Cruz (INI/Fiocruz). Fellow da Neurocritical Care Society (FNCS).

Pedro Póvoa

Medicina Interna. Medicina Intensiva. Professor Auxiliar Convidado da Faculdade de Ciências Médicas da Universidade NOVA de Lisboa. Diretor da Unidade de Cuidados Intensivos Polivalente do Hospital de São Francisco Xavier – Centro Hospitalar de Lisboa Ocidental, Portugal.

Regis Goulart Rosa

Médico Intensivista pela Associação de Medicina Intensiva Brasileira (AMIB). Mestre e Doutor em Medicina pela Universidade Federal do Rio Grande do Sul (UFRGS). Médico Intensivista e Preceptor dos Programas de Residência Médica em Medicina Intensiva dos Hospitais Moinhos de Vento e Mãe de Deus, em Porto Alegre.

Reinaldo Salomão

Professor Titular da Disciplina de Infectologia do Departamento de Medicina da Escola Paulista de Medicina da Universidade Federal de São Paulo (EPM/Unifesp).

Rodrigo Palácio de Azevedo

Coordenador do Curso de Sepse da Associação de Medicina Intensiva Brasileira (AMIB) e Instituto Latino Americano da Sepse (ILAS). Médico Assistente da Unidade de Terapia Intensiva (UTI) do Hospital São Domingos, no Maranhão.

Rodrigo Schrage Lins

Mestre em Ciências pelo Instituto Nacional de Infectologia (INI/Fiocruz). Doutor em Ciências da Saúde pela Universidade de Caxias do Sul. Coordenador da Comissão de Controle de Infecção Hospitalar do Hospital Maternidade de Angra dos Reis. Membro Titular da Sociedade Brasileira de Infectologia (SBI). Presidente da Sociedade de Infectologia do Estado do Rio de Janeiro (SIERJ).

Sérgio Martins Pereira

Médico Anestesiologista do Hospital das Clínicas da Faculdade de Medicina da Universidade de São Paulo (HCFMUSP). Doutor em Anestesiologia pela Faculdade de Medicina da Universidade de São Paulo (FMUSP). Médico Assistente do St. Michael's Hospital, em Toronto. Professor Assistente no Departamento de Anestesiologia e Medicina da Dor na Universidade de Toronto.

Sílvia Figueiredo Costa

Professora Livre-Docente do Departamento de Doenças Infecciosas e Parasitárias da Universidade São Paulo (USP). Médica do Grupo de Infecção em Pacientes Imunodeprimidos do Hospital das Clínicas da Faculdade de Medicina da USP (HCFMUSP). Laboratório de Bacteriologia (LIM-54) do Departamento de Doenças Infecciosas e Parasitárias da USP.

Thaís Gregol

Médica Pneumologista pelo Instituto de Assistência Médica ao Servidor Público do Estado de São Paulo (Iamspe). Especialização em Insuficiência Respiratória e Ventilação Mecânica - UTI Respiratória do Instituto do Coração pela Faculdade de Medicina da Universidade de São Paulo (InCor/HCFMUSP).

Thiago Lisboa

Médico da Comissão de Controle de Infecção Hospitalar e do Serviço de Medicina Intensiva do Hospital de Clínicas de Porto Alegre da Universidade Federal do Rio Grande do Sul (HCPA/UFRGS). Médico Intensivista do Hospital Santa Rita, Santa Casa de Porto Alegre-RS.

Thire Baggio Machado Marazzi

Médica Neurologista Formada pela Faculdade de Medicina da Universidade de São Paulo (FMUSP). Realizou em 2021 Fellowship em Neurointensivismo pela USP e, em 2022, Ano Adicional pela USP Ribeirão Preto. Mestranda no Departamento de Neurociências e Ciências do Comportamento da USP RP. Médica Colaboradora da Neurologia da Unidade de Emergência da USP RP.

Vinicius Galdini Garcia

Médico Intensivista do Hospital Samaritano Paulista.

Viviane Bogado Leite Torres

Médica Intensivista pelo Instituto Nacional do Câncer (INCA). Especialista em Medicina Intensiva pela Associação de Medicina Intensiva Brasileira (AMIB). Mestra em Clínica Médica pelo Programa de Pós-Graduação em Clínica Médica da Universidade Federal do Rio de Janeiro (UFRJ). Coordenadora da Unidade de Terapia Intensiva (UTI) do Hospital Maternidade de Angra dos Reis (HMAR).

Dedicatória

Aos meus pais, José Arnaldo (*in memoriam*) e Soledade (*in memoriam*), e ao meu irmão, Luis Guilherme, por terem contribuído com seu esforço e exemplo para minha formação e desenvolvimento na Medicina. À minha esposa, Elen, meus filhos, Bia, Vivi, Cris, Luiz e Heitor, pelo amor incondicional e pela compreensão e apoio que me proporcionam em todas as minhas empreitadas acadêmicas.

Luciano Cesar Pontes de Azevedo

Aos meus pais, Carlos e Diva, pelo incentivo constante na busca pelo conhecimento. Ao meu irmão, Carlos Leonardo, por seu companheirismo. À minha esposa, Roberta, por sua parceria incondicional.

Bruno Adler Maccagnan Pinheiro Besen

À minha amada família.

Aos meus pais, que moldaram meu caráter e me guiaram nos caminhos da vida.

À Carol, minha parceira de vida. Seu amor é o farol que ilumina meu caminho.

Aos meus filhos, Rafa e Helena, minha fonte inesgotável de amor e inspiração.

Fernando José da Silva Ramos

À memória de meus pais, Professor Ângelo Machado e Professora Conceição Machado, por suas contribuições à Ciência e por me moldarem como eu sou.

Ao meu marido, por todos os anos de compreensão ao meu lado, que permitiram não somente esta obra, mas todas as demais, incluindo as duas mais importantes da nossa vida: Lucas e Ana.

Flávia Ribeiro Machado

Agradecimento

A todos os profissionais da equipe
multidisciplinar e a todos os membros do
time de Sepse dos hospitais brasileiros,
pela luta diária para mudarmos os
desfechos dos pacientes sépticos no
Brasil.

Os Editores

Apresentação
3ª edição

Cinco anos depois, a série Clínicas de Medicina Intensiva Brasileira (CMIB), uma parceria entre a Associação de Medicina Intensiva Brasileira (AMIB) e a Editora Atheneu, apresenta a terceira edição do livro *Sepse*.

Junto aos queridos Dra. Flávia Ribeiro Machado e Dr. Luciano Cesar Pontes de Azevedo, tivemos o reforço do Dr. Bruno Adler Maccagnan Pinheiro Besen e do Dr. Fernando José da Silva Ramos como editores desta versão atualizada.

A sepse ainda mata muito em nosso país!

Nesta obra, encontraremos informações sobre a epidemiologia da sepse no Brasil e no mundo, bem como sua fisiopatologia, que acaba por levar à síndrome da disfunção de múltiplos órgãos. A suspeita clínica e o diagnóstico precoces são as bases para o tratamento eficiente: rápido início de antimicrobianos, abordagem do foco infeccioso, reposição volêmica, suporte hemodinâmico, emprego de vasopressores e terapias adjuvantes – todos abordados neste livro. As várias disfunções orgânicas são apresentadas de forma individual, bem como situações especiais, como pacientes oncológicos, transplantados, e as peculiaridades da Pediatria. Finalmente, os autores descrevem as consequências da sepse em longo prazo e abordam o papel fundamental da equipe multiprofissional ao longo de todo o processo de atendimento ao paciente séptico.

Esperamos que este volume seja um guia prático que ajude os intensivistas brasileiros no manejo adequado dos pacientes vítimas de sepse em nossas UTIs. Desejo uma excelente leitura!

Marcos Antonio Cavalcanti Gallindo
Editor da Série Clínicas de Medicina Intensiva Brasileira

Apresentação
2ª edição

A Associação de Medicina Intensiva Brasileira (AMIB) está de volta com a série Clínicas de Medicina Intensiva Brasileira (CMIB)! E retornamos festejando a nova edição do livro *Sepse*, mais uma vez capitaneado pela Dra. Flávia Ribeiro Machado e pelo Dr. Luciano Cesar Pontes de Azevedo, ambos *experts* brasileiros no assunto e celebrados por toda a comunidade intensivista do nosso país pelo imenso esforço na divulgação do tema.

A sepse mata e mata muito em nosso país! Uma rápida consulta ao banco de dados do projeto UTIs Brasileiras (www.utisbrasileiras.com.br), uma parceria entre a AMIB e a EPIMED Solutions, mostra a sepse como o principal diagnóstico clínico na admissão (24,79%) nos nossos hospitais públicos e o segundo diagnóstico clínico mais comum nos serviços privados (24,38%). O artigo *The epidemiology of sepsis in Brazilian intensive care units (the Sepsis PREvalence Assessment Database, SPREAD): an observational study*, um estudo de prevalência de um dia sobre a sepse no Brasil, cuidadosamente desenhado e executado pelos editores deste volume do CMIB e publicado na revista *The Lancet* em agosto de 2017, expôs números de mortalidade assombrosos em nossas UTIs: 55,7%, com uma estimativa de 230.000 mortes anuais por sepse em nosso país.

A parceria virtuosa entre a AMIB e o Instituto Latino Americano de Sepse (ILAS) segue firme no propósito de divulgar conhecimento sobre o tema e oferecer ferramentas para a melhoria da qualidade do atendimento desses pacientes.

Precisamos urgentemente melhorar essa realidade, e esse papel cabe a todos os intensivistas e emergencistas.

Quem melhor para reeditar este volume senão as maiores autoridades no tema em nosso país? Desejamos uma ótima leitura e, mais do que isso, que você faça a diferença em seu hospital, ajudando a reduzir esse índice de mortalidade assustador!

Que as frases "Pense, pode ser sepse!" e "Pare a sepse, salve vidas!", bandeiras dos nossos queridos editores deste volume, sejam também carregadas por cada um de nós.

Marcos Antonio Cavalcanti Gallindo
Editor da Série Clínicas de Medicina Intensiva Brasileira

Apresentação
1ª edição

O tema sepse invoca a especialidade da medicina intensiva de forma quase maquinal. Está para o intensivista assim como a doença coronariana está para o cardiologista ou o diabetes melito para o endocrinologista. Representa a rotina da especialidade, já que uma copiosa e diuturna parte do esforço e dos recursos de uma UTI se concentra na condução de pacientes acometidos por essa entidade. Além disso, os custos econômicos e sociais associados à sepse são superlativos.

Essa conjuntura exige e justifica a inquieta e abundante pesquisa científica por compreensão e tratamento empreendida nos últimos anos, assim como os esforços governamentais e das associações científicas em aspergir o conhecimento adquirido entre os profissionais de saúde. Tal mobilização rende seus frutos: o entendimento fisiopatológico da sepse nunca foi tão abrangente, e a Campanha "Sobrevivendo à Sepse" e suas diretrizes, recentemente atualizadas, são exemplos desse esforço.

No Brasil, o Instituto Latino Americano de Sepse (ILAS) e a Associação de Medicina Intensiva Brasileira (AMIB) têm mantido uma parceria construtiva, desde a fundação do instituto, no sentido de promover ações de ensino, atualização e pesquisa. Vislumbrando esse contexto, a Série *Clínicas de Medicina Intensiva Brasileira* não poderia deixar de incluir, entre seus volumes, um que tratasse exclusivamente desse importante tema.

Convidamos a Dra. Flávia Ribeiro Machado e o Dr. Luciano Cesar Pontes de Azevedo para editá-lo. O resultado é, como só poderia ser esperado do esforço desses dois renomados especialistas, uma obra abrangente e cuidadosamente elaborada, mas com um manifesto de cunho prático que a torna essencial como objeto de consulta diária.

Aproveite!

Ciro Leite Mendes

Prefácio
2ª edição

Muito me honra escrever o prefácio da segunda edição do volume *Sepse*, da série Clínicas de Medicina Intensiva Brasileira, editado pelos doutores Luciano Cesar Pontes de Azevedo e Flávia Ribeiro Machado, renomados médicos intensivistas e pesquisadores brasileiros.

Em diferentes épocas, com diferentes denominações e etiologias das mais distintas, a sepse sempre colocou o médico frente a um de seus mais temidos desafios, com elevadas morbidade e mortalidade.

Denominada a partir do termo grego ση΄ψη, que significa putrefação ou podridão, seu quadro clínico comprometendo as mais diversas funções orgânicas do paciente sempre aguçou a sensibilidade de um bom observador clínico. Hipócrates, o pai da Medicina, descreveu como perigoso, odorífero decaimento biológico do organismo, e William Osler, eminente clínico e educador, observou, há mais de um século, que "o paciente parece morrer da resposta do organismo, e não da própria infecção".

A descoberta dos mediadores inflamatórios liberados por células do hospedeiro diante do contato com os chamados "padrões moleculares associados a patógenos" dos microrganismos revolucionou nossa compreensão da sepse.

Especificamente, a descoberta de que o TLR-4 era o receptor de reconhecimento e sinalização do LPS rendeu o Prêmio Nobel de Medicina a Bruce Beutler, em 2011. Com o hospedeiro como determinante do quadro clínico, definiu-se sepse, primeiro, como "síndrome da resposta inflamatória (SIRS) desencadeada pela infecção", conceito depois caracterizado como Sepsis-1 e Sepsis-2, e, mais recentemente, como "disfunção orgânica grave, potencialmente fatal, causada por uma resposta inadequada ou desregulada do hospedeiro à infecção", conceito de Sepsis-3. A resposta "desregulada" em substituição à resposta "inflamatória" do conceito atualiza a avalanche de conhecimentos que mostram a complexidade da regulação da resposta do hospedeiro na sepse. Mais do que conclusivos, esses conhecimentos abrem campos até recentemente inimagináveis de estudos. Assim, o próprio conceito de sepse, sindrômico por natureza, deve ser entendido como em constante evolução.

Paralelo ao conhecimento de sua patogênese, enormes esforços foram feitos para dimensionar o impacto da sepse nos dias atuais e no desenvolvimento de estratégias de intervenção que possibilitassem diminuir o seu efeito devastador nos pacientes acometidos. Os números falam por si. No mundo, estimam-se cerca de 30 milhões de casos por ano, com mais de 5 milhões de óbitos. No Brasil, o estudo SPREAD, coordenado pelos editores do livro, mostra que cerca de um terço de nossos leitos de terapia intensiva está ocupado por pacientes sépticos, dos quais a metade não sobrevive.

Não bastasse esse ônus agudo da síndrome, aprendemos que os pacientes sépticos carregam sequelas, cujos mecanismos começam a ser elucidados, que os tornam mais dependentes, suscetíveis a novos episódios de infecção e sepse e ainda vulneráveis a mortes por outras causas.

Nesta segunda edição do volume *Sepse*, da Série *Clínicas de Medicina Intensiva Brasileira*, os editores e seus colaboradores trazem esse universo da sepse para o leitor, na perspectiva da geração de conhecimento, da revelação do impacto da sepse em nosso meio, que deve servir de norte para a adoção de políticas públicas, e na perspectiva do cuidado à beira de leito, do reconhecimento à assistência ao paciente séptico. Assim, promovem e difundem conhecimento, despertando em todos nós o comprometimento, e ajudam a mudar a realidade.

Reinaldo Salomão
Professor Titular da Disciplina de Infectologia
Diretor do Laboratório de Pesquisa em Sepse (LPS)
Departamento de Medicina do Hospital São Paulo –
Escola Paulista de Medicina da
Universidade Federal de São Paulo (EPM/Unifesp)

Sumário

SEÇÃO 3 - Tratamento das Disfunções Orgânicas Específicas

SEÇÃO 4 - Sepse em Populações Especiais

SEÇÃO 5 - Miscelânea

Seção

1

Aspectos Gerais

1

Definições de Sepse

Luciano Cesar Pontes de Azevedo
Flávia Ribeiro Machado

Introdução

A sepse, cujo significado vem do grego – putrefação ou putridez – foi caracterizada por Hipócrates como um "apodrecimento" perigoso, odorífero e biológico do corpo.[1] Por décadas, a sepse foi considerada uma disseminação sistêmica da infecção, levando a manifestações clínicas sistêmicas, envolvimento e comprometimento de múltiplos órgãos, com aumento da morbidade e da mortalidade.[2-4] Até o início da década de 1990, termos como sepse, septicemia, síndrome séptica e choque séptico eram utilizados na literatura médica sem definição objetiva, muitas vezes de maneira intercambiável. A confusão dos termos prejudicava a produção científica na área e não permitia a comparação de dados entre diferentes unidades de terapia intensiva (UTIs).

História das definições da sepse

Em 1992, uma força-tarefa liderada por Roger Bone criou o primeiro consenso sobre as definições de sepse e choque séptico.[4] À época, as citocinas tinham sido recém-descobertas e existia uma noção muito predominante de processos inflamatórios na gênese das principais doenças. Assim, o conceito da síndrome da resposta inflamatória sistêmica (SIRS) surgiu como fator preponderante e necessário para o diagnóstico de sepse e suas formas graves, quando em associação a infecção presumida ou confirmada. Já na época, havia uma estratificação de gravidade de pacientes com infecção em diferentes níveis: sepse, definida pela ocorrência de SIRS sem disfunção orgânica; sepse grave, quando associada a disfunções orgânicas; e choque séptico, em pacientes com disfunção circulatória e hipotensão não responsiva a líquidos (Tabela 1.1).[4]

Conceitualmente, as alterações descritas devem ser agudas e não induzidas por outras causas conhecidas, como, p. ex., leucopenia após quimioterapia. Esses critérios foram desenhados de modo a incluir a maioria dos pacientes com quadros infecciosos graves (alta sensibilidade), entretanto, com isso, há uma perda de especificidade, ou seja, um risco elevado de rotulação de sepse em pacientes com critérios de SIRS inflamatórios, porém não de origem infecciosa. Críticas aos critérios de SIRS incluem, assim, sua falta de especificidade, a falta de correlação com a gravidade, pouco fundamento fisiopatológico e pouco auxílio na prática clínica diária. Como exemplo, pacientes politraumatizados, com pancreatite aguda, pós-operatório de cirurgia de grande porte

TABELA 1.1	DEFINIÇÕES DE SEPSE E SÍNDROMES CORRELATAS DE 1992
Infecção: fenômeno microbiano caracterizado por uma resposta inflamatória reacional à existência de microrganismos ou à invasão de tecidos normalmente estéreis àqueles organismos	
Bacteremia: existência de bactérias no sangue. De maneira análoga, podem-se usar os termos fungemia, viremia, parasitemia etc.	
Septicemia: segundo o consenso de 1991, o termo não deve ser mais utilizado de forma corrente na literatura médica	
SIRS: uma série de insultos pode provocar um estado orgânico inflamatório, incluindo politraumatismo, pós-operatório, pancreatite, queimaduras e infecções. A **SIRS** é a manifestação clínica desse fenômeno e foi definida como existência de dois ou mais dos seguintes critérios: • Temperatura corporal > 38 °C ou < 36 °C • Frequência cardíaca > 90 bpm • Frequência respiratória > 20 ipm ou $PaCO_2$ < 32 mmHg de forma aguda • Leucograma com > 12.000 ou < 4.000 células/mm³ ou ainda > 10% de neutrófilos imaturos	
Sepse: SIRS desencadeada por infecção (documentada ou suspeitada)	
Sepse grave: sepse associada à disfunção orgânica, hipotensão ou sinais de hipoperfusão. A hipotensão é definida como PA sistólica < 90 mmHg ou queda > 40 mmHg do basal na ausência de outras causas. As disfunções orgânicas incluem hipoxemia, insuficiência renal aguda, coagulopatia, plaquetopenia, hiperbilirrubinemia, hiperlactatemia, rebaixamento do nível de consciência	
Choque séptico: sepse e hipotensão mantida com necessidade de vasopressores apesar de reposição volêmica adequada	
Síndrome da disfunção de múltiplos órgãos: disfunções orgânicas agudas que impedem a manutenção da homeostase sem intervenção	

SIRS: síndrome de resposta inflamatória sistêmica.

podem apresentar síndromes inflamatórias com características muito semelhantes às definições do consenso para sepse grave e choque séptico ("SIRS grave" e "choque estéril") sem foco infecioso claro ou documentado. Além disso, os critérios devem ser usados de maneira dinâmica, pois o *estado* clínico de um paciente pode rapidamente alterar-se durante a internação.

Em 2003, ocorreu a segunda conferência de consenso sobre sepse e choque séptico. Nessa ocasião, embora os autores tenham reconhecido a importância do conceito de SIRS no desenvolvimento do conhecimento de sepse, houve uma preocupação em não atrelar o diagnóstico de sepse necessariamente ao conceito de SIRS, dada a sua baixa especificidade e reconhecida alta sensibilidade. Então, considerou-se o diagnóstico de sepse quando o paciente apresentasse infecção suspeitada ou confirmada associada aos critérios mencionados na Tabela 1.2.[5]

TABELA 1.2	SINAIS E SINTOMAS RELACIONADOS COM A SEPSE (2003)
Sepse: infecção comprovada ou suspeitada e algumas das seguintes variáveis:	
Variáveis gerais: • Febre (temperatura central > 38,3°C) • Hipotermia (temperatura central < 36°C) • Frequência cardíaca > 90 bpm • Estado mental alterado • Edema significativo ou balanço hídrico positivo (> 20 mL/kg em 24 horas) • Hiperglicemia (glicose plasmática > 120 mg/dL na ausência de diabetes)	
Variáveis inflamatórias: • Leucograma com > 12.000 ou < 4.000 células/mm³ ou > 10% de neutrófilos imaturos • Proteína C-reativa > 2 desvios-padrão do valor normal • Procalcitonina > 2 desvios-padrão do valor normal	
Variáveis hemodinâmicas: • Hipotensão com PA sistólica < 90 mmHg ou PA média < 70 mmHg ou redução > 40 mmHg do valor basal • Saturação venosa central > 70% • Índice cardíaco > 3,5 L/min/m²	
Variáveis de disfunções orgânicas: • Hipoxemia arterial (pressão arterial de O_2/fração inspirada de O_2 < 300) • Oligúria aguda (débito urinário < 0,5 mL/kg/hora por ≥ 2 horas) • Aumento da creatinina > 0,5 mg/dL • Alterações de coagulação (INR) > 1,5 ou TTPA > 60 segundos) • Íleo (ausência de ruídos hidroaéreos) • Plaquetopenia < 100.000 células/mm³ • Hiperbilirrubinemia (bilirrubina total > 4 mg/dL)	
Variáveis de perfusão tecidual: • Hiperlactatemia > 1 mmol/L • Tempo de preenchimento capilar lentificado ou livedo reticular	

INR: *International Normalised Ratio* (razão de risco normalizada); PA: pressão arterial; TTPA: tempo de tromboplastina parcial ativada.

As definições de 2003, contudo, não passaram por um processo de validação preditiva, e, embora os diferentes domínios das variáveis sejam todos importantes e associados ao diagnóstico de sepse, nenhum isoladamente seria capaz de firmar esse diagnóstico, além do diagnóstico médico à beira do leito.

No período entre 2003 e 2016, foram publicados estudos que demonstraram as importantes limitações dos critérios de SIRS como definidores de sepse. Um estudo americano realizado em enfermarias demonstrou que cerca de 47% dos pacientes internados em enfermarias gerais desenvolveram dois critérios SIRS concomitantes durante a internação hospitalar e, desses, apenas um pequeno número desenvolveu sepse.[6] Do mesmo modo, um estudo de grande porte da Austrália/Nova Zelândia com pacientes de unidades de terapia intensiva com infecção e disfunção orgânica (antiga definição de sepse grave) demonstrou que um em cada oito pacientes gravemente enfermos com sepse não desenvolve dois critérios SIRS, sugerindo que, apesar de sua sensibilidade, até 12% dos pacientes com sepse não apresentam esses critérios.[7]

Ainda não há ferramenta perfeita que responda a essa questão. O padrão-ouro para o diagnóstico da maioria das infecções ainda é o isolamento do agente microbiológico, o que requer, habitualmente, dias para ser concluído. Já o início da terapêutica deve ser imediato, ou seja, antes da confirmação do diagnóstico por culturas, como descrito nos capítulos seguintes.[8] Em outras circunstâncias, o isolamento do agente não é possível, seja pelo uso prévio de antibióticos, seja pela dificuldade de obter amostras adequadas (p. ex., pacientes extubados com pneumonia), seja pela dificuldade de isolar-se o agente em meios de cultura habituais (p. ex., pneumonias comunitárias atípicas). Apesar de os biomarcadores como proteína C-reativa e procalcitonina poderem auxiliar no diagnóstico, não devem ser utilizados ainda de forma isolada para o diagnóstico de sepse e decisão sobre início da terapia antimicrobiana. O estudo do perfil da resposta inflamatória/anti-inflamatória de cada paciente pode ajudar a responder a essa questão no futuro. Até lá, a suspeita clínica associada a achados de exames complementares e identificadores de disfunção orgânica permanece como guia na prática diária.

Em 2016, uma força-tarefa composta por médicos da Sociedade Americana de Medicina Intensiva (SCCM) e da Sociedade Europeia de Medicina Intensiva (ESICM) publicou novas definições de sepse, agora denominada Sepse 3.[9] Resumidamente, a sepse foi considerada, então, "uma disfunção de órgãos ameaçadora à vida causada pela resposta desregulada do organismo à infecção". Esse consenso baseou-se em algumas evidências que se acumularam ao longo dos 15 anos subsequentes à segunda definição. As principais modificações sugeridas pela definição atual estão descritas na Tabela 1.3.

Tornou-se claro que o conceito de SIRS não era absolutamente necessário para o diagnóstico de sepse. Assim, os autores retiraram os critérios de SIRS da definição, que passou a ser baseada puramente na ocorrência de disfunção orgânica. De modo amplo, as síndromes foram classificadas em três estratos: infecção não complicada (sem disfunção orgânica), sepse (infecção com disfunção orgânica ameaçadora à vida causada por resposta desregulada do organismo) e choque séptico (subgrupo da sepse com alterações hemodinâmicas, celulares e metabólicas associadas a maior mortalidade).[9] Do ponto de vista prático, para identificar a disfunção orgânica presente na nova definição, os membros da força-tarefa sugeriram a realização do escore Sequential Organ Failure Assessment (SOFA) (Tabela 1.4) para definir operacionalmente a sepse. Um paciente com sepse seria definido, segundo os autores, por uma variação desse escore $\geq$ 2 pontos.[9,10] Para um paciente sem informação sobre o seu valor basal do exame laboratorial ou clínico, seria considerado um SOFA de zero. Por exemplo, um paciente com pneumonia e sem história prévia de lesão renal que fosse admitido ao hospital com creatinina de 2,3 mg/dL seria considerado tendo sepse, pois o seu valor basal de creatinina (por não ser conhecido) seria considerado normal (ou seja, SOFA zero) e seu valor de creatinina de 2,3 mg/dL pontua 2 no SOFA, assim identificando uma variação de dois pontos. Do mesmo modo, o mesmo paciente com pneumonia e lesão renal crônica prévia com creatinina pré-sepse de 1,8 mg/dL (ou seja, 1 ponto no SOFA) teria que ter uma creatinina coletada na vigência de pneumonia de pelo menos 3,5 mg/dL (3 pontos no SOFA, ou seja, variação de 2 pontos) para ser "rotulado" como séptico.

Do mesmo modo, toda sepse, por definição, é considerada uma doença grave, razão pela qual o conceito "sepse grave" foi excluído. Já o conceito corrente de choque séptico é de "um subgrupo de sepse com anormalidades circulatórias, celulares e metabólicas particularmente significativas

TABELA 1.3	PRINCIPAIS MODIFICAÇÕES DAS NOVAS DEFINIÇÕES DE SEPSE	
Características	**Definição anterior [sepse 1 (1992)/sepse 2 (2003)]**	**Definição atual (sepse 3)**
Conceito de sepse	Resposta inflamatória	Disfunção orgânica
Risco de vida	Não contemplado na definição	Sepse = ameaçadora à vida
Padrão de resposta do hospedeiro	Inflamação	Inflamação/imunossupressão (resposta desregulada)
Critérios de SIRS	Úteis para diagnosticar sepse	Úteis para ajudar no diagnóstico de infecção não complicada
Sepse grave	Sepse com disfunção orgânica	Conceito abandonado
Escore para detectar disfunção orgânica	Não havia um escore determinado	Escore Sequential Organ-Failure Assessment (SOFA)
Choque séptico	Disfunção cardiovascular	Disfunções cardiovascular, celular e metabólica
Identificação de disfunção celular	Não aplicável	Lactato > 18 mg/dL
Escore qSOFA	Não era utilizado	Sugerido para identificar sepse com risco de desfecho desfavorável

SIRS: síndrome de resposta inflamatória sistêmica.

associadas a um risco maior de mortalidade do que a sepse isolada".[11] O critério diagnóstico de choque séptico à beira do leito é a "necessidade de vasopressores para manter a PAM > 65 mmHg e a concentração sérica de lactato > 18 mg/dL na ausência de hipovolemia".[11] Ou seja, para a nova definição de choque séptico, além do uso de vasopressores, é necessário identificar aumento da concentração do lactato pós-ressuscitação como marcador de disfunções celular e metabólica.

Além dos novos conceitos de sepse e choque séptico, a força-tarefa sugeriu o uso de uma pontuação SOFA simplificada, denominada SOFA rápido ou qSOFA (quick-SOFA). O qSOFA não define sepse e foi sugerido como um escore de triagem para identificar pacientes de alto risco sem a necessidade de exames laboratoriais. O qSOFA seria uma ferramenta de beira de leito baseada em exame clínico para identificar rapidamente os pacientes adultos com infecção mais propensos a terem desfechos desfavoráveis como morte ou permanência prolongada na UTI. O qSOFA é

TABELA 1.4	ESCORE SOFA (*SEQUENTIAL ORGAN FAILURE ASSESSMENT*)[10]				
Domínio/Pontos	**0**	**1**	**2**	**3**	**4**
Neurológico: Escala de Coma de Glasgow	15	13-14	10-12	6-9	< 6
Hemodinâmico:	PAM ≥ 70 mmHg	PAM < 70 mmHg	Dobutamina em qualquer dose	Noradrenalina < 0,1 mcg/kg/min	Noradrenalina ≥ 0,1 mcg/kg/min
Respiratório: Relação PaO_2/FiO_2	> 400	301-400	201-300	101-200 e VM	≥ 100 e VM
Renal: Creatinina (mg/dL)	< 1,2	1,2-1,9	2-3,4	3,5-5	> 5
Diurese				< 500 mL	< 200 mL
Hepático Bilirrubina total (mg/dL)	< 1,2	1,2-1,9	2-5,9	6-11,9	> 12
Hematológico Plaquetas (céls. × 10^3)	> 150	100-150	51-100	21-50	≤ 20

PAM: pressão arterial média; PaO_2: pressão parcial de oxigênio no sangue arterial; FIO_2: fração de oxigêncio inspirado.

considerado positivo se o paciente tiver pelo menos dois dos seguintes critérios clínicos: frequência respiratória de 22 rpm/min ou superior, alteração neurológica mental (escala de coma de Glasgow < 15) ou pressão arterial sistólica de 100 mmHg ou menos (Tabela 1.5).[12]

TABELA 1.5	ESCORE QSOFA
Taquipneia (frequência respiratória ≥ 22 respirações por minuto)	
Alteração no nível de consciência (qualquer mudança na escala de coma de Glasgow)	
Hipotensão sistólica (PAS < 100 mmHg)	

Este escore não é útil para diagnosticar sepse, apenas para identificar um grupo de pacientes com infecção e alto risco de morte ou maior tempo de permanência na UTI.

Definições atuais: vantagens e desvantagens

Vantagens

As novas definições trouxeram indubitavelmente diversas vantagens. Primeiro, a ampla definição de sepse como a ocorrência de disfunção orgânica devida à resposta desregulada à infecção foi bem-vinda, já que a noção anterior de sepse como resposta inflamatória pura do hospedeiro não é mais fisiologicamente plausível.[13] Como será mais detalhado no capítulo 3 (Fisiopatologia da Sepse) deste livro, a sepse associa-se concomitantemente a respostas de origem proinflamatória e anti-inflamatória (imunossupressão), e do equilíbrio entre essas diversas respostas é que se determina frequentemente o prognóstico do paciente.[2,14,15]O termo "resposta desregulada do hospedeiro" é, portanto, mais adequado para descrever o processo fisiopatológico como é conhecido atualmente. Essa incorporação indica uma compreensão mais ampla da fisiopatologia da sepse e a tradução desse maior conhecimento para a definição.[9]

Adicionalmente, pela primeira vez, o consenso foi fundamentado nos dados disponíveis, e não somente na opinião de especialistas. A definição de disfunção orgânica foi baseada na validade preditiva para a morte ou permanência prolongada na UTI. Para tal, foram analisados bancos de dados de países desenvolvidos e testados os escores de disfunção orgânica mais conhecidos, como o SOFA e uma versão modificada do escore logístico de disfunção orgânica (LODS).[9,12] A padronização dos critérios de disfunção orgânica com a utilização do SOFA pode auxiliar na inclusão de pacientes semelhantes em estudos epidemiológicos e futuros ensaios clínicos. Também é possível que o uso da variação no escore, em vez da pontuação isolada, identifique de maneira mais adequada as disfunções crônicas prévias, como pacientes portadores de doença pulmonar obstrutiva crônica com comprometimento de troca gasosa ou pacientes com insuficiência renal crônica não dialítica.[16]

Um outro ponto importante é que as novas definições não exigem mais a existência dos critérios da SIRS para o diagnóstico de sepse. Como já mencionado, a SIRS não é adequadamente sensível nem específica para sepse. Os critérios da SIRS continuam sendo de extrema relevância como ferramenta de triagem para pacientes com suspeita de infecção. Particularmente, no contexto de programas de melhoria da qualidade, podem ser úteis no processo de triagem.

Por fim, houve a simplificação da nomenclatura: não mais sepse "grave", mas apenas "sepse". Muitas vezes, os termos sepse e sepse grave eram usados de modo intercambiável pelos profissionais da saúde e pelo público leigo, o que, por si só, causava mais dificuldade de entendimento das definições e de percepção da importância da síndrome. Com o passar do tempo, essa será uma mudança importante para melhorar a associação da palavra sepse a uma condição grave em termos de promover melhor compreensão pelos profissionais da saúde e pelos leigos.

Desvantagens

A principal preocupação provocada pelas novas definições é o aumento da gravidade dos pacientes diagnosticados pelos novos critérios. Os novos conceitos tendem a selecionar uma população mais gravemente doente, o que é uma consequência direta do uso da predição do risco de morte ou desfechos desfavoráveis para definir uma doença. Usar a predição como definidor pode ser de interesse em situações em que há sensibilidade excessiva, mas é uma preocupação em contextos nos quais os pacientes não são reconhecidos precocemente.[16,17] Essa é uma nova abordagem, já que nenhuma doença em terapia intensiva é definida por sua predição de morte, com exceção da síndrome do desconforto respiratório agudo. Por um lado, um possível benefício associado a essa modificação seria a melhor acurácia para tratar apenas os casos mais graves da doença, assim evitando um excesso de tratamento, algo relativamente comum nos atendimentos de sepse nos dias atuais. O exemplo mais claro desse excesso de tratamento seria o atendimento de pacientes com critérios de SIRS (p. ex., amigdalite) em hospitais privados no Brasil, pois esses pacientes frequentemente recebem antibióticos endovenosos, coletam lactato e gasometria e uma ficha de atendimento de protocolo sepse é preenchida. De fato, a pouca gravidade e o baixo risco de morte desses pacientes sem disfunção não justificam essa conduta. O tratamento do paciente com base apenas nos critérios de disfunção poderia teoricamente evitar esses excessos. Por outro lado, em locais com superlotação, como emergências públicas brasileiras, em que o reconhecimento tardio é muito comum, há uma necessidade de se identificar pacientes sépticos de modo mais precoce por meio do aumento da sensibilidade do diagnóstico.[18] O uso dos critérios rígidos da Sepse 3 para disfunção orgânica à beira do leito nesses contextos pode levar a reconhecimento tardio e pior evolução.[19] Por exemplo, a disfunção orgânica é definida como uma alteração em 2 pontos na pontuação do SOFA. Como o lactato não faz parte do escore SOFA e a hipotensão e o escore de coma de Glasgow 13-14 pontuam apenas 1 ponto no SOFA, os pacientes com esses sintomas não cumprirão os critérios estritos de sepse. Assim, utilizar a variação de 2 pontos de SOFA em programas de melhoria da qualidade para detectar sepse é inviável e pode atrasar o diagnóstico e o início de antibióticos.[17,19] Além disso, a exclusão do lactato como um marcador de disfunção orgânica em pacientes sépticos sem hipotensão é outra questão. Essa abordagem enfraquece a relevância do lactato como um marcador de gravidade da doença que deve ser coletado em todos os pacientes suspeitos de sepse, independentemente dos níveis pressóricos. A não coleta do lactato pode comprometer a detecção precoce de pacientes com sepse e choque críptico que apresentam altas taxas de mortalidade, apesar da pressão arterial normal. Assim, em iniciativas de melhoria da qualidade, a nova definição ampla de sepse deve ser usada, significando que qualquer disfunção de órgão que cause risco de vida deve ser considerada sepse, incluindo hipotensão reversível, nível alterado de consciência (GCS13-14) e hiperlactatemia, embora nenhum deles de forma isolada cause uma variação de 2 pontos no escore SOFA. Após a publicação das novas definições, a Campanha Sobrevivendo à Sepse e o Instituto Latino-Americano de Sepse lançaram comunicados orientando os hospitais que fazem parte das suas iniciativas de melhoria de qualidade para usarem as definições mais abrangentes de sepse, ou seja, qualquer paciente com infecção mais disfunção orgânica documentada (incluindo hiperlactatemia) deve ser considerado com o diagnóstico de sepse, independente da sua pontuação no escore SOFA.[16]

Em segundo lugar, o uso de variações no escore SOFA, mesmo que limitado a estudos clínicos e epidemiológicos, não é simples. O SOFA é pouco conhecido pelos profissionais da saúde de emergência ou medicina interna e sua aplicabilidade é complexa.[19] A mudança dos critérios anteriores de sepse grave (qualquer disfunção orgânica) para os novos critérios de sepse (variação no escore SOFA) foi baseada em uma análise estatística controversa. Os autores compararam a acurácia da variação do SOFA com a existência de dois critérios da SRIS. Os critérios de SIRS não identificam a gravidade da doença nem são escore de disfunção. Assim, não seria uma surpresa encontrar uma curva ROC melhor para a variação do SOFA. A antiga definição de sepse grave incluía, no entanto, não apenas a existência de SIRS, mas também pelo menos uma disfunção orgânica. Embora não seja viável realizar uma análise de predição, que requer uma variável contínua, com uma variável dicotômica como SIRS mais uma disfunção de órgão, uma abordagem possível seria usar a força da associação em vez da predição.

Outro aspecto é a nova definição de choque séptico, na qual a hiperlactatemia é um componente necessário para a definição. Os novos critérios assumem que pacientes com hiperlactatemia grave, mas sem hipotensão (choque críptico), não apresentam alto risco de morte.[9] Embora a existência dessas variáveis claramente aumente o risco de morte, ambos são fatores de risco independentes. A definição de choque séptico, incluindo os níveis de lactato, também pode limitar o diagnóstico dessa condição em cenários em que o lactato não está disponível, problema comum em países de recursos limitados como o Brasil.[20] Uma definição não homogênea entre os países pode impedir a comparação das taxas de mortalidade por choque séptico, já que os pacientes sob uso de vasopressores, porém sem lactato mensurado, seriam erroneamente considerados sépticos, resultando em estudos epidemiológicos enviesados nesses cenários.

A última grande questão relativa às definições é o uso do qSOFA para além do propósito para o qual foi validado. O qSOFA pode ser um escore de gravidade adequado para identificar pacientes com alto risco de morte ou permanência na UTI por mais de três dias nos locais de onde os dados foram obtidos. O qSOFA, contudo, foi sugerido para ser usado como um teste de triagem, não tendo sido validado para esse fim.[16,21] O modelo estatístico utilizado para selecionar o limite de 2 pontos para positividade teve como objetivo predizer morbidade e mortalidade, e não servir como ferramenta de rastreamento para o diagnóstico precoce da sepse. Além disso, a proposta de usar esse escore para a triagem pode levar à interpretação errônea de que pacientes sem 2 pontos de qSOFA não estão gravemente doentes, potencialmente atrasando o tratamento e a alocação adequados, especialmente em países com recursos limitados e elevadas mortalidades, como o Brasil. De fato, um estudo realizado pelos autores utilizando o banco de dados do Instituto Latino-Americano de Sepse demonstrou baixa sensibilidade do qSOFA para predizer óbito no cenário brasileiro,[22] portanto o escore não necessariamente é aplicável ao contexto brasileiro, especialmente no formato em que foi descrito originalmente.[12] Em programas de melhoria da qualidade, nosso objetivo não é identificar pacientes com alto risco de morte, mas sim identificar pacientes com alto risco de deterioração. De fato, como nosso estudo demonstrou, em países com alta mortalidade como o Brasil, qualquer atraso na detecção de pacientes que aguardam os dois critérios qSOFA para serem definidos como sépticos pode associar-se a maior risco de morte.

Conclusão

As novas definições de sepse incorporaram muitos conceitos importantes para o cuidado do paciente séptico, notadamente a identificação da fisiopatologia mais adequada, a retirada da necessidade dos conceitos de SIRS e a identificação da necessidade de disfunção orgânica para definição. Alguns aspectos limitantes têm, contudo, de ser levados em consideração, notadamente para a aplicação dos novos conceitos em um país como o Brasil. Os autores sugerem que, em programas de melhoria de qualidade, as definições devem ser aplicadas de maneira ampla, ou seja, utilizando-se os critérios de disfunção propostos pela Campanha Sobrevivendo à Sepse, incluindo a coleta do lactato. A triagem para pacientes sépticos tanto no pronto-socorro quanto nas enfermarias deve ser baseada em ferramentas sensíveis. Ferramentas baseadas em critérios SIRS ou em qualquer disfunção clínica (hipotensão, redução do nível de consciência, dispneia, dessaturação, oligúria) ou disfunção de órgãos laboratoriais já foram validadas previamente e podem ser usadas, a depender da disponibilidade de recursos apropriados nas instituições. Quanto ao qSOFA, os autores recomendam sua utilização como ferramenta de identificação da gravidade da sepse, como, p. ex., para a decisão de internação em terapia intensiva em um cenário de escassez de leitos. Seu uso como triagem para sepse deve ser desestimulado, no entanto, em um cenário de elevada mortalidade como o brasileiro.

Referências bibliográficas

1. Funk DJ, Parrillo JE, Kumar A. Sepsis and septic shock: a history. Crit Care Clin. 2009;25(1):83-101, viii.
2. Salomao R, Brunialti MK, Rapozo MM, Baggio-Zappia GL, Galanos C, Freudenberg M. Bacterial sensing, cell signaling, and modulation of the immune response during sepsis. Shock. 2012;38(3):227-42.
3. Vincent JL. Dear SIRS, I'm sorry to say that I don't like you. Crit Care Med. 1997;25(2):372-4.
4. Bone RC, Balk RA, Cerra FB, et al. Definitions for sepsis and organ failure and guidelines for the use of innovative therapies in sepsis. The ACCP/SCCM Consensus Conference Committee. American College of Chest Physicians/Society of Critical Care Medicine. Chest. 1992;101(6):1644-55.
5. Levy MM, Fink MP, Marshall JC, Abraham E, Angus D, Cook D, et al. 2001 SCCM/ESICM/ACCP/ATS/SIS International Sepsis Definitions Conference. Intensive Care Med. 2003;29(4):530-8.
6. Churpek MM, Zadravecz FJ, Winslow C, Howell MD, Edelson DP. Incidence and prognostic value of the systemic inflammatory response syndrome and organ dysfunctions in ward patients. Am J Respir Crit Care Med. 2015;192(8):958-64.
7. Kaukonen KM, Bailey M, Pilcher D, Cooper DJ, Bellomo R. Systemic inflammatory response syndrome criteria in defining severe sepsis. N Engl J Med. 2015;372(17):1629-38.
8. Rhodes A, Evans LE, Alhazzani W, Levy MM, Antonelli M, Ferrer R, et al. Surviving Sepsis Campaign: International Guidelines for Management of Sepsis and Septic Shock: 2016. Intensive Care Med. 2017;43(3):304-77.
9. Singer M, Deutschman CS, Seymour CW, Shankar-Hari M, Annane D, Bauer M, et al. The Third International Consensus Definitions for Sepsis and Septic Shock (Sepsis-3). JAMA. 2016;315(8):801-10.
10. Vincent JL, Moreno R, Takala J, Willatts S, De Mendonca A, Bruining H, et al. The SOFA (Sepsis-related Organ Failure Assessment) score to describe organ dysfunction/failure. On behalf of the Working Group on Sepsis-Related Problems of the European Society of Intensive Care Medicine. Intensive Care Med. 1996;22(7):707-10.
11. Shankar-Hari M, Phillips GS, Levy ML, Seymour CW, Liu VX, Deutschman CS, et al. Developing a New Definition and Assessing New Clinical Criteria for Septic Shock: For the Third International Consensus Definitions for Sepsis and Septic Shock (Sepsis-3). JAMA. 2016;315(8):775-87.
12. Seymour CW, Liu VX, Iwashyna TJ, Brunkhorst FM, Rea TD, Scherag A, et al. Assessment of Clinical Criteria for Sepsis: For the Third International Consensus Definitions for Sepsis and Septic Shock (Sepsis-3). JAMA. 2016;315(8):762-74.
13. Boomer JS, To K, Chang KC, Takasu O, Osborne DF, Walton AH, et al. Immunosuppression in patients who die of sepsis and multiple organ failure. JAMA. 2011;306(23):2594-605.
14. Hotchkiss RS, Monneret G, Payen D. Sepsis-induced immunosuppression: from cellular dysfunctions to immunotherapy. Nat Rev Immunol. 2013;13(12):862-74.
15. Hotchkiss RS, Monneret G, Payen D. Immunosuppression in sepsis: a novel understanding of the disorder and a new therapeutic approach. Lancet Infect Dis. 2013;13(3):260-8.
16. Machado FR, Assuncao MS, Cavalcanti AB, Japiassu AM, Azevedo LC, Oliveira MC. Getting a consensus: advantages and disadvantages of Sepsis 3 in the context of middle-income settings. Rev Bras Ter Intensiva. 2016;28(4):361-5.
17. Machado FR, Nsutebu E, AbDulaziz S, Daniels R, Finfer S, Kissoon N, et al. Sepsis 3 from the perspective of clinicians and quality improvement initiatives. J Crit Care. 2017;40:315-7.
18. Machado FR, Azevedo LCP. Sepsis: A Threat That Needs a Global Solution. Crit Care Med. 2018;46(3):454-9.
19. Simpson SQ. New Sepsis Criteria: A Change We Should Not Make. Chest. 2016;149(5):1117-8.
20. Machado FR, Cavalcanti AB, Bozza FA, Ferreira EM, Angotti Carrara FS, Sousa JL, et al. The epidemiology of sepsis in Brazilian intensive care units (the Sepsis PREvalence Assessment Database, SPREAD): an observational study. Lancet Infect Dis. 2017;17(11):1180-9.
21. Vincent JL, Martin GS, Levy MM. qSOFA does not replace SIRS in the definition of sepsis. Crit Care. 2016;20(1):210.
22. Machado FR, Cavalcanti AB, Monteiro MB, Sousa JL, Bossa A, Bafi AT, et al. Predictive Accuracy of the Quick Sepsis-related Organ Failure Assessment Score in Brazil. A Prospective Multicenter Study. Am J Respir Crit Care Med. 2020 Apr 1;201(7):789-798.

2

Epidemiologia da Sepse no Brasil e no Mundo

Luciano Cesar Pontes de Azevedo
Flávia Ribeiro Machado

Introdução

A sepse é uma das síndromes mais antigas e complexas da medicina e, atualmente, ainda representa um desafio significativo para profissionais da saúde em todo o mundo.[1-3] Apesar de os dados epidemiológicos atuais sugerirem uma enorme carga global da sepse, o conhecimento sobre sua incidência, prevalência e mortalidade é escasso, especialmente em países em desenvolvimento como o Brasil, os quais abrangem 85% da população mundial e, em geral, apresentam taxas de mortalidade mais altas do que os países desenvolvidos. Extrapolações de dados disponíveis em países desenvolvidos sugeriam um total de 19,4 milhões de casos de sepse anualmente com, potencialmente, 5,3 milhões de mortes.[4] Dados de 2017 sugerem, porém, que esses números podem estar subestimados. Até 2017, as estimativas globais de casos de sepse tinham diversas limitações, principalmente com coleta de dados inadequada ou ausente em países em desenvolvimento. Em 2020, foi publicada a análise de sepse do Global Burden of Disease Study, o qual conseguiu estimar pela primeira vez de forma mais adequada (embora ainda com limitações) o padrão global de casos e óbitos por sepse. Esse estudo estimou que, em 2017, o mundo apresentou cerca de 49 milhões de casos de sepse, com cerca de 11 milhões de óbitos, o que representaria aproximadamente 20% do total de óbitos mundiais.[3] Esse estudo confirmou que a maioria dos casos de sepse ocorre em países de recursos limitados, e cerca de metade dos casos se dá com o desenvolvimento de sepse após uma lesão subjacente (como um politraumatismo) ou uma doença não infecciosa.[3] Possíveis razões para o aumento da mortalidade por sepse em países de recursos limitados são a baixa percepção da sepse pelo público leigo e pelos profissionais da saúde, o acesso inadequado a cuidados intensivos, a alta incidência de infecções nosocomiais e as medidas preventivas, como vacinação e saneamento, ineficazes.[2] O objetivo deste capítulo é discutir os principais aspectos epidemiológicos da sepse no Brasil e no mundo, além de enumerar os motivos fundamentais responsáveis pelas diferenças em desfechos identificadas nos diversos países do mundo em relação à sepse.

Sepse nos países desenvolvidos

Para estimar a carga de uma doença, o conhecimento de sua incidência, prevalência, mortalidade e taxas de letalidade é fundamental, no entanto estimar a incidência e a mortalidade da sepse é um desafio.[5] Diferentes abordagens têm sido utilizadas para avaliar sua epidemiologia, cuja validade depende de variáveis como desenho do estudo, estratégias de definição de casos, população estudada e cenário. Assim, as estimativas atuais são altamente variáveis. Além disso, os dados epidemiológicos disponíveis são principalmente derivados de países de alta renda e sujeitos a vieses, não representando a sepse de modo global.[3]

Nos EUA, a sepse é responsável por aproximadamente 2% das internações hospitalares, e metade delas foi tratada na unidade de terapia intensiva (UTI) com custos nacionais anuais de US$ 16,7 bilhões em 1995.[6] Já em 2013, o custo anual estimado para tratar a sepse nos EUA foi avaliado em US$ 24 bilhões, tornando a sepse a condição mais associada a dispêndio de recursos em hospitais americanos.[7]

Em uma coorte hospitalar retrospectiva, Angus *et al.*, identificaram 192.980 casos de sepse, gerando estimativas nacionais de 751 mil casos (300 casos por 100 mil habitantes e 2.260 casos por 100 mil altas hospitalares), dos quais 383 mil (51,1%) receberam tratamento na UTI com mortalidade de 28,6%.[6] Martin *et al.*, analisaram os dados de alta hospitalar de aproximadamente 750 milhões de hospitalizações no período de 22 anos e identificaram 10.319.418 casos de sepse. Entre 1979 e 2000, houve um aumento anual na incidência de sepse de 8,7% de aproximadamente 164 mil casos (82,7 por 100 mil habitantes) para quase 660 mil casos (240,4 por 100 mil habitantes). A taxa total de mortalidade hospitalar caiu de 27,8% durante o período de 1979 a 1984 para 17,9% no período de 1995 a 2000, mas o número total de mortes continuou a aumentar, enquanto a duração média de internação diminuiu.[8] Um estudo que avaliou a epidemiologia da sepse nos EUA por meio de métodos diferentes da codificação administrativa habitual não conseguiu, contudo, identificar um aumento substancial nos casos entre 2009 e 2014, sugerindo que parte dessa incidência aumentada identificada nos EUA e em outras partes do mundo pode estar relacionada com a codificação inadequada dos casos de sepse. De acordo com Rhee *et al.*, a sepse estava presente em 6% das hospitalizações de adultos nos EUA, com taxa de mortalidade de 15% nesse período de seis anos.[9]

Já na Europa, uma análise do Registro Nacional de Alta Hospitalar da Espanha, durante um período de seis anos, identificou 240.939 casos de sepse. A incidência foi de 87 casos por 100 mil habitantes e a letalidade hospitalar, de 43%. As taxas de incidência e de mortalidade aumentaram 8,6% e 6%, respectivamente, no período.[10] Na Suécia, um estudo de coorte retrospectivo realizado entre 1987 e 2005 identificou até 37.990 pacientes com sepse. A incidência aumentou ao longo dos anos de 10 para 35 por 100 mil habitantes. A mortalidade hospitalar global para pacientes com sepse foi de 22,1% e, com o decorrer do tempo, houve uma leve redução nas taxas de mortalidade.[11] Em um estudo observacional retrospectivo de 2000 a 2012, incluindo 1.037.115 pacientes tratados em 171 UTIs na Austrália e na Nova Zelândia, 101.064 (9,7%) tiveram sepse. A mortalidade absoluta por sepse diminuiu de 35% para 18,4%, representando uma redução geral de 16,7%, uma taxa anual de queda absoluta de 1,3% e uma redução relativa do risco de 47,5%.[12]

Em resumo, independentemente da controvérsia dos métodos de mensuração, a maioria dos estudos de países de alta renda aponta para uma carga bastante significativa da sepse como contribuinte para o dispêndio de recursos e para a mortalidade hospitalar.

Sepse nos países em desenvolvimento e no Brasil

Embora os países em desenvolvimento incluam a maior parte da população mundial, os dados sobre a epidemiologia da sepse são muito raros nesses contextos.[13,14] A maioria dos estudos é de centro único ou retrospectiva, portanto seus resultados não são representativos e são mais propensos a vieses. Estudos multicêntricos, prospectivos ou com representatividade nacional são mais frequentes em países de renda média-alta, como Colômbia, Brasil e China.[13] Estimativas do nível populacional de mortes por sepse em países de baixa e média rendas podem ser extrapoladas (mas com resultados provavelmente subestimados) a partir de mortes causadas por infecções graves no banco de dados de países desenvolvidos. A extrapolação das estimativas de países desenvolvidos quanto à incidência de sepse para os países em desenvolvimento quase certamente subestima o número de casos nos países mais pobres por causa da maior prevalência de fatores de risco subjacentes para sepse, deficiências no sistema básico de saúde e taxas mais altas de infecções associadas à assistência médica e à resistência antimicrobiana. A deficiente conscientização entre profissionais da saúde e leigos pode levar ao reconhecimento tardio e, consequentemente, ao desenvolvimento de disfunções orgânicas.[13,15]

Como previamente mencionado, poucos estudos de países em desenvolvimento avaliaram a epidemiologia da sepse com uma perspectiva mais abrangente. Na Colômbia, um estudo prospectivo de coorte hospitalar, incluindo pacientes consecutivos com infecção, envolveu 2.681 participantes. Desses, 69% tinham infecção adquirida na comunidade e 31%, infecções hospitalares. Foram internados na UTI em decorrência de infecção 422 pacientes com infecções adquiridas na comunidade (16%). Na admissão hospitalar, 1.658 (62%) preenchiam pelo menos um critério para sepse. No geral, as taxas de mortalidade em 28 dias de pacientes com sepse sem choque e choque séptico foram de 21,9% e 45,6%, respectivamente.[16]

Na China, outros estudos multicêntricos também ajudaram a compreender a epidemiologia da sepse no país. O primeiro deles avaliou 10 UTIs cirúrgicas universitárias em 2004-2005 e identificou uma taxa de ocorrência de sepse de 8,68% na população total e mortalidade de 48,7%.[17] Outro estudo de coorte, observacional e prospectivo realizado em 22 UTIs em 2009 relatou a incidência de 37,3 casos por 100 internações causadas por sepse e choque séptico, com taxa de mortalidade de 33,5%.[18] Um estudo que avaliou a incidência de sepse em nível populacional em um subdistrito de Beijing identificou a incidência de 68 e 52 casos por 100 mil habitantes por ano para sepse e choque séptico, respectivamente.[19] Resultados em longo prazo também foram avaliados em pacientes sépticos chineses. Um estudo mostrou que até seis anos após a alta hospitalar, os sobreviventes da sepse mostraram diminuição clinicamente significativa na atividade física, vitalidade e saúde mental em comparação com os controles não hospitalizados.[20]

Infelizmente, a maioria dos outros estudos que examinam a epidemiologia da sepse em países em desenvolvimento é composta por estudos de centros únicos ou descreve a epidemiologia de um tipo específico de infecção, e, assim, são mais propensos a vieses e não representam a realidade de seus respectivos países. As taxas de mortalidade por sepse nesses estudos são extremamente variáveis, oscilando de 10% a 80% em algumas séries.[13]

O Brasil é um dos países em desenvolvimento com mais informações disponíveis sobre desfechos em sepse. O primeiro estudo epidemiológico observacional multicêntrico brasileiro, o BASES, incluiu uma amostra de conveniência de cinco UTIs públicas e privadas e mostrou taxas de incidência de sepse e choque séptico de 35,6 e 30 por 1.000 pacientes-dia, respectivamente. A taxa de mortalidade foi de 47,3% para sepse e 52,2% para choque séptico.[21] O estudo seguinte foi realizado em 2003 em 75 UTIs e mostrou prevalência de 17% para sepse e taxas de mortalidade de 34,4% e 65,3% para sepse e choque séptico, respectivamente.[22] Outro estudo prospectivo multicêntrico conduzido em 21 UTIs em 2004, com o objetivo primário de avaliar os custos do tratamento da sepse no Brasil, confirmou esses achados com taxas de mortalidade de 43%. Além disso, o custo de uma internação por sepse foi estimado em aproximadamente US$ 9.000 por paciente, sem diferenças entre hospitais públicos e privados,[23] ou seja, em todos os estudos nacionais realizados nos anos 2000, a mortalidade por sepse sempre se manteve ao redor de 45% a 55%, demonstrando, assim, a carga da doença em termos de desfechos desfavoráveis.

Todos esses estudos demonstraram dados preocupantes sobre a sepse no Brasil, porém foram estudos enviesados, pois não avaliaram a composição de UTIs de acordo com a realidade brasileira. No estudo Sepse Prevalence Assessment Database (SPREAD), uma coorte de prevalência pontual de sepse com avaliação de desfechos conduzida pelo Instituto Latino-Americano de Sepse (ILAS) em 2014 em 227 UTIs brasileiras, demonstrou-se prevalência de sepse de 29% e taxas de mortalidade de 41,4% para sepse e 58,6% para choque séptico. No SPREAD, um censo nacional de UTIs foi utilizado para produzir os estratos de UTIs por região geográfica, tamanho das cidades em que as UTIs se localizavam, principal fonte de renda (pública ou privada) e tamanho da UTI. Essa estratificação permitiu um quadro mais claro da mortalidade por sepse no Brasil, bem como o estudo dos fatores organizacionais associados ao desfecho. O SPREAD também forneceu a estimativa do número de pacientes sépticos tratados por UTI no Brasil por ano de 420 mil casos, dos quais 230 mil morreram no hospital.[24] O SPREAD, no entanto, não permitiu a avaliação da sepse tratada fora da UTI, o que pode ser uma questão importante no Brasil, uma vez que já foi demonstrado que o acesso restrito à UTI está associado à mortalidade excessiva no país.

A informação da sepse tratada fora da UTI (ou pelo menos no cenário das salas de emergência) foi assunto de um estudo publicado em 2023 pelo Instituto Latino-Americano de Sepse. A mortalidade geral nesse estudo foi de 32%, tendo sido observada também uma elevada taxa de alocação inadequada desses pacientes durante toda sua internação hospitalar, especialmente para aqueles atendidos em hospitais públicos. Desses, 39% permaneceram no pronto-socorro durante a internação hospitalar, quer tenha sido encerrada como alta, quer como óbito. Os dados dos departamentos de emergência nacionais confirmam a sepse como uma importante prioridade a ser identificada e tratada em nosso cenário.[25]

Inúmeros fatores podem explicar as diferenças na epidemiologia da sepse entre países em desenvolvimento e países desenvolvidos. Inicialmente, características do sistema de saúde como acesso inadequado aos cuidados de saúde, acesso dificultado aos leitos de terapia intensiva, saneamento básico inadequado, baixa cobertura vacinal, elevada incidência de infecções nosocomiais e altos índices de resistência antimicrobiana. Outros possíveis fatores contribuintes incluem pouca percepção da importância da sepse por parte dos profissionais da saúde e do público leigo e ausência de treinamento específico em emergências e medicina intensiva para os profissionais da saúde.[2,13,14] As principais diferenças entre países desenvolvidos e em desenvolvimento que podem explicar os desfechos mais desfavoráveis da sepse nos países em desenvolvimento encontram-se na Tabela 2.1. Assim, estratégias para minimizar o impacto da sepse nesses locais fatalmente necessitarão abordar esses aspectos.

Nesse cenário, a implantação de protocolos de atendimento voltados para os cuidados dos pacientes sépticos e a consequente melhoria de qualidade de seu atendimento tem sido uma parte importante da ciência de aperfeiçoamento desses cuidados. Assim como para estudos de epidemiologia geral da sepse, ainda existe relativa limitação no número de estudos que avaliaram a adesão às diretrizes

TABELA 2.1	POSSÍVEIS CAUSAS DE MORTALIDADE AUMENTADA DA SEPSE EM PAÍSES EM DESENVOLVIMENTO[13]
Conhecimento inadequado sobre sepse por parte do público leigo e de profissionais da saúde	
Treinamento inadequado dos profissionais em emergência e terapia intensiva	
Acesso inadequado a leitos de terapia intensiva	
Cobertura vacinal inadequada	
Saneamento básico deficiente	
Elevada incidência de infecções nosocomiais e resistência antimicrobiana	
Índices mais elevados de pobreza e desnutrição	

Fonte: elaborada pelos autores do capítulo.

de sepse, iniciativas de melhoria de qualidade e seus efeitos em desfechos nos países em desenvolvimento. Na China, três estudos de coorte, dois realizados em pacientes com sepse e outro em pacientes com pneumonia grave, demonstraram baixa adesão geral aos protocolos gerenciados, porém relataram menos mortalidade entre pacientes com maior adesão.[26-28] Em um estudo antes e depois na Tailândia, os autores identificaram adesão muito reduzida às diretrizes (0%) na fase pré-intervenção associada à taxa de mortalidade significativa (40%). Esses números melhoraram significativamente, alcançando 37% de adesão e 18% de mortalidade após a adoção do pacote de 6 horas de sepse no pronto-socorro.[29] Em Uganda, em um estudo antes e depois, o tratamento com base em protocolos para pacientes sépticos por médicos especialistas associou-se a aumento significativo no número de pacientes que receberam antibióticos durante a primeira hora de sepse e considerável redução na mortalidade, mesmo após a correção para possíveis fatores de confusão.[30]

No Brasil, estudos unicêntricos realizados em instituições privadas demonstraram que iniciativas de melhoria da qualidade, como a implementação de protocolos de tratamento, estão associadas a reduções na mortalidade.[31,32] Além disso, dois estudos multicêntricos com base em banco de dados da iniciativa de melhoria da qualidade do ILAS foram publicados. O primeiro estudo pré e pós-intervenção foi realizado em 10 hospitais privados em São Paulo e demonstrou aumento na adesão aos protocolos de 13% para 62% durante a intervenção, com redução significativa nas taxas de mortalidade de 55% para 26%. Além da diminuição da mortalidade, a intervenção também foi associada à redução de custos, com diminuição de US$ 11.000 no custo total por paciente do início ao fim da intervenção.[33] Usando o banco de dados do ILAS com 21 mil pacientes de 2005 a 2014, incluindo hospitais públicos e privados, demonstramos que a adesão aos pacotes e a redução da mortalidade eram dependentes das características do hospital, notadamente se público ou privado. Por exemplo, uma comparação do primeiro período com o último período de intervenção mostrou que a adesão ao pacote de 6 horas aumentou de 13,5% para 58,2% nas instituições privadas, com um incremento muito menor, de 7,4% para 15,7%, nos hospitais públicos. As taxas de mortalidade diminuíram significativamente ao longo do programa como um todo em instituições privadas, de 47,6% para 27,2% no último semestre, no entanto, nos hospitais públicos, a mortalidade diminuiu significativamente apenas nos dois primeiros períodos. A iniciativa de melhoria da qualidade também foi associada à redução do tempo para o diagnóstico de sepse, além de redução da gravidade da doença, sugerindo melhora na percepção da sepse, principalmente nos hospitais privados. Em locais públicos, o tempo para o diagnóstico da sepse, embora tenha se reduzido, ainda permaneceu prolongado após vários períodos de intervenção.[34] As possíveis razões para explicar essas diferenças entre locais públicos e privados incluem perfil dos pacientes (aumento da gravidade da doença em hospitais públicos), restrição de recursos, falta de pessoal e alta rotatividade de profissionais da saúde, assim como dificuldades de acesso à UTI.

Esses estudos demonstraram que as diretrizes de tratamento da sepse propostas pela Campanha Sobrevivendo à Sepse podem ser totalmente implementadas ou adaptadas em países de recursos limitados, pois os meios necessários geralmente estão disponíveis. Algumas das intervenções recomendadas, no entanto, exigem ferramentas e recursos de monitoramento que são inacessíveis para muitos hospitais menores e comunitários em países de renda média e na maioria dos casos em países de baixa renda. Do mesmo modo, a transposição de evidências obtidas por meio de estudos realizados em países desenvolvidos não necessariamente é adequada em países em desenvolvimento. Como exemplo temos a reposição com *bolus* de fluido em crianças com infecção (principalmente malária) e alteração de perfusão na África, que foi associada a aumento da mortalidade em curto prazo, independentemente da solução administrada (solução salina ou albumina).[35] Em países africanos, a adoção de diretrizes de reposição volêmica ajustadas para as realidades locais resultou em aumento da mortalidade.[36,37] No Haiti, o uso de um protocolo adaptado da Organização Mundial da Saúde para o tratamento precoce da sepse, que se concentrava principalmente em líquidos e antibióticos, não melhorou a mortalidade, o tempo até os líquidos ou o tempo até os antimicrobianos.[38] Em conjunto, esses resultados ressaltam a necessidade de produzir diretrizes específicas voltadas para o contexto de restrições de recursos dos países de baixa e média rendas e aprimorar a pesquisa para identificar as respostas apropriadas às questões relevantes para o cuidado da sepse nesses ambientes.

Conclusão

Independentemente do contexto, a sepse associa-se globalmente a elevadas taxas de mortalidade e utilização importante de recursos humanos e financeiros. Apesar do baixo número de estudos adequados sobre o tema, os países em desenvolvimento como o Brasil aparentemente apresentam piores resultados que os países desenvolvidos. Novos estudos que avaliem a epidemiologia da sepse nesses cenários, assim como os principais motivos que levam a esse excesso de mortalidade, são altamente necessários.

Referências bibliográficas

1. Machado FR, Assunção MS, Cavalcanti AB, Japiassu AM, Azevedo LC, Oliveira MC. Getting a consensus: advantages and disadvantages of Sepsis 3 in the context of middle-income settings. Revista Brasileira de Terapia Intensiva. 2016; 28(4):361-5. doi:10.5935/0103-507X.20160068.
2. Schultz MJ, Dunser MW, Dondorp AM, Adhikari NK, Iyer S, Kwizera A, et al. Current challenges in the management of sepsis in ICUs in resource-poor settings and suggestions for the future. Intensive Care Medicine. 2017;43(5):612-24. doi:10.1007/s00134-017-4750-z.
3. Rudd KE, Johnson SC, Agesa KM, et al. Global, regional, and national sepsis incidence and mortality, 1990-2017: analysis for the Global Burden of Disease Study. Lancet. 2020 Jan 18;395(10219):200-211.

4. Fleischmann C, Scherag A, Adhikari NK, Hartog CS, Tsaganos T, Schlattmann P, et al. Assessment of Global Incidence and Mortality of Hospital-treated Sepsis. Current Estimates and Limitations. American Journal of Respiratory and Critical Care Medicine. 2016;193(3):259-72. doi:10.1164/rccm.201504-0781OC.
5. Rudd KE, Kissoon N, Limmathurotsakul D, Bory S, Mutahunga B, Seymour CW, et al. The global burden of sepsis: barriers and potential solutions. Critical Care. 2018;22(1):232. doi:10.1186/s13054-018-2157-z.
6. Angus DC, Linde-Zwirble WT, Lidicker J, Clermont G, Carcillo J, Pinsky MR. Epidemiology of severe sepsis in the United States: analysis of incidence, outcome, and associated costs of care. Critical Care Medicine. 2001;29(7):1303-10.
7. Rudd KE, Delaney A, Finfer S. Counting Sepsis, an Imprecise but Improving Science. JAMA. 2017;318(13):1228-9. doi:10.1001/jama.2017.13697.
8. Martin GS, Mannino DM, Eaton S, Moss M. The epidemiology of sepsis in the United States from 1979 through 2000. The New England Journal of Medicine. 2003;348(16):1546-54. doi:10.1056/NEJMoa022139.
9. Rhee C, Dantes R, Epstein L, Murphy DJ, Seymour CW, Iwashyna TJ, et al. Incidence and Trends of Sepsis in US Hospitals Using Clinical vs Claims Data, 2009-2014. JAMA. 2017;318(13):1241-9. doi:10.1001/jama.2017.13836.
10. Bouza C, Lopez-Cuadrado T, Saz-Parkinson Z, Amate-Blanco JM. Epidemiology and recent trends of severe sepsis in Spain: a nationwide population-based analysis (2006-2011). BMC Infect Dis. 2014;14:3863. doi:10.1186/s12879-014-0717-7.
11. Wilhelms SB, Huss FR, Granath G, Sjoberg F. Assessment of incidence of severe sepsis in Sweden using different ways of abstracting International Classification of Diseases codes: difficulties with methods and interpretation of results. Critical Care Medicine. 2010;38(6):1442-9. doi:10.1097/CCM.0b013e3181de4406.
12. Kaukonen KM, Bailey M, Suzuki S, Pilcher D, Bellomo R. Mortality related to severe sepsis and septic shock among critically ill patients in Australia and New Zealand, 2000-2012. JAMA. 2014;311(13):1308-16. doi:10.1001/jama.2014.2637.
13. Machado FR, Azevedo LCP. Sepsis: A threat That needs a global solution. Critical care medicine. 2018;46(3):454-9. doi:10.1097/CCM.0000000000002899.
14. Azevedo LCP, Cavalcanti AB, Lisboa T, Pizzol FD, Machado FR. Sepsis is an important healthcare burden in Latin America: a call to action! Revista Brasileira de Terapia Intensiva. 2018;30(4):402-4. doi:10.5935/0103-507X.20180061.
15. Reinhart K, Daniels R, Kissoon N, Machado FR, Schachter RD, Finfer S. Recognizing Sepsis as a Global Health Priority - A WHO Resolution. The New England Journal of Medicine. 2017. doi:10.1056/NEJMp1707170.
16. Rodriguez F, Barrera L, De La Rosa G, Dennis R, Duenas C, Granados M, et al. The epidemiology of sepsis in Colombia: a prospective multicenter cohort study in ten university hospitals. Critical Care Medicine. 2011;39(7):1675-82. doi:10.1097/CCM.0b013e318218a35e.
17. Cheng B, Xie G, Yao S, Wu X, Guo Q, Gu M, et al. Epidemiology of severe sepsis in critically ill surgical patients in ten university hospitals in China. Critical Care Medicine. 2007;35(11):2538-46. doi:10.1097/01.CCM.0000284492.30800.00.
18. Zhou J, Qian C, Zhao M, Yu X, Kang Y, Ma X, et al. Epidemiology and outcome of severe sepsis and septic shock in intensive care units in mainland China. PloS One. 2014;9(9):e107181. doi:10.1371/journal.pone.0107181.
19. Zhou J, Tian H, Du X, Xi X, An Y, Duan M, et al. Population-Based Epidemiology of Sepsis in a Subdistrict of Beijing. Critical Care Medicine. 2017;45(7):1168-76. doi:10.1097/CCM.0000000000002414.
20. Zhang K, Mao X, Fang Q, Jin Y, Cheng B, Xie G, et al. Impaired long-term quality of life in survivors of severe sepsis: Chinese multicenter study over 6 years. Der Anaesthesist. 2013;62(12):995-1002. doi:10.1007/s00101-013-2257-8.
21. Silva E, Pedro Mde A, Sogayar AC, Mohovic T, Silva CL, Janiszewski M, et al. Brazilian Sepsis Epidemiological Study (BASES study). Critical Care. 2004;8(4):R251-60. doi:10.1186/cc2892.
22. Sales Junior JA, David CM, Hatum R, Souza PC, Japiassu A, Pinheiro CT, et al. [An epidemiological study of sepsis in Intensive Care Units: Sepsis Brazil study]. Revista Brasileira de Terapia Intensiva. 2006;18(1):9-17.
23. Sogayar AM, Machado FR, Rea-Neto A, Dornas A, Grion CM, Lobo SM, et al. A multicentre, prospective study to evaluate costs of septic patients in Brazilian intensive care units. Pharmacoeconomics. 2008;26(5):425-34.
24. Machado FR, Cavalcanti AB, Bozza FA, Ferreira EM, Carrara FS, Souza JL, et al. The epidemiology of sepsis in Brazilian intensive care units: the Sepsis PREvalence Assessment Database

(SPREAD), an observational study. Lancet Infectious Diseases. 2017 Nov;17(11):1180-1189. doi: 10.1016/S1473-3099(17)30322-5.
25. Machado FR, Cavalcanti AB, Braga MA, et al. Sepsis in Brazilian emergency departments: a prospective multicenter observational study. Intern Emerg Med. 2023 Mar;18(2):409-421.
26. Li ZQ, Xi XM, Luo X, Li J, Jiang L. Implementing surviving sepsis campaign bundles in China: a prospective cohort study. Chinese Medical Journal. 2013;126(10):1819-25.
27. Guo Q, Li HY, Li YM, Nong LB, Xu YD, He GQ, et al. Compliance with severe sepsis bundles and its effect on patient outcomes of severe community-acquired pneumonia in a limited resources country. Arch Med Sci. 2014;10(5):970-8. doi:10.5114/aoms.2014.46216.
28. Wang Z, Xiong Y, Schorr C, Dellinger RP. Impact of sepsis bundle strategy on outcomes of patients suffering from severe sepsis and septic shock in china. J Emerg Med. 2013;44(4):735-41. doi:10.1016/j.jemermed.2012.07.084.
29. Apibunyopas Y. Mortality rate among patients with septic shock after implementation of 6-hour sepsis protocol in the emergency department of Thammasat University Hospital. J Med Assoc Thai. 2014;97 Suppl 8:S182-93.
30. Jacob ST, Banura P, Baeten JM, Moore CC, Meya D, Nakiyingi L, et al. The impact of early monitored management on survival in hospitalized adult Ugandan patients with severe sepsis: a prospective intervention study*. Critical care medicine. 2012;40(7):2050-8. doi:10.1097/CCM.0b013e31824e65d7.
31. Westphal GA, Koenig A, Caldeira Filho M, Feijo J, de Oliveira LT, Nunes F, et al. Reduced mortality after the implementation of a protocol for the early detection of severe sepsis. Journal of Critical Care. 2011;26(1):76-81. doi:10.1016/j.jcrc.2010.08.001.
32. Assuncao MS, Teich V, Shiramizo SC, Araujo DV, Carrera RM, Serpa Neto A, et al. The cost-effectiveness ratio of a managed protocol for severe sepsis. Journal of Critical Care. 2014;29(4):692 e1-6. doi:10.1016/j.jcrc.2014.03.008.
33. Noritomi DT, Ranzani OT, Monteiro MB, Ferreira EM, Santos SR, Leibel F, et al. Implementation of a multifaceted sepsis education program in an emerging country setting: clinical outcomes and cost-effectiveness in a long-term follow-up study. Intensive Care Medicine. 2014;40(2):182-91. doi:10.1007/s00134-013-3131-5.
34. Machado FR, Ferreira EM, Sousa JL, Silva C, Schippers P, Pereira A, et al. Quality Improvement Initiatives in Sepsis in an Emerging Country: Does the Institution's Main Source of Income Influence the Results? An Analysis of 21,103 Patients. Critical Care Medicine. 2017. doi:10.1097/CCM.0000000000002585.
35. Maitland K, Kiguli S, Opoka RO, Engoru C, Olupot-Olupot P, Akech SO, et al. Mortality after fluid bolus in African children with severe infection. The New England Journal of Medicine. 2011;364(26):2483-95. doi:10.1056/NEJMoa1101549.
36. Andrews B, Muchemwa L, Kelly P, Lakhi S, Heimburger DC, Bernard GR. Simplified severe sepsis protocol: a randomized controlled trial of modified early goal-directed therapy in Zambia. Critical Care Medicine. 2014;42(11):2315-24. doi:10.1097/CCM.0000000000000541.
37. Andrews B, Semler MW, Muchemwa L, Kelly P, Lakhi S, Heimburger DC, et al. Effect of an Early Resuscitation Protocol on In-hospital Mortality Among Adults With Sepsis and Hypotension: A Randomized Clinical Trial. JAMA. 2017;318(13):1233-40. doi:10.1001/jama.2017.10913.
38. Papali A, Eoin West T, Verceles AC, Augustin ME, Nathalie Colas L, Jean-Francois CH, et al. Treatment outcomes after implementation of an adapted WHO protocol for severe sepsis and septic shock in Haiti. Journal of Critical Care. 2017;41:222-8. doi:10.1016/j.jcrc.2017.05.024.

3

Fisiopatologia da Sepse: Resposta Inflamatória ou Imunossupressão?

Monique Michels
Emily da Silva Córneo
Reinaldo Salomão
Felipe Dal-Pizzol

Introdução

Escrever sobre a fisiopatologia da sepse é certamente um desafio. Essa doença possui um caráter complexo, podendo ser desencadeada a partir de diversos focos e microrganismos e acometer grupos heterogêneos de pacientes, com idades diferentes, sinais e sintomas clínicos variados e diferentes perfis e históricos. Poderíamos descrever um contexto complexo a seu respeito, caracterizando cada uma das inúmeras possibilidades de mecanismos envolvidos na gênese dessa síndrome. Porém, não pretendemos, neste capítulo, esgotar o assunto. Em vez disso, selecionamos dois dos mais relevantes entre diversos tópicos e pretendemos convencer o leitor da importância deles no desenvolvimento da doença. São eles: a resposta hiperinflamatória e a imunossupressão. Ambos são pilares fundamentais na patogênese, tanto na disfunção orgânica quanto na suscetibilidade do indivíduo a infecções. Aqui daremos ênfase aos seus aspectos e suas consequências no desenvolvimento da sepse.

Inflamação e imunossupressão

A importância da resposta do hospedeiro na patogênese da sepse foi destacada à beira do leito por Willian Osler, que observou que o paciente parecia morrer mais da resposta do organismo do que da própria infecção. Isso foi fortemente sustentado por experimentos com a endotoxina lipopolissacarídeo (LPS) presente na membrana externa das bactérias Gram-negativas. Foi demonstrado que camundongos resistentes aos efeitos letais do LPS tinham mutação ou deleção do gene *TLR4* e, consequentemente, não apresentavam resposta inflamatória após exposição à endotoxina, tampouco seus efeitos deletérios. Assim, a sepse foi descrita inicialmente como síndrome da resposta inflamatória sistêmica (SIRS) desencadeada por infecção. A percepção de que as respostas inflamatória e anti-inflamatória podiam ser desencadeadas simultaneamente na sepse e a falência das intervenções baseadas na inibição da cascata inflamatória em ensaios clínicos levaram à (terceira) revisão do conceito de sepse, em fevereiro de 2016 (*The Third International Consensus Definitions for Sepsis and Septic Shock [Sepsis-3]*). Assim, a sepse passou a ser definida como disfunção orgânica grave, potencialmente fatal, causada por uma resposta inadequada ou desregulada do hospedeiro à infecção.

Resposta inflamatória na sepse e mecanismos de regulação

Os microrganismos e o ser humano sempre viveram em uma relação muito próxima e simbiótica. Um considerável número de bactérias está em contato com o ser humano, principalmente no aparelho digestivo. Não surpreendentemente, a pele e a mucosa do intestino são as barreiras mais importantes para a prevenção da invasão bacteriana e representam a primeira linha de defesa no hospedeiro humano. No entanto, quando essa barreira falha ou é alterada artificialmente (p. ex., queimaduras, cateteres, feridas cirúrgicas), o hospedeiro torna-se suscetível à invasão de patógenos. A segunda linha de defesa é o sistema imunológico, que reconhece, combate e destrói os patógenos invasores. Apesar de ser altamente eficaz, o sistema imunológico não é perfeito. Tanto a ausência de reação imunitária a um patógeno quanto uma resposta imune exacerbada deixam o hospedeiro suscetível a doenças. A primeira situação faz com que o organismo se torne suscetível a infecções. No entanto, a segunda pode não somente destruir o agente patogênico como causar danos maiores ao organismo hospedeiro.

A sepse representa, nesse contexto, a resposta sistêmica a um agente infeccioso em que a virulência do patógeno e a resistência do hospedeiro regulam as repercussões da resposta inflamatória. A virulência do patógeno depende do número, do tipo e da localização dos organismos invasores, enquanto a resistência e a imunocompetência do hospedeiro são determinadas por múltiplos fatores, incluindo idade, sexo, predisposição genética, estado nutricional, medicamentos, drogas/álcool e condições subjacentes como câncer, entre outras doenças de base.

Assim, uma maciça carga bacteriana pode suprimir os mecanismos inibitórios para controle da inflamação, levando a uma inflamação sistêmica, ao passo que em condições normais tais mecanismos ajudam a erradicar os patógenos de uma infecção local. Nesse sentido, durante a sepse, a inflamação sistêmica tem múltiplas manifestações, como lesão tecidual, aumento da permeabilidade vascular e, por fim, falência de múltiplos órgãos e choque. Com foco na resposta inadequada do sistema imune e considerando os avanços da biologia molecular, novas perspectivas vêm sendo abertas para o entendimento dos mecanismos patogênicos associados à sepse, e têm-se obtido significativos avanços, com o esclarecimento não apenas do processo da sepse, mas também de princípios fundamentais que organizam as interações bactéria-hospedeiro. Infelizmente, porém, as tentativas de traduzir esses achados em melhores resultados clínicos ainda não são bem-sucedidas.

Reconhecimento de patógenos e sinalização celular

A interação de vários componentes, como infecciosos, imunológicos, endócrinos, hemodinâmicos, cardiovasculares e até mesmo genéticos, pode levar a uma resposta inflamatória exacerbada do organismo, com a produção de vários mediadores inflamatórios e consequentes alterações fisiológicas.

Processos inflamatórios requerem respostas celulares do sistema imune, como o recrutamento de suas células para o foco infeccioso e sua efetividade em controlar a infecção. A cascata inflamatória tem início com a ativação dos receptores envolvidos no reconhecimento de padrões moleculares associados a patógenos (*pathogen-associated molecular patterns*, ou PAMPs) e a liberação de seus produtos por células do sistema imune. Nesse sentido, estudos vêm relatando o envolvimento da ativação de receptores de PAMPs em células do sistema imune inato, como monócitos, macrófagos e neutrófilos. Esses receptores são conhecidos como receptores de reconhecimento de padrões (*pattern recognition receptors*, ou PRRs), e entre seus membros mais importantes destacam-se os receptores Toll-*like* (TLRs). Essa classe de receptores possui uma variedade de funções, mas no contexto da sepse a maior consequência da ativação dos TLRs desencadeada pela presença de patógenos é a ativação de cascatas de sinalização celulares e componentes humorais de inflamação (Figura 3.1).

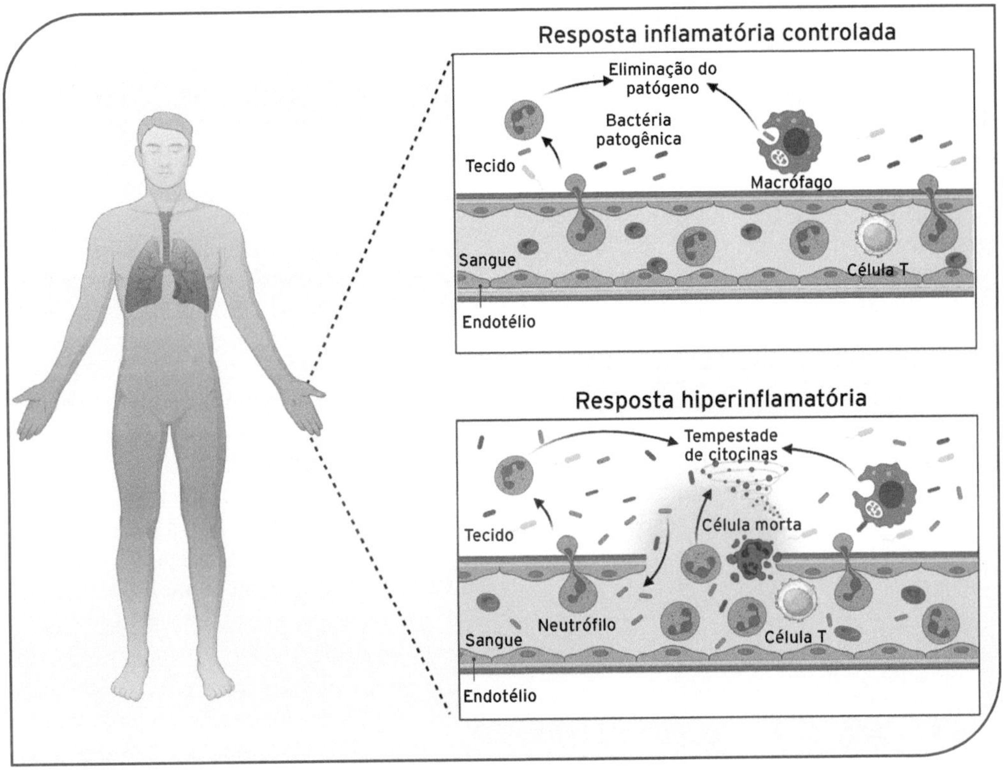

Figura 3.1: A cascata inflamatória tem início com a ativação dos receptores envolvidos no reconhecimento de padrões moleculares associados a patógenos (pathogen-associated molecular patterns, ou PAMPs) e seus produtos liberados por células do sistema imune. Ocorre envolvimento da ativação de receptores de PAMPs em células do sistema imune inato, como monócitos, macrófagos e neutrófilos. Esses receptores são conhecidos como receptores de reconhecimento de padrões (pattern recognition receptors, ou PRRs) onde entre os membros mais importantes destacam-se os receptores Toll-like (TLRs). Esta classe de receptores possui uma variedade de funções, mas no contexto da sepse, a maior consequência da ativação dos TLRs desencadeada pela presença de patógenos é a ativação de cascatas de sinalização celulares e componentes humorais de inflamação.
Fonte: elaborada pelos autores do capítulo.

Macrófagos e monócitos

Os macrófagos e os monócitos são provavelmente as células mais sensíveis ao LPS, pois expressam em maior intensidade os seus principais receptores, o CD14 e o TLR4. Células residentes têm como papel-chave levar à liberação direta ou indireta de uma grande variedade de moléculas sinalizadoras, destacando-se os mediadores lipídicos, como o fator de agregação plaquetária (PAF) e o leucotrieno B_4 (LTB_4); fragmentos do complemento, como o C5a; citocinas inflamatórias e diversas quimiocinas, incluindo interleucina-8 (IL-8), oncogene relacionado com o crescimento-α (GRO-α), fator derivado do estroma da medula óssea (SDF-1), quimiocina derivada de queratinócitos (KCs), proteína inflamatória de macrófagos 1α (MIP-1α) e proteína inflamatória de macrófagos 2 (MIP-2), culminando no aumento da infiltração de leucócitos dos vasos sanguíneos em direção ao sítio de infecção com o objetivo de controlar o processo infeccioso.

Na sepse, no entanto, a resposta imune aguda e a produção excessiva de citocinas pró-inflamatórias têm sido tradicionalmente consideradas desreguladas (conforme a definição atual de sepse). As células sensibilizadas pelo patógeno produzem citocinas pró-inflamatórias, como o fator de necrose tumoral alfa (TNF-α) e a IL-1, ativam células-alvo e induzem a produção de mediadores pró-inflamatórios, como outras citocinas, quimiocinas, espécies reativas de oxigênio (EROs) e nitrogênio (ERNs), eicosanoides e enzimas proteolíticas. Além do TNF-α e da IL-1, o interferon gama (IFN-γ) e as interleucinas 6, 8, 12 e 17 estão entre as principais citocinas pró-inflamatórias.

Neutrófilos

Os neutrófilos são as células fagocíticas mais precocemente recrutadas na sepse, seguidos pelos monócitos. Componentes bacterianos estimulam diretamente o aumento da expressão de células de adesão, no endotélio, contribuindo para o recrutamento de leucócitos. Integrinas participam desse processo, regulando o tráfego de leucócitos. Além disso, a ativação de leucócitos produz espécies reativas de oxigênio que contribuem para o combate aos microrganismos invasores. Nesse quadro, ocorrem ainda estímulos para a síntese e a liberação de citocinas pró-inflamatórias, como o TNFα e a IL-1β, que amplificam a resposta à infecção. Na sepse, diversos elementos da resposta imune são ativados por meio da liberação de citocinas, sendo que, entre os principais efeitos disso, está a produção de proteínas de fase aguda pelo fígado, as quais podem se ligar à superfície das bactérias e ativar o sistema complemento ou fagocitose, assim como sustentar os mecanismos deflagrados diretamente pelas bactérias, como a indução de reação inflamatória local, alterando características da superfície e da permeabilidade dos vasos sanguíneos e permitindo o recrutamento de fagócitos, células imunes e diferentes moléculas para o sítio infeccioso.

Na sepse, a rápida reação inflamatória devida à infecção é mediada, principalmente, por monócitos, neutrófilos e células endoteliais. Uma série de citocinas e quimiocinas atrai neutrófilos para o sítio da infecção, aumentando muito rapidamente o número dessas células no local. Sabe-se que o evento central da cascata fisiopatológica da sepse é a liberação sistêmica excessiva de citocinas pró-inflamatórias em resposta aos PAMPs presentes nos microrganismos invasores, cujo exemplo mais clássico é o LPS. Essas citocinas ativam sistemas celulares (fagócitos e endotélio) e humorais (rotas de coagulação, ativação de complemento e mediadores de baixo peso molecular), os quais são orientados a eliminar as bactérias invasoras, podendo causar inflamação generalizada autodestrutiva e levar à falência de múltiplos órgãos.

As citocinas promovem o recrutamento de leucócitos para o sítio inflamatório, bem como sua ativação, com consequente aumento da atividade microbicida, sendo a resposta local fundamental para o controle da infecção. Essas citocinas desempenham importantes papéis no desenvolvimento da sepse, interferindo no prognóstico, na evolução e na intensidade do dano tecidual.

O TNF-α é a primeira citocina liberada em resposta à endotoxina, por monócitos e macrófagos. Ele é responsável por aumentar a atividade procoagulante das células epiteliais vasculares e a ativação de neutrófilos, além de aumentar a ativação de moléculas de adesão, levando a lesões teciduais. A citocina IL-10 apresenta atividade anti-inflamatória. Sua função é inibir a secreção de citocinas pró-inflamatórias pelos macrófagos, protegendo o hospedeiro da resposta inflamatória sistêmica induzida pelas endotoxinas. Além desses mediadores, as proteínas de fase aguda, a ativação do sistema de coagulação, o sistema complemento e o aumento da produção de óxido nítrico estão relacionados com os efeitos deletérios da sepse tanto em pacientes como em modelos experimentais.

Os neutrófilos são a maioria dos leucócitos totais no sangue e, durante a sepse, seu número pode estar expressivamente aumentado ou reduzido. A ativação dos neutrófilos e do sistema complemento na sepse contribui de forma significativa para a resposta do hospedeiro e a disfunção orgânica. O quadro de choque séptico apresenta, adicionalmente, disfunções circulatórias e celular/metabólica e está associado ao aumento da mortalidade. Durante as inflamações local e sistêmica, o sistema complemento e os neutrófilos são ativados quando expostos a PAMPs. Reconhece-se, cada vez mais, que a ativação de neutrófilos mediada por complemento desempenha um papel ambivalente na fisiopatologia da sepse. O início da disfunção orgânica é uma característica marcante da sepse. O dano ao órgão pode ser causado por ativação excessiva do complemento e ações neutrofílicas contra o hospedeiro, resultando em lesão tecidual.

Linfócitos

Os linfócitos, responsáveis pela resposta imune adaptativa, com mecanismos humorais e celulares, têm papel importante na patogênese da sepse. As células da imunidade inata fazem o primeiro contato com os patógenos e apresentam seus antígenos por meio do complexo principal de histocompatibilidade (MHC) classe II e outras moléculas coestimuladoras, dando início à resposta adaptativa. Na sepse, há profunda linfopenia, devido a uma intensa apoptose. Além disso, estudos relatam aumento de células T reguladoras, CD4+CD25++, que tem ação imunossupressora. Essas alterações contribuiriam para elevar o grau de imunossupressão na sepse.

Estudos póstumos de indivíduos que morreram de sepse forneceram informações relevantes sobre o óbito de pacientes sépticos e mostraram uma depleção de linfócitos T CD4 e CD8. É importante ressaltar que células sanguíneas circulantes apresentaram achados semelhantes aos das teciduais.

Entende-se que a ativação de células T CD4+ gera uma rápida polarização em subconjuntos CD4+ que são auxiliares Th1, Th2 ou Th17. A classe Th1 se faz necessária para a ativação de células T CD8+ e para a formação de células T de memória via secreção de IL-2. Já as células Th2 estão relacionadas com a modificação de classe dos linfócitos B, via secreção de IL-4 e IL-5. Quanto às células Th17, elas se caracterizam como células efetoras que produzem IL-17, IL-22 e TNF-α, principalmente em resposta a fungos e bactérias. Em contrapartida, as células T CD8+ são responsáveis pela eliminação de infecções e pela geração de células T CD8+ de memória em resposta a uma infecção ou à vacinação, por exemplo. A partir do momento em que as células T CD8+ se ligam ao seu antígeno na presença de moléculas coestimuladoras e citocinas, elas sofrem rápida proliferação e se expandem, a fim de ganhar funções efetoras que incluem a secreção de citocinas (como IFN-γ e TNF-α) e a capacidade de fazer a lise de células.

As células T "não convencionais" constituem um subconjunto relativamente pequeno de células T no sangue periférico. Ao contrário das populações de células T CD4+ auxiliares e CD8+ mais comuns, contendo um receptor de células T composto por cadeias α e β clássicas, essas células possuem um receptor composto por cadeias γ e δ. Elas são os linfócitos epiteliais mais abundantes no pulmão e no intestino, onde promovem a homeostase imune.

As células T reguladoras (Tregs) são outro subconjunto importante de células T a desempenhar um papel fundamental na homeostase imune, não apenas resolvendo a inflamação após a infecção, mas também suprimindo as respostas imunes adaptativas excessivas. Elas trabalham para manter a autotolerância e evitar doenças autoimunes, secretando mediadores como IL-10 e TGF-β.

Nos últimos anos, contudo, tornou-se cada vez mais evidente que a dicotomia entre as imunidades inata e adaptativa pode ser uma simplificação excessiva, já que alguns tipos de célula são agora reconhecidos por exibir funções relacionadas a ambos os braços da imunidade. Isso é particularmente verdadeiro para as células dendríticas, que têm um papel na ligação das imunidades inata e adaptativa, por meio do processo de apresentação do antígeno. A presença de células dendríticas maduras também é crucial, pois promove o potencial migratório, a secreção de citocinas e a ativação de células T, além de poder iniciar respostas de anticorpos antígeno-específicos em células B virgens.

Imunossupressão

Durante muito tempo, pensou-se que o curso clínico da sepse era um estado restrito de hiperativação imunológica, e os estudos de novos tratamentos concentravam-se na busca de agentes que pudessem bloquear os componentes da cascata de inflamação, como, p. ex., antagonistas dos receptores de TNF-α e IL-1β. A falha terapêutica de agentes anti-inflamatórios levou a que se considerassem outras hipóteses. Nesse sentido, observa-se que, durante a resposta inflamatória do hospedeiro, também são produzidos mediadores anti-inflamatórios, na tentativa de manter o equilíbrio do sistema. Hoje em dia, presume-se que pacientes que sobrevivem à fase inicial da sepse exibem características consistentes com imunossupressão.

Atualmente, sabe-se que a resposta imune desregulada é observada concomitantemente com respostas pró-inflamatórias e imunossupressoras. Há evidências crescentes de que, durante um processo infeccioso, as respostas imune e metabólica estão sob controle epigenético. Estudos publicados nos últimos anos têm mostrado que ocorrem alterações na expressão gênica durante o início e a progressão da sepse. Alterações epigenéticas desempenham um papel importante na regulação dos processos do DNA, como transcrição, reparo e replicação, e isso está relacionado com a imunossupressão.

Muitos patógenos, como bactérias, vírus, fungos e parasitas, usam mecanismos epigenéticos para manipular a resposta do hospedeiro à infecção, favorecendo, assim, sua própria sobrevivência. Estratégias comuns incluem produção de enzimas modificadoras epigenéticas visando a cromatina hospedeira, manipulação de enzimas modificadoras epigenéticas hospedeiras e produção de miRNAs que bloqueiam a expressão de proteínas da célula hospedeira. O fato de esses patógenos terem desenvolvido sistemas para modificar epigeneticamente células hospedeiras mostra a importância da epigenética na regulação da resposta do hospedeiro à infecção. Tanto os processos pró-inflamatórios quanto os anti-inflamatórios começam no início da sepse, mas acredita-se que a supressão imunológica predomine em estágios posteriores, contribuindo para o risco de infecção secundária e mortalidade tardia. A imunossupressão associada à sepse é um fenômeno complexo. A depleção de células mononucleares, incluindo células T, células B e células dendríticas, ocorre por apoptose. Há uma regulação negativa da expressão gênica do MHC classe II, acompanhada por apresentação reduzida de antígenos.

Entre os mecanismos de regulação negativa da resposta imune para o estado de imunossupressão característico dos processos sépticos, encontram-se: indução de apoptose de linfócitos T e células dendríticas; alteração funcional de monócitos, evidenciada pela baixa expressão de moléculas do MHC classe II, particularmente HLA-DR, e baixa capacidade de secretar citocinas pró-inflamatórias, como IL-1β, IL-6 e TNF-α; e produção de moléculas com propriedades anti-inflamatórias, como IL-4, IL-10, TGF-β, receptor solúvel de TNF, receptor antagonista de IL-1 (IL-1Ra) e receptor substituto de IL-1 tipo II. Enquanto diferentes mediadores solúveis com propriedades anti-inflamatórias têm sido descritos como moduladores da sepse, além da importância da apoptose de células do sistema imune durante a sepse, o papel do componente celular com propriedades reguladoras vem sendo pouco explorado, apesar do estado de "hiperativação" imunológica que caracteriza a sepse. Entre esses componentes celulares, os principais expoentes

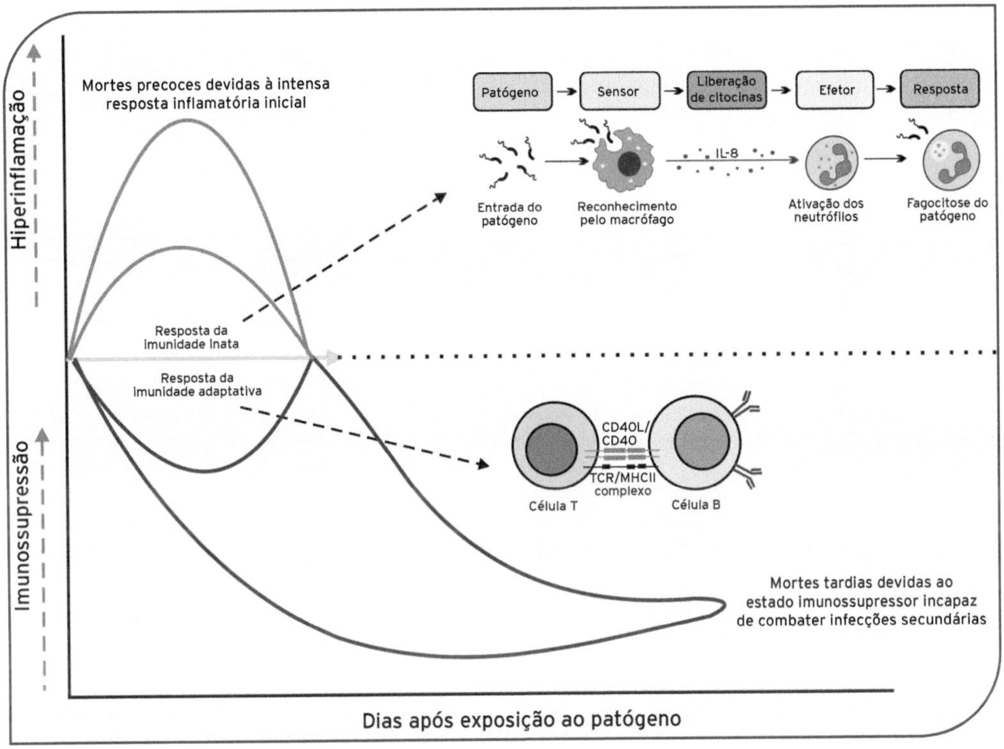

Figura 3.2: Sucedendo a ativação celular temos um comprometimento da resposta imune inata e adaptativa que leva o hospedeiro a um estado de imunossupressão e, portanto, de suscetibilidade a novas infecções. Ocorre modulação das funções, com menor produção de citocinas pró-inflamatórias por monócitos, enquanto outras funções como fagocitose e produção de espécies reativas de oxigênio são preservadas. Essa adaptação celular teria o objetivo de controlar a resposta inflamatória, preservando a capacidade de combater infecções. Algumas funções podem estar mantidas e outras reguladas negativamente em um mesmo tipo celular.

Fonte: elaborada pelos autores do capítulo.

são os linfócitos T CD4+CD25++ (Tregs), as células dendríticas com propriedades imunorreguladoras, as células *natural killer* (NK), os linfócitos T com TCR invariante e os linfócitos T gama-delta. O papel que essas populações celulares exercem na sepse é complexo, porque, dependendo do fenótipo que exibem, com predomínio de alguns grupos das diferentes fases do processo, essas células podem atuar como pró-inflamatórias ou como imunossupressoras.

Esses resultados levaram ao argumento, predominante na literatura, de que, ocorrendo a ativação celular, temos um comprometimento das respostas imune inata e adaptativa que leva o hospedeiro a um estado de imunossupressão e, portanto, de suscetibilidade a novas infecções. Entretanto, outros estudos demonstram modulação dessas funções, com menor produção de citocinas pró-inflamatórias por monócitos, enquanto outras funções, como a fagocitose e a produção de espécies reativas de oxigênio, são preservadas. Essa adaptação celular teria o objetivo de controlar a resposta inflamatória, preservando a capacidade de combater infecções. Desse modo, é possível dizer que algumas funções podem estar mantidas e outras podem estar reguladas negativamente em um mesmo tipo celular (Figura 3.2).

Em resumo, a sepse reflete uma complexa interação entre mecanismos pró e anti-inflamatórios desregulados, que, em conjunto, contribuem para a disfunção orgânica e a morte.

Referências bibliográficas

1. Abraham E, Singer M. Mechanisms of sepsis-induced organ dysfunction. Crit Care Med. 2007;35:2408-2416.
2. Alves-Filho JC, de Freitas A, Spiller F, Souto FO, Cunha FQ. The role of neutrophils in severe sepsis. Shock. 2008 Oct;30(Suppl 1):3-9.
3. Aderem A, Ulevitch RJ. Toll-like receptors in the induction of the innate immune response. Nature. 2000;406:782-7.
4. Boveris A, Alvarez S, Navarro A. The role of mitochondrial nitric oxide synthase in inflammation and septic shock. Free Radic Biol Med. 2002;33(9):1186-1193.
5. Castellheim A, Brekke OL, Espevik T, et al. Innate immune responses to danger signals in systemic inflammatory response syndrome and sepsis. J Immunol. 2009;69:479-91.
6. Cohen J. The immunopathogenesis of sepsis. Nature. 2002;420:885-91.
7. Córneo E, Michels M, Abatti M, Vieira A, Gonçalves RC, Gabriel FF, et al. Enriched environment causes epigenetic changes in hippocampus and improves long-term cognitive function in sepsis. Sci Rep. 2022Dec 6;12(1):21092. doi: 10.1038/s41598-022-25622-3.
8. Hotchkiss RS, Karl IE. The pathophysiology and treatment of sepsis. N Engl J Med. 2003;348:138-50.
9. Pinsky MR. Dysregulation of the immune response in severe sepsis. Am J Med Sci. 2004;328:220-29.
10. Salomão R, Cunha FQ, Dal-Pizzol F. Editorial: Sepsis and Covid-19: cross-talk in signaling pathways and in therapeutic perspectives. Front Med (Lausanne). 2022 May 30;9:917792. doi: 10.3389/fmed.2022.917792.
11. Singer M, Deutschman CS, Seymour CW, Shankar-Hari M, Annane D, Bauer M, et al. The Third International Consensus Definitions for Sepsis and Septic Shock (Sepsis-3). JAMA. 2016;315:801-10.
12. Sônego F, Alves-Filho JC, Cunha FQ. Targeting neutrophils in sepsis. Expert Rev Clin Immunol. 2014 Aug;10(8):1019-28.
13. Sriskandan S, Altmann D M. The immunology of sepsis. J Pathol. 2008;214:211-23.
14. Van der Poll T, Opal SM. Host-pathogen interactions in sepsis. Lancet Infect Dis. 2008;8:32-43.

4

Biomarcadores na Sepse

Jorge Ibrain Figueira Salluh
Pedro Póvoa
David José Garcia Santos Nora

Introdução

A sepse é uma síndrome caracterizada pela presença de uma ou mais disfunções orgânicas com risco de vida, provocadas pela resposta desregulada do organismo a uma infecção.[1] É um problema grave de saúde pública,[2] e sua incidência tem crescido nas últimas décadas, devido a diferentes fatores,[3] como: idade média avançada dos pacientes e seu maior número de comorbidades, especialmente nos países ocidentais; aumento do número de procedimentos invasivos; ampla utilização de medicamentos imunossupressores e quimioterapia; resistência a antibióticos; maior capacidade de diagnóstico. A análise retrospectiva das admissões hospitalares em mais de 400 instituições norte-americanas (cerca de 8 milhões de internações) entre 2009 e 2014 mostra que 6% dos doentes hospitalizados tiveram indicadores clínicos de sepse, dos quais 21% morreram no hospital ou permaneceram institucionalizados após alta clínica.[2] O diagnóstico de sepse estava presente nos registros de 35% dos doentes que morreram no hospital durante esse período.[2] Em 2017, estima-se que a sepse tenha atingido cerca de 49 milhões de casos em todo o mundo, com 11 milhões de mortes.[3,4] Esses dados levaram a Organização Mundial da Saúde (OMS) a declarar a sepse uma prioridade de saúde global.[4] O impacto epidemiológico da sepse a torna a patologia que consome mais recursos financeiros do sistema de saúde norte-americano.[2,5] De acordo com dados de 2011, os gastos associados à sepse atingem 20 bilhões de dólares anuais, o que que corresponde a 5,2% dos custos totais anuais com saúde nos Estados Unidos.[5] O impacto econômico varia entre países: em 2014, a Grécia gastou menos dinheiro com cuidados de saúde relacionados com a sepse (0,29% do orçamento de saúde),[6] enquanto o Brasil gastou relativamente mais dinheiro com esses cuidados (15,85% do orçamento de saúde).[7]

O conceito de sepse tem evoluído ao longo do tempo. Em 1991, a primeira definição de consenso considerava a sepse uma resposta inflamatória sistêmica (SIRS) do hospedeiro à infecção, que poderia evoluir para sepse grave ou choque séptico em função da presença de disfunção orgânica ou hipotensão refratária à ressuscitação volêmica, respectivamente. Apesar de ser uma definição limitada, ela permaneceu inalterada durante mais de duas décadas.[1] Em 2016, a definição de consenso foi atualizada, passando a sepse a ser considerada uma disfunção orgânica ameaçadora da vida causada por uma resposta desregulada do hospedeiro a uma infecção.[1] Clinicamente, a disfunção orgânica é identificada por uma variação do escore Sequential Organ Failure Assessment (SOFA) ≥ 2 em decorrência de uma infecção. A definição de choque séptico é muito pouco consensual e implica a necessidade de introdução de vasopressores para manter uma pressão arterial média ≥ 65 mmHg – após ressuscitação volêmica adequada – e a presença de lactato > 2 mmol/L. Essa nova definição reconhece que a sepse é uma emergência médica[8] e estabelece entre os objetivos a cumprir na primeira hora de abordagem de doentes sépticos a colheita de hemoculturas e a administração de antibióticos. Como um atraso no tratamento piora o prognóstico,[9] o reconhecimento precoce da infecção é indispensável.

Não existe, porém, um teste padrão-ouro – com elevadas especificidade e sensibilidade – para diagnosticar a presença de infecção. Na prática diária à beira do leito, para o diagnóstico e o tratamento da sepse, bem como para a administração de antibióticos, os médicos combinam dados de diferentes fontes: manifestações sistêmicas, disfunções orgânicas e documentação microbiológica. O diagnóstico de infecção depende de parâmetros pouco objetivos: os sinais e os sintomas são muito sensíveis, mas pouco específicos; os exames imagiológicos têm sensibilidade limitada e, por vezes, *são tardios*; os dados epidemiológicos fornecidos pelos doentes são pouco exatos; e os resultados microbiológicos – sejam positivos ou negativos – surgem demasiado tarde (48-72 horas) para ajudar na decisão de iniciar antibiótico e/ou possibilitar que a antibioticoterapia inicial seja dirigida,[10,11] além de *não* serem particularmente sensíveis, especialmente se as culturas são colhidas quando os pacientes já estão recebendo terapia antimicrobiana.[12] Consequentemente, os antibióticos são prescritos de forma empírica, com um espectro alargado, em função do foco presumido e da gravidade clínica dos doentes sépticos e, por vezes, sem que haja um diagnóstico definitivo, algo que não está isento de riscos. Ao se tratar com antibióticos uma situação clínica que depois se verifica não ser infecção, podemos, além de atrasar o tratamento específico dessa situação não infecciosa, aumentar a toxicidade, o risco da emergência de resistências e os custos – e mesmo a mortalidade.[13]

O que são biomarcadores? Podem ter utilidade na sepse?

Biomarcadores são características biológicas que podem ser medidas e usadas como indicadores de um processo fisiológico ou patológico ou de uma resposta a uma intervenção terapêutica.[11]

A infecção, ao ativar a imunidade inata, vai induzir uma resposta complexa e redundante, caracterizada pela produção e pela secreção de numerosos mediadores inflamatórios e anti-inflamatórios e pela ativação da coagulação, da fibrinólise e do complemento, ou seja, há ativação da resposta de fase aguda, que é responsável por desencadear a lesão endotelial e, em seguida, as disfunções orgânicas. Muitos desses mediadores têm sido identificados e estudados como potenciais biomarcadores da infecção,[14] sem que tenha sido encontrado um biomarcador ideal.[9,10] Na sepse, os biomarcadores são úteis para o médico, pois complementam as informações dos achados clínicos, radiológicos e laboratoriais obtidos à cabeceira do leito. Os biomarcadores podem fornecer informações adicionais sobre manifestações sistêmicas (biomarcadores de resposta do hospedeiro, como, p. ex., proteína C-reativa e procalcitonina), disfunções de órgãos (p. ex., biomarcadores de lesão renal) e documentação microbiológica (biomarcadores específicos do patógeno).

Na fase inicial, a sepse é habitualmente fácil de tratar, mas difícil de diagnosticar; porém, se não for reconhecida nem tratada, com frequência evolui para quadros graves, como o choque séptico, que é difícil de tratar e tem mau prognóstico, mas é fácil de diagnosticar. Os biomarcadores foram estudados no contexto da previsão de sepse, do diagnóstico de sepse, da avaliação da resposta da sepse à terapia e da terapia antibiótica guiada por biomarcadores. Além disso, os biomarcadores de sepse podem ser divididos em prognósticos, preditivos e teranósticos, ou seja, com capacidade para orientar a escolha, a dose e a duração da terapia.[10-12]

Antes de poder ser aprovado para uso clínico, um biomarcador tem que ser avaliado em função de três propriedades fundamentais: os métodos laboratoriais utilizados para a sua medição (validação analítica), as evidências que suportam a sua associação com um processo fisiológico ou patológico (qualificação) e a viabilidade da sua aplicação na prática clínica (utilização).[15] No âmbito da validação analítica, um biomarcador ideal deve ser facilmente acessível, ter os seus resultados rapidamente disponíveis, ser reprodutível e exato e ter uma relação custo-benefício favorável. Em relação à qualificação, um biomarcador deve ter boas sensibilidade e especificidade, apresentar elevados valores preditivos, ter boa correlação com a gravidade da apresentação clínica e a evolução da doença e ser preditor de mortalidade. Para uma utilização otimizada, o biomarcador deve ser uma variável contínua, ser não invasivo ou minimamente invasivo, apresentar resultados facilmente interpretáveis e objetivos e ter uma cinética rápida e independente de disfunções orgânicas e/ou terapêuticas não dirigidas.[9-11,15]

Quais são os biomarcadores mais usados na prática clínica?

Biomarcadores específicos de patógenos

Biomarcadores específicos de patógenos, como testes diretos de antígenos, já são amplamente utilizados em pacientes graves.[12] A maioria dos testes rápidos de antígenos se baseia em ensaios imunocromatográficos e tem potencial para uso à beira do leito. Testes de antígeno respiratório para *influenza* e Sars-CoV-2 e testes de antígeno urinário para *Streptococcus pneumoniae* e *Legionella* spp. são usados na pneumonia adquirida na comunidade (PAC). Eles exibem alta especificidade, mas sensibilidade baixa a moderada, bastante variáveis conforme a espécie e/ou o sorogupo do agente.[16] Apesar da melhoria por meio de leitura automatizada, o valor preditivo negativo é limitado. Atualmente, alguns testes de diagnóstico rápido utilizam a tecnologia multíplex, que permite a análise simultânea de vários patógenos em uma **única amostra biológica do paciente.** Nenhum dos testes antigênicos, entretanto, fornece informações sobre a sensibilidade aos antibióticos.

A 1,3-β-D-glucana (BDG) é um biomarcador sérico panfúngico comumente usado para detectar candidíase invasiva. Com alta sensibilidade, mas baixa especificidade, a BDG é uma ferramenta valiosa para descartar candidíase invasiva em ambientes de baixa prevalência.[17] Em pacientes gravemente doentes com suspeita de candidíase invasiva, a descontinuação da terapia antifúngica empírica orientada pela BDG mostrou ser segura e associada à redução da duração da terapia antifúngica.[18] Da mesma forma, a BDG exibe alto valor preditivo negativo para o diagnóstico de pneumonia por *Pneumocystis jirovecii* em pacientes não HIV e com probabilidade baixa/intermediária de ter a doença.[19] A especificidade e o valor preditivo positivo podem ser aumentados com a repetição do teste e/ou a elevação do valor de corte. A galactomanana (GM), que pode ser medida em amostras de soro e lavado broncoalveolar (LBA), apresenta alta especificidade para o diagnóstico de aspergilose pulmonar invasiva (API).[12]

Biomarcadores de resposta do hospedeiro

Apesar de nenhum entre as quase duas centenas de biomarcadores já avaliados reunir todas as características ideais,[14] a proteína C-reativa (PCR) e a procalcitonina (PCT) são os mais estudados, com resultados mais sólidos e, acima de tudo, maior potencial de utilização clínica.

A PCR é o protótipo da proteína de fase aguda positiva, com uma marcada elevação da sua concentração sérica em resposta a diversos estímulos inflamatórios, em particular infecções bacterianas. Tem sensibilidade de 68-92% e especificidade de 40-67% como um marcador de infecção bacteriana.[20] À semelhança de outras proteínas de fase aguda, a PCR do soro é sintetizada exclusivamente no fígado, sob o controle de várias citocinas, nomeadamente a interleucina-6 (IL-6). A secreção da PCR inicia-se cerca de 4-6 horas após o estímulo inflamatório, dobra a cada 8 horas e atinge o pico de concentração às 36-50 horas. Com estímulos muito intensos, a concentração pode atingir valores > 50 mg/L, isto é, mais de mil vezes o valor de referência. Após o desaparecimento ou a remoção do estímulo, a concentração da PCR diminui muito rapidamente, pois ela apresenta uma meia-vida de 19 horas.[20] Com exceção da insuficiência hepática muito grave,[21] a PCR sobe sempre na presença de um estímulo inflamatório, e a sua concentração sérica depende apenas da intensidade do estímulo e da velocidade da síntese hepática.[10] A sua concentração não é influenciada pela patologia de base do paciente nem por intervenções terapêuticas, como técnicas de substituição da função renal, corticoterapia e imunossupressão.[9,10,20] Apenas intervenções que atuam sobre o processo inflamatório responsável pela resposta de fase aguda podem modificar o valor da PCR. Os métodos disponíveis para medição da PCR são confiáveis, estáveis, reprodutíveis e rápidos, têm boa relação custo-benefício e apresentam um limite aceitável de detecção (0,3-5 mg/L).[10]

A PCT é um pró-hormônio, resultante da pré-procalcitonina, com 141 aminoácidos. A clivagem desse peptídeo produz a PCT, que possui 116 aminoácidos, é desprovida de atividade hormonal e é a precursora do hormônio calcitonina. Fisiologicamente, a PCT é sintetizada nas células C da tiroide, e apenas uma pequena fração é liberada na circulação; porém, em situações patológicas, a PCT apresenta produção extratireóidea.[22] Em seguida a um estímulo infeccioso, a PCT é detectável no soro após 4 horas, em resposta a elevações do fator de necrose tumoral alfa (TNF-α) e da IL-6, atingindo um platô entre 8-24 horas e tendo meia-vida de 22-35 horas.[10,20] Ela exibe sensibilidade de 77% e especificidade de 79% para o diagnóstico precoce de sepse em doentes críticos.[20] Para além das infecções bacterianas e virais, a PCT também se encontra elevada em situações não inflamatórias,[9,11] como traumas, grandes queimaduras, após terapias com anticorpos monoclonais e em períodos pós-operatórios.[23] A concentração sérica da PCT é influenciada pela insuficiência renal: pacientes não infectados com taxas de filtração glomerular < 50 mL/min têm valores de PCT significativamente mais elevados. É importante realçar que as técnicas de substituição da função renal interferem significativamente na concentração da PCT,[10,11] assim como a neutropenia.[10] Entre os métodos laboratoriais de medição da PCT, apenas o imunoensaio *time-resolved amplified cryptate emission* (Trace) é suficientemente sensível e tem limites de detecção e rapidez adequados para permitir a sua utilização na prática clínica, mas com custos elevados.[9]

Evidências sobre a utilização de biomarcadores na infecção e na sepse

Perante a suspeita de sepse, o médico tem diversas questões a responder, centradas em três momentos-chave:

1) O reconhecimento da infecção e da sepO paciente está melhorando ou não?
   a) Qual é a probabilidade de infecção?

b) Qual é(são) o(s) patógeno(s) mais provável(is)?

c) Qual é o tratamento antimicrobiano mais adequado?

2) A monitorização da eficácia terapêutica e a decisão de suspender a antibioticoterapia:

a) O paciente está melhorando ou não?

b) Se o paciente não está melhorando, isso se deve a uma complicação séptica (empiema, abscesso), a uma outra e nova infecção, a uma antibioticoterapia inadequada ou a uma causa não infecciosa?

c) Quando os antimicrobianos podem ser interrompidos?

3) O prognóstico:

a) Qual é a gravidade da doença e qual é o risco de choque séptico ou outras disfunções orgânicas?

O reconhecimento da infecção e da sepse e a decisão de iniciar antibioticoterapia

Muller *et al.*[24] avaliaram, em 545 pacientes com pneumonia adquirida na comunidade atendidos em serviços de urgência, a eficácia diagnóstica de dois modelos clínicos: o primeiro composto por febre, tosse produtiva, ausculta pulmonar alterada e dispneia; ao segundo, adicionaram-se PCT e PCR. A análise dos biomarcadores aumentou a acuidade diagnóstica, com uma área sob a curva característica operador receptor (AUROC) de 0,92 *versus* 0,79 do primeiro modelo clínico. Tal característica foi demonstrada em outros estudos, em diferentes cenários de doenças infecciosas, quer da comunidade, quer nosocomiais, atribuindo a esses marcadores um papel coadjuvante, mas relevante, em relação aos dados clínicos na confirmação do diagnóstico de infecção.[25]

Cals *et al.*[26] testaram um algoritmo no qual pacientes com sinais e sintomas de infecção do trato respiratório inferior (n = 431) que recorreram a cuidados primários de saúde receberam antibióticos com base no valor da PCR *versus* a avaliação clínica isolada. O grupo de pacientes em que a PCR foi avaliada recebeu significativamente menos antibióticos tanto na primeira consulta (31% *vs.* 53%, $p = 0{,}02$) quanto durante os 28 dias de acompanhamento (45% *vs.* 58%, $p < 0{,}01$), sem diferença estatisticamente significativa no número de consultas subsequentes, na recuperação clínica e na satisfação dos pacientes. Além de melhorar a capacidade diagnóstica e de reduzir o consumo de antibióticos, a avaliação da PCR mostrou uma relação custo-eficácia favorável no tratamento de infecções do trato respiratório inferior.

Quando monitorada de modo sequencial, a PCR mostrou-se útil para o diagnóstico de infecção hospitalar em pacientes críticos. Níveis plasmáticos de PCR superiores a 8,7 mg/dL demonstraram sensibilidade de 93,4% e especificidade de 86,1% para o diagnóstico de infecção,[27] e variações diárias da concentração plasmática superiores a 4,1 mg/dL foram um bom preditor de infecção, com sensibilidade de 92,1% e especificidade 71,4%.[28] Resultados idênticos foram observados em um grande estudo de infecções da corrente sanguínea adquiridas na comunidade, no qual a concentração da PCR começou a aumentar durante os três dias anteriores a um diagnóstico definitivo.[29] Em um recente estudo observacional prospectivo, o estudo Captain, que avaliou o desempenho de 53 biomarcadores na discriminação entre sepse e SIRS não séptica, constatou-se que nenhum biomarcador ou combinação teve um desempenho melhor do que a PCR isolada, que foi melhor também que a PCT.[30]

Os primeiros estudos sobre o papel da PCT no diagnóstico de infecção e no início de antibioticoterapia utilizaram algoritmos de decisão com base em um conjunto de intervalos de valores plasmáticos da PCT. A esses intervalos, associava-se um determinado risco de infecção bacteriana, em função do qual a administração de antibiótico seria, ou não, recomendada. Vários intervalos e valores limiares de PCT foram definidos para diferentes situações clínicas e infecções e foram testados em múltiplos ensaios clínicos randomizados (ECRs) ou observacionais, mas continua sem existir um valor de corte consensual para o diagnóstico de sepse.

No estudo ProResp,[31] que avaliou o uso da PCT para guiar o tratamento de pacientes com infecções respiratórias no setor de emergências, o protocolo sugeria que não fossem iniciados antimicrobianos quando os níveis de PCT eram < 0,1 ng/mL (muito desencorajados) ou < 0,25 ng/mL (desencorajados). A randomização a esse protocolo, quando comparada a randomização para tratamento usual, resultou em redução de quase 50% no uso de antibióticos, sem qualquer prejuízo clínico ou laboratorial.

Schuetz *et al.*[32] analisaram 14 ECRs, incluindo mais de 4 mil pacientes com infecções respiratórias e sepse. O uso de algoritmos clínicos com base nos níveis de PCT resultou em uma redução do risco de prescrição de antibioticoterapia (*odds ratio* [OR] = 0,24, intervalo de confiança [IC] de 95%, 0,2-0,29), com menores taxas de prescrição em serviços de saúde primária e serviços de urgência, sem que tenha havido diferenças significativas nas taxas de mortalidade ou na falha do tratamento entre os grupos de pacientes. Uma redução idêntica no número de prescrições antibióticas foi descrita por Lin *et al.*[33] em uma metanálise com 679 pacientes com exacerbações agudas de doença pulmonar obstrutiva crônica (OR = 0,26, IC 95%, 0,14-0,5, $p < 0,0001$), na qual constatou-se que a utilização de um algoritmo de decisão que incluía a avaliação da PCT não comprometeu o sucesso terapêutico nem alterou a mortalidade.

O estudo ProAct[34], que analisou o efeito da utilização de um protocolo com avaliação da PCT na prescrição antibiótica em doentes com suspeita de infecção respiratória baixa (n = 1.656) em serviço de urgência, não encontrou diferenças significativas no consumo de antibióticos nos primeiros 30 dias (duração média da antibioticoterapia de 4,2 dias no grupo PCT e de 4,3 dias no grupo-controle, com diferença de - 0,05 dia, IC 95%, -0,6 -0,5, $p = 0,87$) nem nos desfechos dos pacientes.

Em doentes críticos, o estudo ProRata[35] aplicou um algoritmo em que a administração de antibióticos era desencorajada se PCT < 0,25 ng/mL e encorajada sempre que PCT > 1 ng/mL , sendo obtida uma redução de 7% no risco de início de antibioticoterapia. Essa redução no diagnóstico de infecção e no início de antibioticoterapia não é consistente entre estudos. Layios *et al.*[36] aplicaram um algoritmo idêntico, mas não encontraram diferenças na frequência de início de antibioticoterapia. O estudo Pass[37] avaliou o conceito "*alert* PCT", testando o valor diagnóstico da PCT com medições plasmáticas diárias: se PCT > 1 ng/mL ou se a diminuição do valor plasmático não fosse > 10% ao dia, considerava-se que o doente tinha infecção e iniciava-se antibioticoterapia. Os resultados mostraram maior consumo de antibióticos no grupo de doentes em que foi seguido o conceito "*alert* PCT".

Em estudo recente de Daubin *et al.*,[38] 302 doentes internados em unidade de terapia intensiva (UTI) por agudização grave de doença pulmonar obstrutiva crônica foram randomizados em dois grupos: um cuja antibioticoterapia (início e suspensão) era guiada por um algoritmo com PCT e um grupo-controle. A utilização do algoritmo com PCT esteve associada ao aumento da mortalidade, sem redução do consumo de antibióticos.

Três diferentes metanálises da PCT para diagnóstico de sepse revelaram faixas de sensibilidade e especificidade de 77-85% e 75-83%, respectivamente.[25,39-40] Embora a PCT possa ser superior à PCR em pacientes com suspeita de sepse, nem a PCT nem a PCR devem ser usadas isoladamente para orientar a prescrição empírica de antimicrobianos.[36,41]

A monitorização da eficácia terapêutica e a decisão de suspender a antibioticoterapia

Diversos estudos com pacientes com infecção (PAC, pneumonia associada ao ventilador [PAV], bacteremia) ou sepse mostraram que, entre o terceiro e o quarto dias de terapia antibiótica, o valor da PCR nos pacientes com boa resposta clínica é 30-50% inferior ao inicial, enquanto nos pacientes com mau prognóstico a PCR pouco varia (entre 30% inferior e 40% superior ao valor inicial).[42-44] No estudo com maior número de pacientes (n = 891), os autores demonstraram que uma queda diária média de 10% da PCR em relação ao valor inicial (PCR *ratio*) aumentava em 32% a probabilidade de sobrevida (PCR *ratio* cada 1%, OR = 1,03, IC 95% , 1,02-1,03, $p < 0{,}001$).[44] Além disso, nos pacientes com terapia antibiótica apropriada, a PCR tinha uma queda inicial muito mais acentuada do que nos pacientes com terapia inapropriada.[42,45] É também possível identificar quatro padrões de resposta individual da PCR *ratio* à terapia antibiótica – resposta rápida, resposta lenta, não resposta e resposta bifásica –, e esses padrões estão associados a diferentes prognósticos e respostas clínicas.[44-46] Por último, um estudo com doentes com PAV mostrou que a variação relativa da PCR teve correlação com a variação da carga microbiológica avaliada em aspirados traqueais seriados.[42] Pacientes que mantêm os níveis de PCR elevados apresentam maior mortalidade hospitalar, maior necessidade de ventilação mecânica e maior incidência de complicações infecciosas, como abscesso pulmonar e empiema.[47]

Em diferentes situações clínicas, como PAC e PAV, a PCT dos pacientes que respondem à terapia antibiótica é inicialmente mais baixa do que a daqueles que não respondem. Uma vez que os valores iniciais da PCT nos pacientes infectados e que respondem à terapia são menos elevados e, por vezes, muito baixos, existe pouca amplitude de variação, perdendo-se informação em relação à capacidade da PCT de monitorar a resposta individual à terapia antibiótica. Nos pacientes sem resposta à terapia, a PCT é inicialmente mais alta, mas pode se manter alta ou descer – e, por vezes, a amplitude absoluta das descidas é paradoxalmente maior que nos pacientes com resposta.[43] A persistência de níveis elevados de PCT deve suscitar a investigação adicional de superinfecção, falha terapêutica ou complicações, como abscessos e empiemas.[47] No entanto, e tendo em conta os resultados do estudo Pass, já citado, essa abordagem pode estar associada a uma maior prescrição de antibióticos de largo espectro e à falência orgânica. Por fim, foi relatado que a terapia empírica apropriada não está relacionada com variações significativas da PCT em comparação com a antibioticoterapia inapropriada.[43]

Quanto à decisão de suspender a antibioticoterapia, já há algumas décadas existem evidências de que os biomarcadores podem ser utilizados para ajudar na suspensão de antibióticos em crianças.[10] Em adultos, os algoritmos de atuação guiados pela PCT têm sido exaustivamente estudados e validados em diversos ECRs. Dados recentes do estudo de Andriolo *et al.*[48] indicam que a utilização da PCT em doentes sépticos reduz o tempo de antibioticoterapia em 1,28 dias (IC 95%, 0,61-1,95). Em um RCT multicêntrico (estudo ProVAP) com 101 doentes com PAV, Stolz *et al.*[49] documentaram que a utilização da PCT reduziu a duração da terapia antibiótica em 27%. No ensaio de Schuetz *et al.*,[32] a análise do subgrupo de doentes críticos mostrou que o uso de algoritmos clínicos com base nos níveis de PCT reduziu a duração da terapia antibiótica. No estudo ProRata,[35] a duração da antibioticoterapia foi significativamente menor no grupo em que se utilizou o algoritmo com PCT, com uma redução de risco absoluto de 2,7 dias. Jong *et al.*[50] analisaram prospectivamente cerca de 1.500 doentes (estudo Saps) e obtiveram uma redução da duração da antibioticoterapia (1,22 dias, IC 95%, 0,65-1,78, $p < 0{,}0001$) no grupo de pacientes que seguiu o algoritmo da PCT. O ensaio ProGuard[51] avaliou prospectivamente cerca de 400 doentes internados em UTI com suspeita de infecção bacteriana ou sepse, randomizando-os para um protocolo segundo o qual em um grupo o antibiótico seria suspenso quando a PCT atingisse valor ≤ 0,1 ng/mL, enquanto no grupo-controle a suspensão dos antibióticos seguiria critérios clínicos. Não se registraram diferenças significativas no tempo mediano de duração da antibioticoterapia nem na mortalidade entre grupos. Bloos *et al.*[52] analisaram os efeitos da administração de selênio e da utilização de um protocolo com PCT na mortalidade de cerca de 1.000 doentes sépticos internados em UTIs na Alemanha. Nenhuma das medidas afetou significativamente a mortalidade (apesar da tendência contrária à utilização de selênio e protetora da aplicação de um protocolo com PCT), mas houve, no grupo da PCT, uma redução de 4,5% na exposição antibiótica (862 dias por 1.000 dias de UTI no grupo-controle e 823 dias por 1.000 dias de UTI no grupo da PCT; p = 0,02). Chu *et al.*[53] executaram uma análise retrospectiva de mais de 20 mil doentes com sepse internados em UTIs norte-americanas. Houve grande variação inter-hospitalar na mediação da PCT (entre 1% e 95% dos doentes), e 29,7% dos pacientes da amostra tiveram medições seriadas de PCT. A utilização da PCT associou-se a um maior consumo de antibióticos, mas não houve impacto na mortalidade.

Oliveira *et al.*[54] randomizaram 97 doentes críticos com sepse em dois grupos que seguiram protocolos de descontinuação antibiótica, um orientado pela PCT e outro pela PCR. Não houve variação significativa na duração da antibioticoterapia – apesar de o número de dias sob antibioticoterapia ter sido maior no grupo da PCT (13 dias, contra 8 dias no grupo da PCR; p = 0,183) –, e tanto a taxa de cura como a mortalidade foram idênticas em ambos os grupos.

As diretrizes mais recentes da *Surviving Sepsis Campaign* destacam a contribuição dos biomarcadores (em particular a PCT) para a redução da duração da terapia antibiótica empírica em doentes sépticos e para a suspensão dos antibióticos em doentes considerados sépticos à admissão hospitalar, mas para os quais não houve, *a posteriori*, evidências clínicas de infecção.

Os primeiros ensaios que investigaram estratégias guiadas por biomarcadores para orientar a duração dos antibióticos trataram os pacientes do grupo-controle de acordo com as práticas padrão à época, que hoje seriam consideradas excessivamente prolongadas. Isso leva à conclusão potencialmente tendenciosa de que estratégias baseadas em biomarcadores estavam associadas à redução da exposição a antibióticos. Para superar essas limitações, ensaios mais recentes utilizaram durações de controle fixas e mais curtas.[55,56] A terapia individualizada seria a combinação da duração fixa com a orientação de biomarcadores, usando uma estratégia de "gatilho duplo".[57] Após alguns dias de terapia, os antibióticos poderiam ser interrompidos de acordo com a evolução clínica e/ou diminuições nos níveis de biomarcadores (PCR ou PCT), de acordo com um algoritmo predefinido ou depois de 5-7 dias completos de terapia antibiótica, aplicando-se o critério que for atendido primeiro. Essa estratégia individualizada foi avaliada em vários RCTs, mostrando que a orientação por biomarcadores pode diminuir com segurança a duração da terapia antibiótica em comparação com esquemas de duração fixa.[50,52,58]

Prognóstico

A avaliação da gravidade da infecção é muito importante, pois permite fazer uma estimativa do curso clínico e definir, então, o local onde o paciente deve ser tratado: ambulatório, unidade hospitalar ou UTI. Por si só, no entanto, a estratificação do risco ainda não permite selecionar nenhum tipo de tratamento ou intervenção com impacto no prognóstico. Por essa razão, os biomarcadores que são rapidamente medidos e mais facilmente interpretados poderiam constituir uma alternativa válida aos escores de risco, ou então poderiam ser usados de forma complementar aos escores.

De forma geral, a PCR, na admissão hospitalar ou na UTI, tem uma acurácia limitada em predizer a mortalidade em pacientes sépticos, enquanto a PCT apresenta melhor correlação com a gravidade. Em um estudo prospectivo de coorte realizado para avaliar as mudanças na PCT sequencial e sua capacidade de predizer o prognóstico em pacientes críticos, os autores verificaram que o aumento da PCT em um dia (≥ 1 ng/mL), "*alert* PCT", foi capaz de predizer a mortalidade em 90 dias – para cada aumento em dias consecutivos da PCT, há um aumento no risco de morte.[37] No ensaio ProGuard[51], a redução da PCT nas primeiras 72 horas de internação na UTI foi preditiva da mortalidade, com os sobreviventes tendo maior redução da PCT.

Em doentes com PAC, a PCT mostrou boa correlação com o prognóstico e com escores de gravidade, como o PSI e o Curb-65. Em uma coorte americana de pacientes com PAC (n = 1.651), os autores encontraram uma relação significativa entre o valor da PCT e a mortalidade, o PSI e o Curb-65[59]. Curiosamente, o maior benefício do uso da PCT foi observado no grupo classificado como PAC de alto risco pelo escore PSI. Os pacientes com alto risco pelo PSI tinham mortalidade muito baixa quando apresentavam, na admissão hospitalar, PCT < 0,1 ng/mL. Esses resultados não se repetiram no estudo de Schuetz *et al.*[60] com 925 pacientes com PAC, em que o valor inicial da PCT teve acurácia limitada como marcador de prognóstico (AUROC = 0,6), e a sua inclusão nos escores de gravidade não melhorava a *performance*. Os resultados relativos ao valor prognóstico da PCR em doentes com PAC são inconsistentes. A PCR parece ser um bom marcador na detecção de complicações da PAC[47] e, quando associada a escores de gravidade como o PSI e o Curb-65, pode ser capaz de aumentar a capacidade prognóstica desses escores.[61] No ensaio de Kruger *et al.*[62] com pacientes com PAC não submetidos a terapia antibiótica antes da admissão hospitalar, a PCR mostrou ser um bom marcador de prognóstico.

No estudo de Jong *et al.*,[50] para além da redução da duração da antibioticoterapia, o grupo de pacientes que seguiu o algoritmo da PCT teve uma redução significativa na mortalidade após 28 dias (diferença absoluta de 5,4%, IC 95%, 1,2-9,5, p = 0,012) e um ano (diferença absoluta de 6,1%, 1,2-10,9, p < 0,0158). Esses resultados levantam a possibilidade de uma redução da carga antibiótica estar associada a uma menor mortalidade, mas não são consistentes na literatura.

Como interpretar as evidências existentes?

Embora os dados existentes apontem para a utilidade dos biomarcadores no diagnóstico de infecção e nas decisões de iniciar e de descontinuar a terapia antibiótica, é essencial analisar e interpretar criticamente os resultados.

Uma das limitações dos estudos com biomarcadores é a definição do padrão de cuidado para os grupos-controle. Os estudos ProVap[49] e ProRata,[35] que juntos envolveram mais de 700 pacientes, definiram uma duração fixa mínima para a antibioticoterapia no grupo-controle: o ProVap[49] determinou 15 dias para o tratamento da PAV e o ProRata[35] estabeleceu 7-10 dias para o tratamento da PAC – com prolongamento até 14 dias sempre que houvesse isolamentos microbiológicos de *Legionella pneumophila*, *Mycoplasma pneumoniae* ou *Chlamydia pneumonia* – e 8-15 dias para o tratamento da PAV. Schuetz *et al.*,[32] ao subanalisar cerca de 600 pacientes internados em UTI, encontraram uma duração mediana da antibioticoterapia de 12 (8-18) dias no grupo-controle, a qual era ainda mais elevada em doentes com PAV, chegando aos 14 (9-19,5) dias. Esses cursos antibióticos são extremamente mais prolongadas do que os conhecidos e seguros 6-8 dias de antibioticoterapia na PAV.[63,64] Esse fato levanta duas questões: se o chamado *standard of care* corresponde ao melhor cuidado e se a abordagem guiada por PCT simplesmente valida um curso mais curto de antibióticos como o melhor tratamento. É possível especular que, se a duração da antibioticoterapia nos grupos-controle fosse de apenas oito dias, o impacto dos algoritmos de decisão orientados pela PCT seria nulo ou marginal.

Os critérios de exclusão foram tremendamente inconsistentes entre estudos, com elevadas taxas de exclusão (> 35%) na maioria deles. Analisando-se as metodologias dos estudos, torna-se claro que há um conjunto de situações clínicas comuns que foram excluídas, quer infecciosas – endocardite infecciosa, infecção óssea e articular, mediastinite aguda, abscessos intracerebrais ou intra-abdominais e infecções causadas por *Pseudomonas aeruginosa ou Acinetobacter baumannii,* que podem exigir maior duração da terapia antibiótica –, quer não infecciosas, como pacientes imunocomprometidos. A adesão aos algoritmos guiados por PCT é outro indicador da aplicabilidade clínica de cada estudo. O não cumprimento do algoritmo PCT pode ocorrer desde a inclusão no estudo até o final da pesquisa, quando o médico decide iniciar ou prolongar a antibioticoterapia, apesar de um baixo nível de PCT, ou quando decide suspender o antibiótico, embora o nível de PCT seja alto. O ensaio ProRata[35] e o estudo de Bloos *et al.*[52] apresentaram taxas de não cumprimento de 53% e 50,4%, respectivamente, enquanto no ensaio de Oliveira *et al.*[54] o não cumprimento atingiu apenas 13,4%. Não houve nenhuma análise que avaliasse os desfechos dos doentes que não seguiram o protocolo, comparando-os com os dos doentes que o seguiram. A baixa taxa de adesão aos algoritmos guiados por PCT e a elevada taxa de exclusão enfraquecem o impacto real da aplicação desses algoritmos no processo de decisão clínica.

A associação da PCT e da PCR em um algoritmo de decisão conjunto, que integrasse parâmetros ou escores clínicos, poderia melhorar o desempenho individual de cada biomarcador.[57] Uma proposta de abordagem de doentes sépticos na qual o início e a manutenção da antibioticoterapia se baseasse na evolução clínica, na duração da antibioticoterapia e na variação dos biomarcadores, permitiria individualizar a antibioticoterapia para cada doente e identificar aqueles que, com uma redução precoce e acentuada dos biomarcadores, teriam melhor prognóstico (Figura 4.1). Tal fluxograma exclui doentes imunocomprometidos ou com infecções que necessitem de cursos antibióticos mais prolongados, como aqueles com endocardite infeciosa ou abscesso cerebral.[57]

Relação custo-eficácia da utilização de biomarcadores

No estudo Saps,[50] a aplicação de um algoritmo guiado por PCT obteve uma redução média no gasto com antibióticos de 34 euros por paciente. Contudo, se fizermos uma média de sete medições de PCT por doente em cada internação, a redução direta no custo de antibióticos apenas compensaria o gasto com as medições de PCT se um teste de PCT custasse cerca de 4 euros, o que é um valor bem menor do que o custo real. Bloos *et al.*[52] não encontraram uma redução direta de custo, apesar da redução na exposição antibiótica. Deliberato *et al.*[65] testaram os impactos clínico e econômico da aplicação de um algoritmo com PCT para encurtar a terapia antibiótica em pacientes críticos com sepse. Houve redução significativa da duração da terapia com antibióticos (dias medianos: 9 [5-24] no grupo PCT *vs.* 13 [3-45] no grupo-controle; $p = 0{,}008$) e economia líquida de 388,25 dólares por paciente (aproximadamente 30%) no grupo PCT. Westwood *et al.*[66] avaliaram a eficácia clínica e a relação custo-eficácia das medições de PCT para orientar a antibioticoterapia em pacientes

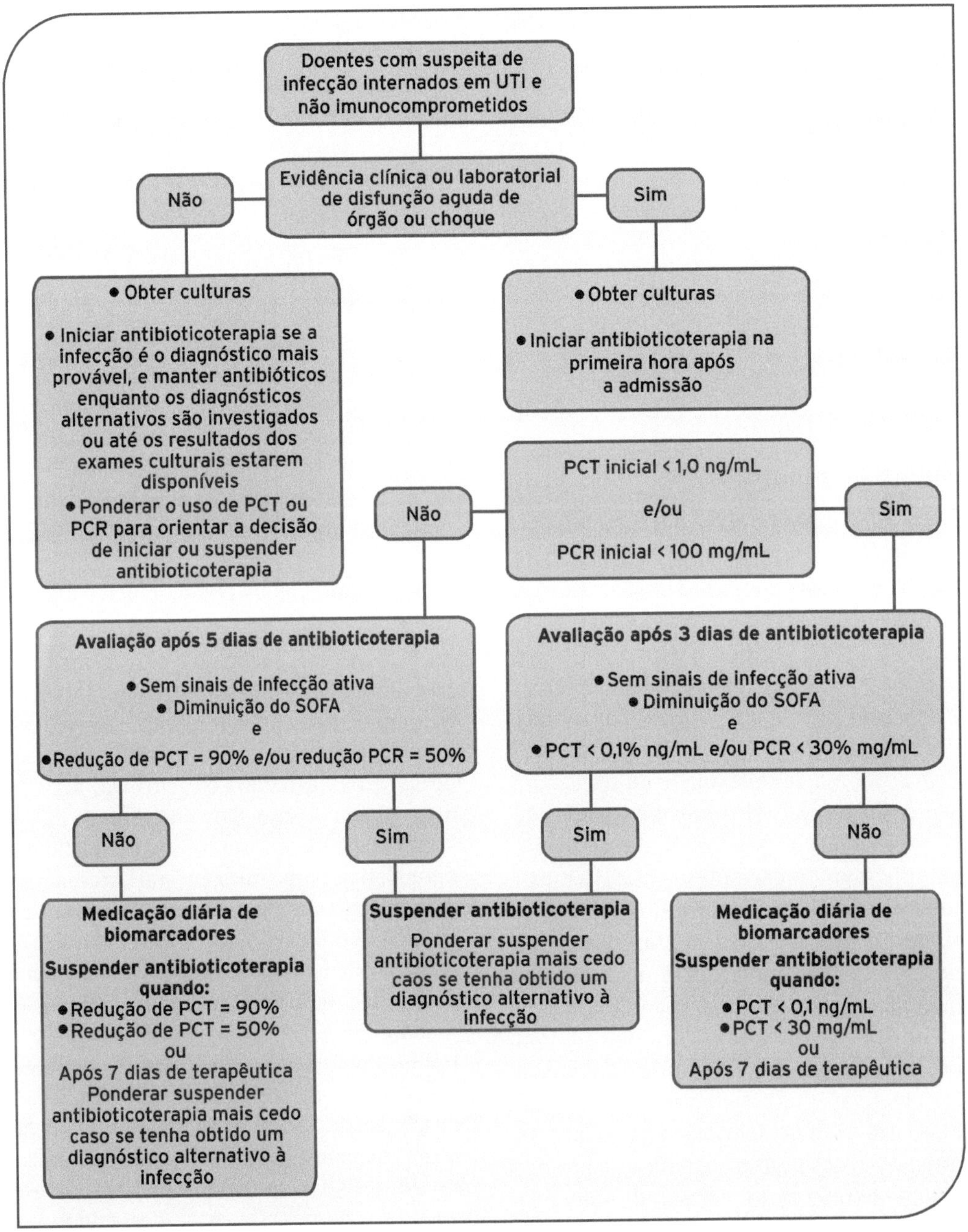

Figura 4.1: Proposta de algoritmo de decisão sobre antibioticoterapia em doentes críticos com base em PCT, PCR, duração total da antibioticoterapia, sinais e escores clínicos.

Fonte: reproduzida com permissão de Salluh *et al.*[57]

com sepse internados em UTI e no serviço de urgência. Os dados sugeriram que a utilização da PCT reduziu o custo em doentes sépticos internados em UTI e em adultos com suspeita de infecção bacteriana no serviço de urgência – economia entre 368 e 3.268 libras, com um ganho residual em *quality-adjusted life-year* (QALY). A abordagem baseada na PCT teve probabilidade de mais de 84% de ser custo-eficaz em todos os cenários e populações considerados, com um cálculo de necessidade de investimento de 20 mil a 30 mil libras para ganho de um QALY.

Futuros biomarcadores

O número de publicações relacionadas com biomarcadores de sepse aumentou consideravelmente ao longo das últimas décadas, mas a proporção de novos biomarcadores identificados diminuiu, e pouco progresso real foi feito na identificação de biomarcadores com significado clínico. Para tanto, contribui a heterogeneidade dos doentes com sepse e a complexidade da resposta à sepse:[67] potenciais biomarcadores precisam ser avaliados em estudos com um número significativo de pacientes – para garantir uma distribuição aleatória dos fatores de risco que possam afetar os resultados – e devem ser investigados com uma abordagem metodológica melhorada, que permita identificar a utilidade clínica de cada um deles. As perguntas de investigação devem ser objetivas e focadas no papel potencial específico de cada biomarcador: utilidade no diagnóstico de infecção, identificação precoce do agente infeccioso, decisão do início da antibioticoterapia, avaliação da resposta à infecção e suspensão da antibioticoterapia, identificação de casos com indicação para terapias adjuvantes (p. ex., imunomodulação), riscos de disfunções orgânicas e prognóstico.

Em médio e longo prazos, é plausível esperar a generalização dos testes rápidos à beira do leito para os biomarcadores disponíveis atualmente e o desenvolvimento de métodos de análise novos (genômica, proteômica, lipidômica), biologicamente plausíveis e aplicáveis na rotina clínica diária, os quais possam dotar os médicos de ferramentas com impacto no tratamento dos doentes com infecção e sepse.[67]

Conclusão

Diversos biomarcadores têm sido estudados na abordagem de pacientes com infecção e sepse, a fim de ajudar os clínicos no diagnóstico da infecção e na decisão de iniciar antibioticoterapia empírica; na monitorização da resposta e na decisão de suspender a antibioticoterapia; e na estratificação de risco e na definição do prognóstico. Os biomarcadores mais comumente estudados são a PCR e a PCT.

Existem evidências de que a inclusão de biomarcadores em uma estratégia terapêutica em doentes com infecção e sepse leva à redução do consumo de antibióticos, sem agravar os desfechos clínicos. No serviço de urgência, a associação de PCR ou PCT a sinais clínicos apresentou boa capacidade diagnóstica para infecção (pneumonia). As mais recentes orientações para a sepse não incluem a utilização de biomarcadores para o diagnóstico e o início da antibioticoterapia, até porque, pela gravidade clínica da sepse, recomendam-se a colheita de hemoculturas e o início de antibioticoterapia de largo espectro na primeira hora pós-admissão hospitalar do doente. Quando monitorada de forma sequencial, a PCR é capaz de auxiliar no diagnóstico de pacientes gravemente doentes, e o uso de biomarcadores de forma sequencial durante a antibioticoterapia leva à suspensão mais precoce do antibiótico. A persistência de níveis elevados deve suscitar a investigação adicional de superinfecção, falha terapêutica ou complicações, como abscessos e empiemas. A análise sequencial da PCT parece ter maior capacidade prognóstica do que a da PCR.

É necessário que os futuros RCTs expandam os critérios de seleção dos pacientes, para melhor refletir a realidade: os médicos têm que lidar com doentes de complexidade crescente (particularmente na UTI), com uma variedade de possíveis focos de infecção, alguns deles não incluídos nos estudos disponíveis. Além disso, o verdadeiro valor das estratégias terapêuticas que incluem biomarcadores na redução da exposição aos antibióticos deve ser testado em comparação com as melhores evidências disponíveis, que claramente evoluem para cursos de antibióticos mais curtos (sem recurso a biomarcadores), e não em comparação com uma estratégia padrão de cursos de antibióticos mais longos (mais de 7-8 dias). Embora a PCT seja certamente o biomarcador mais estudado na administração de antibióticos, a combinação de informações coletadas de vários biomarcadores em algoritmos clínicos pode ser mais útil e vantajosa à beira do leito.

Nem o início nem a duração da terapia com antibióticos podem depender unicamente de um biomarcador. Os biomarcadores não são instrumentos mágicos com a capacidade de distinguir objetivamente pacientes que se beneficiam de iniciar, manter ou suspender antibióticos. O tratamento antibiótico de doentes com infecção e sepse deve refletir a complexidade da infecção e se basear em um conjunto de dados que englobe evolução clínica (função de órgão), resultados microbiológicos, fonte de infecção (e seu controle), duração da terapia antibiótica e evolução dos níveis dos biomarcadores.

Referências bibliográficas

1. Singer M, Deutschman CS, Seymour C, Shankar-Hari M, Annane D, Bauer M, et al. The third international consensus definitions for sepsis and septic shock (sepsis-3). JAMA. 2016;315(8):801-10.
2. Rhee C, Dantes R, Epstein L, Murphy DJ, Seymour CW, Iwashyna TJ, et al. Incidence and trends of sepsis in US hospitals using clinical vs claims data, 2009-2014. JAMA. 2017;318(13):1241-9.
3. Guarino M, Perna B, Cesaro AE, Maritati M, Spampinato MD, Contini C, et al. 2023 update on sepsis and septic shock in adult patients: management in the emergency department. J Clin Med. 2023;12(9).
4. World Health Organization. Global report on the epidemiology and burden of sepsis: current evidence, identifying gaps and future directions [Internet]. 2020. 56 p. Disponível em: http://apps.who.int/bookorders.%0Ahttps://apps.who.int/iris/bitstream/handle/10665/334216/9789240010789-eng.pdf.
5. Torio CM, Andrews RM. National inpatient hospital costs: the most expensive conditions by payer, 2011. In: Healthcare Cost and Utilization Project (HCUP) Statistical Briefs [Internet]. Rockville (MD): Agency for Healthcare Research and Quality (US); 2006 Feb. Statistical Brief #160. 2013. Disponível em: http://www.hcup-us.ahrq.gov/reports/statbriefs/sb.
6. Giamarellos-Bourboulis EJ, Mylona V, Antonopoulou A, Tsangaris I, Koutelidakis I, Marioli A, et al. Effect of clarithromycin in patients with suspected Gram-negative sepsis: results of a randomized controlled trial. J Antimicrob Chemother. 2014;69(4):1111-8.
7. Noritomi DT, Ranzani OT, Monteiro MB, Ferreira EM, Santos SR, Leibel F, et al. Implementation of a multifaceted sepsis education program in an emerging country setting: clinical outcomes and cost-effectiveness in a long-term follow-up study. Intensive Care Med. 2014;40(2):182-91.
8. Levy MM, Evans LE, Rhodes A. The surviving sepsis campaign bundle: 2018 update. Crit Care Med. 2018;46(6):997-1000.
9. Póvoa P, Salluh JIF. Biomarker-guided antibiotic therapy in adult critically ill patients: a critical review. Ann Intensive Care. 2012;2(1):32.
10. Nora D, Salluh J, Martin-Loeches I, Póvoa P. Biomarker-guided antibiotic therapy: strengths and limitations. Ann Transl Med. 2017;5(10):208-208.
11. Dupuy A, Philippart F, Péan Y, Lasocki S, Charles P. Role of biomarkers in the management of antibiotic therapy: an expert panel review: I – currently available biomarkers for clinical use in acute infections. Ann Intensive Care. 2013;3:22.
12. Póvoa P, Coelho L, Dal-Pizzol F, Ferrer R, Huttner A, Morris AC. How to use biomarkers of infection or sepsis at the bedside: guide to clinicians. Intensive Care Med [Internet]. 2023 [cited 2023 Nov 27];49:26. Disponível em: https://doi.org/10.1007/s00134-022-06956-y
13. Klein Klouwenberg PMC, Cremer OL, van Vught LA, Ong DSY, Frencken JF, Schultz MJ, et al.

Likelihood of infection in patients with presumed sepsis at the time of intensive care unit admission: a cohort study. Crit Care. 2015;19(1):1-8.
14. Pierrakos C, Vincent JL. Sepsis biomarkers: a review. Crit Care. 2010;14(1):R15.
15. Póvoa P, Salluh JIF. Use of biomarkers in sepsis: many questions, few answers. Rev Bras Ter Intensiva. 2013;25(1):1-2.
16. Gentilotti E, De Nardo P, Cremonini E, Górska A, Mazzaferri F, Canziani LM, et al. Diagnostic accuracy of point-of-care tests in acute community-acquired lower respiratory tract infections: a systematic review and meta-analysis. Clin Microbiol Infect. 2022;28(1):13-22.
17. Haydour Q, Hage CA, Carmona EM, Epelbaum O, Evans SE, Gabe LM, et al. Diagnosis of fungal infections: a systematic review and meta-analysis supporting American Thoracic Society practice guideline. Ann Am Thorac Soc. 2019;16(9):1179-88.
18. Rouzé A, Loridant S, Poissy J, Dervaux B, Sendid B, Cornu M, et al. Biomarker-based strategy for early discontinuation of empirical antifungal treatment in critically ill patients: a randomized controlled trial. Intensive Care Med. 2017;43(11):1668-77.
19. Del Corpo O, Butler-Laporte G, Sheppard DC, Cheng MP, McDonald EG, Lee TC. Diagnostic accuracy of serum (1-3)-β-D-glucan for *Pneumocystis jirovecii* pneumonia: a systematic review and meta-analysis. Clin Microbiol Infect [Internet]. 2020;26(9):1137-43. Disponível em: https://doi.org/10.1016/j.cmi.2020.05.024.
20. Cho S-Y, Choi J-HJ. Biomarkers of sepsis. Infect Chemother. 2014;46(1):1-12.
21. Silvestre JP, Coelho LM, Póvoa PM. Impact of fulminant hepatic failure in C-reactive protein? J Crit Care. 2010;25(4):657.e7-12.
22. van der Does Y, Limper M, Schuit SCE, Poley MJ, van Rosmalen J, Ramakers C, et al. Higher diagnostic accuracy and cost-effectiveness using procalcitonin in the treatment of emergency medicine patients with fever (The HiTemp study): a multicenter randomized study. BMC Emerg Med. 2016;16(1):17.
23. Silvestre J, Rebanda J, Lourenço C, Póvoa P. Diagnostic accuracy of C-reactive protein and procalcitonin in the early detection of infection after elective colorectal surgery: a pilot study. BMC Infect Dis. 2014;14(1):444.
24. Muller B, Harbarth S, Stolz D, Bingisser R, Mueller C, Leuppi J, et al. Diagnostic and prognostic accuracy of clinical and laboratory parameters in community-acquired pneumonia. BMC Infect Dis. 2007;7:10.
25. Simon L, Gauvin F, Amre DK, Saint-Louis P, Lacroix J. Serum procalcitonin and C-reactive protein levels as markers of bacterial infection: a systematic review and meta-analysis. Clin Infect Dis. 2004;39(2):206-17. Erratum in: Clin Infect Dis. 2005 May 1;40.
26. Cals JWL, Butler CC, Hopstaken RM, Hood K, Dinant G. Effect of point of care testing for C reactive protein and training in communication skills on antibiotic use in lower respiratory tract infections: cluster randomised trial. BMJ. 2009;338:b1374.
27. Póvoa P, Coelho L, Almeida E, Fernandes A, Mealha R, Moreira P, et al. C-reactive protein as a marker of infection in critically ill patients. Clin Microbiol Infect. 2005;11(2):101-8.
28. Póvoa P, Coelho L, Almeida E, Fernandes A, Mealha R, Moreira P, et al. Early identification of intensive care unit-acquired infections with daily monitoring of C-reactive protein: a prospective observational study. Crit Care. 2006;10(2):R63.
29. Garvik OS, Póvoa P, Magnussen B, Vinholt PJ, Pedersen C, Jensen TG, et al. C-reactive protein and albumin kinetics before community-acquired bloodstream infections: a Danish population-based cohort study. Epidemiol Infect. 2020;0-5.
30. Parlato M, Philippart F, Rouquette A, Moucadel V, Puchois V, Blein S, et al. Circulating biomarkers may be unable to detect infection at the early phase of sepsis in ICU patients: the Captain prospective multicenter cohort study. Intensive Care Med [Internet]. 2018(September 2017). Disponível em: http://link.springer.com/10.1007/s00134-018-5228-3.
31. Christ-Crain M, Jaccard-Stolz D, Bingisser R, Gencay MM, Huber PR, Tamm M, et al. Effect of procalcitonin-guided treatment on antibiotic use and outcome in lower respiratory tract infections: cluster-randomised, single-blinded intervention trial. Lancet. 2004;363(9409):600-7.
32. Schuetz P, Chiappa V, Briel M, Greenwald JL. Procalcitonin algorithms for antibiotic therapy decisions: a systematic review of randomized controlled trials and recommendations for clinical algorithms. Arch Intern Med. 2011;171(15):1322-31.
33. Lin C, Pang Q. Meta-analysis and systematic review of procalcitonin-guided treatment in acute exacerbation of chronic obstructive pulmonary disease. Clin Respir J. 2016;(May):1-6.
34. Huang DT, Yealy DM, Filbin MR, Brown AM, Chang C-CH, Doi Y, et al. Procalcitonin-Guided use of antibiotics for lower respiratory tract infection. N Engl J Med. 2018;379(3):236-49.

35. Bouadma L, Luyt CE, Tubach F, Cracco C, Alvarez A, Schwebel C, et al. Use of procalcitonin to reduce patients' exposure to antibiotics in intensive care units (ProRata trial): a multicentre randomised controlled trial. Lancet. 2010;375(9713):463-74.
36. Layios N, Lambermont B, Canivet J-L, Morimont P, Preiser J-C, Nys M, et al. Procalcitonin usefulness for the initiation of antibiotic treatment in intensive care unit patients. Crit Care Med. 2012;40(8):2304-9.
37. Jensen JU, Hein L, Lundgren B, Bestle MH, Mohr TT, Andersen MH, et al. Procalcitonin-guided interventions against infections to increase early appropriate antibiotics and improve survival in the intensive care unit: a randomized trial. Crit Care Med. 2011;39(9):2048-58.
38. Daubin C, Valette X, Thiollière F, Mira JP, Hazera P, Annane D, et al. Procalcitonin algorithm to guide initial antibiotic therapy in acute exacerbations of COPD admitted to the ICU: a randomized multicenter study. Intensive Care Med. 2018;44(4):428-37.
39. Kondo Y, Yutaka U, Key H, Yoshitaka H, Morio A, Kazuma Y. Diagnostic value of procalcitonin and presepsin for sepsis in critically ill adult patients: a systematic review and meta-analysis. J Intensive Care. 2019;7(22):1-13.
40. Wacker C, Prkno A, Brunkhorst FM, Schlattmann P. Procalcitonin as a diagnostic marker for sepsis: a systematic review and meta-analysis. Lancet Infect Dis. 2013;13(5):426-35.
41. Evans L, Rhodes A, Alhazzani W, Antonelli M, Coopersmith CM, French C, et al. Surviving sepsis campaign: international guidelines for management of sepsis and septic shock 2021. Intensive Care Med. 2021 Nov;47(11):1181-247.
42. Lisboa T, Seligman R, Diaz E, Rodriguez A, Teixeira PJ, Rello J. C-reactive protein correlates with bacterial load and appropriate antibiotic therapy in suspected ventilator-associated pneumonia. Crit Care Med. 2008;36(1):166-71.
43. Menendez R, Cavalcanti M, Reyes S, Mensa J, Martinez R, Marcos MA, et al. Markers of treatment failure in hospitalised community acquired pneumonia. Thorax. 2008;63(5):447-52.
44. Póvoa P, Teixeira-Pinto AM, Carneiro AH. C-reactive protein, an early marker of community-acquired sepsis resolution: a multi-center prospective observational study. Crit Care. 2011;15(4):R169.
45. Póvoa P, Coelho L, Almeida E, Fernandes A, Mealha R, Moreira P, et al. C-reactive protein as a marker of ventilator-associated pneumonia resolution: a pilot study. Eur Respir J. 2005;25(5):804-12.
46. Coelho LM, Salluh JI, Soares M, Bozza F, Verdeal JC, Castro-Faria-Neto HC, et al. Patterns of C-reactive protein ratio response in severe community-acquired pneumonia: a cohort study. Crit Care. 2012;16(2):R53.
47. Christ-Crain M, Opal SM. Clinical review: the role of biomarkers in the diagnosis and management of community-acquired pneumonia. Crit Care. 2010;14(1):203.
48. Andriolo B, Andriolo R, Salomão R, Atallah Á. Effectiveness and safety of procalcitonin evaluation for reducing mortality in adult patients with sepsis, severe sepsis and septic shock. Cochrane Database Syst Rev. 2017;1(1):CD010959.
49. Stolz D, Smyrnios N, Eggimann P, Pargger H, Thakkar N, Siegemund M, et al. Procalcitonin for reduced antibiotic exposure in ventilator-associated pneumonia: a randomised study. Eur Respir J. 2009;34(6):1364-75.
50. de Jong E, van Oers JA, Beishuizen A, Vos P, Vermeijden WJ, Haas LE, et al. Efficacy and safety of procalcitonin guidance in reducing the duration of antibiotic treatment in critically ill patients : a randomised, controlled, open-label trial. Lancet Infect Dis. 2016;16(7):819-27.
51. Shehabi Y, Sterba M, Garrett PM, Rachakonda KS, Stephens D. Procalcitonin algorithm in critically ill adults with undifferentiated infection or suspected sepsis: a randomized controlled trial. Am J Respir Crit Care Med. 2014;190(10):1102-10.
52. Bloos F, Trips E, Nierhaus A, Briegel J, Heyland DK, Jaschinski U, et al. Effect of sodium selenite administration and procalcitonin-guided therapy on mortality in patients with severe sepsis or septic shock. JAMA Intern Med. 2016;176(9):1266.
53. Chu DC, Mehta AB, Walkey AJ. Practice patterns and outcomes associated with procalcitonin use in critically ill patients with sepsis. Clin Infect Dis. 2017;64(11):1509-15.
54. Oliveira CF, Botoni FA, Oliveira CRA, Silva CB, Pereira HA, Serufo JC, et al. Procalcitonin versus C-reactive protein for guiding antibiotic therapy in sepsis: a randomized trial. Crit Care Med. 2013;41(10):2336-43.
55. Pugh R, Grant C, Cooke R, Dempsey G. Short-course versus prolonged-course antibiotic therapy for hospital-acquired pneumonia in critically ill adults (Review). Cochrane Database Syst Rev. 2015 Oct 5:(10): CD007577.
56. Montravers P, Tubach F, Lescot T, Veber B, Esposito-Farèse M, Seguin P, et al. Short-course antibiotic therapy for critically ill patients treated for postoperative intra-abdominal infection:

the Durapop randomised clinical trial. Intensive Care Med. 2018;44(3):300-10.

57. Salluh JIF, Nobre V, Póvoa P. Using procalcitonin to guide antimicrobial duration in sepsis: asking the same questions will not bring different answers. Crit Care. 2014;18(3):4-6.

58. Annane D, Maxime V, Faller JP, Mezher C, Clec'h C, Martel P, et al. Procalcitonin levels to guide antibiotic therapy in adults with non-microbiologically proven apparent severe sepsis: a randomised controlled trial. Br Med J. 2013;3(2):e002186.

59. Huang DT, Weissfeld LA, Kellum JA, Yealy DM, Kong L, Martino M, et al. Risk prediction with procalcitonin and clinical rules in community-acquired pneumonia. Ann Emerg Med. 2008;52(1):48-58 e2.

60. Schuetz P, Suter-Widmer I, Chaudri A, Christ-Crain M, Zimmerli W, Mueller B. Prognostic value of procalcitonin in community-acquired pneumonia. Eur Respir J. 2011;37(2):384-92.

61. Menendez R, Martinez R, Reyes S, Mensa J, Filella X, Marcos MA, et al. Biomarkers improve mortality prediction by prognostic scales in community-acquired pneumonia. Thorax. 2009;64(7):587-91.

62. Kruger S, Ewig S, Kunde J, Hartmann O, Marre R, Suttorp N, et al. Assessment of inflammatory markers in patients with community-acquired pneumonia - influence of antimicrobial pre-treatment: results from the German competence network Capnetz. Clin Chim Acta. 2010;411(23-24):1929-34.

63. Chastre J, Wolff M, Thomas F, Wermert D, Clementi E. Comparison of 8 vs 15 days of antibiotic therapy for ventilator-associated pneumonia in adults: a randomized trial. JAMA. 2013;290(19):2588-98.

64. Kalil AC, Metersky ML, Klompas M, Muscedere J, Sweeney DA, Palmer LB, et al. Management of adults with hospital-acquired and ventilator-associated pneumonia: 2016 clinical practice guidelines by the Infectious Diseases Society of America and the American Thoracic Society. Clin Infect Dis. 2016;63(5):e61-111.

65. Deliberato RO, Marra AR, Sanches PR, Martino MDV, Ferreira CES, Pasternak J, et al. Clinical and economic impact of procalcitonin to shorten antimicrobial therapy in septic patients with proven bacterial infection in an intensive care setting. Diagn Microbiol Infect Dis. 2013;76(3):266-71.

66. Westwood M, Ramaekers B, Whiting P, Tomini F, Joore M, Armstrong N. Procalcitonin testing to guide antibiotic therapy for the treatment of sepsis in intensive care settings and for suspected bacterial infection in emergency department settings: a systematic review and cost-effectiveness analysis. Heal Technol Assess. 2015;19(96).

67. Rabello L, Pitrowsky MT, Sores M, Póvoa P, Salluh J. Novel biomarkers in severe community-acquired pneumonia. Rev Bras Ter Intensiva. 2011;23(4):499-506.

5

Síndrome da Disfunção de Múltiplos Órgãos – Visão Geral

Marcelo Park

Conceito

A síndrome da disfunção de múltiplos órgãos e sistemas (DMOS) foi definida pelo consenso sobre sepse do American College of Chest Physicians e da Society of Critical Care Medicine de 1991[1] – com reiteração pela revisão do consenso em 2001[2] – como a ocorrência de função orgânica alterada em uma doença aguda em que a homeostase do organismo não possa ser mantida sem intervenções. Em 2016, no terceiro consenso para definições de sepse, utilizou-se um escore de disfunção de múltiplos órgãos (SOFA, descrito a seguir) para definir operacionalmente disfunções orgânicas que representam ameaça à vida.[3]

Apesar de essa ser uma definição clássica, ela ainda causa certa confusão. Alguns autores consideram que as alterações funcionais leves são disfunções e que as alterações funcionais mais graves são a falência do órgão em questão.[4] O fato é que a homeostase alterada não significa obrigatoriamente a necessidade de intervenção, porque, apesar de variáveis reguladas pelos órgãos disfuncionais poderem estar fora de um intervalo de normalidade, podem absolutamente ainda ser compatíveis com a vida sem suporte exógeno, trazendo ao ser humano o conceito de alostase, ou seja, de adaptação a um novo patamar fisiológico.[5]

Neste texto, a ideia é explorar o conceito de "disfunção", ou seja, a alteração funcional desde o seu grau mínimo. Além disso, para ser caracterizada como uma síndrome, a DMOS apresenta fundamentalmente três pontos: 1) é iniciada por processos fisiopatológicos em comum desencadeados por diversas etiologias; 2) há mudanças funcionais em mais de um órgão ou sistema; 3) diferentes intensidades de disfunção podem ser observadas, além de haver potencial reversibilidade. Uma revisão recente descreve mais profundamente o histórico e a evolução da síndrome.[6]

Etiologia

A DMOS é a via final de diversas agressões ao ser humano, podendo ocorrer por agressão direta ao órgão – como a contusão pulmonar em um paciente politraumatizado – ou de forma secundária – como a lesão pulmonar difusa aguda que pode ocorrer no paciente politraumatizado devido à síndrome de inflamação sistêmica aguda secundária ao traumatismo.[1]

As causas mais comuns de DMOS dividem-se entre infecciosas, politraumáticas e pós-operatórias. Outras possíveis causas, todas elas podendo ter um componente primário ou secundário, são:[7]

- Traumatismo craniano grave.
- Pancreatite.
- Grandes cirurgias.
- Queimaduras extensas.
- Doenças infiltrativas (neoplasias, amiloidose, síndromes eosinofílicas etc.).
- Choque cardiogênico.
- Choque hipovolêmico.
- Associações das causas citadas.

Fisiopatologia

A fisiopatologia da DMOS não está bem esclarecida.[7] O fato é que, ao contrário do que se pensava até há pouco tempo, não existe uma destruição importante de massa celular, e sim, aparentemente, apenas alterações funcionais das células dos órgãos em questão.[8] Os rins, na sepse, são um exemplo desse acontecimento, em que o conceito de necrose tubular aguda não se sustentou e deu lugar a evidências de disfunção tubular e, adicionalmente, de disfunção de filtração.[9-12]

Junto à síndrome de inflamação sistêmica, com todos os seus mediadores, a síndrome da disfunção de múltiplos órgãos cursa com uma redução do metabolismo aeróbico,[13] que é proporcional à gravidade do quadro do paciente em questão. O déficit do metabolismo oxidativo se dá por um bloqueio na cadeia de fosforilação oxidativa mitocondrial.[13] Essa visão da disfunção celular como motor da síndrome da disfunção de múltiplos órgãos é conhecida como teoria alostática, ou seja, a adaptação em um novo patamar de funcionamento, em geral infrafisiológico.[5-14] Atingida essa fase, pouco há a ser feito para sua modulação. À beira do leito, o que nos resta é tentar retirar o agente agressor e procurar dar suporte ao paciente crítico, de forma a mantê-lo vivo até que se restabeleça.

Quadro clínico

Os sinais e os sintomas da DMOS se apresentam de acordo com o sistema acometido.

Sistema nervoso central

O acometimento do sistema nervoso central pode ser expresso de diversas maneiras, como confusão mental, sonolência, *delirium*, coma, convulsões, agitação psicomotora, ansiedade, déficits motores e sensitivos localizados etc.[15,16] Essas manifestações podem acontecer independentemente da região do foco primário. A disfunção neurológica central pode ocorrer em qualquer momento da doença crítica, sendo mais comumente observada de 12 a 36 horas após o diagnóstico de sepse.[17] Em contrapartida, não infrequentemente, é a manifestação inicial do acometimento sistêmico de uma infecção. O tempo de duração da disfunção é imprevisível, e com frequência apresenta-se de modo flutuante – podendo, em situações com déficit motor, ter caráter migratório.[15,16] Do ponto de vista clínico, quanto maior for a duração da encefalopatia, maior será a sequela cognitiva.[18]

Não há ferramenta específica de diagnóstico ou tratamento da encefalopatia. Em pacientes com agitação psicomotora intensa, o uso de controle físico e/ou farmacológico pode ser temporariamente necessário. Uma vez que o quadro melhore, a terapêutica farmacológica (p. ex., com antipsicóticos) deve ser descontinuada, idealmente antes da alta da UTI.

Sistema nervoso periférico

A disfunção do sistema nervoso periférico comumente se manifesta como a polineuropatia associada ao doente crítico, a qual aparece como fraqueza muscular difusa ou localizada.[19] Essa entidade tem como principais fatores clínicos associados o sexo feminino, o uso de corticoides, os dias em ventilação mecânica e o número de dias com mais de duas disfunções orgânicas.[19,20] Existe uma associação entre a fraqueza muscular periférica e a perda de força diafragmática, que, por vezes, pode ter importância no desmame da ventilação mecânica.[21] Não há tratamento específico, embora o déficit de força possa ser reduzido com o controle glicêmico,[22] assim como com o início precoce de exercícios físicos na UTI.[23]

Sistema respiratório

O sistema respiratório também é frequentemente acometido na síndrome da disfunção de múltiplos órgãos e sistemas.[24] A apresentação tradicional, com infiltrado pulmonar e hipoxemia, é muitas vezes confundida com a situação de congestão pulmonar, devido à sobrecarga hídrica e à falência cardíaca.[25] Nos pacientes em uso de suporte ventilatório invasivo, com infiltrado pulmonar bilateral agudo e hipoxemia importante (relação P/F < 300 mmHg), a ventilação com baixos volumes correntes e pressões limitadas diminui a lesão que o ventilador pode fazer crescer nos pulmões.[26] Uma estratégia que minimize o equilíbrio hídrico positivo é associada a menores tempos de ventilação mecânica e de internação na UTI.[27]

Sistema cardiovascular

O sistema cardiovascular, comumente afetado na DMOS, é um dos sistemas mais bem estudados nessa situação. A disfunção cardíaca aparece como déficit de encurtamento no ecocardiograma, que é a forma mais clássica de apresentação,[28] mas comumente também pode ocorrer como déficit diastólico.[29,30] Uma situação comum, especialmente nos pacientes com cardiopatia prévia e choque séptico presente, é o déficit segmentar de encurtamento,[31] que é muitas vezes encarado como doença isquêmica do coração. O déficit de encurtamento global é descrito em até 60% dos pacientes críticos internados com choque séptico.[32] Outra apresentação descrita é o choque cardiogênico, em síndromes infecciosas graves.[33]

O componente distributivo é classicamente descrito no choque séptico, caracterizado por vasodilatação periférica importante e baixa resistência vascular periférica.[34]

Sistema renal

Os rins são comumente afetados durante a síndrome da disfunção de múltiplos órgãos.[35] A lesão renal aguda é hoje classificada como persistente ou transitória. Sua detecção pode ocorrer por manifestações múltiplas, como oligúria, elevação da creatinina e acidose metabólica.[36] Em boa parte dos pacientes, uma estratégia econômica na administração de fluidos é associada a melhores desfechos, incluindo mortalidade e necessidade de substituição renal.[27,37] Embora diversos biomarcadores de lesão renal aguda tenham sido estudados, nenhum se mostrou útil para aplicação prática à beira do leito. Uma forma recentemente descrita e amplamente disponível de testar a função tubular é o teste de estresse com furosemida, que aparentemente tem maior poder preditivo da evolução da lesão renal aguda em quadros graves.[38]

Sistema digestivo

A disfunção gastrointestinal foi inicialmente descrita a partir dos relatos de úlcera de estresse em pacientes com DMOS, o que tem se tornado cada vez menos frequente. No aparelho digestivo, observa-se a elevação de bilirrubinas, às custas da bilirrubina direta, por redução da excreção canalicular da bilirrubina conjugada, um processo fisiológico altamente dependente do trifosfato de adenosina (ATP) intracelular. Também são manifestações clínicas o íleus e outras formas de intolerância gastrointestinal à dieta, p. ex., que podem ter diferentes intensidades.[39,40]

Sistema hematológico

O sistema hematológico é frequentemente acometido na síndrome da disfunção de múltiplos órgãos. A manifestação mais frequente é a plaquetopenia, mas também podem ocorrer pancitopenia e coagulação intravascular disseminada.[40,41]

Evolução

O curso da DMOS, uma vez iniciado, ocorrerá em diferentes fases entre os sistemas e, com frequência, independentemente da retirada da causa. Em geral, os pacientes que chegam à UTI com SOFA mais baixo e melhoram nos dias seguintes têm um curso benigno e sobrevivem. Mas existem fenótipos diferentes, em que pode haver melhora inicial com subsequente piora,[42] ou piora progressiva de uma disfunção inicialmente não grave.[43] O mapa de disfunções em pacientes sépticos que sobrevivem aos cinco primeiros dias na UTI está representado nas Figuras 5.1 e 5.2.[44]

Diagnóstico

O diagnóstico se faz na presença de pelo menos dois sistemas acometidos.[1] Para isso, existe a recomendação da Sociedade Americana de Terapia Intensiva de que se utilizem escores de disfunção orgânica, como o MODS e o SOFA.[2] Os dois se baseiam nos mesmos sistemas – neurológico, cardiovascular, respiratório, hematológico, hepático e renal –, que são aqueles que, quando disfuncionais, estão associados a uma maior mortalidade.[40,45]

O Sequential Organ Failure Assessment (SOFA) é pontuado segundo a escala apresentada na Tabela 5.1.

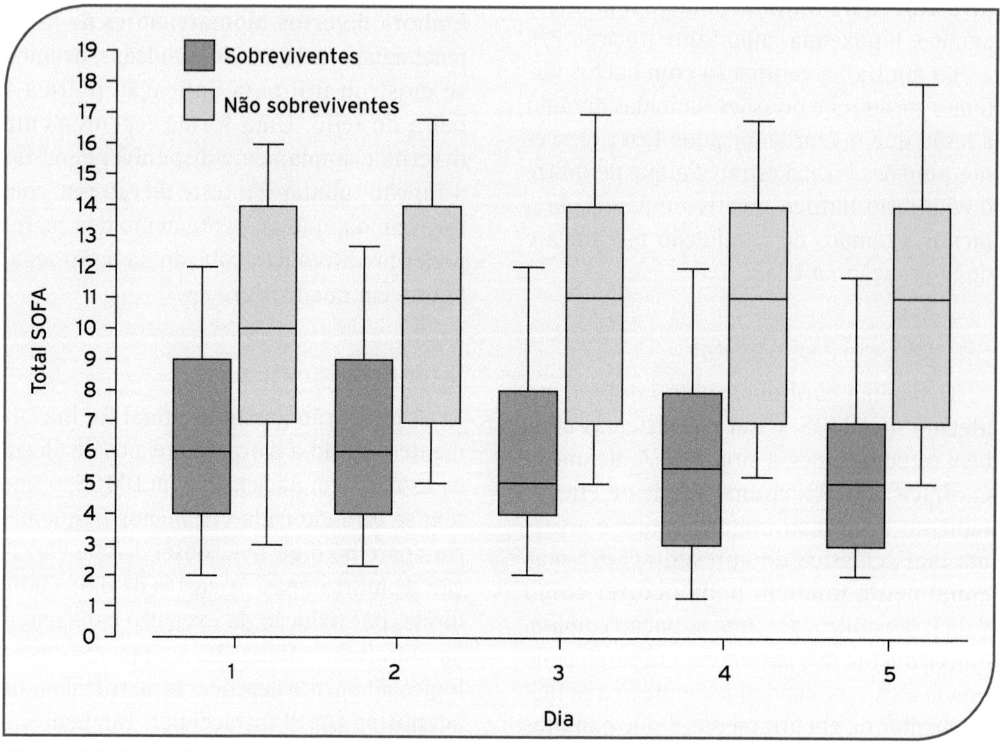

Figura 5.1: Evolução do SOFA total de 176 pacientes sépticos, dos quais 47 morreram.[44]

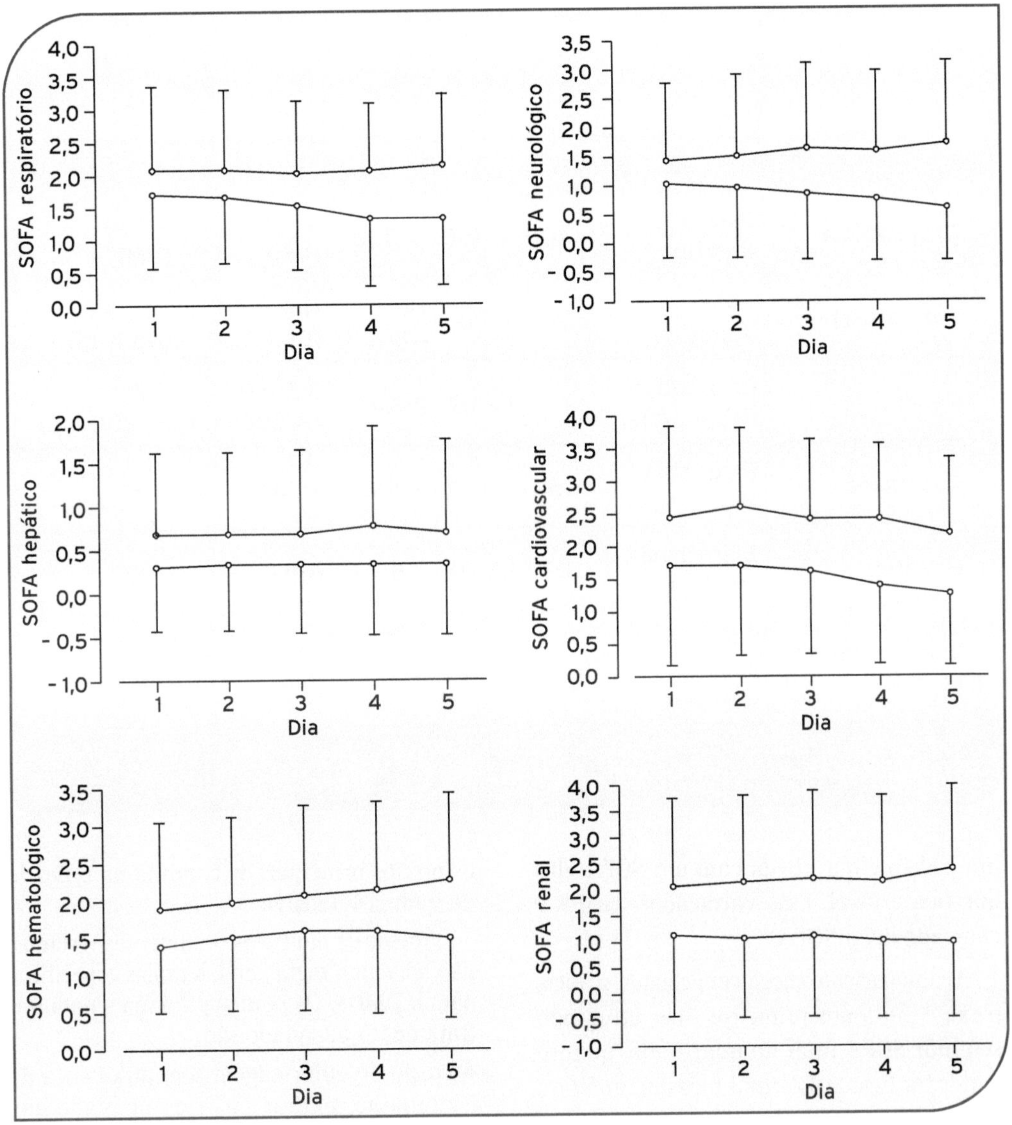

Figura 5.2: Evolução das diferentes dimensões do SOFA de 176 pacientes sépticos, dos quais 47 morreram;[44] as linhas superiores correspondem aos pacientes mortos.

O somatório de pontos em um determinado dia de internação é o SOFA total dessa data.

Prognóstico

A probabilidade de sobrevida varia, entre outros fatores, de acordo com a causa da DMOS, a gravidade do acometimento orgânico e o número de órgãos afetados. Em geral, os escores de gravidade têm uma correlação positiva com a chance de morte, ou seja, quanto maior o SOFA total de um paciente, p. ex., maior sua chance de morrer.[46] Também existe a variação temporal da gravidade. Por exemplo, se um paciente chega com um SOFA alto que rapidamente cai, sua chance de morrer é menor que a de

TABELA 5.1	DIMENSÕES DO ESCORE SOFA					
		0	1	2	3	4
Respiratória	PaO_2/FiO_2 (mmHg)	> 400	≤ 400	≤ 300	≤ 200 (VM)	≤ 100 (VM)
Cardiovascular	PAM (mmHg)	≥ 70	< 70	Db (Dp ≤ 5)	Nor ≤ 0,1 (Dp > 5)	Nor > 0,1 (Dp > 15)
Renal	Cr (mg/dL) (VU mL/dia)	< 1,2	1,2-1,9	2-3,4	3,5-4,9 (≤ 500 mL)	≥ 5 (≤ 200 mL)
Coagulação	Plaquetas ($\times 10^3/mm^3$)	> 150	≤ 150	≤ 100	≤ 50	≤ 20
Hepática	Bilirrubinas (mg/dL)	< 1,2	1,2-1,9	2-5,9	6-11,9	> 12
Sistema nervoso central	Escala de coma de Glasgow	15	13-14	10-12	8-9	< 6

PAM: pressão arterial média; Dp: dopamina; Db: dobutamina; Nor: noradrenalina; Cr: creatinina; VU: volume urinário; VM: ventilação mecânica.

um paciente que chega com um SOFA alto que fica estável. Essa variação do SOFA é chamada delta SOFA.[46,47]

Se um paciente chega com choque séptico, p.ex., e piora nos primeiros dias, atingindo seu pior SOFA total no quarto dia, quanto maior for esse SOFA total máximo, maior a probabilidade de o paciente morrer.[48]

A mortalidade dos pacientes com DMOS aumenta cumulativamente de acordo com o número de órgãos acometidos, como mostrado na Figura 5.3, adaptada de Vincent *et al.*[40]

Tratamento

Uma vez instalada a DMOS, o controle da causa de base e o suporte orgânico ao paciente, para ganhar tempo até que o organismo se recupere total ou parcialmente, são os pontos principais da conduta na unidade de terapia intensiva.

Apesar de múltiplos tratamentos testados, não há, como regra geral, terapias específicas para a DMOS. Os pontos principais para um tratamento adequado são:

- corpo de enfermagem sem alta carga de trabalho, para o suporte adequado aos pacientes;[49]
- transfusões somente, se possível, com Hb < 7 g/L;[50]
- ventilação protetora para os pulmões, se necessária;[26]
- controle glicêmico não estrito (< 180 mg/dL);[51]
- pressão arterial média em torno de 65 mmHg;
- evitar equilíbrio hídrico positivo;[27]
- cuidados com o paciente para evitar infecções nosocomiais.

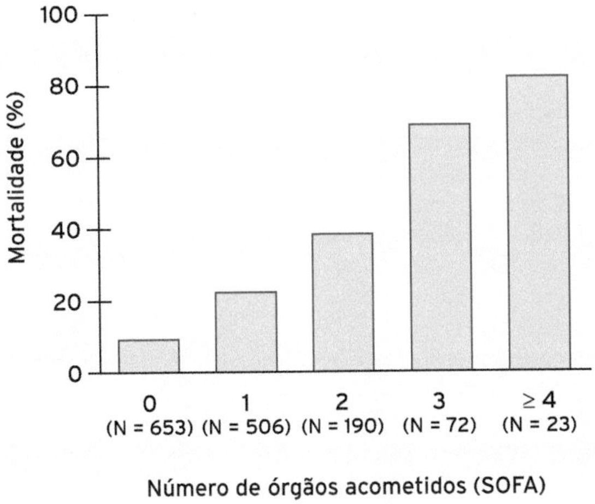

Figura 5.3: Mortalidade de acordo com o número de órgãos acometidos.
Fonte: adaptada de Vincent *et al.*

Conclusão

A DMOS é uma síndrome complexa, com mecanismos fisiopatológicos provavelmente múltiplos, e extremamente comum na UTI. A mortalidade é alta, e o que nos resta é oferecer suporte orgânico por tempo suficiente para avaliar a evolução clínica e o prognóstico, enquanto se trata a causa básica.

Referências bibliográficas

1. Bone RC, Sibbald WJ, Sprung CL. The ACCP-SCCM consensus conference on sepsis and organ failure. Chest. 1992;101(6):1481-3.
2. Levy MM, Fink MP, Marshall JC, Abraham E, Angus D, Cook D, et al. 2001 SCCM/ESICM/ACCP/ATS/SIS International Sepsis Definitions Conference. Crit Care Med. 2003;31(4):1250-6.
3. Singer M, Deutschman CS, Seymour CW, Shankar-Hari M, Annane D, Bauer M, et al. The Third International Consensus Definitions for Sepsis and Septic Shock (Sepsis-3). JAMA. 2016; 23;315(8):801-10.
4. Moreno R, Sprung CL, Annane D, Chevret S, Briegel J, Keh D, et al. Time course of organ failure in patients with septic shock treated with hydrocortisone: results of the Corticus study. Intensive Care Med. 2011;37(11):1765-72.
5. Brame AL, Singer M. Stressing the obvious? An allostatic look at critical illness. Crit Care Med. 2010;38(10 Suppl):S600-S7.
6. Marshall JC, Deutschman CS. The Multiple Organ Dysfunction Syndrome: Syndrome, Metaphor, and Unsolved Clinical Challenge. Crit Care Med. 2021 Sep 1;49(9):1402-1413.
7. Evans TW, Smithies M. ABC of intensive care: organ dysfunction. BMJ. 1999;318(7198):1606-9.
8. Hotchkiss RS, Swanson PE, Freeman BD, Tinsley KW, Cobb JP, Matuschak GM, et al. Apoptotic cell death in patients with sepsis, shock, and multiple organ dysfunction. Crit Care Med. 1999;27(7):1230-51.
9. Wan L, Bagshaw SM, Langenberg C, Saotome T, May C, Bellomo R. Pathophysiology of septic acute kidney injury: what do we really know? Crit Care Med. 2008;36(4 Suppl):S198-203.
10. Bellomo R, Wan L, Langenberg C, Ishikawa K, May CN. Septic acute kidney injury: the glomerular arterioles. Contrib Nephrol. 2011;174:98-107.
11. Langenberg C, Bagshaw SM, May CN, Bellomo R. The histopathology of septic acute kidney injury: a systematic review. Crit Care. 2008;12(2):R38.
12. Oudemans-van Straaten HM. Circulating pro--apoptotic mediators in burn septic acute renal failure. Crit Care. 2008;12(2):126.
13. Brealey D, Brand M, Hargreaves I, Heales S, Land J, Smolenski R, et al. Association between mitochondrial dysfunction and severity and outcome of septic shock. Lancet. 2002;360(9328):219-23.
14. Singer M, De Santis V, Vitale D, Jeffcoate W. Multiorgan failure is an adaptive, endocrine-mediated, metabolic response to overwhelming systemic inflammation. Lancet. 2004;364(9433):545-8.

15. Bello JH, Park M. Sepsis-associated encephalopathy as a differential diagnosis with motor deficit plus altered mental status. Clinics. 2007;62(2):199-202.
16. Zampieri FG, Park M, Machado FS, Azevedo LC. Sepsis-associated encephalopathy: not just delirium. Clinics(São Paulo). 2011;66(10):1825-31.
17. Wheeler AP, Bernard GR. Treating patients with severe sepsis. N Engl J Med. 1999;340(3):207-14.
18. Pandharipande PP, Girard TD, Ely EW. Long-term cognitive impairment after critical illness. N Engl J Med. 2014;370(2):185-6.
19. de Jonghe B, Lacherade JC, Sharshar T, Outin H. Intensive care unit-acquired weakness: risk factors and prevention. Crit Care Med. 2009;37(10 Suppl):S309-S15.
20. de Jonghe B, Sharshar T, Lefaucheur JP, Authier FJ, Durand-Zaleski I, Boussarsar M, et al. Paresis acquired in the intensive care unit: a prospective multicenter study. JAMA. 2002;288(22):2859-67.
21. de Jonghe B, Bastuji-Garin S, Durand MC, Malissin I, Rodrigues P, Cerf C, et al. Respiratory weakness is associated with limb weakness and delayed weaning in critical illness. Crit Care Med. 2007;35(9):2007-15.
22. Hermans G, Wilmer A, Meersseman W, Milants I, Wouters PJ, Bobbaers H, et al. Impact of intensive insulin therapy on neuromuscular complications and ventilator dependency in the medical intensive care unit. Am J Respir Crit Care Med. 2007;175(5):480-9.
23. Schweickert WD, Pohlman MC, Pohlman AS, Nigos C, Pawlik AJ, Esbrook CL, et al. Early physical and occupational therapy in mechanically ventilated, critically ill patients: a randomised controlled trial. Lancet. 2009;373(9678):1874-82.
24. Rubenfeld GD, Caldwell E, Peabody E, Weaver J, Martin DP, Neff M, et al. Incidence and outcomes of acute lung injury. N Engl J Med. 2005;353(16):1685-93.
25. Calfee CS, Matthay MA. Nonventilatory treatments for acute lung injury and ARDS. Chest. 2007;131(3):913-20.
26. Acute Respiratory Distress Syndrome Network; Brower RG, Matthay MA, Morris A, Schoenfeld D, Thompson BT, Wheeler A, et al. Ventilation with lower tidal volumes as compared with traditional tidal volumes for acute lung injury and the acute respiratory distress syndrome. N Engl J Med. 2000;342(18):1301-8.
27. Wiedemann HP, Wheeler AP, Bernard GR, Thompson BT, Hayden D, deBoisblanc B, et al. Comparison of two fluid-management strategies in acute lung injury. N Engl J Med. 2006;354(24):2564-75.
28. Parker MM, Shelhamer JH, Bacharach SL, Green MV, Natanson C, Frederick TM, et al. Profound but reversible myocardial depression in patients with septic shock. Ann Intern Med. 1984;100(4):483-90.
29. Ognibene FP, Parker MM, Natanson C, Shelhamer JH, Parrillo JE. Depressed left ventricular performance: response to volume infusion in patients with sepsis and septic shock. Chest. 1988;93(5):903-10.
30. Zhong J, Rubin LJ, Parker JL, Adams HR. Cardiodynamic response to Escherichia coli endotoxemia: effects of fluid resuscitation. Shock. 1994;2(3):203-9.
31. Ellrodt AG, Riedinger MS, Kimchi A, Berman DS, Maddahi J, Swan HJ, et al. Left ventricular performance in septic shock: reversible segmental and global abnormalities. Am Heart J. 1985;110(2):402-9.
32. Vieillard-Baron A, Caille V, Charron C, Belliard G, Page B, Jardin F. Actual incidence of global left ventricular hypokinesia in adult septic shock. Crit Care Med. 2008;36(6):1701-6.
33. Jardin F, Brun-Ney D, Auvert B, Beauchet A, Bourdarias JP. Sepsis-related cardiogenic shock. Crit Care Med. 1990;18(10):1055-60.
34. Winslow EJ, Loeb HS, Rahimtoola SH, Kamath S, Gunnar RM. Hemodynamic studies and results of therapy in 50 patients with bacteremic shock. Am J Med. 1973;54(4):421-32.
35. Moreno R, Vincent JL, Matos R, Mendonça A, Cantraine F, Thijs L, et al. The use of maximum SOFA score to quantify organ dysfunction/failure in intensive care. Results of a prospective, multicentre study. Working Group on Sepsis related Problems of the ESICM. Intensive Care Med. 1999;25(7):686-96.
36. Schrier RW, Wang W, Poole B, Mitra A. Acute renal failure: definitions, diagnosis, pathogenesis, and therapy. J Clin Invest. 2004;114(1):5-14.
37. Vincent JL, Sakr Y, Sprung CL, Ranieri VM, Reinhart K, Gerlach H, et al. Sepsis in European intensive care units: results of the SOAP study. Crit Care Med. 2006;34(2):344-53.
38. Koyner JL, Davison DL, Brasha-Mitchell E, Chalikonda DM, Arthur JM, Shaw AD, Tumlin JA, Trevino SA, Bennett MR, Kimmel PL, Seneff MG, Chawla LS. Furosemide Stress Test and Biomarkers for the Prediction of AKI Severity. J Am Soc Nephrol. 2015 Aug;26(8):2023-31.
39. Puleo F, Arvanitakis M, Van Gossum A, Preiser JC. Gut failure in the ICU. Semin Respir Crit Care Med. 2011;32(5):626-38.
40. Vincent JL, de Mendonça A, Cantraine F, Moreno R, Takala J, Suter PM, et al. Use of the SOFA score to assess the incidence of organ dysfunc-

tion/failure in intensive care units: results of a multicenter, prospective study. Working group on "sepsis-related problems" of the European Society of Intensive Care Medicine. Crit Care Med. 1998;26(11):1793-800.

41. Strauss R, Neureiter D, Westenburger B, Wehler M, Kirchner T, Hahn EG. Multifactorial risk analysis of bone marrow histiocytic hyperplasia with hemophagocytosis in critically ill medical patients: a postmortem clinicopathologic analysis. Crit Care Med. 2004;32(6):1316-21.
42. Maier B, Lefering R, Lehnert M, Laurer HL, Steudel WI, Neugebauer EA, et al. Early versus late onset of multiple organ failure is associated with differing patterns of plasma cytokine biomarker expression and outcome after severe trauma. Shock. 2007;28(6):668-74.
43. Kellum JA, Sileanu FE, Bihorac A, Hoste EA, Chawla LS. Recovery after acute kidney injury. Am J Respir Crit Care Med. 2017;195(6):784-91.
44. Lima D, Almeida B, Cordioli R, Moura E, Schmidtbauer I, Nassar-Junior A, et al. SOFA-derived variables and sepsis survival in a Brazilian university hospital intensive care unit. Crit Care. 2007;11:P96.
45. Marshall JC, Cook DJ, Christou NV, Bernard GR, Sprung CL, Sibbald WJ. Multiple organ dysfunction score: a reliable descriptor of a complex clinical outcome. Crit Care Med. 1995;23(10):1638-52.
46. Vincent JL, Moreno R, Takala J, Willatts S, de Mendonça A, Bruining H, et al. The SOFA (Sepsis-related Organ Failure Assessment) score to describe organ dysfunction/failure. On behalf of the Working Group on Sepsis-Related Problems of the European Society of Intensive Care Medicine. Intensive Care Med. 1996;22(7):707-10.
47. Ferreira FL, Bota DP, Bross A, Melot C, Vincent JL. Serial evaluation of the SOFA score to predict outcome in critically ill patients. JAMA. 2001;286(14):1754-8.
48. Kajdacsy-Balla Amaral AC, Andrade FM, Moreno R, Artigas A, Cantraine F, Vincent JL. Use of the sequential organ failure assessment score as a severity score. Intensive Care Med. 2005;31(2):243-9.
49. Lee A, Cheung YSL, Joynt GM, Leung CCH, Wong WT, Gomersall CD. Are high nurse workload/staffing ratios associated with decreased survival in critically ill patients? A cohort study. Ann Intensive Care. 2017;7(1):46.
50. Hébert PC, Wells G, Blajchman MA, Marshall J, Martin C, Pagliarello G, et al. A multicenter, randomized, controlled clinical trial of transfusion requirements in critical care. Transfusion Requirements in Critical Care Investigators, Canadian Critical Care Trials Group. N Engl J Med. 1999;340(6):409-17.
51. Finfer S, Chittock DR, Su SY, Blair D, Foster D, Dhingra V, et al. Intensive versus conventional glucose control in critically ill patients. N Engl J Med. 2009;360(13):1283-97.

Seção

2

Tratamento Geral da Sepse

6

Terapia Antimicrobiana na Sepse

Thiago Lisboa
Fabiano Nagel

Introdução

As infecções têm um peso importante na morbimortalidade dentro das unidades de terapia intensiva (UTIs), e a prevalência de infecções graves em pacientes críticos vem aumentando progressivamente ao longo dos últimos anos, bem como seu impacto. Mais de 70% dos pacientes criticamente doentes internados em UTIs receberão algum antimicrobiano durante seu período de permanência.[1] Seja pela complexidade dos pacientes críticos, seja pelo alto consumo de antimicrobianos nessas unidades, o cenário onde esse problema se faz mais evidente é o ambiente de cuidados intensivos.[2]

Entre os diversos aspectos relacionados a desfechos desfavoráveis em pacientes sépticos criticamente doentes, a terapia antibiótica inapropriada é um fator de risco modificável que os intensivistas devem sempre considerar. Diversos estudos demonstram a associação entre um tratamento inapropriado e desfechos negativos em pacientes criticamente doentes.

Nesta revisão, abordaremos os conceitos de terapias antimicrobianas adequada, apropriada e otimizada, bem como as causas de uma terapia inapropriada e sua relação com a mortalidade. Além disso, abordaremos conceitos de farmacocinética e farmacodinâmica e a potencial aplicação desses conceitos na otimização da terapia antimicrobiana em pacientes sépticos, discutindo estratégias para o uso racional de antimicrobianos, com vistas a melhorar os desfechos clínicos e minimizar os riscos de emergência de resistência antimicrobiana.

Terapias adequada, apropriada e otimizada

Classicamente, a sensibilidade *in vitro* do agente etiológico era considerada a referência na avaliação da eficácia antibiótica do tratamento de infecções graves, definindo o conceito de tratamento apropriado. Entretanto, esse conceito, ainda que importante, se mostrou insuficiente para se obter uma terapia otimizada, com desfechos clínicos favoráveis.[3] Em 2000, Kollef[4] propôs uma definição mais ampla de terapia antimicrobiana adequada, em que a sensibilidade *in vitro*, juntamente com a dose administrada, no intervalo apropriado e com monitorização dos níveis e da resposta clínica, é levada em consideração.

Em 2006, outro grupo propôs a classificação da antibioticoterapia em apropriada, adequada e otimizada.[5] De acordo com essa classificação, o tratamento apropriado leva em consideração a administração precoce de um fármaco eficaz *in vitro*, o tratamento adequado leva em consideração aspectos físico-químicos do fármaco, como solubilidade e concentração/penetração tecidual, e a terapia otimizada inclui estratégias que utilizam as características farmacocinéticas/farmacodinâmicas dos fármacos para buscar melhores desfechos clínicos.[5]

O conceito de terapia adequada inclui características do fármaco e da infecção que permitam que as concentrações de antibiótico no sítio da infecção sejam as adequadas para um patógeno cuja sensibilidade *in vitro* foi confirmada. Dentro desse conceito, a quantidade de fármaco (dose) que poderá atingir o sítio de infecção irá se correlacionar com seu efeito farmacológico. Por exemplo, para atingir as concentrações necessárias no pulmão, no sistema nervoso central ou na medula, algumas características dos fármacos, bem como a presença de barreiras fisiológicas nesses tecidos, devem ser consideradas. Essas barreiras podem afetar a distribuição e a penetração do antibiótico no tecido-alvo e, com isso, afetar sua concentração. A vancomicina, um glicopeptídeo hidrofílico, tem uma penetração em tecido pulmonar limitada e dependente das concentrações plasmáticas obtidas, com concentrações no fluido epitelial pulmonar (FEP) muito abaixo daquelas alcançadas no plasma (razões de 5:1 em sangue/tecido e 6:1 em sangue/FEP).[6]

Portanto, é fundamental levar em consideração as características dos fármacos e da infecção, além da sensibilidade *in vitro* do patógeno, na avaliação da adequação de uma terapia antimicrobiana. Com isso, a melhora dos resultados clínicos, bem como a minimização dos riscos e da emergência de resistência bacteriana, virá, fundamentalmente, de estratégias de uso mais adequado e otimizado dos fármacos disponíveis neste momento. O grande desafio está em desenhar políticas de utilização racional de antimicrobianos, não só em relação à indicação do uso, mas, principalmente, do uso otimizado, maximizando os efeitos com o objetivo de obter eficácia clínica e considerando minimizar a exposição com o objetivo de diminuir o impacto ecológico.[7] Com relação aos patógenos potencialmente resistentes, especialmente Gram-negativos do grupo Eskape[8,9] (Tabela 6.1), estratégias que evitem a homogeneidade de prescrição parecem ter um efeito na emergência de resistência (Tabela 6.2).

Causas de terapia inapropriada

A causa mais frequentemente associada a um tratamento inapropriado é a presença de patógenos potencialmente multirresistentes,[3] e a prevalência desses patógenos tem aumentado não apenas em infecções nosocomiais, mas também em infecções adquiridas na comunidade. Essa mudança de perfil é crítica, uma vez que a crescente prevalência desses patógenos faz com que seja necessário repensar nossas estratégias terapêuticas, mesmo em situações nas quais havia previamente baixo risco de presença de patógenos potencialmente multirresistentes. No ambiente hospitalar, esse fenômeno já está bem descrito, e inúmeros fatores associados já foram apresentados.

Nos últimos anos, a emergência de resistência tem se tornado um desafio no sistema hospitalar.[10] A exposição aos antimicrobianos – e, consequentemente, seu uso inadequado – constitui o principal fator associado ao risco de desenvolvimento de resistência. Nesse cenário, os principias patógenos associados a infecções nosocomiais – e que, ao mesmo tempo, representam os maiores riscos em relação a padrões de resistência que limitem nossas alternativas terapêuticas – foram agrupados em um acrônimo e são conhecidos como patógenos Eskape (Tabela 6.1).

TABELA 6.1	PATÓGENOS ESKAPE
E	*Enterococcus faecium* (VRE)
S	*Staphylococcus aureus* (MRSA)
K	*Klebsiella* e *Escherichia coli* produtoras de BLEA
A	*Acinetobacter baumannii*
P	*Pseudomonas aeruginosa*
E	*Enterobacteriaceae*

BLEA: betalactamases de espectro ampliado; MRSA: *Staphylococcus aureus* resistente à meticilina; VRE: enterococos resistentes à vancomicina.

A seguir, descrevemos alguns dos fatores de risco mais relevantes (Tabela 6.2).

Exposição prévia a antibióticos

A administração de antibióticos tem importante efeito na flora microbiológica do ambiente e do paciente, podendo colaborar para a indução e a emergência de cepas resistentes. Em 1993, Rello *et al.*[11] demonstraram o efeito do uso prévio de antibióticos na etiologia da pneumonia nosocomial, resultando em maior prevalência de patógenos potencialmente multirresistentes, como *Staphylococcus aureus* resistente à meticilina (MRSA) e *Pseudomonas aeruginosa*, e piores desfechos naqueles pacientes que haviam recebido antibióticos durante a internação. Esse efeito é mais significativo quando antibióticos de amplo espectro são utilizados de maneira indiscriminada, com impacto na flora hospitalar e no paciente. Por isso, políticas de controle de antimicrobianos e o conhecimento do histórico de fármacos utilizados pelo paciente são fundamentais para a escolha da melhor estratégia de tratamento.[12]

Duração da hospitalização e internação prévia

Hospitalização prolongada e internação prévia aumentam o risco de colonização

TABELA 6.2	FATORES DE RISCO PARA INFECÇÃO POR PATÓGENOS POTENCIALMENTE RESISTENTES EM PACIENTES SÉPTICOS
Hospitalização $\geq$ 5 dias	
Internação prévia há menos de 90 dias	
Identificação prévia de germe multirresistente	
Hemodiálise nos últimos 30 dias	
Imunossupressão	

por patógenos potencialmente multirresistentes.[13-15] Chen *et al.*[15] demonstraram que pacientes vindos da comunidade com alta hospitalar recente tinham maior risco de infecção por patógenos resistentes, e passagem pela UTI nos últimos 180 dias, foi identificada como fator de risco independente para bacteremia por patógenos multirresistentes. Da mesma maneira, Bonten *et al.*[16] avaliaram fatores de risco para colonização e infecção por enterococo resistente à vancomicina em uma coorte de pacientes criticamente doentes e identificaram como fator de risco independente uma internação de mais do que três dias no hospital.

Presença de dispositivos invasivos

Intubação endotraqueal, cateteres intravasculares e sondagem vesical em pacientes criticamente doentes também aumentam o risco de infecções por patógenos potencialmente multirresistentes. Richards *et al.*[17] analisaram dados de um programa de vigilância de uma UTI e detectaram que 87% das infecções primárias de corrente sanguínea estavam associadas a cateter venoso central, 86% das infecções nosocomiais estavam associadas a ventilação mecânica e 95% das infecções de trato urinário se associavam a sondagem vesical, com alta prevalência de patógenos potencialmente multirresistentes.

O tempo de ventilação mecânica é também um fator crucial na avaliação da etiologia dos episódios de pneumonia associada à ventilação mecânica (PAV). Trouillet *et al.*[12] avaliaram os fatores de risco para PAV causada por patógenos potencialmente multirresistentes e observaram que a ventilação mecânica por mais de sete dias se associou a um risco seis vezes maior de infecção por esses microrganismos.

Microbiota local

O conhecimento da microbiota local é fundamental para a escolha do esquema antibiótico, aumentando a probabilidade de um tratamento apropriado. Diversos estudos demonstraram diferenças significativas na flora microbiológica entre diferentes centros, e inclusive entre diferentes unidades em um mesmo centro.[18-20]

Esses dados sugerem uma limitação importante para recomendações gerais (diretrizes) no que concerne ao tratamento antimicrobiano, principalmente para infecções nosocomiais. Em vez disso, soluções locais, baseadas nos dados da instituição, são a melhor alternativa para aumentar a probabilidade de um tratamento apropriado.

Diagnóstico de base e tipo de admissão

O diagnóstico de base e o tipo de admissão também são fatores importantes na determinação do patógeno mais provável. Em pacientes com PAV, p. ex., a flora costuma ser significativamente diferente quando comparamos pacientes com e sem trauma.[21]

Diversos estudos demonstram que pacientes com doenças de base como doença pulmonar obstrutiva crônica (DPOC) e fibrose cística apresentam risco aumentado para colonização por *P. aeruginosa* e MRSA.[22,23] Isso tem um impacto importante na decisão do antimicrobiano a ser utilizado.

Propriedades físico-químicas dos antimicrobianos

Os antibióticos exibem grandes diferenças em suas características físico-químicas. Essas características podem ser determinantes nos processos de distribuição e eliminação dos fármacos em pacientes criticamente doentes.

Os antibióticos são geralmente classificados, de acordo com uma perspectiva química, em função de sua afinidade com a água, dividindo-se em hidrofílicos ou lipofílicos. A Figura 6.1 classifica os antibióticos mais frequentemente utilizados conforme essas características.

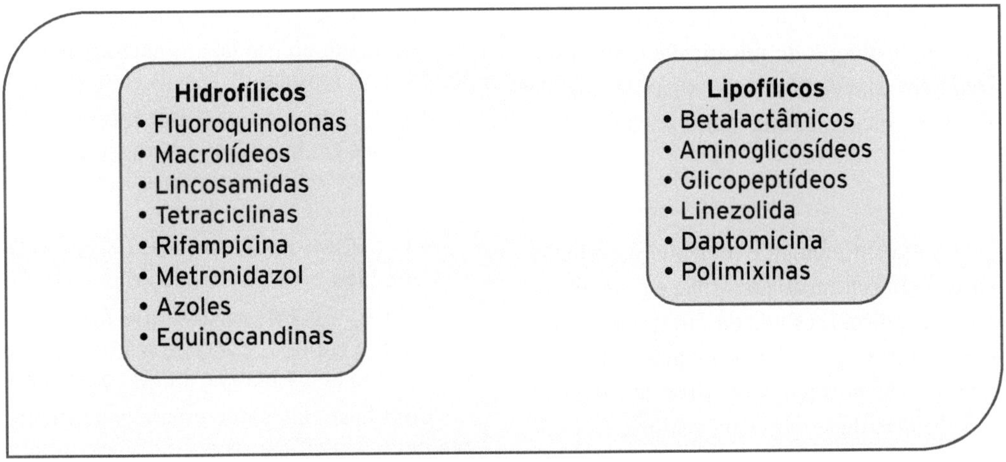

Figura 6.1: Antibióticos hidrofílicos e lipofílicos.

Devemos conhecer essas características, pois a distribuição e a eliminação dos antimicrobianos são amplamente afetadas por elas. Por exemplo, antimicrobianos hidrofílicos têm um volume de distribuição que se relaciona com o volume extravascular, com penetração importante em áreas com alta concentração de água, o que evidencia nossas limitações em pacientes sépticos, nos quais o volume extravascular está comumente aumentado. Além disso, os fármacos hidrofílicos são incapazes de cruzar as membranas lipídicas e, portanto, incapazes de se distribuir de maneira adequada no meio intracelular e no tecido adiposo. Seu volume de distribuição aparente, portanto, é quase equivalente ao volume extravascular, o que corresponde geralmente a 0,1-0,3 L/kg.[24]

Por outro lado, os fármacos lipofílicos podem se dissolver por meio das membranas celulares dos lipídios e, portanto, atingem o compartimento intracelular com concentrações maiores. Isso resulta, ainda, em um aumento significativo no volume de distribuição (Vd) aparente, devido à sequestração no tecido adiposo.[24]

Farmacocinética

Farmacocinética é o estudo do resultado da dose de um fármaco nas suas concentrações plasmática e tecidual. Os principais parâmetros farmacocinéticos estão descritos a seguir:

- $C_{máx}$: pico de concentração após uma dose única.
- $t_{máx}$: tempo após a administração para atingir a $C_{máx}$.
- **Volume de distribuição (Vd)**: volume aparente de fluido que contém a dose total administrada na mesma concentração que a plasmática.
- ***Clearance*** **(CL)**: quantifica a eliminação irreversível do fármaco por metabolismo e/ou excreção.
- **Meia-vida de eliminação ($t_{1/2}$)**: tempo necessário para que a concentração plasmática caia pela metade. A meia-vida é um parâmetro derivado do *clearance* e do volume de distribuição.
- **Ligação proteica**: medida da ligação do fármaco às proteínas plasmáticas (principalmente albumina e α_1-glicoproteína). Depende do equilíbrio entre a afinidade à proteína, a concentração do fármaco e a concentração proteica.
- AUC_{0-24h}: área total sob a curva de concentração-tempo ao longo de 24 horas.

A Figura 6.2 representa a curva de concentração-tempo de um fármaco administrada em *bolus* e descreve os parâmetros de farmacocinética/farmacodinâmica (PK/PD).

Farmacodinâmica e PK/PD

Farmacodinâmica é o estudo da relação entre a concentração do fármaco e seu efeito farmacológico. O estudo da farmacodinâmica é, entretanto, de difícil realização, uma vez que as concentrações no sítio de infecção são difíceis de se obter na maioria das vezes. Da relação entre a farmacocinética e a farmacodinâmica, resulta o estudo das características de PK/PD. A Figura 6.3 ilustra a relação entre os dois conceitos.

Os índices de PK/PD mais úteis para o entendimento do uso de antimicrobianos em doentes críticos são:[25]

- $f_{t>CIM}$: tempo entre um intervalo de doses em que a concentração plasmática excede a concentração inibitória mínima (CIM) da bactéria.
- $C_{máx}$/CIM: razão entre a concentração de pico e a CIM da bactéria.
- AUC_{0-24}/CIM: razão entre área total sob a curva de concentração-tempo ao longo de 24 horas e a CIM da bactéria.

Com base nas características de PK/PD podemos classificar os antibióticos, didaticamente, em duas categorias:

- *Tempo-dependente*: antibióticos cuja atividade depende do tempo em que as

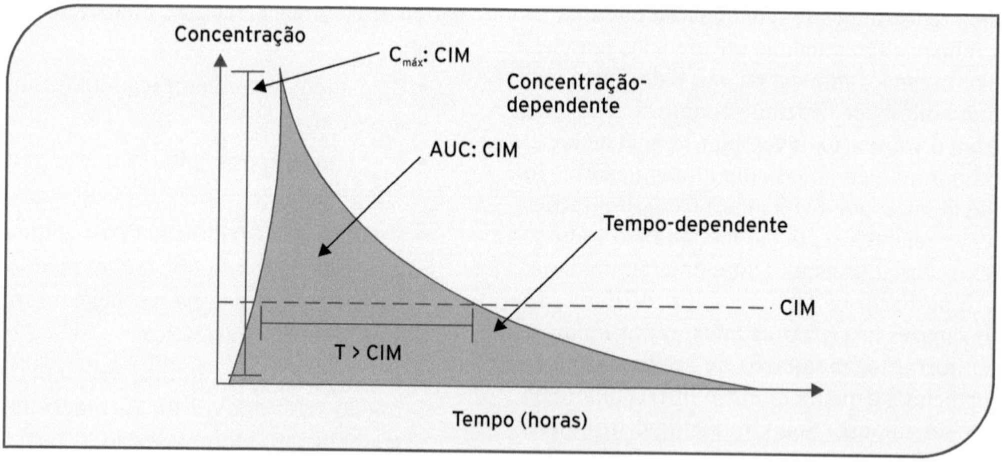

Figura 6.2: Curva concentração-tempo de um fármaco administrado em *bolus*. $C_{máx}$: concentração máxima; CIM: concentração inibitória mínima.

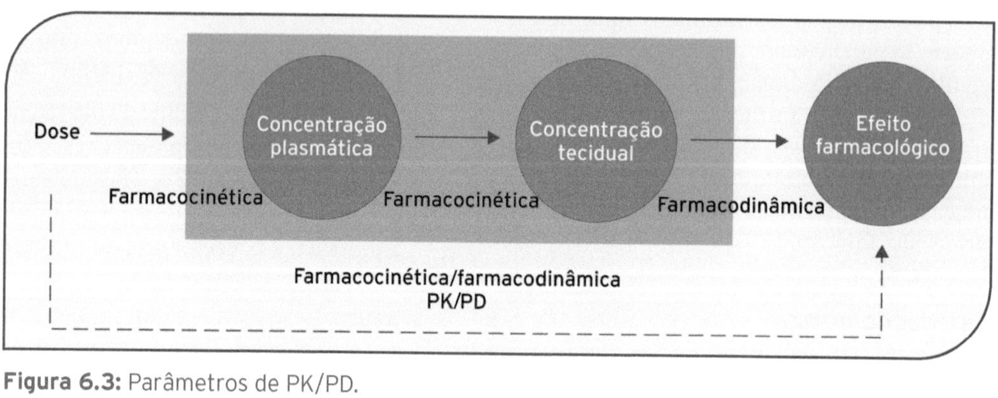

Figura 6.3: Parâmetros de PK/PD.

concentrações plasmáticas são mantidas acima da CIM da bactéria ($f_{t>CIM}$).

- *Concentração-dependente*: a atividade se correlaciona com a magnitude do pico de concentração obtido e se mede pela $C_{máx}$/CIM.

Existem, ainda, antimicrobianos cujo comportamento é misto, em que concentração e tempo são determinantes da capacidade bactericida, sendo sua atividade medida pela AUC_{0-24}/CIM. A vancomicina é um exemplo de antimicrobiano que exibe essas características sob algumas circunstâncias. Entretanto, do ponto de vista didático, faz sentido considerarmos as duas classes descritas anteriormente.

Outros parâmetros também devem ser considerados na escolha terapêutica:

• Concentração no sítio de infecção

A maioria dos dados clínicos e de simulação de Monte Carlo foca na concentração plasmática dos antimicrobianos. Entretanto, é importante considerar também as concentrações obtidas no sítio de infecção. Alguns exemplos na literatura incluem as concentrações de meropenem em tecido pulmonar e fluido epitelial de pacientes com PAV, as quais podem ser de apenas 25%.[26] Além disso, a penetração pulmonar da vancomicina, que fica em torno de 10%-15%, também se associa, em alguns estudos, a falha terapêutica.[6,27] Outra preocupação em infecções bacteriêmicas inclui o uso de fármacos com amplo volume de distribuição, atingindo baixas concentrações plasmáticas e, com risco, limitada resposta terapêutica.

• Supressão da resistência

Embora nossa preocupação primária seja a cura clínica, há dados sugerindo que alguns esquemas de administração, bem como a combinação de fármacos, podem minimizar a emergência de resistência. A otimização de parâmetros de PK/PD pode suprimir a resistência (p. ex., em *P. aeruginosa* em uso de ciprofloxacina, uma AUC/CIM de 125 se associa à supressão de resistência). Além disso, uma erradicação mais efetiva pode ter impacto positivo na diminuição do risco de emergência de resistência.[28]

Cenários clínicos que afetam a PK/PD de antimicrobianos

Pacientes críticos apresentam homeostase alterada. Alterações na função orgânica decorrentes de resposta inflamatória sistêmica derivada de um insulto infeccioso são amplamente reconhecidas em um ambiente de cuidados intensivos: a instalação – bem como a velocidade de evolução e a gravidade – das diversas disfunções orgânicas se relaciona diretamente com os desfechos nas UTIs. Tais condições têm sido frequentemente subvalorizadas quando instituímos tratamento antimicrobiano em nossos pacientes. Pensar que as doses de antimicrobianos utilizadas em pacientes cuja homeostase não está tão significativamente afetada, como pacientes ambulatoriais, ou mesmo em unidades de internação de baixa complexidade, possam ser semelhantes àquelas utilizadas em nossos pacientes críticos parece ferir o bom senso. Entretanto, essa é a prática diária em nossas UTIs. Para entender como as alterações decorrentes das disfunções orgânicas podem afetar os aspectos de PK/PD, discutiremos a seguir alguns cenários clínicos em que isso se torna mais evidente (Figura 6.4). No entanto, estudos recentes não tiveram sucesso em demonstrar benefício em relação à mortalidade, especialmente no que diz respeito aos carbapenêmicos (Estudo Mercy).[29] A análise do estudo multicêntrico Bling III, com previsão de estar disponível em 2024, poderá ajudar a responder de maneira mais clara o impacto da otimização da PK/PD nos desfechos clínicos.

Aspectos hemodinâmicos

Todos nós, intensivistas, sabemos reconhecer o perfil clássico de um choque séptico em sua fase inicial, o famoso perfil hiperdinâmico. Corrigida a hipovolemia relativa inicial,

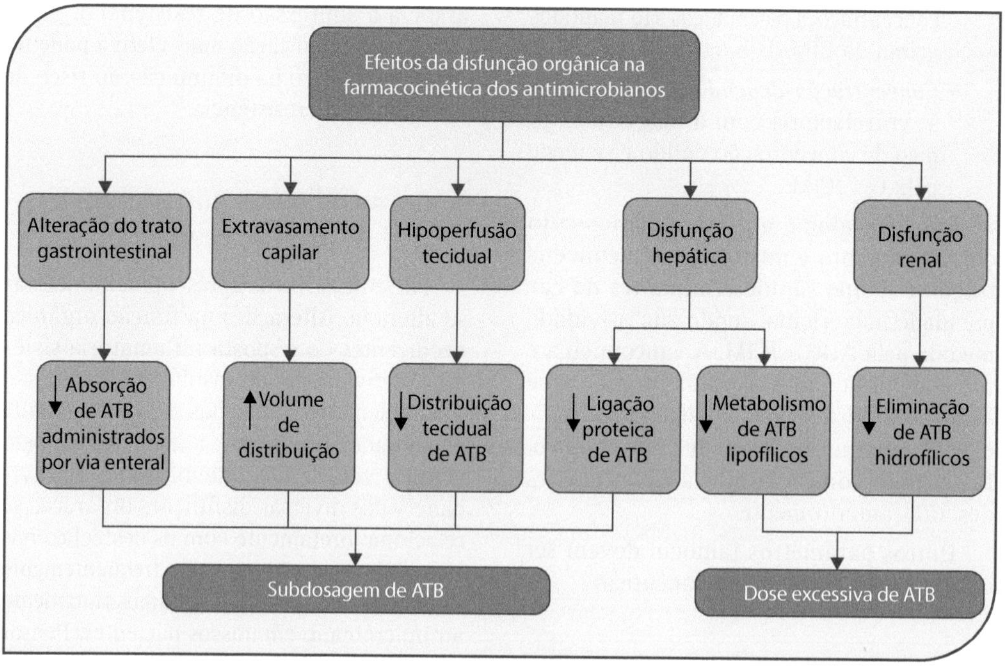

Figura 6.4: Alterações do paciente crítico que afetam a concentração de antimicrobianos. ATB: antimicrobianos.
Fonte: adaptada de Ulldemolins M, *et al.*, 2012.[40]

nossos pacientes tipicamente apresentam um aumento significativo do débito cardíaco (DC). Além disso, são parte da resposta inflamatória a vasodilatação e o aumento da permeabilidade capilar, levando à perda de líquido e proteínas plasmáticas para o compartimento extravascular. Nesse cenário, temos alguns aspectos fundamentais para compreender os motivos que levam à frequente subconcentração nos níveis de antimicrobianos, descritos nos estudos clínicos. A elevação do DC pode levar a um aumento do *clearance* dos fármacos. Além disso, a perfusão tecidual em órgãos responsáveis pela eliminação e/ou pelo metabolismo desses fármacos pode estar aumentado, causando alterações na distribuição e aumento do *clearance*. A perda de líquidos para o compartimento extravascular faz com que aumente o volume de distribuição dos fármacos hidrofílicos, e a perda de proteínas para o terceiro espaço pode afetar a concentração dos antimicrobianos, por alteração nas condições de ligação proteica.[24]

A hipoperfusão tecidual pode comprometer a adequada penetração do antimicrobiano no sítio de infecção, condição fundamental para um tratamento adequado. Em relação a esse cenário, há estudos demonstrando que a penetração tecidual de betalactâmicos em infusão contínua é consistentemente mais elevada do que aquela com regimes de infusão em *bolus*.[26] Uma vez que os antimicrobianos são fármacos "silenciosos", em que o efeito farmacológico é quase impossível de ser identificado em tempo real, o conhecimento desses mecanismos é fundamental quando pensamos em uma terapia otimizada.

Disfunção gastrointestinal

O comprometimento da absorção gastrointestinal em pacientes críticos é um fenômeno bem descrito. Relaciona-se com a hipoperfusão do trato gastrointestinal, resultando em redução da absorção de nutrientes e fármacos administrados pela via entérica.

Disfunção renal

Em pacientes sépticos, diversas situações evoluem com disfunção renal. A sepse pode induzir e precipitar disfunção renal aguda, porém múltiplos insultos nefrotóxicos estão presentes. A avaliação e a estratificação adequadas da função renal são fundamentais nesses pacientes, uma vez que o metabolismo e a excreção de diversos antimicrobianos se dão por essa via.

Entretanto, em pacientes com hemodiálise contínua ou hemodiafiltração em equipamentos de alta *performance*, como os utilizados hoje em dia nas UTIs, provavelmente não se justificam ajustes de doses para a função renal, dada à sua efetividade em permitir um *clearance*, por vezes, até aumentado de alguns fármacos. Concentrações séricas reduzidas foram verificadas em estudos clínicos que avaliaram esses doentes.[30,31]

Disfunção hepática

A disfunção hepática pode surgir em pacientes sépticos por hipoperfusão, dano inflamatório ou uso de fármacos hepatotóxicos, podendo comprometer a capacidade metabólica do órgão e o *clearance* de alguns fármacos, incluindo antimicrobianos. Além do efeito no *clearance*, a diminuição da função sintética hepática pode alterar a farmacocinética de fármacos com alta afinidade à proteína, produzindo um aumento no Vd e no CL e exigindo, assim, ajustes no esquema de administração. O efeito da hipoproteinemia na excreção renal de antimicrobianos também deve ser considerado quando se define a dose de fármacos hidrofílicos.

Administração baseada em otimização da PK/PD

Antibióticos tempo-dependentes

Para se obter o melhor resultado clínico com antibióticos tempo-dependentes, deve-se manter sua concentração no sítio-alvo acima da CIM da bactéria causadora da infecção durante o maior período de tempo entre as doses. As classes de antimicrobianos mais representativas desse grupo são a dos betalactâmicos e a dos carbapenêmicos. No caso dos betalactâmicos – penicilinas e cefalosporinas –, a estratégia ótima requer concentração acima da CIM durante 90% do tempo entre doses no tratamento de infecções graves.[32] Por outro lado, devido ao seu moderado efeito pós-antibiótico, um tempo de 30%-40% parece suficiente para um desfecho ótimo com a prescrição de carbapenêmicos. Além disso, concentrações abaixo da CIM se associam a aumento significativo na taxa de crescimento bacteriano no sítio de infecção.[33,34] Esquemas de administração contínua ou estendida aumentam a chance de se manter concentrações de 4-5 vezes a CIM pela porcentagem de tempo necessária para otimizar as respostas microbiológica e clínica, atingindo índices de t > CIM superiores a 90%.[35]

Antibióticos concentração-dependentes

Nesses fármacos, o melhor perfil de atividade se associa à concentração de pico ou concentração máxima obtida ($C_{máx}$). Os aminoglicosídeos compõem a classe mais representativa desse mecanismo. O parâmetro que define a ação é a relação $C_{máx}$/CIM. Em diversos estudos, o uso de aminoglicosídeos em dose única diária se mostrou mais eficaz, com minimização do risco de toxicidade, em comparação com múltiplas doses. Uma $C_{máx}$/CIM > 10 parece ser o parâmetro necessário para se obter os melhores resultados.[36]

Antibióticos concentração-dependentes com tempo-dependência

Nesse grupo "misto", os efeitos dependem da relação AUC/CIM, em que AUC depende da $C_{máx}$ e também do tempo acima da CIM. As fluoroquinolonas e a linezolida são antimicrobianos que utilizam esse mecanismo. Para o uso de ciprofloxacina, p. ex., a AUC_{24}/CIM > 125 está associada a melhores desfechos em pacientes criticamente doentes.[37]

Passos para o uso racional de antimicrobianos na UTI

1º passo: início rápido, adequado e otimizado

Diversos estudos mostram o impacto negativo de um tratamento empírico inadequado nos resultados clínicos.[37-39] Além disso, um atraso no início da antibioticoterapia também se associa a piores desfechos.[41] Devem-se administrar antibióticos intravenosos, de largo espectro, até uma hora após o diagnóstico, depois da obtenção das culturas pertinentes. Também existem evidências de que a demora no início dessa antibioticoterapia aumenta o risco de óbito.[42,43] Assim, não se deve aguardar a identificação do agente infeccioso para que o tratamento seja iniciado. A antibioticoterapia inicial deve ser ampla o suficiente para pegar todos os prováveis agentes infecciosos. A escolha do agente deve se basear na situação clínica do paciente, nos fatores de risco desse paciente para patógenos potencialmente resistentes (Tabela 6.3), o que determinará um espectro de cobertura mais ou menos amplo, na flora microbiológica local e em infecções nosocomiais ou associadas a cuidados de saúde.[44] Entretanto, pouca atenção se dá à maneira como utilizamos o antimicrobiano de escolha na situação clínica específica, à sua dose, à forma como será administrado e à importância disso na evolução clínica e na indução de resistência. Sabemos que alterações relacionadas à fisiopatologia da sepse, como o padrão hemodinâmico de hiperdinamismo, o aumento da permeabilidade vascular, com consequente aumento de volume de distribuição, alterações de vascularização renal e um *clearance* renal eventualmente aumentado nas primeiras 48 horas da sepse podem resultar em concentrações séricas insuficientes

TABELA 6.3 — ESQUEMAS DE ADMINISTRAÇÃO COM BASE EM ASPECTOS DE OTIMIZAÇÃO DA PK/PD EM PACIENTES CRÍTICOS

Antibiótico	Esquema
Ampicilina-sulbactam	3 g IV a cada 6 horas
Amicacina	15 mg/kg IV em dose única diária
Cefepima	2 g IV a cada 8 horas, em infusão de 3 horas
Gentamicina	7 mg/kg IV em dose única diária
Imipenem	500 mg IV a cada 6 horas ou 1 g IV a cada 8 horas
Levofloxacino	500 mg IV a cada 12-24 horas ou 750 mg/dia
Linezolida	600 mg IV a cada 12 horas
Meropenem	1-2 g IV a cada 8 horas, em infusão de 3 horas
Piperacilina-tazobactam	4,5 g IV a cada 6-8 horas, em infusão de 4 horas
Vancomicina	Dose de ataque de 20-35 mg/kg (não exceder 3 g), seguida de 15-20 mg/kg a cada 8-12 horas, visando AUC/CIM entre 400-600

quando administradas doses usuais de alguns antibióticos.[42,44,45] Esses aspectos, com frequência, são pouco valorizados, mas podem ter dois impactos fundamentais. Primeiro, as concentrações reduzidas levarão a penetração tecidual limitada,[46] baixa concentração no sítio de infecção,[41] pouca confiabilidade na capacidade bactericida estimada a partir das concentrações inibitórias mínimas dos patógenos isolados e, consequentemente, resposta clínica insatisfatória ou subótima. Segundo, a exposição de um patógeno a concentrações subletais de um antimicrobiano condiciona a expressão e a emergência de resistência.[47] Por isso, quando aspectos da PK/PD do antimicrobiano que selecionamos são levados em consideração, os conceitos de maximização da resposta clínica e minimização do risco de resistência acabam deixando de ser antagônicos para ser parte de uma mesma abordagem terapêutica.

Terapia combinada

A eficácia do uso de terapia combinada em pacientes críticos tem passado por distintas fases nos últimos anos. Embora predominasse, principalmente nos anos 1980 e 1990, a ideia de um potencial benefício pelo efeito sinérgico de dois fármacos, análises mais recentes questionaram esse racional.[48-50]

As recomendações que incluíam o uso de terapia combinada para o tratamento de infecções nosocomiais baseavam-se também no potencial de ampliação do espectro associado à utilização de mais de uma droga. Em um cenário de aumento da resistência, eventualmente o esquema terapêutico empírico deve incluir mais de um fármaco, a fim de maximizar as possibilidades de cobertura antimicrobiana adequada. É nesse cenário que estão postas as recomendações mais recentes para o tratamento de infecções graves em pacientes com fatores de risco para germes multirresistentes. O uso de monoterapia deve ser reservado para situações em que dados da microbiota local nos permitam a prescrição de monoterapia com uma probabilidade muito alta de cobertura empírica adequada, o que parece cada vez mais longe da realidade.

Além disso, estudos observacionais mais recentes sugerem um potencial benefício no uso empírico de terapia combinada, de acordo com a gravidade do paciente.[51,52] Esse benefício é significativo no subgrupo de pacientes mais graves, com sepse grave e choque séptico, assim como em pacientes com neutropenia febril.[53] Esse efeito parece independente da cobertura empírica. Isso sugere que, talvez, em alguns subgrupos de pacientes, a erradicação mais precoce e agressiva com o uso de mais de um fármaco possa estar associado a melhores desfechos clínicos, embora a recomendação atual se restrinja à ampliação da cobertura.

2º passo: prescrição ótima

A maioria dos dados da literatura e das doses sugeridas para uso de antimicrobianos não foi desenhada ou testada em estudos que incluíssem pacientes criticamente doentes. Com isso, é elevado o risco de concentrações inadequadamente reduzidas, dadas as alterações de volume de distribuição, presentes principalmente na fase inicial (primeiras 48-72 horas) da sepse. Devemos utilizar não apenas doses, mas regimes que permitam a máxima capacidade bactericida, com redução rápida da carga bacteriana, minimizando assim o tempo de exposição ao antimicrobiano e, consequentemente, reduzindo o risco de emergência de resistência. Para isso, devemos considerar propriedades de PK/PD dos antimicrobianos.

Estudos clínicos com essas abordagens demonstram benefício no desfecho de pacientes criticamente doentes, e o benefício parece ser maior em pacientes mais graves.[54-56] Além disso, o ajuste das doses para evitar toxicidade acaba, algumas vezes, limitando a eficácia. Por exemplo, o ajuste da dose em pacientes com hemodiálise contínua ou hemodiafiltração em equipamentos de alta *performance*, como os utilizados hoje em dia nas UTIs, provavelmente não se justifica para a função renal, dada a sua efetividade em permitir um *clearance*, por vezes, até aumentado de alguns fármacos. Concentrações séricas reduzidas foram verificadas em estudos clínicos que avaliaram esses doentes.[57] Além disso, aspectos relacionados com a ligação proteica deveriam ser considerados na prescrição. Algumas alternativas de prescrição baseadas nessa visão estão sumarizadas na Tabela 6.4.

TABELA 6.4	PRINCIPAIS ERROS NO USO DE ANTIMICROBIANOS EM PACIENTES CRÍTICOS
Escolher o antibiótico com base exclusivamente na sensibilidade *in vitro*	
Ignorar características de PK/PD quando se define a dose e o esquema de administração	
Não considerar os níveis séricos de albumina quando prescrevemos antibióticos com alta ligação a proteínas	
Desconsiderar os pacientes com alterações no volume de distribuição que possam levar a ajuste das doses	
Subestimar o *clearance* de creatinina quando definimos a dose de antibiótico na fase aguda da sepse	
Desconsiderar a alta eficiência dos novos métodos de substituição renal e limitar as doses de antibióticos	
Usar doses e esquemas de administração-padrão que podem ser responsáveis por concentrações subterapêuticas em pacientes graves	
Desconsiderar os padrões de resistência locais	
Não utilizar parâmetros de resposta clínica na definição do tempo de tratamento	
Prolongar desnecessariamente o tratamento antimicrobiano	

PD: farmacodinâmica; PK: farmacocinética.

3º passo: desescalonamento e suspensão precoces

Uma vez disponíveis os resultados das análises microbiológicas, é fundamental que haja a redução do espectro, a fim de cobrir de maneira específica o patógeno isolado e diminuir a exposição desnecessária a antimicrobianos de espectro mais amplo. Embora considerada com frequência uma medida unicamente restritiva e que importa apenas no contexto de minimizar os riscos de emergência de resistência, dados clínicos sugerem melhores desfechos associados àqueles pacientes nos quais o desescalonamento foi realizado quando possível.[58] Com alguns patógenos específicos, como, p. ex., o *S. aureus*, isso é mais claro, já que estudos demonstram pior evolução clínica quando pacientes com infecção causada por MRSA são tratados com vancomicina em vez de oxacilina, a opção específica de espectro restrito.[59]

Em relação à suspensão da terapia, o uso de tempo padrão para o tratamento

(p. ex., 14 ou 21 dias) é uma estratégia que já se mostrou inadequada. Uma abordagem mais racional inclui o uso de parâmetros de resposta clínica, como resolução da febre e leucocitose,[60,61] ou o uso de biomarcadores[62,63] que permitam avaliar a evolução clínica de pacientes graves. A avaliação desses parâmetros permite a racionalização do tempo de tratamento em função da resposta. Além disso, possibilita reconhecer precocemente situações clínicas em que a resposta está comprometida. Quando comparadas com a abordagem tradicional, as estratégias para a redução dos dias de tratamento estão associadas a taxa de mortalidade, tempo de internação hospitalar e permanência na UTI semelhantes, demonstrando que o tempo de tratamento antimicrobiano pode ser significativamente reduzido.[64] As recomendações atuais trazem a maior parte das infecções para a faixa dos sete dias de tratamento, sendo excepcionais os cursos superiores a essa faixa de tempo. O impacto dessas estratégias na redução da exposição deve ser avaliado em breve em estudos prospectivos.

Referências bibliográficas

1. Vincent JL, Rello J, Marshall J, et al. International study of the prevalence and outcomes of infection in intensive care units. JAMA. 2009;302:2323-9.
2. Gandhi TN, DePestel DD, Collins CD, et al. Managing antimicrobial resistance in intensive care units. Crit Care Med. 2010;38(8 Suppl):S315-23.
3. Vogelaers D, De Bels D, Foret F, et al. Patterns of antimicrobial therapy in severe nosocomial infections: empiric choices, proportion of appropriate therapy, and adaptation rates - a multicentre, observational survey in critically ill patients. Int J Antimicrob Agents. 2010;35(4):375-81.
4. Kollef MH. Inadequate antimicrobial treatment: an important determinant of outcome for hospitalized patients. Clin Infect Dis. 2000;31(Suppl 4):S131-8.
5. Pea F, Viale P. The antimicrobial therapy puzzle: could pharmacokinetic-pharmacodynamic relationships be helpful in addressing the issue of appropriate pneumonia treatment in critically ill patients? Clin Infect Dis. 2006;42(12):1764-71.
6. Stein GE, Wells EM. The importance of tissue penetration in achieving successful antimicrobial treatment of nosocomial pneumonia and complicated skin and soft tissue infections caused by methicillin-resistant Staphylococcus aureus: vancomycin and linezolid. Curr Med Res Opin. 2010;26(3):571-88.
7. Niederman MS. Use of broad-spectrum antimicrobials for the treatment of pneumonia in seriously ill patients: maximizing clinical outcomes and minimizing selection of resistant organisms. Clin Infect Dis. 2006;42(S2):S72-81.
8. Lisboa T, Nagel F. Infecção por patógenos multirresistentes na UTI: como escapar? Rev Bras Ter Intensiva. 2011;23:120-4.
9. Boucher HW, Talbot GH, Bradley JS, et al. Bad bugs, no drugs: no ESKAPE! An update from the Infectious Diseases Society of America. Clin Infect Dis. 2009;48:1-12.
10. Gandhi TN, DePestel DD, Collins CD, et al. Managing antimicrobial resistance in intensive care units. Crit Care Med. 2010;38(8 Suppl): S315-23.
11. Rello J, Ausina V, Ricart M, et al. Impact of previous antimicrobial therapy on the etiology and outcome of ventilator-associated pneumonia. Chest. 1993;104:1230-5.
12. Trouillet JL, Chastre J, Vuagnat A, et al. Ventilator-associated pneumonia caused by potentially drug resistant bacteria. Am J Respir Crit Care Med. 1998;157:531-9.
13. Tacconelli E, Cataldo MA, De Pascale G, et al. Prediction models to identify hospitalized patients at risk of being colonized or infected with multidrug-resistant Acinetobacter baumannii calcoaceticus complex. J Antimicrob Chemother. 2008;62(5):1130-7.
14. American Thoracic Society/Infectious Diseases Society of America. Guidelines for the management of adults with hospital-acquired, ventilator-associated, and healthcare-associated pneumonia. Am J Respir Crit Care Med. 2005;171(4):388-416.
15. Chen SY, Wu GH, Chang SC, et al. Bacteremia in previously hospitalized patients: prolonged effect from previous hospitalization and risk factors for antimicrobial-resistant bacterial infections. Ann Emerg Med. 2008;51:639-46.
16. Bonten MJ, Slaughter S, Hayden MK, et al. External sources of vancomycin-resistant enterococci for intensive care units. Crit Care Med. 1998;26(12):2001-4.
17. Richards MJ, Edwards JR, Culver DH, et al. Nosocomial infections in medical intensive care units in the United States. National Nosocomial Infections Surveillance System. Crit Care Med. 1999;27(5):887-92.

18. Rello J, Sa-Borges M, Correa H, et al. Variations in etiology of ventilator-associated pneumonia across four treatment sites: implications for antimicrobial prescribing practices. Am J Respir Crit Care Med. 1999;160(2):608-13.
19. Koulenti D, Lisboa T, Brun-Buisson C, et al. Spectrum of practice in the diagnosis of nosocomial pneumonia in patients requiring mechanical ventilation in European intensive care units. Crit Care Med. 2009;37(8):2360-8.
20. Dancer SJ, Coyne M, Robertson C, et al. Antibiotic use is associated with resistance of environmental organisms in a teaching hospital. J Hosp Infect. 2006;62(2):200-6.
21. Agbaht K, Lisboa T, Pobo A, et al. Management of ventilator-associated pneumonia in a multidisciplinary intensive care unit: does trauma make a difference? Intensive Care Med. 2007;33(8):1387-95.
22. Rello J, Ulldemolins M, Lisboa T, et al. Determinants of choice and prescription patterns in empiric antibiotic Therapy for HAP/VAP. Eur Respir J. 2011;37(6):1332-9.
23. Rodriguez A, Lisboa T, Solé-Violan J, et al. Impact of nonexacerbated COPD on mortality in critically ill patients. Chest. 2010;139(6):1354-60.
24. Roberts JA, Lipman J. Pharmacokinetic issues for antibiotics in the critically ill patient. Crit Care Med. 2009;37:840-51.
25. Craig WA. Pharmacokinetic/pharmacodynamic parameters: rationale for antibacterial dosing of mice and men. Clin Infect Dis. 1998;26:1-10.
26. Roberts JA, Kirkpatrick CM, Roberts MS, et al. Meropenem dosing in critically ill patients with sepsis and without renal dysfunction: intermittent bolus versus continuous administration? Monte Carlo dosing simulations and subcutaneous tissue distribution. J Antimicrob Chemother. 2009;64:142-50.
27. Kollef MH. Limitations of vancomycin in the management of resistant staphylococcal infections. Clin Infect Dis. 2007;45 S3:S191-5.
28. Hyatt JM, Schentag JJ. Pharmacodynamic modeling of risk factors for ciprofloxacin resistance in Pseudomonas aeruginosa. Infect Control Hosp Epidemiol. 2000;21(S1):S9-11.
29. Monti G, Bradić N, Marzaroli M, et al. Continuous vs Intermittent Meropenem Administration in Critically Ill Patients With Sepsis: The MERCY Randomized Clinical Trial. JAMA. 2023;330(2):141–151. doi:10.1001/jama.2023.10598.
30. Varghese JM. Roberts JA, Lipman J. Antimicrobial pharmacokinetic and pharmacodynamic issues in the critically ill with severe sepsis and septic shock. Crit Care Clin. 2011;27:19-34.
31. Pea F, Viale P, Pavan F, et al. Pharmacokinetic considerations for antimicrobial therapy in patients receiving renal replacement therapy. Clin Pharmacokinet. 2007;46(12):997-1038.
32. McKinnon PS, Paladino JA, Schentag JJ. Evaluation of area under the inhibitory curve (AUIC) and time above the minimum inhibitory concentration (T>MIC) as predictors of outcome for cefepime and ceftazidime in serious bacterial infections. Int J Antimicrob Agents. 2008;31(4):345-51.
33. MacGowan A, Rogers C, Bowker K. The use of in vitro pharmacodynamic models of infection to optimize fluoroquinolone dosing regimens. J Antimicrob Chemother. 2000;46(2):163-70.
34. Thomas JK, Forrest A, Bhavnani SM, et al. Pharmacodynamic evaluation of factors associated with the development of bacterial resistance in acutely ill patients during therapy. Antimicrob Agents Chemother. 1998;42(3):521-7.
35. Moore RD, Lietman PS, Smith CR. Clinical response to aminoglycoside therapy: importance of the ratio of peak concentration to minimal inhibitory concentration. J Infect Dis. 1987;155:93-9.
36. van Zanten AR, Polderman KH, van Geijlswijk IM, et al. Ciprofloxacin pharmacokinetics in critically ill patients: a prospective cohort study. J Crit Care. 2008;23:422-30.
37. Kollef MH, Sherman G, Ward S, Fraser VJ. Inadequate antimicrobial treatment of infections: a risk factor for hospital mortality among critically ill patients. Chest. 1999;115:462-74.
38. Ulldemolins M, Nuvials X, Palomar M, et al. Appropriateness is critical. Crit Care Clin. 2011;27:31.
39. Lawrence KL, Kollef MH. Antimicrobial stewardship. Am J Respir Crit Care Med. 2009;179:434.
40. Ulldemolins M, Roberts JA. How do I adjust antimicrobial daily dosage in patients with MODS? A pharmacist's contribution. In: Rello J, Lipman J, Lisboa T, editors. Sepsis management: PIRO and MODS. Berlin: Springer-Verlag Berlin Heidelberg; 2012.
41. Kumar A, Roberts D, Woods KE, et al. Duration of hypotension before initiation of effective antimicrobial therapy is the critical determinant of survival in human septic shock. Crit Care Med. 2006;34:1589-96.
42. Taccone FS, Laterre PF, Dugernier T, et al. Insufficient β-lactam concentrations in the early phase of severe sepsis and septic shock. Crit Care. 2010;14:R126.

43. Ulldemolins M, Lisboa T, Rello J. First do no harm: frequently forgotten factors in empirical antimicrobial treatment. In: Chiche JD, Moreno R, Putensen C, et al. Patient safety and quality of care in intensive care medicine. Berlin: Medizinisch Wissenschaftliche Verlagsgesellschaft (MWV); 2009.
44. Roberts JA, Lipman J. Pharmacokinetic issues for antibiotics in the critically ill patient. Crit Care Med. 2009;37:840-51.
45. Roberts JA, Kirkpatrick CM, Roberts MS, et al. Meropenem dosing in critically ill patients with sepsis and without renal dysfunction: intermittent bolus versus continuous administration? Monte Carlo dosing simulations and subcutaneous tissue distribution. J Antimicrob Chemother. 2009;64:142-50.
46. Roberts JA, Kruger P, Paterson D, et al. Antibiotic resistance: what's dosing got to do with it? Crit Care Med 2008;36:2433-40.
47. Safdar N, Handelsman J, Maki DG. Does combination antimicrobial therapy reduce mortality in Gram-negative bacteremia? Lancet Infect Dis. 2004;4:519-27.
48. Paul M, Benuri-Silbiger I, Soares-Weiser K, et al. Beta-lactam monotherapy versus beta-lactam aminoglycoside combination therapy for sepsis in immunocompetent patients: systematic review and meta-analysis of randomized trials. BMJ. 2004;328:668-82.
49. Leibovici L, Paul M. Aminoglycoside/beta-lactam combinations in clinical practice. J Antimicrob Chemother. 2007;60:911-2.
50. Kumar A, Zarychanski R, Light B, et al. Early combination antibiotic therapy yields improved survival compared with monotherapy in septic shock: a propensity-matched analysis. Crit Care Med. 2010 Sep;38(9):1773-85.
51. Kumar A, Safdar N, Kethireddy S, et al. A survival benefit of combination antibiotic therapy for serious infections associated with sepsis and septic shock is contingent only on the risk of death: a meta-analytic/meta-regression study. Crit Care Med. 2010;38:1651-64.
52. Legrand M, Max A, Peigne V, et al. Survival in neutropenic patients with severe sepsis or septic shock. Crit Care Med. 2012;40:43-9.
53. Layeux B, Taccone FS, Fagnoul D, et al. Amikacin monotherapy for sepsis caused by panresistant Pseudomonas aeruginosa. Antimicrob Agents Chemother. 2010;54:4939-41.
54. Nicasio AM, Eagye YJ, Nicolau DO, et al. Pharmacodynamic-based clinical pathway for empiric antibiotic choice in patients with ventilator-associated pneumonia. J Crit Care. 2010;25:69-77.
55. Lodise TP, Lomaestro B, Drusano GL. Piperacillin-tazobactam for Pseudomonas aeruginosa infection: clinical implications of an extended-infusion dosing strategy. Clin Infect Dis. 2007;44:357-63.
56. Seyler L, Cotton F, Taccone FS, et al. Recommended beta-lactam regimens are inadequate in septic patients treated with continuous renal replacement therapy. Crit Care. 2011;15:R137.
57. Rello J, Vidaur L, Sandiumenge A, et al. Deescalation therapy in ventilador-associated pneumonia. Crit Care Med. 2004;32:2183-90.
58. Gonzales C, Rubio M, Romero-Vivas J, et al. Bacteremic pneumonia due to Staphylococcus aureus: a comparison of disease caused by methicillin-resistant and methicillin-susceptible organisms. Clin Infect Dis. 1999;29:1171-7.
59. Vidaur L, Gualis B, Rodriguez A, et al. Clinical resolution in patients with suspicion of ventilator-associated pneumonia: a cohort study comparing patients with and without acute respiratory distress syndrome. Crit Care Med. 2005;33:1248-53.
60. Vidaur L, Planas K, Sierra R, et al. Ventilator-associated pneumonia: impact of organisms on clinical resolution and medical resources utilization. Chest. 2008;133:625-32.
61. Lisboa T, Seligman R, Diaz E, et al. C-reactive protein correlates with bacterial load and appropriate antibiotic therapy in suspected ventilator-associated pneumonia. Crit Care Med. 2008;36:166-71.
62. Stolz D, Smyrnios N, Eggiman P, et al. Procalcitonin for reduced antibiotic exposure in ventilator-associated pneumonia: a randomised study. Eur Respir J. 2009;34:1364-75.
63. Micek ST, Ward S, Fraser VJ, et al. A randomized controlled trial of an antibiotic discontinuation policy for clinically suspected ventilator-associated pneumonia. Chest. 2004 May;125(5):1791-9.
64. Evans L, Rhodes A, Alhazzani W, et al. Surviving sepsis campaign: international guidelines for management of sepsis and septic shock 2021. Intensive Care Med. 2021;47(11):1181-247. doi: 10.1007/s00134-021-06506.

7

Controle do Foco Infeccioso

Lísia Gomes Martins de Moura Tomich
Elisa Donalísio Teixeira Mendes
Maura Salaroli de Oliveira
Sílvia Figueiredo Costa

Introdução

O controle do foco da sepse é fundamental para que as defesas do hospedeiro, bem como a antibioticoterapia, tenham sucesso na eliminação do agente infeccioso. Em geral, depende de intervenção cirúrgica, que pode ocorrer por meio de drenagem de abscesso ou líquido contaminado, desobstrução da via urinária, desobstrução da via biliar, desbridamento de tecidos desvitalizados e necrosados, retirada de dispositivos implantados e, ainda, restauração da anatomia e da função do órgão comprometido (Tabela 7.1). A Surviving Sepsis Campaign (campanha de sobrevivência à sepse) recomenda o controle do foco o mais rápido possível, de preferência nas primeiras 6 horas pós-diagnóstico.[1]

O controle do foco infeccioso é tão importante quanto a introdução da antibioticoterapia e a ressuscitação volêmica adequadas. Portanto, não é aconselhável prolongar esforços para a estabilização médica em vez de abordar o foco da infecção em pacientes gravemente doentes, especialmente aqueles com choque séptico. Na Tabela 7.1, descrevem-se os principais tipos de controle de foco, com a técnica relacionada e exemplos ilustrativos.[1]

Apesar da recomendação da drenagem precoce do foco, alguns aspectos – como o impacto da experiência da equipe cirúrgica e do uso de determinados métodos de imagem na sobrevida dos pacientes – não estão completamente estabelecidos.

Estudos que avaliaram o impacto da experiência da equipe cirúrgica na mortalidade dos pacientes mostraram resultados discordantes. Um estudo recente, entretanto, analisou a mortalidade de um serviço com uma equipe de cirurgiões especialmente treinada para o atendimento de catástrofe abdominal e evidenciou redução importante da mortalidade para 28%, em comparação com 40% da descrita em uma coorte americana que avaliou 694 pacientes com sepse abdominal.[2]

Outra questão importante é a pesquisa de focos ocultos que possam ser a causa da ausência de resposta ao tratamento clínico da sepse. Casuísticas pequenas mostram que exames radiológicos como cintilografia com gálio-67[3] e tomografia por emissão de pósitrons combinada à tomografia computadorizada (PET-CT) podem ser úteis na identificação e no controle de focos desconhecidos.[4] Chen *et al.*[3] realizaram cintilografia com gálio-67 em 117 pacientes com sepse, dos quais 84 tinham foco conhecido da sepse – mas persistiam febris ou sépticos apesar do

TABELA 7.1 CONTROLE DO FOCO DA SEPSE

Controle do foco	Técnica	Exemplos	Grau de evidência
Drenagem	Eliminação do líquido infectado por incisão do abscesso ou inserção de dreno	Abscesso intra-abdominal Empiema torácico Artrite séptica	C
Limpeza cirúrgica	Remoção de tecido desvitalizado ou infectado	Pielonefrite Colangites Necrose pancreática infectada Infarto intestinal Mediastinite	C
Dispositivos invasivos	Retirada do acesso/ dispositivo	Cateter vascular infectado Cateter urinário Dispositivo contraceptivo intrauterino Prótese ortopédica	C
Controle definitivo	Retirada do tecido ou órgão do comprometido	Ressecção do sigmoide para diverticulite Colecistectomia para colecistite gangrenosa Amputação Necrose muscular	C

Fonte: elaborada pelas autoras do capítulo.

tratamento com antibióticos e da drenagem do foco – e 33 tinham foco desconhecido, sendo realizado diagnóstico de novo foco em 19 (17%) pacientes. Outro estudo com PET-CT avaliou 18 pacientes e identificou novo foco em 11 – e, em quatro pacientes, o resultado do exame levou ao controle do foco (duas cirurgias e dois marca-passos retirados). Esses estudos, entretanto, não mostraram impacto na mortalidade e precisam ser validados em estudos controlados e com casuística adequada.

Pele e partes moles

As infecções de partes moles e pele são importantes causas de sepse e são classificadas de acordo com a Infection Disease Society of America (IDSA) em: superficiais não complicadas (impetigo, erisipela e celulite), associadas a contato e/ou mordida de animais, de sítio cirúrgico e necrosantes.[5]

As infecções necrosantes, como fasciite necrosante e mionecrose, são gravíssimas e devem ser desbridadas o mais rápido possível. A extensão da necrose pode não estar totalmente visível na primeira abordagem cirúrgica e, portanto, novo desbridamento é recomendado após 24 e 48 horas e sempre que nova necrose tecidual é identificada.[5-6] Estudo conduzido por Wong *et al.*[7] mostrou que o desbridamento tardio (24 horas após o diagnóstico) aumenta em nove vezes o risco de óbito.

A fasciite necrosante (FN) é uma infecção bacteriana destrutiva e rapidamente progressiva do tecido subcutâneo e da fáscia superficial, associada a altos índices de morbimortalidade. As ocorrências de fasciite necrosante após varicela ou lesões menores, como arranhões ou picadas de insetos, são geralmente atribuídas a *Streptococcus pyogenes* ou, raramente no Brasil, a *Staphylococcus aureus* resistente à meticilina (MRSA) adquirido na comunidade. Em pacientes com fasciite necrosante, a mortalidade causada por *Streptococcus* do grupo A, hipotensão e falência de órgãos é significativamente elevada, variando de 30% a 70%.[8] A gangrena de Fournier é a forma de FN que atinge a bolsa escrotal e a região perineal.

A FN é classificada em: tipo I, causado por flora mista de anaeróbios e outras bactérias e correspondente a 70% a 80% dos casos; tipo II, se monomicrobiana (*Staphylococcus, Streptococcus* e *Clostridium* sp.); tipo III, se monomicrobiana (Gram-negativos, incluindo microrganismos marinhos); e tipo IV, causado por fungos.[6,9]

Os principais fatores de risco associados à FN são doenças crônicas (doenças cardíacas, doença vascular periférica, doenças pulmonares, insuficiência renal e diabetes melito), consumo abusivo de bebidas alcoólicas, condições imunossupressoras (uso de corticosteroide sistêmico, doenças do colágeno, infecção por HIV, transplantes de órgãos sólidos e doenças malignas em tratamento), uso de substâncias endovenosas, cirurgias, varicela em crianças, úlceras isquêmicas e lesão por pressão, psoríase, contato com pessoas infectadas por *Streptococcus* e traumatismos cutâneos penetrantes e fechados ou até mínimos. Apesar de a FN poder acometer pacientes de qualquer idade, há um aumento significativo da sua incidência em idosos (acima dos 65 anos), assim como em pacientes com pelo menos uma doença de base, como diabetes melito ou doenças cardiovasculares.[6,9] No entanto, vários relatos na literatura enfatizam a ocorrência de infecções estreptocócicas graves e FN em adultos jovens e previamente sadios.[10]

Quanto ao sítio primário mais comum da infecção, os membros inferiores representam cerca de 50% dos casos, seguidos por membros superiores (29%), tronco (9%), região perineal (8%) e face (1%).[8]

Diagnóstico/exames complementares

O diagnóstico clínico é confirmado na intervenção cirúrgica, com a evidência de necrose da fáscia superficial.[10] Os exames radiológicos são úteis, e o diagnóstico diferencial deve ser feito principalmente em relação a celulite em seu estágio inicial. Na história clínica, deve-se atentar para os fatores predisponentes, existentes na maioria dos casos (71%). Relato de traumatismo prévio pode ocorrer em grande parte dos casos (lesão de pele e traumatismo fechado). Exames laboratoriais podem ser úteis na avaliação do risco de o paciente desenvolver FN, conforme a pontuação do escore Laboratory Risk Indicator for Necrotizing Fasciitis (LRINEC), que estratifica o paciente em baixo risco ≤ 5, risco intermediário 6-7 e alto risco[3] ≥ 8 (Tabela 7.2).[8]

Testes bacteriológicos (diretos e culturas), a partir de exsudato da ferida, líquido da bolha, tecido excisado, material aspirado do subcutâneo e sangue, são essenciais para o diagnóstico apropriado. Hemoculturas são positivas em 11% a 60% dos casos.[9] Exames radiológicos também são úteis para o estabelecimento do diagnóstico diferencial, permitindo intervenção cirúrgica mais precoce e facilitando o plano operatório. A tomografia computadorizada proporciona visualização da existência e da extensão do gás anormal, além de evidenciar necrose com espessamento assimétrico da fáscia. Cabe lembrar que a ocorrência de gás não necessariamente indica infecção por *Clostridium*, uma vez que *Escherichia coli*, *Peptostreptococcus* e

TABELA 7.2	DESCRIÇÃO DOS FATORES PREDITIVOS PARA FASCIITE NECROSANTE COM AS VARIÁVEIS E AS PONTUAÇÕES CORRESPONDENTES POR MEIO DO ESCORE DE LRINEC	
Variável	**Valor**	**Pontos**
Proteína C-reativa	< 150 mg/L > 150 mg/L	0 4
Contagem de leucócitos	15-25 por mm^3 > 25 por mm^3	0 1
Hemoglobina	> 13,5 g/dL 11-13,5 g/dL < 11 g/dL	0 1 2
Sódio	> 135 mmol/L < 135 mmol/L	0 2
Creatinina	< 1,6 mg/dL > 1,6 mg/dL	0 2
Glicose	≤ 180 mg/dL > 180 mg/dL	0 1

LRINEC: *Laboratory Risk Indicator for Necrotizing Fasciitis.*
Nesse escore, a pontuação de ≤ 5 corresponde a baixo risco, 6-7 indica risco intermediário e ≥ 8 aponta alto risco.[8]
Fonte: elaborada pelas autoras do capítulo.

Bacteroides podem produzir gás em condições apropriadas. A ressonância magnética (RM), pela ausência de acentuação do contraste de gadolínio em imagens ponderadas em T1, pode fornecer um diagnóstico precoce da FN, demonstrar a necessidade de cirurgia e determinar a extensão do envolvimento, sendo uma boa técnica para revelar a profundidade da infecção e a existência de necrose.[8]

Tratamento

O tratamento inclui antibióticos, desbridamento cirúrgico agressivo e medidas de suportes clínico e nutricional. É recomendada antibioticoterapia empírica com penicilina, clindamicina e aminoglicosídeo, a qual deve ser modificada de acordo com o agente infeccioso identificado. A penicilina é o antibiótico de escolha para o tratamento das infecções estreptocócicas e apresenta amplo espectro de ação contra enterobactérias, estreptococos, enterococos e anaeróbios, incluindo *Bacteroides* spp. No entanto, a clindamicina, em experimentos animais, tem demonstrado redução da mortalidade em comparação com a penicilina. Um possível mecanismo seria o efeito da clindamicina na síntese proteica, o que poderia diminuir a produção de superantígenos, incluindo toxinas de estreptococos do grupo A.[9] O aminoglicosídeo tem ação contra os Gram-negativos e pode ser substituído por cefalosporinas de terceira geração. A terapia antimicrobiana alternativa pode ser com glicopeptídeo, cefalosporina de terceira geração e clindamicina. Linezolida e daptomicina também podem ser utilizadas.[9]

O uso de oxigênio hiperbárico não é recomendado para o tratamento da FN – diante da ausência de estudos que comprovem seus benefícios – e pode atrasar a ressuscitação e o desbridamento cirúrgico (Tabela 7.3).[5,12]

Artrite séptica

A incidência de artrite séptica varia de quatro a 29 casos por 100 mil pessoas-ano, dependendo da população estudada e da existência de doenças articulares preexistentes. A via mais frequente de entrada do microrganismo é a disseminação hematogênica, seguida de inoculação direta (artrocentese, artroscopia e traumatismo) ou por contiguidade (osteomielite e abscesso).[13,14]

Cerca de um terço dos pacientes com artrite séptica apresenta sinais de sepse.[15] A mortalidade varia de 7% a 22%, e as seguintes variáveis estão associadas a pior prognóstico: comorbidades, idade superior a 65 anos, uso de substâncias imunossupressoras, sítio da infecção (ombro, cotovelo) e comprometimento de mais de uma articulação.[13,14] Em uma coorte inglesa de 12.132 pacientes, no período de 12 meses pós-diagnóstico, 0,13% dos pacientes foram submetidos a artrodese, 0,4% a amputação e 1,33% a artroplastia – e, em 15 anos de acompanhamento, 8,76% dos pacientes apresentaram uma aceleração da osteoartrite, perfazendo um risco seis vezes maior do que o da população geral.[13]

As causas bacterianas de artrite séptica incluem *Staphylococcus* (40%), *Streptococcus*

TABELA 7.3 CLASSIFICAÇÃO DA FACIITE NECROSANTE, COM BASE NA TOPOGRAFIA DA INFECÇÃO E NOS PATÓGENOS ASSOCIADOS

Classificação	Topografia	Patógenos	Incubação	Progressão	Tratamento
FN-Tipo I	Fáscia e músculo	Anaeróbios facultativos e ou obrigatórios	48-96 horas	Horas a dias	Antibiótico, IV e Cirurgia
FN-Tipo II	Pele, fáscia e músculo	Grupo Streptococcus (A, C, G e B) *Staphylococcus*	6-48 horas	Poucas horas	Antibiótico, IV e Cirurgia
FN-Tipo III	Pele, fáscia e músculo	Gram-negativos Patógenos marinhos	8-48 horas	Horas a dias	Antibiótico, IV e Cirurgia
FN-Tipo IV	Pele, fáscia e músculo	Fungos	6-48 horas	Horas a dias	Antibiótico, IV e Cirurgia
Mionecrose (*Clostridium*)	Músculo	*C. perfringens* *C. novyi* *C. septicum*	6-48 horas	Poucas horas	Antibiótico, IV e Cirurgia
Mionecrose (outros patógenos)	Músculo e fáscia	Anaeróbios obrigatórios ou facultativos	12-96 horas	Variável Horas a dias	Antibiótico, IV e Cirurgia

FN: fasciite necrosante; CH: câmara hiperbárica.[8,9]
Fonte: elaborada pelas autoras do capítulo.

(28%), bacilos Gram-negativos (20%), micobactérias (8%), outros cocos Gram-positivos (3%) e anaeróbios (1%). Classicamente, as manifestações clínicas podem ser agrupadas em três categorias: causadas por gonococo, não causadas por gonococo e outras (micobactérias e fungos).[13,14]

Os Gram-positivos *Staphylococcus* e *Streptococcus* estão geralmente associados ao uso de substâncias injetáveis, disseminação hematogênica ou por contiguidade de infecções de partes moles ou osteomielite. Dados americanos mostram que a incidência de *S. aureus* resistente à meticilina (MRSA) varia de 5% a 25% e é maior em idosos e em infecções relacionadas com assistência à saúde. Os Gram-negativos mais frequentes são *Escherichia coli* e *Pseudomonas aeruginosa* e estão associados a infecções urinárias, ao uso de fármacos e a imunossupressores. A artrite gonocócica ocorre geralmente em pacientes jovens e ativos sexualmente e/ou em grupos de risco, como o dos trabalhadores do sexo.[13,14]

Diagnóstico/exames complementares

Diante da elevada morbimortalidade e do risco funcional pelo dano estrutural à articulação, a artrite séptica é um diagnóstico de emergência e deve ser considerada em todo paciente com monoartrite com ou sem febre – embora oligo ou poliartrite não excluam o diagnóstico.[14] Para tanto, a artrocentese é essencial para identificar o agente etiológico da artrite séptica. O líquido sinovial deve ser enviado para contagem de células, coloração de Gram, cultura e identificação de microcristais. Se a primeira amostra é negativa em pacientes que receberam previamente antimicrobianos, uma nova punção pode ser realizada.[14] Contagem de leucócitos > 50.000 por mm^3 e contagem de polimorfonucleares > 90% têm correlação direta com artrite séptica. A hemocultura é positiva em 25% a 50% dos pacientes. O ultrassom é mais sensível para detecção de derrame, servindo também para guiar a punção em articulações difíceis, como o quadril. A ressonância magnética (RM) pode ser útil para identificar o comprometimento intra-articular.[13,14]

Tratamento

Deve-se instituir rapidamente antibioticoterapia intravenosa empírica, baseada na epidemiologia e na clínica do paciente, com drenagem da articulação. As drenagens por artroscopia e aberta parecem ser superiores à punção diária, sendo baixa a morbidade e rápida a recuperação.[15,16]

A antibioticoterapia deve ser ajustada de acordo com o agente identificado, e o tratamento deve continuar por 2-4 semanas. A artrite gonocócica deve ser tratada com cefalosporina de terceira geração por 3-4 semanas. A cobertura antimicrobiana contra Gram-positivos e Gram-negativos deve ser mantida nos pacientes cujo agente etiológico não tenha sido identificado.[13,14]

Urossepse

Em algumas casuísticas, o foco urinário corresponde a 10% a 30% dos casos de sepse.[17] Pode ocorrer devido a infecções comunitárias e relacionadas com assistência à saúde e a complicações infecciosas envolvendo a próstata ou o parênquima renal.[17-19]

Os principais fatores de risco associados à urossepse são: obstrução do trato urinário, em até 78% dos pacientes; uropatia com impacto na urodinâmica, em aproximadamente 22% dos pacientes; e intervenções urológicas, em 17%. As causas de obstrução do trato urinário são variáveis: cálculos (65%), tumores (21%), gestação (5%), alterações anatômicas (5%) e procedimentos cirúrgicos (4%).

Um estudo que avaliou 205 pacientes demonstrou que as urossepses estavam associadas a urolitíase (43%), adenoma de próstata (25%), câncer urológico (18%) e outras patologias urológicas (14%). O risco de desenvolver urossepse aumenta com a idade e na presença de comorbidades como diabetes, HIV, transplante, câncer, uso de substâncias imunossupressoras e quimioterapia.[18-20]

As enterobactérias são os principais agentes das urossepses comunitárias e relacionadas com assistência à saúde, sendo *E. coli*, *Proteus* spp., *Enterobacter* spp. e *Klebsiella* spp. os principais microrganismos. Entretanto, deve-se suspeitar da possibilidade de infecção por patógenos multirresistentes em pacientes com história de infecção urinária de repetição e/ou uso prévio de antimicrobiano, tendo em vista que estudos mostram o aumento de infecções por enterobactérias produtoras de betalactamase de espectro ampliado (ESBL), resistentes às cefalosporinas de terceira e quarta gerações, e, mais recentemente, de isolados produtores de carbapenemases, como KPC, resistentes a todos os antibióticos, exceto as polimixinas. Não fermentadores, como *P. aeruginosa* e *Acinetobacter* spp., e fungos (*Candida* spp.) são importantes agentes da urossepse relacionada com assistência à saúde, em particular nos pacientes críticos em uso de cateter vesical.[17-20]

Uma coorte retrospectiva de 208 pacientes admitidos com urossepse em unidade de emergência demonstrou que a mortalidade geral foi de 6,7% (14/208) e, entre os pacientes com choque séptico, foi de 25,9% (14/54). Os fatores de risco independentes encontrados foram obstrução do trato urinário, infecção associada à assistência à saúde e cirrose hepática.[21]

Diagnóstico/exames complementares

O diagnóstico de urossepse é clínico e laboratorial. Sinal de Giordano, disuria, piúria, cólica nefrética, prostatismo e/ou sintomas de prostatite estão geralmente presentes. Urina tipo I, urocultura e hemocultura devem ser feitas, sempre que possível, antes do início da antibioticoterapia intravenosa empírica. Exames radiológicos como ultrassom e tomografia computadorizada do trato geniturinário devem ser realizados para identificar a presença de litíase, abscessos e hidronefrose e indicar precocemente a remoção do foco da urossepse.[17-20]

Tratamento

A antibioticoterapia intravenosa empírica deve ser baseada nos dados clínicos, nos fatores de risco dos pacientes e na epidemiologia local, devendo sempre cobrir enterobactérias nas infecções comunitárias. Nas infecções relacionadas com assistência à saúde, deve-se levar em consideração o tempo de hospitalização e o uso prévio de antibiótico e/ou de cateter urinário, bem como os agentes mais prevalentes na instituição. Usam-se, preferencialmente, antibióticos que tenham boa concentração no parênquima renal e na próstata, como betalactâmicos e aminoglicosídeos.

O biofilme tem importante papel na persistência de infecção urinária na presença de cateter urinário, litíase e prostatite. Portanto, deve-se priorizar a dose máxima dos antibióticos, pois, na existência de biofilme, a concentração inibitória mínima dos antibióticos aumenta de 10 a 100 vezes.[22]

Na insuficiência renal, a dose dos antibióticos deve ser ajustada de acordo com a taxa de filtração glomerular. O tempo de tratamento é variável (geralmente sete dias), mas depende da remoção eficaz do foco.

A remoção do foco, costumeiramente realizada nos casos obstrutivos, pode ocorrer em duas etapas, sendo urgente a resolução da obstrução do trato urinário. Posteriormente, o procedimento cirúrgico definitivo é realizado, se indicado.[55] Aparentemente, não há diferença entre drenagem com cateter duplo J e nefrostomia.[15]

Foco pulmonar

A sepse de foco pulmonar é decorrente de infecção bacteriana, que pode ser comunitária ou hospitalar, e se manifesta com pneumonia, derrame pleural, empiema e/ou abscesso pulmonar. O atraso no diagnóstico pode implicar aumento do tempo de hospitalização, uso inadequado de antimicrobianos e elevação do custo hospitalar. A ocorrência de derrame pleural é muito frequente, especialmente em pacientes com doenças cardiovasculares e pulmonares preexistentes, além de diabetes,[27] e pode ser o foco da sepse.

Recomendações recentes indicam ultrassonografia torácica para diagnóstico de derrame pleural, auxiliando na toracentese mais segura e na avaliação da ocorrência de septações.

Empiema pleural

Dentição precária, imunodeficiência e desnutrição são importantes fatores predisponentes para o desenvolvimento de empiema pleural. Estudo recente identificou a albumina sérica ≤ 3 na admissão como fator de risco independente para mortalidade.[23]

A prevalência dos microrganismos que causam infecção pleural varia significativamente entre infecções adquiridas na comunidade e as relacionadas com assistência à saúde. Estudo britânico prospectivo e multicêntrico identificou agentes em 232 (54%) das culturas de líquido pleural.[24] O patógeno mais comumente isolado foi *Streptococcus milleri* (29%), seguido por estafilococos (21%) e *Streptococcus pneumoniae* (16%). Somente 15% das efusões tinham anaeróbios, e outros agentes responsáveis por infecções comunitárias incluíram outros estreptococos, enterobactérias, *Haemophilus influenzae, Pseudomonas* spp., *Mycobacterium tuberculosis* e *Nocardia*. Em estudo que avaliou infecções nosocomiais, os agentes mais comuns foram MRSA (27%), outros estafilococos (22%) e enterobactérias (20%).[25]

O diagnóstico precoce de empiema é crucial para o sucesso do tratamento. Mesmo com a terapia instituída adequadamente, a mortalidade de pacientes com empiema varia de 15% a 20%, sendo mais alta em imunocomprometidos.[26]

A ultrassonografia à beira do leito é capaz de identificar o volume do derrame e a presença de fibrina, septações e loculações. Quanto ao estudo do líquido pleural, a combinação de PCR > 100 mg/L com pH < 7,2 e glicose < 40 mg/dL resulta em 75% a 80% de sensibilidade e 97% de especificidade para derrame pleural complicado, sendo o pH o melhor preditor para a necessidade de drenagem.[27]

Tratamento

Uma vez que haja suspeita de infecção pleural, ela deve ser precocemente tratada com antibióticos sistêmicos de amplo espectro. De acordo com a microbiologia das infecções comunitárias, a primeira escolha pode incluir amoxicilina com clavulanato ou a combinação de ceftriaxona e metronidazol ou clindamicina, caso o paciente tenha alergia à penicilina.[27] Para as infecções hospitalares, a cobertura empírica deve incluir uma penicilina antipseudomonas (p. ex., piperacilina-tazobactam) ou cefalosporina de quarta geração (cefepima) com metronidazol. Caso haja suspeita de MRSA, a vancomicina deve ser adicionada.[28] Devem-se evitar aminoglicosídeos, pela baixa concentração no espaço pleural.[27] As estratégias de duração do tratamento são extrapoladas dos abscessos pulmonares, diante da heterogeneidade dos fatores influenciadores, como concentração do antimicrobiano no espaço pleural, resposta imune do hospedeiro, local da infecção e perfil de sensibilidade aos antimicrobianos. Sugerem-se cerca de três semanas, com base nas respostas clínico-laboratorial e radiológica.[27]

Quando indicada, a drenagem deve ser executada com o uso de um ou mais cateteres intercostais, já que muitos pacientes podem ter coleções multisseptadas (Tabela 7.4). Essa abordagem pode reduzir o tempo de necessidade de antimicrobianos.[27]

Como as septações podem dificultar a erradicação do pus, os fibrinolíticos têm sido usados com o objetivo de fazer a lise das loculações. Estudos iniciais mostraram que a

TABELA 7.4	DESCRIÇÃO DOS ESTÁGIOS DO DERRAME PLEURAL, DOS GRAUS DE GRAVIDADE E NECESSIDADE DA DRENAGEM[29]				
Categoria	**Anatomia do espaço pleural**		**Bioquímica do líquido pleural**	**Risco de pior prognóstico**	**Drenagem**
1	Derrame pleural mínimo (< 10 mm em decúbito lateral)	e	Gram e resultado de cultura desconhecidos	Muito baixo	Não
2	Derrame pleural pequeno ou moderado (≥ 10 mm e < 50% do hemitórax)	e	Gram e resultado de cultura negativos	Baixo	Não
3	Derrame pleural volumoso (≥ 50% do hemitórax), loculado ou com espessamento pleural	ou	Gram e/ou resultado de cultura positivos	Moderado	Sim
4	Empiema		Pus	Alto	Sim

Fonte: elaborada pelas autoras do capítulo.

administração intrapleural de estreptoquinase ou uroquinase aumenta significativamente o volume de drenagem, apesar da ausência de impacto no desfecho dos pacientes.[30] Entretanto, estudo randomizado duplo-cego com 430 pacientes mostrou que a estreptoquinase intrapleural não reduziu a mortalidade ou a necessidade de drenagem cirúrgica.[24] Até o momento, não há evidências que sustentem o uso de fibrinolíticos ou monoterapia com DNase.[27]

Especialistas recomendam que seja avaliada indicação cirúrgica no terceiro dia da drenagem caso o paciente permaneça com sinais de sepse, persistência radiológica e/ou deterioração clínica.[27]

Abscesso pulmonar

Apesar de vários microrganismos causarem abscessos pulmonares, a microbiota anaeróbia oral é a mais implicada nas infecções primárias associadas às bacteremias espontâneas.[31]

Abscessos pulmonares secundários desenvolvem-se a partir de condições predisponentes, como anormalidades pulmonares congênitas, obstruções por neoplasia, corpo estranho e bronquiectasias.[31]

Tratamento

Os abscessos pulmonares são comumente tratados com antibioticoterapia prolongada, cujo tempo pode variar de um a três meses.[31] Contudo, a terapia conservadora pode falhar, caso o paciente apresente os seguintes fatores de pior prognóstico: persistência de febre por uma a duas semanas, cavidade grande (> 6 cm), imunodepressão, neoplasia, idade avançada, rebaixamento do nível de consciência ou certos patógenos (*Klebsiella pneumoniae*, *P. aeruginosa*, *S. aureus*).[32] A cirurgia está normalmente associada a uma alta morbimortalidade. Portanto, a drenagem percutânea guiada por tomografia é o tratamento inicial de escolha para pacientes com falha clínica.[31]

Foco abdominal e pélvico

As infecções intra-abdominais compreendem uma gama variável de doenças e condições clínicas, abrangendo desde apendicite não complicada até peritonite grave causada por isquemia mesentérica. O sucesso do desfecho se baseia em reconhecimento precoce, controle do foco e terapia antimicrobiana apropriada.[50]

O principal desafio consiste no fato de que o aparelho digestivo apresenta, em seu interior, uma imensa flora bacteriana e fúngica, estritamente necessária para a boa digestão e a absorção de nutrientes. Tal flora, quando em contato com a cavidade intra-abdominal estéril, tem enorme capacidade de causar quadros sépticos, especialmente pelo alto grau de vascularização do peritônio. Por esse motivo, a maioria das infecções intra-abdominais é polimicrobiana.

Normalmente, as infecções intra-abdominais são classificadas como complicadas e não complicadas. A infecção é considerada não complicada quando está contida em um único órgão, podendo ser controlada apenas com ressecção cirúrgica e antibioticoterapia profilática. Dois exemplos clássicos são a colecistite e as apendicites agudas de graus I e II. Já a infecção intra-abdominal complicada cursa com peritonite localizada ou generalizada e requer um tempo prolongado de antibiótico após o procedimento cirúrgico, além de abordagens cirúrgicas adicionais, quando necessárias.[61]

Por essas razões, a abordagem inicial das infecções intra-abdominais deve contar com uma boa história clínica e exame físico detalhado, relacionando tipo de dor, localização, ocorrência de febre, tempo dos sintomas e relação com a alimentação e relatando se houve parada de eliminação de flatos e fezes. No exame físico, deve-se atentar para sinais de sepse, a fim de não atrasar o início da reposição volêmica e da antibioticoterapia.[33] Tipicamente, o paciente encontra-se no serviço de emergência, com dor abdominal e síndrome da resposta inflamatória sistêmica (SIRS).[50]

A hemocultura não está indicada em infecções não complicadas da comunidade, exceto se o paciente apresentar bacteremia ou se for imunodeprimido/neutropênico.[61]

Exames gerais como hemograma completo, função renal e eletrólitos devem ser solicitados, assim como radiografia simples de abdome para avaliar a existência de pneumoperitônio e obstrução intestinal. Muitas vezes, faz-se necessário exame complementar de imagem. Nesses casos, a tomografia computadorizada mostrou melhor sensibilidade em comparação com o ultrassom abdominal em estudo realizado com adultos e crianças com apendicite aguda. Porém, em casos de suspeita de colecistite e quadro ginecológico, o ultrassom ainda é o exame de escolha.[65]

Os fatores de risco associados à falha do controle do foco intra-abdominal são: atraso > 24 horas para intervenção cirúrgica, escore Apache (Acute Physiology and Chronic Health Evaluation) > 15 pontos, idade avançada (> 70 anos), desnutrição, peritonite difusa, neoplasia.[61]

Controle do foco

O controle do foco deve ocorrer em tempo oportuno e ser adequado. A classificação inicial da gravidade do caso norteará o momento da cirurgia, sendo que, nas infecções intra-abdominais não complicadas, sem evidência de peritonite, em pacientes hemodinamicamente estáveis, sem comorbidades e sem imunossupressão, a conduta cirúrgica pode ser prorrogada por, no máximo, 24 horas. Apesar disso, sabe-se que a abordagem ideal deve ser a mais precoce possível.[66]

A drenagem percutânea do foco, guiada por tomografia computadorizada ou ultrassom, é uma possibilidade cirúrgica, desde que haja abscesso localizado, extraperitoneal, de fácil acesso e sem sinais de peritonite.[66]

Assim, a evolução favorável do paciente depende do controle do foco. São necessárias técnicas abertas nos casos de abscessos mal localizados, lobulados, com tecido desvitalizado, perfurativos e com sinais de peritonite. Mesmo em quadros de peritonite grave, a peritoniostomia não está indicada de rotina, exceto em casos extremos, como necessidade de colostomia, impossibilidade de fechar a parede abdominal por perda de tecido ou aumento da pressão intra-abdominal.[61]

O controle do foco engloba todas as medidas tomadas para eliminar o foco e reduzir o inóculo bacteriano, incluindo o restabelecimento funcional do trato gastrointestinal.

Coleta de material intraoperatório para cultura

Para infecções intra-abdominais não complicadas da comunidade, as culturas intraoperatórias são opcionais e úteis para identificar tendências epidemiológicas e de resistência antimicrobiana. Já em pacientes de alto risco, com infecções graves, hospitalizados ou que já tenham feito uso prévio de antibióticos, as culturas intraoperatórias são obrigatórias e devem ser sempre realizadas. O método que confere maior sensibilidade à cultura consiste no envio de 5-10 mL de líquido intra-abdominal inoculado em frasco de hemocultura aeróbia. A bacterioscopia é útil para determinar a existência de leveduras no grupo de pacientes descrito.[65]

Tratamento empírico

O tratamento empírico das infecções intra-abdominais da comunidade deve abranger as bactérias do trato gastrointestinal, como Gram-negativos entéricos, bacilos anaeróbios e enterococos.[49]

O guia de infecções intra-abdominais publicado em 2010 pela Surgical Infection Society e pela Infectious Diseases Society of America recomenda que, em infecções não complicadas da comunidade e em pacientes que não tenham feito uso prévio de antibiótico, a cobertura empírica para enterococos não é necessária.[61]

É recomendado o uso de uma cefalosporina de segunda ou terceira geração ou de uma quinolona (ciprofloxacino ou levofloxacino) ou aminoglicosídeo associado ao metronidazol para cobertura anaeróbia. Os antifúngicos não devem ser utilizados em terapia empírica caso a infecção seja da comunidade.[49]

Em casos de infecção relacionada ao serviço de saúde, infecção de sítio cirúrgico ou infecção em pacientes com desnutrição, Apache > 15, imunocomprometimento e diagnóstico de neoplasia, entre outras comorbidades, a terapia empírica deve ser mais ampla, abrangendo Gram-negativos hospitalares, enterococos resistentes e *S. aureus*, a depender da colonização prévia do paciente, da epidemiologia hospitalar local e do tipo de antibiótico usado anteriormente.

Condição específica

Um estudo epidemiológico avaliou 912 pacientes com infecção intra-abdominal, os quais apresentaram apendicite aguda (38,4%), colecistite aguda (14,4%), infecção de sítio cirúrgico (11,8%), perfuração gastroduodenal (8,1%), diverticulite (7,8%), perfuração do intestino delgado (4,8%) e outros quadros (6%). Entre as infecções pós-operatórias, as causas mais comuns foram falha em anastomoses (50%) e fístula pós-pancreatectomia (12%).[52]

Apendicite

É a etiologia mais comum de cirurgia por abdome agudo e de sepse intra-abdominal. É causada pela obstrução do lúmen do apêndice, com elevação da pressão local, impossibilidade de drenagem do muco secretado pela mucosa e, finalmente, aumento da proliferação bacteriana no local.[55]

Uma coorte retrospectiva avaliou que ocorreu perfuração em 60% dos casos, e 40% precisaram de reabordagem. Houve necessidade de internação em UTI em aproximadamente 10% dos pacientes, com 1% de mortalidade.[51]

O diagnóstico é clínico e laboratorial, sendo que a leucocitose com desvio à esquerda é comum, com provas inflamatórias alteradas. O exame de imagem de escolha é a tomografia computadorizada.

A apendicite é classificada como precoce, supurativa, gangrenosa, perfurada ou abscedada, e a conduta conservadora com apenas antibioticoterapia intravenosa nos estágios iniciais vem sendo amplamente discutida, ainda sem consenso na literatura.[51]

Além disso, em pacientes com abscesso bem localizado ou flegmão presente na tomografia computadorizada, tem sido discutido recentemente o tratamento inicial com antibióticos intravenosos, drenagem percutânea do abscesso, alta hospitalar com antibiótico oral e apendicectomia após 4-8 semanas. Novamente, ainda são necessários mais estudos para que haja um consenso nessa questão.

Nos casos em que o paciente apresenta múltiplos abscessos, peritonite, quadro séptico ou perfuração, a conduta cirúrgica não é questionada e deve ser a mais precoce possível.[65]

Diverticulite

A doença diverticular assintomática é uma condição muito comum, com aumento de incidência com o envelhecimento, sendo que a diverticulite ocorre em apenas 5% dos portadores. Desses 5%, aproximadamente 25% necessitam de cirurgia por complicações locais, como abscesso, perfuração intestinal, peritonite e formação de fístula. As complicações são mais comuns em pacientes imunodeprimidos e com comorbidades.[60]

O diagnóstico normalmente é clínico, mas a existência de leucocitose e provas inflamatórias elevadas sugere evolução desfavorável. O exame de imagem de escolha é a tomografia computadorizada, nos casos de dúvida diagnóstica ou suspeita de complicações.

A doença é classificada nos estágios I a IV de Hinchey, conforme acometimento localizado e disseminação no peritônio. A conduta é conservadora nos estágios I e II, com anti-inflamatórios, antibióticos e observação clínica, sendo que, nos estágios III e IV, a cirurgia e a antibioticoterapia estão fortemente indicadas. A mortalidade dessa doença é baixa, chegando a 1% em pequenos estudos.[61,65]

Colecistite

Definida como inflamação da vesícula, em 90% dos casos é causada por cálculos biliares que impactam o ducto cístico. Tem ótimo prognóstico, desde que o diagnóstico não sofra atrasos e que não ocorra perfuração/gangrena da parede vesical.[68]

O diagnóstico é clínico e associado à confirmação ultrassonográfica, sendo necessários exames gerais para avaliar leucocitose e alteração de provas inflamatórias.

O tratamento depende da gravidade do caso, e antibioticoterapia, jejum, hidratação e analgesia estão indicados nos casos que necessitem de internação. Em pacientes que se apresentam afebris, com exames normais e sem sinais de sepse abdominal, o tratamento pode ser realizado de forma ambulatorial. A colecistectomia laparoscópica é o procedimento de escolha para colecistite aguda, quando a cirurgia está indicada, e o antibiótico deve ser descontinuado nas 24 horas de pós-operatório, exceto se ocorrer perfuração ou sinais infecciosos já fora da vesícula.[69]

Colangite

Trata-se de infecção do trato biliar com alto potencial de gravidade. A causa mais comum é a coledocolitíase, seguida de situações pós-manipulação do trato biliar, colocação de *stents* e causas obstrutivas neoplásicas. O diagnóstico é clínico – com tríade de Charcot (dor em hipocôndrio direito, febre e icterícia) e história de manipulação do trato biliar ou de colecistite –, associado a exame de imagem que identifique a causa da obstrução.[61]

Deve ser introduzido antibiótico intravenoso, porém é de extrema importância que ocorram as imediatas desobstrução e drenagem do trato biliar, até para melhorar a penetração antibiótica.

Em estudo recente conduzido por Doi *et al.*,[34] a terapia antimicrobiana com duração de seis dias apresentou desfechos equivalentes à de 12 dias quando a drenagem foi realizada com sucesso, o que reforça a importância da drenagem precoce do foco infeccioso.

Pancreatite

É um processo inflamatório intenso que pode ou não evoluir para infecção intra-abdominal durante o curso da doença. Deve-se solicitar tomografia computadorizada de abdome nos casos graves e nas suspeitas de complicações, principalmente a necrose pancreática infectada, a qual deve ser tratada com antibioticoterapia, já que abordagens profiláticas não demonstraram superioridade ao placebo – e ainda foram associadas a uma maior incidência de infecção fúngica.[48]

A indicação cirúrgica é reservada para os casos de pancreatite necrosante em que ocorre complicação anatômica importante, devendo ser indicada com cautela, já que apresenta alto nível de complicações pós-operatórias, como fístulas.[65]

Infecções ginecológicas

Em mulheres com diagnóstico de infecção intra-abdominal, o trato genital sempre deve ser lembrado e, portanto, uma história dirigida e um exame ginecológico são fundamentais. Questionamentos sobre data da última menstruação, comportamento sexual e ocorrência de leucorreia são essenciais.[65]

Entre as causas infecciosas ginecológicas, com certeza a doença inflamatória pélvica é a mais comum. É uma infecção ascendente da vagina e do cérvix, com transmissão usualmente sexual. Seus principais agentes são *Chlamydia thachomatis* e *Neisseria gonorrhoeae*, podendo ser polimicrobiana em até 40% dos casos. O diagnóstico é muito sugestionado pelo exame ginecológico, sendo confirmado por ultrassom transvaginal. A maioria das pacientes pode ser tratada fora do hospital, exceto se apresentar sinais sépticos de gravidade, abscesso pélvico, gestação, falha no tratamento por via oral e imunodeficiência.[61]

A cirurgia é indicada quando a paciente não apresenta melhora após 72 horas de tratamento conservador, sendo que a laparoscopia com lavagem pélvica e drenagem de abscessos é o procedimento mais indicado.[66]

Dispositivos invasivos

Nas unidades de terapia intensiva, o uso de acesso intravascular, sonda vesical, tubo orotraqueal, marca-passos, desfibrilador cardíaco implantável e cateter de derivação ventricular é frequente e representa importante causa de sepse nessa população de pacientes. A retirada dos dispositivos invasivos é sempre recomendada, já que a formação de biofilme ocorre minutos após a implantação e pode ser fonte de bacteremia e persistência de infecção.[35]

Os microrganismos são capazes de viver de forma independente, em um estado vegetativo ou em uma matriz exopolimérica conhecida como biofilme, em um estado *séssil*. O biofilme se desenvolve quando microrganismos aderem irreversivelmente à superfície dos dispositivos invasivos, produzindo polímeros extracelulares que facilitam a sua adesão, provocando a formação de matriz de glicocálice. Entre os principais agentes produtores de biofilme, destacam-se *Staphylococcus* coagulase-negativos (SCN), *S. aureus*, *P. aeruginosa* e *Candida* spp. O biofilme age como um ambiente protetor para o crescimento bacteriano e funciona como uma barreira mecânica à penetração dos antibióticos – e, além disso, a existência do corpo estranho diminui a capacidade oxidativa dos neutrófilos. Por isso, é frequentemente difícil erradicar os microrganismos dos dispositivos sem sua remoção.[36]

Infecção de corrente sanguínea relacionada com cateter central

As infecções da corrente sanguínea relacionadas com o acesso vascular são uma das principais causas de sepse no paciente crítico, com mortalidade que varia, de acordo com o hospedeiro e com o agente, entre 12% e 25%. Os fatores de risco associados à infecção podem ser referentes ao hospedeiro, como doença de base, neutropenia, transplante de células-tronco hematopoiéticas, grandes queimaduras e uso de nutrição parenteral, e ao cateter, como tipo, número de lúmens, sítio de inserção, tempo de uso e cuidados na inserção e na manipulação.[35,37]

Os agentes infecciosos variam de acordo com o hospital. Nos centros americanos, há predomínio de Gram-positivos SCNs, *S. aureus* e enterococos resistentes à vancomicina (VREs). No Brasil, além dos Gram-positivos, os Gram-negativos multirresistentes, como *Acinetobacter* spp., *Klebsiela* spp. e *P. aeruginosa*, são importantes causas de infecção da corrente sanguínea relacionada com cateter central.[38] Esse cateter pode ser o foco da sepse e deve ser investigado em todo paciente crítico que não tenha outro foco aparente.[35]

Diagnóstico laboratorial

O diagnóstico pode ser firmado com base nos critérios descritos na Tabela 7.5.

Tratamento

Antibioticoterapia empírica intravenosa baseada na epidemiologia deve ser prontamente iniciada em todo paciente séptico com acesso central, devendo ser ajustada de acordo com o resultado microbiológico. Os cateteres de curta permanência devem ser sempre removidos, e os de longa permanência devem ser removidos conforme o agente etiológico e a ocorrência de complicações (Fluxogramas 7.1 e 7.2).

Existe uma forte tendência de redução do tempo da antibioticoterapia na literatura, sendo que estudos recentes mostram desfechos semelhantes para terapias de 7 *vs.* 14 dias no tratamento de bacteremias, com resultados não inferiores no grupo de tratamento mais curto,[41] inclusive em bacteremias por enterobactérias.[42]

Dispositivos cardíacos implantáveis

Infecções associadas a dispositivos cardíacos implantáveis têm grande impacto na morbimortalidade de pacientes críticos e são de difícil tratamento. Cardioversores-desfibriladores implantáveis (CDIs) e marca-passos vêm sendo implantados com maior frequência e em pacientes mais graves, idosos e com várias comorbidades. As taxas de infecções associadas aos CDIs são mais elevadas do que as associadas aos marca-passos.[35,43,44]

Os principais fatores de risco associados às infecções relacionadas com os CDIs são febre nas 24 horas que antecederam a implantação do dispositivo, não utilização de profilaxia antimicrobiana, inexperiência do operador, infecção prévia por CDI, manipulação recente do dispositivo, uso de corticosteroides, uso de anticoagulantes e comorbidades.

Os SCNs são os principais agentes infecciosos, sendo responsáveis por 45% das infecções, seguidos pelo *S. aureus*. A infecção é tardia, geralmente quatro meses após o implante a

TABELA 7.5	CRITÉRIOS DE DEFINIÇÃO DE INFECÇÃO DA CORRENTE SANGUÍNEA (ICS) ASSOCIADA A CATETER CENTRAL[40]
	Critérios
ICS relacionada com cateter central	**Critério 1:** Paciente em uso de cateter central por período maior que 2 dias consecutivos (sendo o D1 o dia de instalação do dispositivo) e que, na data da infecção, estava em uso do dispositivo, ou esse havia sido removido no dia anterior **E** Apresenta microrganismo patogênico bacteriano ou fúngico, não incluído na lista de microrganismos comensais (p. ex., *Corynebacterium* spp. [excluído *C. diphtheriae*], *Bacillus* spp. [excluído *B. anthracis*], *Propionibacterium* spp., *Staphylococcus* coagulase-negativo, *Streptococcus* do grupo *Viridans*, *Aerococcus* spp. e *Micrococcus*), isolado em amostra sanguínea: identificado a partir de uma ou mais amostras de sangue obtidas em hemocultura OU identificados gênero e espécie, ou pelo menos o gênero, por métodos validados de teste microbiológico não baseado em cultura **E** O microrganismo identificado não está relacionado com outro foco infeccioso **Critério 2:** Paciente em uso de cateter central por período maior que 2 dias consecutivos (sendo o D1 o dia de instalação do dispositivo) e que, na data da infecção, estava em uso do dispositivo, ou esse havia sido removido no dia anterior **E** Apresenta pelo menos um dos seguintes sinais ou sintomas: - febre (> 38° C) - calafrios - hipotensão (pressão sistólica ≤ 90 mmHg) **E** Apresenta microrganismos contaminantes de pele (comensais) identificados em DUAS ou mais hemoculturas, coletadas em momentos distintos, no mesmo dia ou no máximo no dia seguinte às coletas realizadas **E** O microrganismo identificado não está relacionado com outro foco infeccioso **E** Os sinais/sintomas e o resultado da hemocultura ocorreram no período de janela da Infecção.

Fonte: elaborada pelas autoras do capítulo.

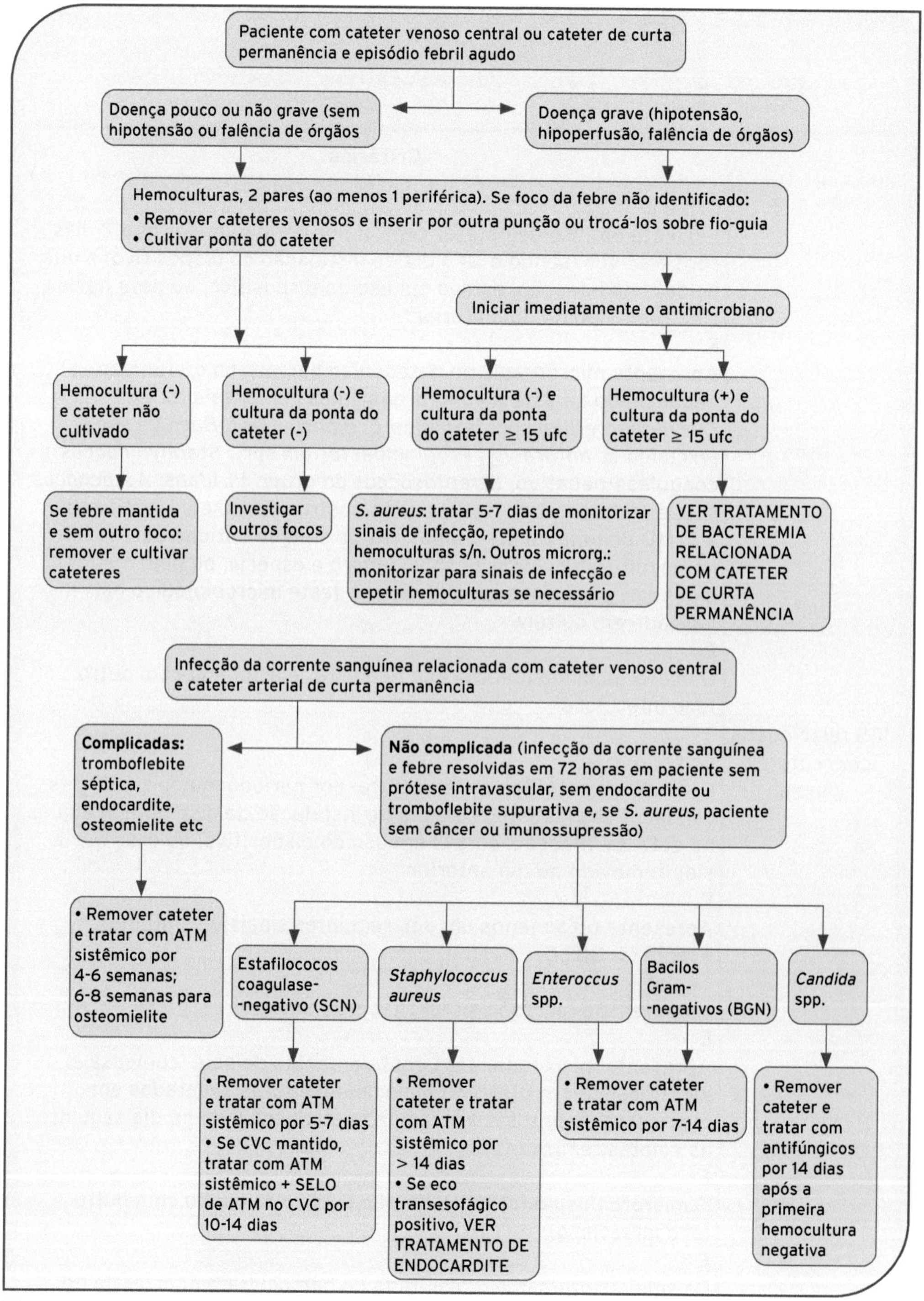

Fluxograma 7.1: Tratamento de infecção da corrente sanguínea relacionada com acesso intravascular de curta permanência.
CVC: cateter venoso central; SCN: estafilococos coagulase-negativos; BGN: bacilos gram-negativos; ATM: antimicrobiano; ufc: unidade formadora de colônia.
Fonte: adaptado de Mermel LA, *et al.*[37]

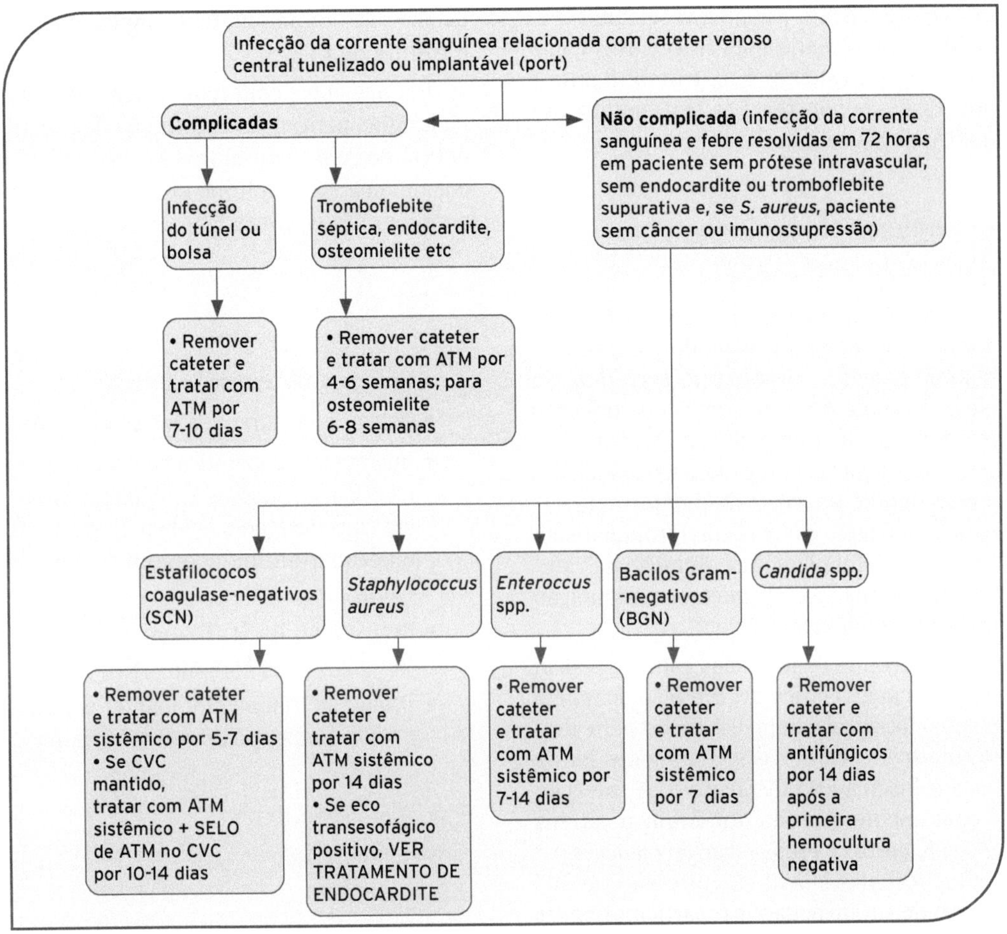

Fluxograma 7.2: Tratamento de infecção da corrente sanguínea relacionada com acesso intravascular de longa permanência.[37]
CVC: cateter venoso central; SCN: estafilococos coagulase-negativos; ATM: antimicrobiano; BGN: bacilos gram-negativos.
Fonte: adaptado de Mermel LA *et al.*

até mais de um ano. A infecção local é mais frequente do que a existência de bacteremia. Das complicações, o comprometimento da valva tricúspide é o mais frequente, seguido do comprometimento da valva pulmonar.[35,43,44]

Na suspeita de infecção relacionada com dispositivo cardíaco implantável, deve-se coletar hemocultura periférica antes da introdução empírica de antibiótico sistêmico. O dispositivo invasivo deve ser removido mesmo em pacientes não bacteriêmicos e naqueles que apresentam apenas infecção do sítio de inserção, devendo o material ser enviado para cultura. O ecocardiograma transesofágico (ETE) é indicado para todos esses pacientes.[35,43,44]

Deve-se instituir prontamente cobertura empírica com antibiótico sistêmico contra Gram-positivos, em particular SCNs e MRSA. Pacientes com infecção restrita ao sítio de inserção e ETE negativo podem ser tratados por 10 a 14 dias após a remoção do dispositivo. Pacientes com bacteremia por *S. aureus* devem realizar novo ETE após 14 dias de tratamento por quatro semanas. Pacientes com complicações infecciosas como endocardite, osteomielite, tromboflebite e abscessos devem receber tratamento por quatro a seis semanas.[35,43,44]

Infecções relacionadas com derivação ventricular

A derivação ventricular (DV) inclui uma porção colocada no ventrículo e outra, distal, que pode ser colocada no peritônio, na pleura ou no átrio. A incidência de infecção relacionada com cateter de DV varia de 1% a 18%. Os principais fatores de risco associados a esse tipo de infecção são hemorragia subaracnoide ou intraventricular, traumatismo de crânio, fístula liquórica, duração da cateterização, infecção sistêmica e manipulação inapropriada do cateter.[35,45,46]

As infecções relacionadas com DV podem ser meningite/ventriculite, infecção de trajeto ou pseudocisto abdominal. A maior parte dessas infecções ocorre nos seis primeiros meses após a inserção do dispositivo. A infecção é comumente causada por Gram-positivos SCNs, *S. aureus* e *Propionibacterium acnes*.[35,46] Dados recentes mostram, entretanto, o aumento de Gram-negativos, particularmente *Acinetobacter* spp.[45]

Deve-se suspeitar de infecção relacionada com DV sempre que o paciente apresentar febre, náusea, cefaleia, letargia e alterações do nível de consciência. Bacteremia pode ser detectada em 80% a 90% dos pacientes com derivação ventriculoatrial, mas é rara em pacientes com derivação peritoneal.[35,46,47]

Diagnóstico e exames complementares

Para o diagnóstico, devem ser solicitados exame quimiocitológico e cultura do líquido cefalorraquidiano (LCR), coletado do reservatório da DV, e tomografia computadorizada de crânio.

Para o diagnóstico de pseudocisto abdominal, deve ser solicitada ultrassonografia de abdome ou tomografia computadorizada e cultura de LCR.

Em pacientes com febre e sem sinais de meningite, peritonite ou infecção de trajeto, devem-se considerar outros focos e solicitar hemograma, hemocultura, urina I, urocultura e radiografia de tórax.[35,46]

Tratamento

Ventriculite/meningite

- Retirar a DV e inserir DVE.
- Coletar LCR durante a inserção da DVE.
- Iniciar terapia empírica com vancomicina + ceftazidima ou cefepima, levando em consideração a epidemiologia local, e adequar antibiótico ao resultado da cultura.
- Reinserção da DVE: após 14 dias de tratamento, se LCR normal.
- Tempo de tratamento: manter por mais uma semana após reinserção da DVE.

Pseudocisto abdominal

Ver Tabela 7.6.

Infecção de trajeto

Ver Tabela 7.7.

Conclusão

A drenagem do foco da sepse é fundamental e deve ser realizada o mais rápido possível. Métodos radiológicos como cintilografia com gálio-67 e PET-CT podem ser úteis para a identificação precoce e a drenagem segura do foco, se utilizados de forma racional, e poderão, no futuro, ter impacto na morbidade e na mortalidade dos pacientes. A antibioticoterapia empírica deve ser ajustada após o resultado de culturas, e as evidências mostram que a duração do tratamento raramente necessita ser superior a 7-10 dias.

TABELA 7.6	PSEUDOCISTO ABDOMINAL		
Situação	**Reinserção**	**LCR controle**	**Tempo total**
LCR normal com cultura negativa	Reinserção imediata após resolução da coleção	Desnecessário	7-10 dias de vancomicina + (ceftazidima ou cefepima)
LCR normal com cultura negativa + cultura positiva de ponta distal da DVP ou do conteúdo cístico	Reinserção após final do tratamento da infecção	Desnecessário	14 dias de antimicrobiano orientado por cultura
LCR alterado e/ou cultura positiva (LCR ou ponta proximal)	Seguir o esquema de tratamento de meningite/ventriculite		

DVP: derivação ventriculoperitoneal; LCR: líquido cefalorraquidiano.
Fonte: adaptada do Guia de Antimicrobianos do Grupo de Controle de Infecção do Hospital das Clínicas da Faculdade de Medicina da Universidade de São Paulo (HCFMUSP), 2018-2020.

TABELA 7.7	INFECÇÃO DE TRAJETO		
Situação	**Reinserção**	**LCR controle**	**Tempo total**
LCR normal + culturas negativas	Reinserção após final do tratamento da infecção	Desnecessário	7-10 dias de vancomicina + (ceftazidima ou cefepima) ou orientado pelas culturas de pontas
LCR normal (cultura negativa) + Culturas de pontas positivas			
LCR alterado e/ou cultura positiva (LCR ou ponta proximal)	Seguir o esquema de tratamento de meningite/ventriculite		

LCR: líquido cefalorraquidiano.
Fonte: adaptada do Guia de Antimicrobianos do Grupo de Controle de Infecção Hospital das Clínicas da Faculdade de Medicina da Universidade de São Paulo (HCFMUSP), 2018-2020.

Referências bibliográficas

1. Evans L, Rhodes A, Alhazzani W, Antonelli M, Coopersmith CM, French C, *et al.* Surviving sepsis campaign: international guidelines for management of sepsis and septic shock 2021. Intensive Care Med. 2021 Nov;47(11):1181-247.
2. Moore LJ, McKinley BA, Turner KL, Todd SR, Sucher JF, Valdivia A, et al. The epidemiology of sepsis in general surgery patients. J Trauma. 2011 Mar;70(3):672-80.
3. Chen WC, Tsai KD, Chen CH, Lin MS, Chen CM, Shih CM, et al. Role of gallium-67 scintigraphy in the evaluation of occult sepsis in the medical ICU. Intern Emerg Med. 2012;7(1):53-8.
4. Bharucha T, Rutherford A, Skeoch S. Diagnostic yield of FDG-PET/CT in fever of unknown origin: a systematic review, meta-analysis, and Delphi exercise. Clin Radiol. 2017;72(9):764-71.
5. Stevens DL, Bisno AL, Chambers HF, Dellinger EP, Goldstein EJ, Gorbach SL, et al. Infectious Diseases Society of America. Practice guidelines for the diagnosis and management of skin and soft tissue infections: 2014 update by the Infectious Diseases Society of America. Clin Infect Dis. 2014 Jul 15;59(2):e10-52.
6. Morgan MS. Diagnosis and management of necrotizing fasciitis: a multiparametric approach. J Hosp Infect. 2010;75:249-57.
7. Wong CH, How-Chong C, Shanker P. Necrotizing fasciitis: clinical presentation, microbiology, and determinants of mortality. J Bone Joint Surg Am. 2003;85-A(8):1454-60.
8. Chelsom J, Halstensen A, Haga T, Høiby EA. Necrotising fasciitis due to group A streptococci in western Norway: incidence and clinical features. Lancet. 1994 Oct 22;344(8930):1111-5.
9. Hua C, Urbina T, Bosc R, Parks T, Sriskandan S, de Prost N, et al. Necrotising soft-tissue infections. Lancet Infect Dis. 2023 Mar;23(3):e81-e94.
10. Eckmann C. The importance of source control in the management of severe skin and soft tissue infections. Curr Opin Infect Dis. 2016;29:139-44.
11. Massey PR, Sakran JV, Mills AM, Sarani B, Aufhauser DD Jr, Sims CA, et al. Hyperbaric oxygen therapy in necrotizing soft tissue infections. J Surg Res. 2012 Sep;177(1):146-51.
12. Weaver LK. Hyperbaric oxygen in the critically ill. Crit Care Med. 2011;39(7):1784-91.
13. Abram SGF, Alvand A, Judge A, Beard DJ, Price AJ. Mortality and adverse joint outcomes following septic arthritis of the native knee: a longitudinal cohort study of patients receiving arthroscopic washout. Lancet Infect Dis. 2020 Mar;20(3):341-9.
14. Couderc M, Bart G, Coiffier G, Godot S, Seror R, Ziza JM, et al. French Rheumatology Society Bone, Joint Infection Working Group. 2020 French recommendations on the management of septic arthritis in an adult native joint. Joint Bone Spine. 2020 Dec;87(6):538-47.
15. Maneiro JR, Souto A, Cervantes EC, Mera A, Carmona L, Gomez-Reino JJ. Predictors of treatment failure and mortality in native septic arthritis. Clin Rheumatol. 2015 Nov;34(11):1961-7. doi: 10.1007/s10067-014-2844-3
16. Birman MV, Strauch RJ. Management of the septic wrist. J Hand Surg Am. 2011;36(2):324-6.
17. Wagenlehner FM, Tandogdu Z, Bjerklund Johansen TE. An update on classification and management of urosepsis. Curr Opin Urol. 2017;27(2):133-7.
18. Wagenlehner FM, Pilatz A, Naber KG, Weidner W. Therapeutic challenges of urosepsis. Eur J Clin Invest. 2008;38(Suppl. 2):45-9.
19. Wagenlehner FM, Pilatz A, Weidner W. Urosepsis: from the view of the urologist. Int J Antimicrob Agents. 2011;38 Suppl:51-7.
20. Kalra OP, Raizada A. Approach to a patient with urosepsis. J Glob Infect Dis. 2009;1(1):57-63.
21. Lee JH, Lee YM, Cho JH. Risk factors of septic shock in bacteremic acute pyelonephritis patients admitted to an ER. J Infect Chemother. 2012;18(1):130-3.
22. Kumon H. Management of biofilm infections in the urinary tract. World J Surg. 2000;24:1193-6.
23. Chalmers JD, Singanayagam A, Murray MP, et al. Risk factors for complicated parapneumonic effusion and empyema on presentation to hospital with community-acquired pneumonia. Thorax. 2009;64:592-7.
24. Maskell NA, Davies CW, Nunn AJ, et al. UK controlled trial of intrapleural streptokinase for pleural infection. N Engl J Med. 2005;352:865-74.
25. Maskell NA, Davies CW, Jones E, Davies RJO. The characteristics of 300 patients participating in the MRC/BTS multicenter intra-pleural streptokinase vs. placebo trial (ISRCTN-39138989). In: Proceedings of the American Thoracic Society Meeting; 2002; Atlanta, Ga, USA, 2002.
26. Davies CW, Kearney SE, Gleeson FV, et al. Predictors of outcome and long-term survival in patients with pleural infection. Am J Respir Crit Care Med. 1999;160:1682-7.
27. Bedawi EO, Ricciardi S, Hassan M, Gooseman MR, Asciak R, Castro-Añón O, et al. ERS/ESTS statement on the management of pleural infection in adults. Eur Respir J. 2023 Feb 2;61(2):2201062.

28. Girdhar A, Shujaat A, Bajwa A. Management of infectious processes of the pleural space: a review. Pulm Med. 2012 Mar 14;816502. doi: 10.1155/2012/816502.
29. Colice GL, Curtis A, Deslauriers J, et al. Medical and surgical treatment of parapneumonic effusions: an evidence based guideline. Chest. 2000;118(4):1158-71.
30. Chin NK, Lim TK. Controlled trial of intrapleural streptokinase in the treatment of pleural empyema and complicated parapneumonic effusions. Chest 1997;111:275-9.
31. Yu H. Management of pleural effusion, empyema, and lung abscess. Semin Intervent Radiol. 2011;28(1):75-86.
32. Mwandumba HC, Beeching NJ. Pyogenic lung infections: factors for predicting clinical outcome of lung abscess and thoracic empyema. Curr Opin Pulm Med. 2000;6(3):234-9.
33. Leppäniemi A, Kimball EJ, De Laet I, Malbrain ML, Balogh ZJ, De Waele JJ. Management of abdominal sepsis: a paradigm shift? Anaesthesiol Intensive Ther. 2015;47(4):400-8.
34. Doi A, Morimoto T, Iwata K. Shorter duration of antibiotic treatment for acute bacteraemic cholangitis with successful biliary drainage: a retrospective cohort study. Clin Microbiol Infec. 2018 Nov;24(11):1184-9.
35. Al Mohajer M, Darouiche RO. Sepsis syndrome, bloodstream infections, and device-related infections. Med Clin North Am. 2012;96(6):1203-23.
36. Donlan RM. Biofilm elimination on intravascular catheters: important considerations for the infectious disease practitioner. Clin Infect Dis. 2011 Apr 15;52(8):1038-45.
37. Mermel LA, Allon M, Bouza E, et al. Clinical practice guidelines for the diagnosis and management of intravascular catheter-related infection: 2009 update by the Infectious Diseases Society of America. Clin Infect Dis. 2009;49:1-45.
38. Marra AR, Camargo LF, Pignatari AC, et al. Brazilian SCOPE Study Group. Nosocomial bloodstream infections in Brazilian hospitals: analysis of 2,563 cases from a prospective nationwide surveillance study. J Clin Microbiol. 2011;49(5):1866-71.
39. Safdar N, Fine JP, Maki DG. Meta-analysis: methods for diagnosing intravascular device-related bloodstream infection. Ann Intern Med 2005;142:451-66.
40. Nota Técnica GVIMS/GGTES Nº 03/2023. Critérios diagnósticos das infecções relacionadas à assistência à saúde (IRAS): notificação nacional obrigatória para o ano de 2023.
41. Daneman N, Rishu AH, Pinto R, et al. 7 versus 14 days of antibiotic treatment for critically ill patients with bloodstream infection: a pilot randomized clinical trial. Trials. 2018;19:111.
42. Chotiprasitsakul D, Han JH, Sara E, et al. Comparing the outcomes of adults with Enterobacteriaceae bacteremia receiving short-course versus prolonged-course antibiotic terapy in a multicenter, Propensity Score-Matched Cohort. Clin Infect Dis. 2018 Jan 6;66(2):172-7.
43. Sohail MR, Ulsan DZ, Khan AH, et al. Management and outcome of permanent pacemaker and implantable cardioverter-defibrillator infections. J Am Coll Cardiol. 2007;49:1851-9.
44. Baddour LM, Epstein AE, Erickson CC, et al. Update on cardiovascular implantable electronic device infections and their management: a scientific statement from the American Heart Association. Circulation. 2010;121:458-77.
45. Camacho EF, Boszczowski I, Basso M, Jeng BC, Freire MP, Guimarães T, et al. Infection rate and risk factors associated with infections related to external ventricular drain. Infection. 2011;39(1):47-51.
46. Stenehjem E, Armstrong WS. Central nervous system device infections. Infect Dis Clin North Am. 2012;26:89-110.
47. Conen A, Walti LN, Merlo A, et al. Characteristics and treatment outcome of cerebrospinal fluid shunt-associated infections in adults: a retrospective analysis over an 11-year period. Clin Infect Dis. 2008;47:73-82.
48. Alsfasser G, Schwandner F, Pertschy A, Hauenstein K, Foitzik T, Klar E. Treatment of necrotizing pancreatitis: redefining the role of surgery. World J Surg. 2012;36:1142-7.
49. Blot S, Waele JJ, Vogelaers D. Essentials for selecting antimicrobial therapy for intra-abdominal infections. Drugs. 2012;72(6):17-32
50. Sartelli M, Chichom-Mefire A, Labricciosa FM, et al. The management of intra-abdominal infections from a global perspective: 2017 WSES guidelines for management of intra-abdominal infections. World J Emerg Surg. 2017 Jul 10;12:29. [published correction appears in World J Emerg Surg. 2017 Aug 2;12:36.]
51. Kong VY, Sartorius B, Clarke DL. Acute appendicitis in the developing world is a morbid disease. Ann R Coll Surg Engl. 2015;97:390-5. Jallali N, Withey S, Butler PE. Hyperbaric oxygen as adjuvant therapy in the management of necrotizing fasciitis. Am J Surg. 2005;189(4):462-6.
52. Blot S, Antonelli M, Arvaniti K, et al. Epidemiology of intra-abdominal infection and sepsis in critically ill patients: "AbSeS", a multinational observational cohort study and

ESICM Trials Group Project. Intensive Care Med. 2019;45(12):1703-17. doi:10.1007/s00134-019-05819-3.
53. Kelz RR, Holena DN. Hyperbaric oxygen therapy in necrotizing soft tissue infections. J Surg Res. 2012;177(1):146-51.
54. Lagunes L, Encina B, Ramirez-Estrada S. Current understanding in source control management in septic shock patients: a review. Ann Transl Med. 2016;4(17):330.
55. Liu K, Fogo L. Use of antibiotics for treatment of uncomplicated acute appendicitis: a systematic review and meta-analysis. Surgery 2011;150:673-83.
56. Mortensen CR. Hyperbaric oxygen therapy. Curr Anaest & Crit Care. 2008;19:333-7.
57. Nair GB, Niederman MS. Year in review 2013: critical care – respiratory infections. Crit Care. 2014;18(5):572.
58. Ortiz R, Lee K. Nosocomial infections in neurocritical care. Curr Neurol Neurosci Rep. 2006;6(6):525-30.
59. Park H, Copeland C, Henry S, Barbul A. Complex wounds and their management. Surg Clin North Am. 2010;90(6):1181-94.
60. Ricciardi R, Baxter NN, Read TE, Marcello PW, Hall J, Roberts PL. Is the decline in the surgical treatment for diverticulitis associated with an increase in complicated diverticulitis? Dis Colon Rectum. 2009;52(9):1558-63.
61. Sartelli M, Catena F, Ansaloni L, et al. Complicated intra-abdominal infections in Europe: preliminary data from the first three months of the CIAO Study. World J Emerg Surg. 2012 21;7(1):15.
62. Saint S, Greene MT, Krein SL, et al. A program to prevent catheter-associated urinary tract infection in acute care. N Engl J Med. 2016;374:2111-9.
63. Scarci M, Abah U, Solli P, et al. EACTS expert consensus statement for surgical management of pleural empyema. Eur J Cardiothorac Surg. 2015;48:642-53.
64. Sligl WI, Marrie TJ. Severe community-acquired pneumonia. Crit Care Clin. 2013;29(3):563-601.
65. Solomkin JS, Mazuski JE, Bradley JS, Rodvold, KA, Goldstein EJC. Diagnosis and management of complicated intra-abdominal infection in adults and children: guidelines by the Surgical Infection Society and the Infectious Diseases Society of America. CID 2010. 2010; 50:133-64.
66. Waibel BH, Rotondo MF. Damage control for intra-abdominal sepsis. Surg Clin N Am. 2012;92:243-57.
67. Wong CH, Yam AK, Tan AB, Song C. Approach to debridement in necrotizing fasciitis. Am J Surg. 2008;196(3):e19-24.
68. Gallaher JR, Charles A. Acute cholecystitis: a review. JAMA. 2022;327(10):965-75. doi:10.1001/jama.2022.2350.
69. Pisano M, Allievi N, Gurusamy K, et al. 2020 World Society of Emergency Surgery updated guidelines for the diagnosis and treatment of acute calculus cholecystitis. World J Emerg Surg. 2020 Nov 5;15(1):61. doi:10.1186/s13017-020-00336-x.

8

Suporte Hemodinâmico no Choque Séptico

Fernanda Chohfi Atallah
Fernando José da Silva Ramos
Luciano Cesar Pontes de Azevedo

Introdução

A palavra sepse tem origem na língua grega e faz referência à decomposição de animais, vegetais ou matéria orgânica na presença de bactérias. Existem relatos do primeiro uso dessa palavra há 2.700 anos nos poemas de Homero, mas foi no século XIX, com as observações e pesquisas de Ignaz Semmelweiss, Joseph Lister, Louis Pasteur e Robert Koch, que a ciência obteve significativos avanços, para aquela época, sobre a origem e transmissão das doenças infecciosas. Ainda no fim do século XIX, surgiram as primeiras noções sobre exotoxinas. Richard Pfeiffer, durante pesquisas sobre o mecanismo patológico da cólera, descreveu o termo endotoxina relacionado ao *Vibrio cholerae*, e posteriormente descobriu esta substância em outras bactérias.[1]

A despeito da evolução do conhecimento fisiopatológico e do tratamento da sepse nas últimas duas décadas, ainda assim, a sepse apresenta altas taxas de mortalidade, que variam de 19,6% a 59%.[2] No Brasil, estima-se uma incidência de 500.000 casos por ano.[3] O Brazilian Sepsis Epidemiological Study (BASES) demonstrou que a taxa de mortalidade aumenta com a progressão da gravidade da doença de sepse, para sepse grave e choque séptico (34,7%, 47,3% e 52,2% respectivamente).[4] Outro estudo brasileiro, o Sepse Brasil (2006), confirmou o aumento da mortalidade com a progressão da doença com taxas de mortalidade de 16,7% para sepse, 34,4% para sepse grave e 65,3% para o choque séptico.[5] O estudo SPREAD avaliou a incidência e prevalência quanto a letalidade por sepse e choque séptico em UTIs brasileiras. A prevalência de sepse nas UTIs foi de 29,6%, enquanto a letalidade global foi de 55%. A mortalidade dos hospitais ligados ao Sistema Único de Saúde (SUS) não foi diferente daqueles ligados à Saúde Suplementar.[6] Essas taxas de mortalidade são muito superiores quando em comparação com as de países desenvolvidos.[3]

Fisiopatologia

A sepse resulta em uma interação complexa entre o micro-organismo infectante e a resposta imune, inflamatória e anti-inflamatória do hospedeiro. A resposta inflamatória exacerbada tem como consequência a ativação da cascata de coagulação, disfunção do endotélio vascular com impacto importante na microcirculação e, em última instância, a disfunção mitocondrial. Diversos estudos demonstraram a importância do endotélio vascular nessa interação, enquanto a disfunção endotelial é tida como fator importante para o desenvolvimento de disfunções orgânicas e morte.[7]

O choque é caracterizado por um estado de desbalanço entre a oferta de oxigênio (DO_2) e consumo de oxigênio (VO_2). Como consequência ao desbalanço entre DO_2 e VO_2, ocorre hipoperfusão tecidual e alterações no metabolismo celular. A relação inadequada entre DO_2 e VO_2 tem como consequência o aumento da taxa de extração de oxigênio (ERO_2) e redução da saturação venosa central de oxigênio ($SvcO_2$) ou mista de oxigênio (SvO_2) até limites críticos da ERO_2 em 50% a 60%; quando a DO_2 crítica passa a limitar a VO_2, então ocorre aumento do metabolismo anaeróbico com ascensão dos níveis de lactato (Figura 8.1). Essa fase pode se manifestar com preservação de valores normais de macro-hemodinâmica (pressão arterial média, frequência cardíaca, frequência respiratória e volume de diurese), levando médicos inexperientes a menosprezar a gravidade da doença. Esse estado é denominado como choque oculto.[8]

O perfil hemodinâmico do choque séptico sofre influência de diversas alterações fisiopatológicas da sepse e depende do momento de sua avaliação. Um estado hipodinâmico e hipovolêmico com dependência da DO_2 pode ser reconhecido nas fases iniciais secundárias à hipovolemia e, após a ressuscitação volêmica, pode ser substituído por um perfil hiperdinâmico e de baixa resistência vascular sistêmica associado à independência entre DO_2 e VO_2[9] (Figura 8.2).

A falência circulatória no choque séptico está relacionada com três grandes desordens hemodinâmicas: hipovolemia, disfunção vascular e depressão miocárdica. A compreensão e percepção de cada uma destas desordens como componente da falência circulatória é fundamental para o tratamento adequado e otimizado do choque séptico.

A hipovolemia relacionada com sepse tem como origem a venodilatação, perda de fluidos para o interstício devido ao aumento da permeabilidade vascular, além da redução de ingesta de líquidos e aumento das perdas insensíveis. Em decorrência disso, há diminuição do retorno venoso e da pré-carga do ventrículo direito, com consequente redução do débito cardíaco. O tratamento da hipovolemia é o primeiro passo na abordagem inicial da sepse e do choque séptico.[10]

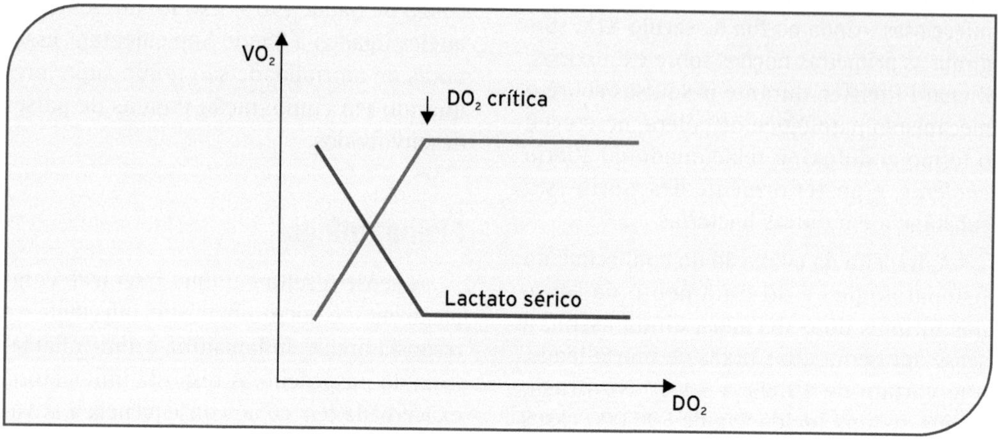

Figura 8.1: Relação entre a oferta e o consumo de O_2. Após uma DO_2 crítica ser atingida passa a existir uma zona de dependência entre a oferta e o consumo de O_2 com risco de desenvolvimento de metabolismo anaeróbico e hiperlactatemia. DO_2: oferta de O_2; VO_2: consumo de O_2.
Fonte: elaborada pelos autores do capítulo.

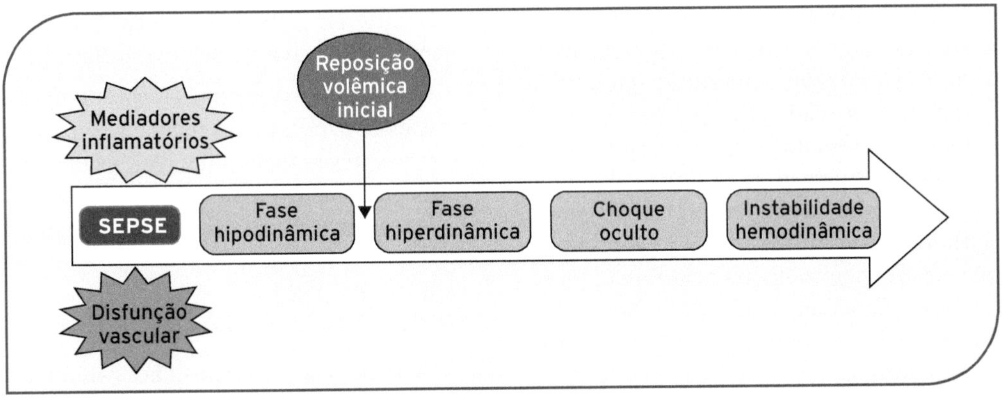

Figura 8.2: Evolução do perfil hemodinâmico da sepse.
Fonte: elaborada pelos autores do capítulo.

A disfunção vascular na sepse é caracterizada por disfunção microvascular e endotelial, redução do tônus vasoconstritor e hiporresponsividade vascular às catecolaminas, angiotensina II, vasopressina e serotonina.[11] A hiporresponsividade vascular no paciente séptico é marcante e foi demonstrada em estudos clínicos nos quais pacientes adequadamente ressuscitados permaneceram hipotensos, a despeito de níveis elevados de catecolaminas endógenas e exógenas, além de ativação do sistema renina-angiotensina.[11] O mecanismo envolvido na hiporresponsividade vascular às catecolaminas é multifatorial e complexo, no entanto, algumas substâncias são relacionadas como fatores contribuintes: óxido nítrico (NO), ciclo-oxigenase, prostaciclina, radicais livres de oxigênio, além de alterações na sinalização de receptores de catecolaminas e da insuficiência de corticosteroides relacionada com doença crítica.[11]

A miocardiopatia séptica ou depressão miocárdica reversível da sepse é descrita desde a década de 1980.[12] Os mecanismos implicados na fisiopatologia da miocardiopatia séptica devem-se às citocinas, com destaque para o fator de necrose tumoral alfa (TNF-α), interleucina 1 (IL-1) e NO.[13,14] Estudos em humanos excluíram a hipoperfusão coronária como causa da depressão miocárdica.[16] Duas características são marcantes: reversibilidade, com duração de poucos dias, e apresentação de pressões de enchimento normais ou baixas (justamente o que a diferencia do choque cardiogênico clássico). A presença de baixas pressões de enchimento do ventrículo esquerdo (VE) tem como principal motivo uma dilatação e aumento da complacência do VE. Além da dilatação do VE, pode ocorrer, de forma associada, uma disfunção do ventrículo direito (VD) devido aos efeitos das citocinas ou relacionada com a presença concomitante de lesão pulmonar aguda e hipertensão pulmonar.[13]

Monitorização hemodinâmica e tratamento

Uma das razões da permanência de pacientes sépticos nas UTIs é a monitorização hemodinâmica e de parâmetros de perfusão tecidual. Espera-se que, com a monitorização, sejam detectadas de forma precoce alterações na macro e na micro-hemodinâmica, e que sejam realizadas medidas terapêuticas adequadas a fim de reverter as disfunções orgânicas.

A Campanha Sobrevivendo à Sepse (CSS),[15,16] uma diretriz internacional de diagnóstico e tratamento da sepse, recomenda que pacientes com sepse e choque séptico sejam vistos como tendo uma emergência médica, devendo ser tratados precocemente.[15] As diretrizes anteriores a 2016 recomendavam uma ressuscitação hemodinâmica guiada por metas e baseada principalmente em um estudo de centro único randomizado e controlado de Rivers *et al.*,[17] conhecido como *early goal-directed therapy* (EGDT). Neste estudo, as seguintes metas deveriam ser alcançadas dentro de um prazo de 6 horas: pressão arterial média (PAM) 65-90 mmHg, pressão venosa central (PVC) 8-12 mmHg, débito urinário ≥ 0,5 mL/kg/hora e $SvcO_2$ ≥ 70%. O EGDT demonstrou que a estratégia inicial de ressuscitação guiada por metas nos pacientes com sepse e choque séptico promoveu uma redução de risco absoluto de morte em 16%. Três grandes estudos multicêntricos foram realizados posteriormente comparando a ressuscitação hemodinâmica do EGDT com o tratamento usual em pacientes com choque séptico nos serviços randomizados. Não houve diferença de mortalidade em nenhum dos três estudos.[18-20] A partir desses resultados, a ressuscitação inicial foi reformulada, criando-se um único pacote. As recomendações mais recentes da SSC sugerem o pacote de 1 hora, que engloba coleta do lactato e nova coleta em até 4 horas se o lactato inicial for ≥ 2 mmol/L; coleta de culturas antes do início do antibiótico; administração de antibióticos de largo espectro; início da administração de 30 mL/kg de cristaloides se hipotensão ou sinais de hipoperfusão; e utilização de vasopressores caso o paciente se mantenha hipotenso durante ou após a expansão volêmica. Meta de pressão arterial média (PAM) ≥ 65 mmHg.[16,21]

Os pacientes com sepse e choque séptico devem ser internados preferencialmente em leitos de UTI, embora o tratamento deva ser iniciado precocemente no local de origem. Os pacientes em uso de vasopressor devem ter a monitorização invasiva da PAM, o que permite a análise batimento a batimento da PAM e a coleta seriada de gasometria arterial. Além disso, a monitorização invasiva da PAM permite a análise da variação da pressão de pulso arterial (VPP) e monitorização minimamente invasiva do débito cardíaco (DC).

Discutiremos a seguir as metas de ressuscitação do paciente com choque séptico, com base nas três grandes alterações fisiopatológicas que promovem a falência circulatória: hipovolemia, disfunção vascular e miocárdica.

Terapia de reposição volêmica

A realização de reposição volêmica é uma das principais medidas terapêuticas no manejo do choque séptico. Como citado anteriormente, a hipovolemia é uma das causas de falência circulatória. Segundo a CSS, uma ressuscitação volêmica de 30 mL/kg de cristaloides é sugerida na avaliação inicial de pacientes com sepse que apresentam hipotensão e/ou hipoperfusão.[16]

O CLASSIC foi um ensaio clínico randomizado, multicêntrico, que comparou uma abordagem de fluidoterapia restritiva com a fluidoterapia padrão em relação à mortalidade em 90 dias e outros desfechos em pacientes com choque séptico em UTI que haviam recebido pelo menos 1L de fluido intravenoso. Não houve diferença estatística significativa na avaliação do desfecho primário. Em 90 dias, 42,3% dos pacientes do grupo restritivo morreram em comparação a 42,1% do grupo padrão (diferença absoluta ajustada 0,1; intervalo de confiança de 95% [IC95%] - 4,7 a 4,9; p = 0,96). Os pacientes dos dois grupos também tiveram sobrevida livre de suporte de vida semelhante em 90 dias.[22]

Mais recentemente, o estudo CLOVERS, realizado em 60 centros nos Estados Unidos (EUA), avaliou o efeito da ressuscitação volêmica liberal ou restritiva em pacientes com hipotensão induzida por sepse. Nesse estudo, a inclusão dos pacientes era limitada à infusão de 1.000 mL de fluidos antes da randomização. Não houve diferença entre os grupos em relação à mortalidade e também nos desfechos secundários.[23]

Durante muitos anos, a terapia de reposição volêmica foi realizada com base em índices estáticos de avaliação volêmica, como a PVC, pressão de oclusão de artéria pulmonar (POAP) e volume diastólico final do ventrículo direito (VDFVD). No entanto, diversos estudos demonstraram baixa acurácia dos índices estáticos na determinação do estado volêmico de pacientes críticos.[24-26] Preferencialmente, deve-se avaliar a responsividade cardiovascular à infusão de volume (RC), ou seja, identificar pacientes que estão na fase ascendente da curva de Frank-Starling e que, frente a uma expansão volêmica, apresentam aumento do volume sistólico (VS) ou DC superior a 10%-15%.[27] Espera-se que, com uma prova volêmica, ocorra o aumento do DC com consequente aumento da DO_2 e melhora da perfusão tecidual, ao mesmo tempo em que a hipovolemia é corrigida. A realização de prova volêmica varia em diversos estudos, embora possa ser considerada como a infusão de 500 mL de cristaloide, durante um curto período de tempo (10 a 30 minutos).[27] Outra forma de realizar uma prova volêmica é a partir da manobra de elevação das pernas (MEP).

A MEP deve ser realizada com pacientes na posição semirrecumbente (tronco elevado a 45°). Nesta posição, devemos ter uma medida basal de DC, VS ou velocidade de tempo integral (VTi) obtida na via de saída do VE pela ecocardiografia à beira leito; em seguida, devemos proceder de forma simultânea à colocação do tronco em posição neutra (0°) e elevação das pernas a 45°; na sequência, novamente devem ser realizadas medidas do parâmetro utilizado como marcador de RC. O efeito máximo da MEP ocorrerá entre 30 e 90 segundos após a colocação em posição neutra e elevação das pernas. Após três a quatro minutos, o paciente pode retornar à posição basal ou habitual em que se encontrava.[28] Preferencialmente, a manobra deve ser realizada por meio da mudança de posicionamento da cama, uma vez que a elevação manual das pernas pode induzir desconforto no paciente e ativação do sistema simpático, mascarando o resultado da manobra (Figura 8.3). Vale ressaltar que o uso de meia de compressão invalida o teste. A vantagem da MEP é que esta manobra evita o risco de infusão desnecessária de volume em pacientes não respondedores e os efeitos deletérios de balanço hídrico extremamente positivo.

A CSS recomenda que, após a fase inicial de ressuscitação volêmica, infusões adicionais

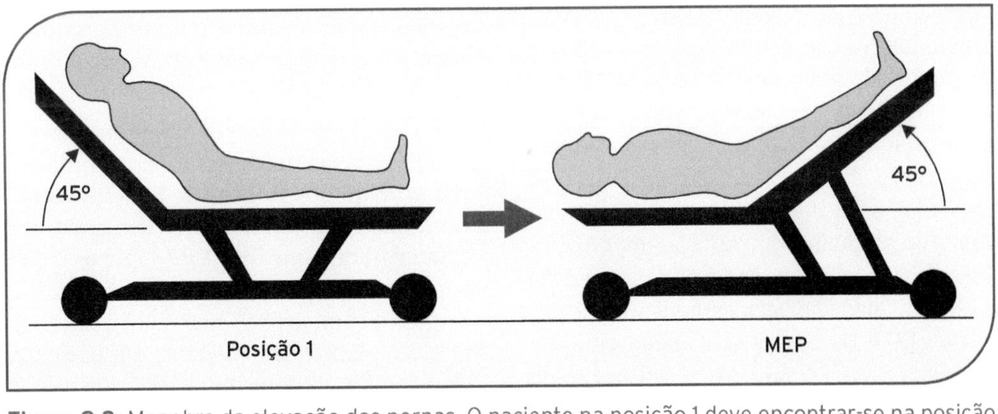

Figura 8.3: Manobra da elevação das pernas. O paciente na posição 1 deve encontrar-se na posição supina com tronco elevado a 45°. A seguir, deve-se proceder de forma simultânea ao abaixamento do tronco até a posição neutra, enquanto os membros inferiores são elevados até 45°. MEP: manobra de elevação das pernas.
Fonte: adaptada de Monnet e Teboul.[28]

de fluidos sejam guiadas por avaliações frequentes do estado hemodinâmico do paciente. Para tal, deve-se realizar um exame clínico completo e utilizar variáveis fisiológicas disponíveis (frequência cardíaca, pressão arterial, saturação arterial de oxigênio, frequência respiratória, temperatura, débito urinário, entre outros), bem como utilizar ferramentas de monitorização invasivas ou não invasivas, conforme a disponibilidade.[16]

Caso o exame físico não leve a um diagnóstico claro do tipo de choque, recomenda-se uma monitorização hemodinâmica adicional (p. ex., avaliação da função cardíaca). Sugere-se que a avaliação da capacidade de resposta a fluidos seja realizada por métodos dinâmicos em vez de estáticos quando disponíveis e possíveis de serem aplicados.[16] A PVC não é mais recomendada pela CSS como um índice hemodinâmico para orientar a reposição volêmica de pacientes com choque séptico.[16] A PVC representa uma medida de pressão de enchimento do átrio direito, sendo um dos componentes do retorno venoso; porém diversos estudos demonstraram que a PVC sofre influência da disfunção diastólica, redução da complacência ventricular, hipertensão pulmonar, uso de pressão positiva no fim da expiração (PEEP) e hipertensão intra-abdominal. Alguns estudos e revisões sistemáticas demonstraram baixa acurácia de valores absolutos de PVC em determinar a volemia ou em predizer RC.[24] Em um estudo com pacientes sob ventilação espontânea, no entanto, a variação inspiratória da PVC (ΔPVC) > 1 mmHg, durante uma inspiração capaz de produzir uma variação da PAOP > 2 mmHg, apresentou sensibilidade de 84% e especificidade de 94% para identificar pacientes RC.[29] Heenen *et al.* não conseguiram reproduzir esses resultados.[30] A despeito de estudos recentes demonstrarem as limitações importantes na interpretação de valores da PVC, ainda hoje este é um dos parâmetros hemodinâmicos mais mensurados nas UTIs, devido a facilidade do método.

A POAP é obtida mediante a passagem do cateter de artéria pulmonar (CAP) e representa pressão de enchimento do átrio esquerdo. Assim como a PVC, a POAP foi utilizada no passado como marcador de volemia e RC. Diversos estudos, no entanto, demonstraram baixa acurácia em predizer RC.[24,25,31] Uma pesquisa demonstrou que uma estratégia de monitorização guiada pelo CAP, comparado ao CVC no manejo da lesão pulmonar aguda, não mostrou benefício em reduzir a mortalidade ou disfunções orgânicas e esteve relacionada com uma maior taxa de complicações.[32]

Os índices dinâmicos ou de hemodinâmica funcional (variação pressão pulso [VPP], variação da pressão sistólica [VPS] e variação do volume sistólico [VVS]) surgiram por meio do conhecimento da interação coração-pulmão e os efeitos da ventilação com pressão positiva que eram refletidos de forma cíclica na curva de pressão arterial. [32,33] De forma resumida, durante a fase inspiratória, ocorre uma diminuição do volume sistólico do VD decorrente do aumento da pós-carga imposto ao VD e redução de pré-carga. Essa redução de volume sistólico do VD é transmitida ao VE após três a quatro batimentos (tempo de trânsito na circulação pulmonar), já no período expiratório. Ainda durante a fase inspiratória, o VE sofre alterações opostas ao VD, e ocorre um aumento de volume sistólico devido a uma "ordenha" de sangue da circulação pulmonar, além de uma diminuição da pós-carga do VE.

Diversos estudos demonstraram a superioridade dos índices de hemodinâmica funcional em predizer RC.[24,35] Michard *et al.*[36] demonstraram que uma VPP superior a 13% apresenta ótima acurácia em predizer aumento de índice cardíaco (IC) superior a 15%, frente a uma expansão volêmica em pacientes sépticos. Os estudos que validaram a VPP, VVS e VPS foram realizados em pacientes sedados, sob ventilação mecânica com volume controlado superior a 8 mL/kg e ausência de arritmias cardíacas. Estudos realizados em situações diferentes das citadas obtiveram resultados inferiores. Outras limitações ao uso destas variáveis foram descritas, como ventilação com baixos volumes correntes, elevadas frequências respiratórias, disfunção de ventrículo direito, hipertensão pulmonar e hipertensão intra-abdominal. Essas condições limitam o uso destas variáveis no cenário de terapia intensiva atual, onde existe forte tendência em manter os pacientes com menor sedação possível e ventilação mecânica com baixo volume corrente.

Se a hipovolemia é uma das causas de disfunção vascular no paciente com sepse relacionada com desenvolvimento de disfunções orgânicas, a ausência de uma estratégia de reposição volêmica e o desenvolvimento de balanço hídrico positivo em excesso também têm sido relacionados com aumento do tempo de ventilação mecânica, disfunções orgânicas e mortalidade.

Soluções para reposição volêmica

Os cristaloides apresentam a vantagem de serem isotônicos e de menor custo. Devido a suas características cinéticas, no entanto, grandes quantidades podem ser necessárias para reposição volêmica. A solução salina a 0,9% contém grande quantidade de sódio (154 mEq/L) e cloro (154 mEq/L) e pode estar relacionada com a acidose hiperclorêmica.[37] Recentemente, o estudo Balance Crystalloids *versus* Saline in Critically Ill Adults (SMART), que incluiu 15.802 pacientes, demonstrou, em análise de subgrupo de pacientes sépticos, que a mortalidade em 30 dias foi menor no grupo solução balanceada (25,2%) em comparação com o grupo solução salina (29,4%).[38] O BASICS foi um ensaio clínico randomizado, duplo-cego, conduzido em 75 UTIs brasileiras que comparou solução balanceada com solução salina em relação à sobrevida em 90 dias de pacientes gravemente enfermos e não necessariamente portadores de sepse.[39] Após 90 dias, 26,4% dos pacientes que receberam solução balanceada morreram *versus* 27,2% dos pacientes alocados para solução salina. Não houve diferença estatística na mortalidade (*hazard ratio* [HR] 0,97; IC95% 0,90 a 1,05; p = 0,47). Houve uma interação entre o subgrupo de pacientes com trauma de cranioencefálico (TCE), tipo de fluido e mortalidade, sendo maior mortalidade no grupo TCE e solução balanceada. Uma metanálise posterior de 13 estudos randomizados, no entanto, sugeriu um provável benefício de soluções balanceadas.[40] Usando os seis ensaios com baixo risco de viés (34.450 pacientes), o efeito estimado do uso de soluções balanceadas variou de uma redução relativa de 9% a um aumento relativo de 1% no risco de morte em 90 dias (HR 0,96; IC95% 0,91 a 1,01), com alta probabilidade de que o efeito médio do tratamento seja reduzir a mortalidade.[40]

Entre as soluções de coloides, existem a albumina humana, soluções de hidroxietilamidos (HES), gelatinas e dextran, sendo as três últimas muito pouco utilizadas na atualidade. Diversas revisões sistemáticas realizadas na década de 1990 mostraram não haver benefício no uso de coloides sintéticos sobre o uso de cristaloides em pacientes críticos.[41]

O estudo SAFE, realizado na Oceania, incluiu 6.997 pacientes e comparou o uso de albumina 4% com solução salina em pacientes críticos. Não houve diferença na mortalidade após 28 dias de internação, tempo de permanência em UTI e hospitalar e no número de disfunções orgânicas.[42] Uma análise de subgrupo do SAFE de pacientes sépticos mostrou uma tendência de menor mortalidade no grupo albumina. Houve também uma tendência de menor mortalidade no grupo de pacientes que receberam albumina e encontravam-se na admissão hipoalbuminêmicos. O mesmo grupo realizou análise de subgrupo predefinida de 1.218 pacientes com sepse do estudo SAFE e, após correção de características basais, o uso de albumina a 4% esteve relacionado com a redução de mortalidade.[43] Após o SAFE, foi publicado o estudo ALBIOS, que comparou o uso de albumina a 20% associada a cristaloides em pacientes com sepse. No grupo albumina, o alvo era manter um nível sérico de albumina de 30 g/L até a alta da UTI. Não houve diferença entre os grupos em termos de mortalidade em 28 e 90 dias.[44]

A CSS recomenda: ressuscitação volêmica com 30 mL/kg de cristaloide em pacientes com sinais de hipoperfusão; preferência pelo uso de soluções balanceadas para expansão volêmica; e considerar o uso de albumina em pacientes com necessidade de grandes quantidades de fluidos. Não é recomendada a utilização de coloides sintéticos para ressuscitação volêmica.[16]

Tratamento da hipotensão arterial e uso de vasopressores

A regulação da pressão arterial é um dos componentes fundamentais do sistema cardiovascular. Uma redução dos níveis de PAM promove a ativação do sistema nervoso autônomo como resposta compensatória. Em pacientes críticos, no entanto, especialmente os sépticos, esta resposta pode não ser eficaz devido à hiporresponsividade vascular. A CSS recomenda que a PAM deva ser mantida em nível superior a 65 mmHg.[16] É importante salientar que, embora para grande parte da população uma PAM de 65 mmHg possa ser suficiente para preservar a perfusão tecidual, a presença de comorbidades como hipertensão arterial sistêmica pode causar um desvio na curva de autorregulação, e este nível de PAM pode não ser suficiente.[45]

Diversos estudos testaram o efeito de diferentes níveis de PAM no manejo de choque séptico.[46,47] Em 2014, Asfar *et al.*[48] publicaram um estudo multicêntrico, randomizado, não cego, incluindo várias UTIs da França. Foram avaliados 776 indivíduos com choque séptico e foi demonstrado que o alvo de PAM em torno de 65 a 70 mmHg, em comparação com o alvo de 80 a 85 mmHg, não teve diferença estatisticamente significativa na mortalidade em 28 e 90 dias. Apesar deste estudo não ter um poder suficiente para detectar qualquer diferença na incidência de eventos adversos, a maioria dos eventos foi reportada no grupo com PAM alvo de 80 a 85 mmHg, principalmente as taquiarritmias. Em pacientes previamente hipertensos, contudo, o alvo de PAM entre 80 e 85 mmHg determinou menor número de disfunção renal e necessidade de terapia renal substitutiva (TRS).[48] Lamontagne *et al.* compararam uma estratégia de "hipotensão permissiva" (meta de PAM de 60 a 65 mmHg) com o cuidado padrão em pacientes idosos com choque séptico.[49] O grupo intervenção obteve PAM média de 66,7 mmHg *versus* 72,6 mmHg no grupo-controle. A exposição a vasopressores foi significativamente menor no grupo intervenção. A mortalidade em 90 dias em ambos os grupos foi semelhante (41,0% *vs.* 43,8%; diferença de risco absoluto -2,85%; IC95% -6,75 a 1,05; p = 0,15). Também não houve diferença na ocorrência de eventos adversos graves. Em decorrência da falta de vantagem associada a alvos de PAM mais altos e ausência de danos em pacientes idosos com alvos de PAM de 60 a 65 mmHg, o SSC recomenda direcionar uma PAM de 65 mmHg na ressuscitação inicial de pacientes com choque séptico que requerem vasopressores.[49]

A hipotensão refratária à terapia de reposição volêmica deve ser corrigida de forma precoce com o uso de fármaco vasopressor. Entre o arsenal de fármacos vasoativos utilizados no choque séptico, destacam-se noradrenalina, dopamina, vasopressina e adrenalina. A noradrenalina é, sem dúvida, a mais utilizada.

A noradrenalina apresenta um potente efeito alfa-1-adrenérgico e efeitos cronotrópico e inotrópico reduzidos, o que diminui a incidência de arritmias se comparada à dopamina. Atualmente, é considerada o fármaco de escolha para o tratamento da hipotensão relacionada com a sepse. Apresenta efeito mais potente que a dopamina na reversão da hipotensão. O efeito da noradrenalina na perfusão renal foi avaliado em diversos estudos, e embora pacientes hipovolêmicos possam sofrer prejuízos na perfusão renal, pacientes ressuscitados adequadamente apresentam aumento da taxa de filtração glomerular, ritmo de diurese e melhora da função renal, além de aumento do fluxo esplâncnico e cerebral.[50]

A dopamina apresenta efeito dose-dependente, sendo que, em doses de 1 a 5 mcg/kg/min, ocorre ativação de receptores dopaminérgicos com vasodilatação do leito renal e mesentérico; já em doses 5 a 10 mcg/kg/min, predomina ação em receptores beta-1-adrenérgicos com efeitos inotrópico e cronotrópico positivos; por fim, em doses superiores a 10 mcg/kg/min, ocorre ativação de receptores alfa-1-adrenérgicos com efeito vasoconstrictor.[50] O uso de dopamina em dose dopaminérgica foi tentado durante muito tempo com o intuito de melhorar a perfusão renal e reduzir a incidência de lesão renal em pacientes críticos, mas um estudo randomizado com 328 doentes críticos não mostrou benefício desta estratégia.[51] O uso de dopamina em doses superiores a 5 mcg/kg/min mostrou-se eficaz na normalização da PAM após reposição volêmica. Alguns estudos, entretanto, demonstraram que a dopamina apresenta efeitos colaterais significativos, como redução da liberação de prolactina e imunossupressão.[52] A pesquisa observacional SOAP, realizada em 198 UTIs europeias, concluiu que o uso de dopamina em pacientes com choque se relacionou com o aumento da mortalidade.[53] Posteriormente, em 2010, um estudo multicêntrico e randomizado (SOAP II) com 1.679 pacientes mostrou não haver diferença na mortalidade em 28 dias de pacientes com choque séptico tratados com dopamina ou noradrenalina, embora a ocorrência de arritmias tenha sido mais comum no grupo dopamina.[54]

A vasopressina é um hormônio produzido pelo hipotálamo, transportado e armazenado na neuro-hipófise, sendo liberada durante situações de redução de volume intravascular e aumento da osmolaridade sérica. Por meio da ativação de receptores V1, causa constricção de musculatura lisa e aumenta a responsividade vascular às catecolaminas. Alguns estudos demonstraram haver uma redução dos níveis de vasopressina durante o choque séptico, quando comparado ao choque hemorrágico.[50] Um estudo demonstrou, a partir da ressonância magnética, haver redução de vasopressina na neuro-hipófise em pacientes com choque séptico.[55] Com o intuito de corrigir a deficiência de vasopressina, algumas pesquisas testaram o efeito da adição de vasopressina em dose de 0,01 a 0,04 U/min ao vasopressor em uso. O estudo VASST, com 776 pacientes, mostrou que a adição de vasopressina (0,03 U/min) ao primeiro vasopressor em uso não reduziu a mortalidade global em 28 dias, enquanto que no grupo com dose menor de noradrenalina (5 a 14 mcg/min no momento da inclusão), a adição de vasopressina diminuiu a mortalidade.[56] Russel *et al.* realizaram em uma análise *post hoc* do estudo VASST, onde avaliaram o efeito da interação entre o uso de vasopressina e corticoesteroides no tratamento do choque séptico. Neste estudo, o uso de vasopressina, corticoesteroides e noradrenalina foi associado com redução da mortalidade quando comparado ao grupo corticoesteroides e noradrenalina.[57] O levantamento também demonstrou que, no grupo de pacientes com uso de corticoesteroides e vasopresssina, houve aumento significante dos níveis de vasopressina sérica.[57] Por fim, o estudo VANISH, que incluiu 409 pacientes com choque séptico, não conseguiu demonstrar diferença em tempo livre de diálise quando comparou uso precoce de noradrenalina e corticoide ou placebo com vasopressina e, corticoide ou placebo em pacientes adultos com choque séptico.[58] As diretrizes atuais da CSS recomendam o uso de vasopressina na dose fixa de 0,01 a 0,04 U/min em pacientes que estejam em uso de doses moderadas de noradrenalina (0,25 a 0,5 mcg/kg/min).[16]

A adrenalina é um potente agente alfa e beta-adrenérgico que promove aumento do tônus vascular e do IC. Com o uso de adrenalina, ocorre tanto aumento da DO_2 quanto do VO_2, e seu uso correlaciona-se com redução do fluxo esplâncnico, além de provocar aumento dos níveis de lactato. Embora a adrenalina seja uma opção terapêutica no choque séptico, este fármaco não é a primeira escolha, sendo reservada como terceira opção após o uso de noradrenalina e vasopressina, ou em substituição de noradrenalina e dobutamina em pacientes com disfunção ventricular.[16]

O estudo que comparou a adrenalina com a noradrenalina no choque séptico não mostrou diferença nos dias livres de vasopressor e na mortalidade em 28 e 90 dias. O grupo adrenalina, no entanto, apresentou maior incidência de hiperlactatemia e necessidade de insulina.[59]

Tratamento da miocardiopatia da sepse e uso de inotrópicos

Uma vez realizada reposição volêmica adequada e iniciada a terapia com vasopressor, uma avaliação dos parâmetros de perfusão tecidual deverá ser realizada. Pacientes que persistem com alterações nos parâmetros de perfusão tecidual ou necessidade de doses crescentes de vasopressores devem obrigatoriamente ter um método de avaliação/monitorização da função cardíaca, a fim de excluir a disfunção miocárdica da sepse como fator perpetuador da hipoperfusão. Embora estes pacientes apresentem normalização dos parâmetros de macro-hemodinâmica, ainda assim existe um desequilíbrio entre DO_2 e VO_2. O uso de inotrópicos tem o objetivo de otimizar a DO_2 e, consequentemente, melhorar os parâmetros de perfusão tecidual. A disfunção miocárdica da sepse apresenta incidência variável, a depender do estudo e do momento da avaliação (precoce e tardia), sendo de 18% a 60%.[13] Uma das características marcantes é a reversibilidade do quadro em poucos dias. Um estudo observacional em 183 pacientes com choque séptico demonstrou quatro perfis hemodinâmicos a partir da relação entre fração de ejeção (FE) e IC (Figura 8.4).[60] Considerando a hipocontratilidade do VE presente em todos os perfis de pacientes com miocardiopatia séptica, os outros determinantes do perfil hemodinâmico que devem ser avaliados são: a função do VD, o estado volêmico e a resistência vascular sistêmica.[13,60]

A dobutamina apresenta efeito inotrópico positivo por meio da estimulação dos receptores β1. É o principal inotrópico utilizado no tratamento do choque, sendo recomendada em situações de DC baixo, hipoperfusão tecidual persistente e estado volêmico adequado. As doses recomendadas de dobutamina variam de 2,5 a 20 mcg/kg/min.[50] No estudo de Rivers *et al.*,[17] o grupo EGDT, além da PVC, PAM e débito urinário como metas terapêuticas, utilizou a meta de $SvcO_2 > 70\%$. Nesta pesquisa, o grupo EGDT apresentou número significantemente maior de uso de dobutamina.[17] O uso precoce de inotrópicos na presença de hipoperfusão persistente, a despeito da normalização dos parâmetros de macro-hemodinâmica, mostrou-se, no estudo de Rivers, ser uma estratégia importante para reversão da hipoperfusão antes da progressão das disfunções orgânicas e o desenvolvimento da síndrome de disfunção de múltiplos órgãos.[17] O aumento, no entanto, do débito cardíaco rotineiro para níveis predeterminados "supranormais" nos pacientes com choque séptico claramente não melhora as taxas de mortalidade, conforme demonstrado por dois grandes ensaios clínicos prospectivos em pacientes críticos com sepse e tratados com dobutamina.[61,62] Alguns pacientes, porém, podem ter uma otimização da perfusão tecidual com a terapia inotrópica destinada a aumentar a oferta de oxigênio. Nesse contexto, a dobutamina é o inotrópico de primeira escolha para pacientes com baixo débito cardíaco na presença de pressão de enchimento ventricular esquerdo e PAM adequadas.

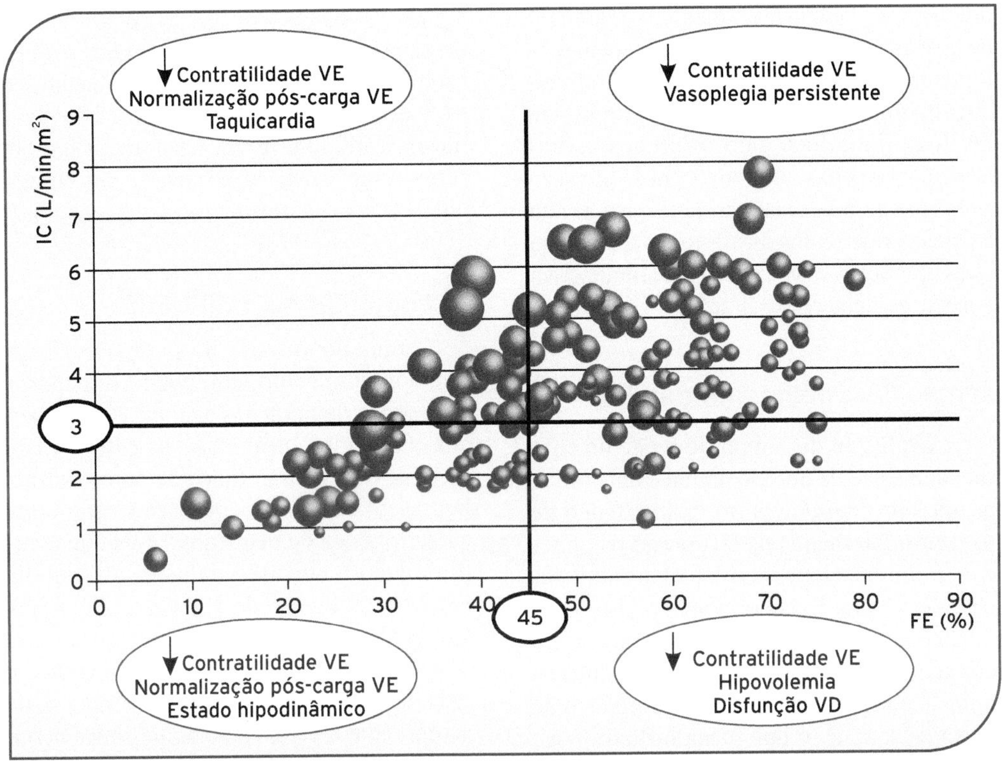

Figura 8.4: Perfil hemodinâmico de pacientes sépticos com base na relação entre FE e IC. FE: fração de ejeção; IC: índice cardíaco; VE: ventrículo esquerdo; VD: ventrículo direito.
Fonte: adaptada de Viellard-Baron.[60]

A CSS sugere utilizar dobutamina em pacientes com evidência de disfunção cardíaca e hipoperfusão, a despeito da expansão volêmica adequada e do uso de noradrenalina. Ao iniciar a dobutamina, a dose do inotrópico deve ser titulada conforme o alvo de perfusão e descontinuada ou reduzida frente à piora da hipotensão ou presença de arritmias.[16]

Avaliação da perfusão tecidual e metas de ressuscitação

A normalização dos parâmetros de macro-hemodinâmica é a primeira meta de ressuscitação a ser atingida, porém a terapia não deve ser restrita a esse objetivo. Como discutido anteriormente, mesmo com a normalização de parâmetros de macro-hemodinâmica pode existir hipoperfusão tecidual, uma situação conhecida como choque oculto. Para identificação dessa situação, é necessária a monitorização de parâmetros da perfusão tecidual que podem ser classificados como globais ou regionais. De maneira geral, as variáveis de perfusão mais comumente monitorizadas em UTI são aquelas que dizem respeito à monitorização global do organismo, principalmente o lactato e a saturação venosa de oxigênio (SvO_2 e $SvcO_2$). Em virtude, contudo, de refletirem o balanço global da perfusão do organismo, tais parâmetros frequentemente não são fidedignos para avaliação da perfusão regional. A capnometria tecidual é um dos parâmetros utilizados com esse objetivo, infelizmente com resultados discordantes na literatura.

A avaliação da perfusão periférica (tempo de enchimento capilar, gradiente de temperatura, avaliação de mosqueamento da pele) é um método interessante para aferir a perfusão de forma não invasiva, uma vez que se baseia no fato de que, durante uma situação de choque, mesmo o choque oculto, ocorre desvio do fluxo sanguíneo para os órgãos nobres (coração, cérebro e rins) por meio de ativação simpática e vasoconstrição periférica, sendo a pele e os músculos os primeiros a sentirem estas alterações e os últimos a normalizarem a perfusão após ressuscitação.[63]

Tempo de enchimento capilar

A avaliação do tempo de reenchimento capilar a partir da pressão digital é uma forma usada com frequência no exame físico de pacientes internados na UTI ou no reconhecimento de pacientes críticos em unidades de emergência. Existem poucos fatores influenciadores do fluxo, como a temperatura ambiente, a autorregulação de acordo com o metabolismo local e controle sistêmico de fluxo de sangue, o que torna o fluxo local, em um ambiente controlado como na UTI, uma ferramenta não invasiva de avaliação de perfusão. Lima *et al.*[64] demonstraram que um tempo de reenchimento capilar maior que 4,5 segundos após 24 horas de admissão na UTI correlacionou-se com hipoperfusão tecidual e maior chance de piora das disfunções orgânicas nos dias seguintes.

O ANDROMEDA-SHOCK foi um ensaio clínico randomizado, multicêntrico, que comparou uma estratégia de ressuscitação da sepse em 8 horas baseada no tempo de enchimento capilar (TEC) com outra baseada na depuração do lactato.[64] Um total de 424 pacientes com choque séptico precoce foram randomizados. Choque séptico precoce foi definido como infecção suspeita ou confirmada reconhecida dentro de 4 horas com níveis elevados de lactato (> 2mmol/L) requerendo vasopressores, a despeito de *bolus* inicial de 20 mL/kg de solução cristaloide. A mortalidade em 28 dias foi de 34,9% no grupo TEC e 43,4% no grupo depuração de lactato, sem significância estatística (HR 0,75; IC95% 055 a 1,02; $p = 0,06$). A ressuscitação direcionada pela perfusão foi associada a menos disfunção orgânica em 72 horas (SOFA médio 5,6 *vs.* 6,6; $p = 0,045$). Embora sem efeito claro na mortalidade, novas avaliações podem referendar o uso da ressuscitação guiada por TEC em cenários de recursos limitados.[65]

Mosqueamento (*mottling*)

O mosqueamento da pele (*mottling*), também conhecido com livedo reticular, é a presença de manchas azuladas ou arroxeadas em regiões próximas aos cotovelos ou joelhos, com padrão típico de apresentação. Representa uma vasoconstrição importante e heterogênea de pequenos vasos que comprometem a perfusão da pele. Ait-Oufella *et al.*,[66] em um estudo prospectivo e observacional em pacientes com choque séptico, desenvolveram um escore de classificação do mosqueamento da pele, grau 0 a grau 5, de acordo com a progressão do mosqueamento do joelho para a periferia (Figura 8.5). A presença de um escore alto (4 a 5), após 6 horas de ressuscitação inicial, mostrou-se um forte preditor de mortalidade em 14 dias.[66]

A saturação venosa de oxigênio (SvO_2 e $SvcO_2$)

A saturação venosa de oxigênio expressa, de forma indireta, o consumo de oxigênio pelos tecidos de todo o organismo. A redução inicial da oferta de oxigênio, vista na doença crítica como resultado de anemia, hipoxemia ou baixo DC, associa-se à manutenção do consumo de oxigênio por meio de uma taxa de extração aumentada. A saturação venosa de oxigênio reduz-se prematuramente com a diminuição do DO_2, refletindo consumo tecidual mantido e aumento da taxa de extração.

Tais observações, contudo, podem não corresponder necessariamente ao verificado em situações clínicas associadas com inflamação sistêmica, como sepse ou pancreatite, nas quais o padrão hemodinâmico visto após a

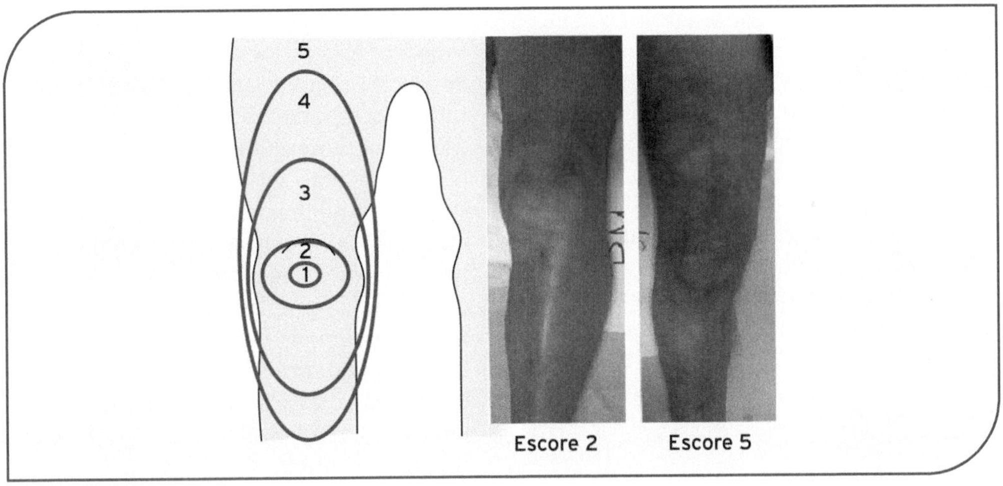

Figura 8.5: Avaliação de mosqueamento de pele (*motting*).
Fonte: adaptada de Ait-Oufella.[66]

ressuscitação é tipicamente de elevado débito cardíaco e saturação venosa de oxigênio. Nesses indivíduos, uma elevada saturação venosa de oxigênio não necessariamente indica ausência de hipóxia tecidual. Uma saturação venosa baixa, porém, nesse contexto, quase certamente indica necessidade de adequação da ressuscitação hemodinâmica.

A $ScvO_2$ e a SvO_2 apresentam boa correlação, ou seja, variam em paralelo, mas não são exatamente iguais. A análise da SvO_2 depende da inserção de um cateter de artéria pulmonar e representa a oxigenação tecidual de todo o organismo. A $SvcO_2$, coletada por meio de um cateter locado na veia cava superior, representa oxigenação tecidual do cérebro e partes superiores do corpo. Pacientes hígidos tendem a apresentar valores de $SvcO_2$ 2% a 3% menores que a SvO_2, enquanto pacientes críticos apresentam valores de $SvcO_2$ superiores a SvO_2 em 3% a 8%. A fisiologia do organismo durante o estresse é alterada do ponto de vista de aumento do consumo visceral de oxigênio. Nessa situação, a $SvcO_2$ se torna, de forma sistemática, maior que a SvO_2.

Rivers *et al.*[17] demonstraram que uma estratégia de ressuscitação hemodinâmica de pacientes com sepse ou choque séptico, com objetivo de atingir uma $SvcO_2 > 70\%$ nas primeiras 6 horas de tratamento (EGDT), promoveu uma redução absoluta na mortalidade em 16%.

Os estudos ProCESS[18] (2014), ARISE[19] (2014) e ProMise[20] (2015) foram estudos multicêntricos, randomizados e controlados que compararam a terapia guiada por metas do EGDT em pacientes com choque séptico com a terapia usual de cada instituição. A mensuração da $SvcO_2$ não era permitida no grupo da terapia usual nos estudos ARISE e ProMise nas primeiras 6 horas do choque. Já no ProCESS, somente 3,5% dos pacientes no grupo da terapia usual mensurou a $SvcO_2$. A mortalidade global não teve diferença estatística entre a terapia usual e a guiada por metas nos três estudos.[18-20] Após o resultado dessas pesquisas, a CSS reconheceu que as medidas de PVC e $SvcO_2$ não são necessárias para todos os pacientes com choque séptico, enfatizando que todos devem receber antibióticos e ressuscitação volêmica de forma precoce.[16]

Lactato

No organismo, o lactato é sintetizado durante a glicólise por meio da redução do piruvato. A taxa de conversão do piruvato para lactato é de 10:1 em condições normais. Em condições de hipóxia tecidual, o piruvato é preferencialmente convertido a lactato e tal taxa aumenta. O lactato dosado no soro é resultante do equilíbrio entre produção (principalmente cerebral, pulmonar, hepático e muscular) e o *clearance* (50% hepático, 20% renal e 10% em outros tecidos como músculos). O aumento da produção de lactato é relacionado como marcador de ativação do metabolismo anaeróbico; a anaerobiose, no entanto, pode ocorrer como fenômeno normal metabólico de alguns grupos celulares, e não um déficit de acoplamento entre oferta e consumo de oxigênio.[67] Na sepse, alguns estudos sugerem que o mecanismo de hiperlactatemia pode estar relacionado com aceleração da glicólise por ativação dos canais Na^+ K^+ ATPase.[68]

De qualquer modo, o nível sérico de lactato é resultado de múltiplos mecanismos, mas sua expressão clínica é de mau prognóstico para o paciente, devendo este ser monitorizado. Níveis altos de lactato na internação na UTI estão associados à má evolução, embora sua tendência de elevação com o correr do tempo seja mais grave, visto que aumentos do nível sérico de lactato, a partir de valores inicialmente normais ou manutenção elevada, quando inicialmente altos, são associados à mortalidade progressivamente maior.

Rivers *et al.* utilizaram o lactato (> 4 mmol/L) como marcador de gravidade e como um dos critérios de inclusão no estudo EGDT.[17] Jansen *et al.*, em estudo clínico multicêntrico e randomizado, em pacientes admitidos na UTI com lactato ≥ 3 mmol/L, demonstraram que terapia orientada com objetivo de reduzir lactato em 20% em relação à medida inicial por 2 horas, nas primeiras 8 horas de admissão, estava relacionado com menor disfunção orgânica, menor tempo de uso de fármacos vasoativos e menor tempo de ventilação mecânica. Quando ajustado para população com fatores de risco predefinidos, o grupo lactato apresentou mortalidade hospitalar significantemente menor.[69]

Hernandez *et al.*[70] avaliaram a taxa de clareamento do lactato no choque séptico e demonstraram a existência de uma curva bifásica. Nas primeiras 6 horas, os níveis de lactato diminuíram rapidamente após o início do tratamento. Na segunda fase (até 24 horas), a normalização foi muito mais lenta. Ao final, 50% dos pacientes (todos sobreviventes) tinham aumento dos níveis de lactato 24 horas após iniciarem o tratamento. Os autores sugeriram que, no início da evolução da sepse, os níveis aumentados de lactato diminuem rapidamente em resposta à melhora do fornecimento de oxigênio aos tecidos. Essa fase pode, então, representar uma fase da hiperlactatemia dependente do fluxo, enquanto que na fase tardia, os níveis aumentados de lactato são mais relacionados com outros fatores. Esse estudo nos faz refletir que níveis aumentados de lactato devem ser vistos como consequência de oxigenação tissular inadequada apenas durante a fase inicial da sepse.[70]

A CSS recomenda que pacientes com sepse devem ter o lactato dosado na primeira hora do diagnóstico. Caso o exame inicial esteja elevado (> 2 mmol/L), um novo lactato deverá ser coletado no intervalo de 2 a 4 horas, tendo como meta o seu decaimento.[16]

Abordagem integrada

O manejo do paciente com choque séptico deve ser realizado com base no racional fisiopatológico descrito nos tópicos anteriores. Ou seja, restaurar o balanço entre DO_2 e VO_2. Os itens fundamentais para o tratamento são: reposição volêmica e avaliação de responsividade cardiovascular à infusão de volume, suporte hemodinâmico com fármacos vasoativos, avaliação e tratamento da disfunção miocárdica da sepse. Mesmo com a normalização dos parâmetros de macro-hemodinâmica, a equipe deverá avaliar e monitorizar os parâmetros de perfusão tecidual, os quais devem ser a meta final de ressuscitação hemodinâmica. A Figura 8.6 representa um algoritmo de suporte hemodinâmico no paciente com choque séptico.

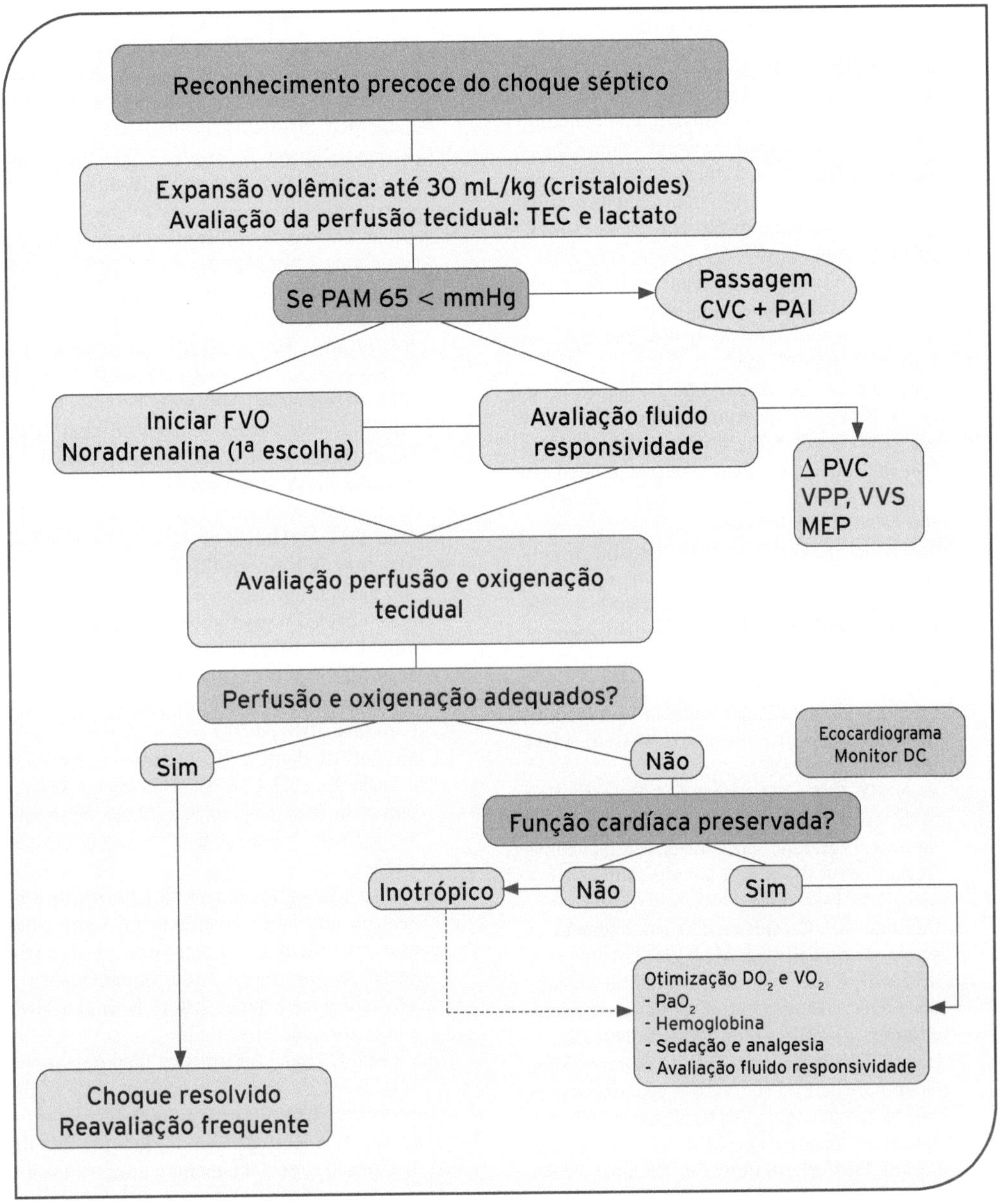

Figura 8.6: Algoritmo de manejo de choque séptico.

PAM: pressão arterial média; CVC: cateter venoso central; PAI: pressão arterial invasiva; TEC: tempo de enchimento capilar; Δ PVC: variação pressão venosa central; VPP: variação pressão pulso; VVS: variação volume sistólico; MEP: manobra de elevação das pernas; RC: responsividade cardiovascular a volume; FVO: fármaco vasoativo; DC: débito cardíaco; DO_2: oferta de O_2; VO_2: consumo de O_2.

Fonte: elaborada pelos autores.

Referências bibliográficas

1. Funk DJ, Parrillo JE, Kumar A. Sepsis and septic shock: a history. Crit Care Clin.2009;25:83-101.
2. Angus DC, Pereira CAP, Silva E. Epidemiology of severe sepsis around the world. Endocr Metab Immune Disord Drug Targets. 2006;6:207-212.
3. Machado FR, Mazza BF. Improving mortality in sepsis: analysis of clinical trials. Shock. 2010;34(Suppl1):54-58.
4. Silva E, Pedro MDA, Sogayar ACB, Mohovic T, Silva CLDO, Janiszewski M, et al. Brazilian sepsis epidemiological study (BASE study). Crit Care.2004;8: R251-60.
5. Sales Júnior JAL, David CM, Hatum R, et al. Sepse Brasil: estudo epidemiológico da sepse em unidades de terapia intensiva brasileiras [An epidemiological study of sepsis in intensive care units. Sepsis Brazil Study]. Rev Bras Ter Intensiva.2006;18:9-17.
6. Machado FR, Cavalcanti AB, Bozza FA, Ferreira EM, Carrara FSA, Sousa JL, et al. The epidemiology of sepsis in Brazilian intensive care units (the Sepsis PREvalence Assessment Database, SPREAD): an observational study. Lancet Infect Dis.2017;17:1180-89.
7. Cinel I, Dellinger RP. Advances in pathogenesis and management of sepsis. Curr Opin Infect Dis.2007;20:345-52.
8. Rady MY, Rivers EP, Nowak RM. Resuscitation of the critically ill in the ed: responses of blood pressure, heart rate, shock index, central venous oxygen saturation, and lactate. Am J Emerg Med.1996;14:218-25.
9. Dellinger RP. Cardiovascular management of septic shock. Crit Care Med. 2003;31:946-55.
10. Rivers EP, Coba V, Visbal A, Whitmill M, Amponsah D. Management of sepsis: early resuscitation. Clin Chest Med.2008;29:689-704.
11. Levy B, Collin S, Sennoun N, Ducrocq N, Kimmoun A, Asfar P, et al. Vascular hyporesponsiveness to vasopressors in septic shock: from bench to bedside. Intensive Care Med.2010;36:2019-29.
12. Parker MM, Shelhamer JH, Bacharach SL, Green MV, Natanson C, Frederick TM, et al. Profound but reversible myocardial depression in patients with septic shock. Ann Intern Med.1984;100:483-90.
13. Vieillard-Baron A. Septic cardiomyopathy. Ann Intensive Care. 2011; 1:6.
14. Fernandes CJJ, de Assunção MSC. Myocardial dysfunction in sepsis: a large, unsolved puzzle. Crit Care Res Pract.2012;2012:896430.
15. Rhodes A, Evans L, Alhazzani W, et al. Surviving Sepsis Campaign: International Guidelines for Management of Sepsis and Septic Shock: 2016; Crit Care Med. 2017;45(3):486-552.
16. Evans L, Rhodes A, Alhazzani W, Antonelli M, Coopersmith CM, et al. Surviving Sepsis Campaign: International Guidelines for Management of Sepsis and Septic Shock 2021. Crit Care Med. 2021;49(11):e1063-e1143.
17. Rivers E, Nguyen B, Havstad S, Ressler J, Muzzin A, Knoblich B, Peterson E, Tomlanovich M. Early goal-directed therapy in the treatment of severe sepsis and septic shock. N Engl J Med.2001;345:1368-77.
18. Process Investigators, Yealy DM, Kellum JA, Huang DT, Barnato AE, Weissfeld LA, et al. A randomized trial of protocol-based care for early septic shock. N Engl J Med.2014;370(18):1683-93.
19. ARISE Investigators, Anzics Clinical Trials Group, Peake SL, Delaney A, Bailey M, Bellomo R, Cameron PA, et al. Goal-directed resuscitation for patients with early septic shock. N Engl J Med.2014;371(16):1496-506.
20. Mouncey PR, Osborn TM, Power GS, Harrison DA, Sadique MZ, Grieve RD, et al. Trial of early, goal-directed resuscitation for septic shock. N Engl J Med. 2015;372(14):1301-11.
21. Levy MM, Evans LE, Rhodes A. The Surviving Sepsis Campaign Bundle: 2018 update. Intensive Care Med.2018 Apr 19.
22. Meyhoff TS, Hjortrup PB, Wetterslev J, Sivapalan P, Laake JH, et al. CLASSIC Trial Group. Restriction of Intravenous Fluid in ICU Patients with Septic Shock. N Engl J Med.2022;386(26):2459-2470.
23. National Heart, Lung, and Blood Institute Prevention and Early Treatment of Acute Lung Injury Clinical Trials Network, et al. Early Restrictive or Liberal Fluid Management for Sepsis-Induced Hypotension. N Engl J Med; 2023 Feb 9;388(6):499-510.
24. Michard F, Teboul J. Predicting fluid responsiveness in icu patients: a critical analysis of the evidence. Chest. 2002;121:2000-08.
25. Kumar A, Anel R, Bunnell E, Habet K, Zanotti S, Marshall S, et al. Pulmonary artery occlusion pressure and central venous pressure fail to predict ventricular filling volume, cardiac performance, or the response to volume infusion in normal subjects. Crit Care Med. 2004;32:691-99.
26. Marik PE, Baram M, Vahid B. Does central venous pressure predict fluid responsiveness? A systematic review of the literature and the tale of seven mares. Chest 2008;134:172-78.
27. Cecconi M, Parsons AK, Rhodes A. What is a fluid challenge? Curr Opin Crit Care. 2011;17:290-95.
28. Monnet X, Teboul J. Passive leg raising. Intensive Care Med.2008;34: 659-63.

29. Magder S, Georgidis G, Cheong T. Respiratory variations in right atrial pressure predict the response to fluid challenge. J Crit Care. 1992;7:76–85.
30. Heenen S, De Backer D, Vincent J. How can the response to volume expansion in patients with spontaneous respiratory movements be predicted? Crit Care. 2006;10:R102.
31. Osman D, Ridel C, Ray P, Monnet X, Anguel N, Richard C, et al. Cardiac filling pressures are not appropriate to predict hemodynamic response to volume challenge. Crit Care Med.2007;35:64–68.
32. Wheeler AP, Bernard GR, Thompson BT, Schoenfeld D, Wiedemann HP, deBoisblanc B, et al. National Heart, Lung, and Blood Institute Acute Respiratory Distress Syndrome (ARDS) Clinical Trials Network. Pulmonary-artery versus central venous catheter to guide treatment of acute lung injury. N Eng J Med. 2006;354:2213–24.
33. Michard F, Teboul JL. Using heart-lung interactions to assess fluid responsiveness during mechanical ventilation. Crit Care. 2000;4:282–289.
34. Pinsky MR. Functional hemodynamic monitoring. Intensive Care Med. 2002;28:386–388.
35. Marik PE, Cavallazzi R, Vasu T, Hirani A. Dynamic changes in arterial waveform derived variables and fluid responsiveness in mechanically ventilated patients: a systematic review of the literature. Crit Care Med. 2009;37:2642–47.
36. Michard F, Boussat S, Chemla D, Anguel N, Mercat A, Lecarpentier Y, et al. Relation between respiratory changes in arterial pulse pressure and fluid responsiveness in septic patients with acute circulatory failure. Am J Respir Crit Care Med. 2000;162:134–138.
37. Krajewski ML, Raghunathan K, Paluszkiewicz SM, Schermer CR, Shaw AD. Meta-analysis of high- versus low-chloride content in perioperative and critical care fluid resuscitation. Br J Surg. 2015;102(1):2–36.
38. Semler MW, Self WH, Wanderer JP, Ehrenfeld JM, Wang L, Byrne DW, et al. Balanced crystalloids versus saline in critically ill adults. N Engl J Med.2018; 378:829–39
39. Zampieri FG, Machado FR, Biondi RS, Freitas FGR, Veiga VC, et al. Effect of Intravenous Fluid Treatment With a Balanced Solution vs 0.9% Saline Solution on Mortality in Critically Ill Patients: The BaSICS Randomized Clinical Trial. JAMA.2021;326(9):1–12.
40. Hammond NE, Zampieri FG, Di Tanna GL, Garside T, Adigbli D, et al. Balanced crystalloids versus saline in critically ill adults - a systematic review with meta-analysis. NEJM Evidence1.2 (2022):EVIDoa2100010.
41. Schierhout G, Roberts I. Fluid resuscitation with colloid or crystalloid solutions in critically ill patients: a systematic review of randomised trials. BMJ.1998; 316:961–64.
42. Finfer S, Bellomo R, Boyce N, French J, Myburgh J, Norton R. SAFE Study Investigators. A comparison of albumin and saline for fluid resuscitation in the intensive care unit. N Engl J Med.2004;350:2247–56.
43. Finfer S, Bellomo R, McEvoy S, Lo SK, Myburgh J, Neal B, et al. Effect of baseline serum albumin concentration on outcome of resuscitation with albumin or saline in patients in intensive care units: analysis of data from the saline versus albumin fluid evaluation (SAFE) study. BMJ. 2006;333:1044.
44. Caironi P, Tognoni G, Masson S, Fumagalli R, Pesenti A, Romero M, et al. ALBIOS Study Investigators. Albumin replacement in patients with severe sepsis or septic shock. N Eng J Med. 2014. 370(15):1412–21.
45. Lamia B, Chemla D, Richard C, Teboul J. Clinical review: interpretation of arterial pressure wave in shock states. Crit Care. 2005;9:601–06.
46. Varpula M, Tallgren M, Saukkonen K, Voipio-Pulkki L, Pettilä V. Hemodynamic variables related to outcome in septic shock. Intensive Care Med.2005;31:1066 –71.
47. LeDoux D, Astiz ME, Carpati CM, Rackow EC. Effects of perfusion pressure on tissue perfusion in septic shock. Crit Care Med. 2000;28:2729–32.
48. Asfar P, Meziani F, Hamel JF, et al. High versus low blood-pressure target in patients with septic shock.N Engl J Med. 2014; 370(17):1583.
49. Lamontagne F, Richards-Belle A, Thomas K, Harrison DA, Sadique MZ, et al. Effect of Reduced Exposure to Vasopressors on 90-Day Mortality in Older Critically Ill Patients With Vasodilatory Hypotension. JAMA. 2020;323(10):938–949.
50. Hollenberg SM. Inotrope and vasopressor therapy of septic shock. Crit Care Clin. 2009;25:781–802, ix.
51. Bellomo R, Chapman M, Finfer S, Hickling K, Myburgh J. Low-dose dopamine in patients with early renal dysfunction: a placebo-controlled randomised trial. Australian and New Zealand intensive care society (ANZICS) clinical trials group. Lancet.2000;356:2139–43.
52. Van den Berghe G, de Zegher F. Anterior pituitary function during critical illness and dopamine treatment. Crit Care Med. 1996;24:1580–90.
53. Sakr Y, Reinhart K, Vincent J, Sprung CL, Moreno R, Ranieri VM, et al. Does dopamine administration in shock influence outcome? Results of the sepsis occurrence in acutely ill patients (SOAP) study. Crit Care Med. 2006;34:589–97.
54. De Backer D, Biston P, Devriendt J, Madl C, Chochrad D, Aldecoa C, et al. Comparison of

dopamine and norepinephrine in the treatment of shock. N Engl J Med. 2010;362:779-89.
55. Sharshar T, Carlier R, Blanchard A, Feydy A, Gray F, Paillard M, et al. Depletion of neurohypophyseal content of vasopressin in septic shock. Crit Care Med. 2002;30:497-500.
56. Russell JA, Walley KR, Singer J, Gordon AC, Hébert PC, Cooper DJ, et al. Vasopressin versus norepinephrine infusion in patients with septic shock. N Engl J Med. 2008;358:877-87.
57. Russell JA, Walley KR, Gordon AC, Cooper DJ, Hébert PC, Singer J, et al. Interaction of vasopressin infusion, corticosteroid treatment, and mortality of septic shock. Crit Care Med. 2009;37:811-18.
58. Gordon AC, Mason AJ, Thirunavukkarasu N, et al. Effect of early vasopressin vs norepinephrine on kidney failure in patients with septic shock: The VANISH Randomized Clinical Trial. JAMA 2016;316-509
59. Myburgh JA, Higgins A, Jovanovska A, et al. A comparison of epinephrine and norepinephrine in critically ill patients. Intensive Care Med 2008; 34: 2226-34.
60. Vieillard-Baron A, Prin S, Chergui K, Dubourg O, Jardin F. Hemodynamic instability in sepsis: bedside assessment by doppler echocardiography. Am J Respi Crit Care Med. 2003;168:1270-76.
61. Gattinoni L, Brazzi L, Pelosi P, Latini R, Tognoni G, Pesenti A, et al. A trial of goal- oriented hemodynamic therapy in critically ill patients. SVO2 collaborative group. N Engl J Med. 1995;333:1025-32.
62. Hayes M, Timmmins A, Yau E, Palazzo M, Hinds C, Watson D. Elevation of systemic oxygen delivery in the treatment of critically ill patients. N Eng J Med. 1994;330:1717-23.
63. Van Genderen ME, Van Bommel J, Lima A. Monitoring peripheral perfusion in critically ill patients at the bedside. Curr Opin Crit Care. 2012;18:273-279.
64. Lima A, Jansen TC, van Bommel J, Ince C, Bakker J. The prognostic value of the subjective assessment of peripheral perfusion in critically ill patients. Crit Care Med. 2009;37:934-938.
65. Hernández G, Ospina-Tascón GA, Damiani LP, Estenssoro E, Dubin A, et al. Effect of a Resuscitation Strategy Targeting Peripheral Perfusion Status vs Serum Lactate Levels on 28-Day Mortality Among Patients With Septic Shock: The ANDROMEDA-SHOCK Randomized Clinical Trial. JAMA. 2019;321(7):654-664.
66. Ait-Oufella H, Taleb S, Mallat Z, Tedgui A. Recent advances on the role of cytokines in atherosclerosis. Arterioscler. Thromb. Vasc. Biol. 2011;31:969- 979.
67. De Backer D. Lactic acidosis. Minerva Anestesiol 2003;69:281-284.
68. Levy B, Gibot S, Franck P, Cravoisy A, Bollaert P. Relation between muscle Na+K+ ATPase activity and raised lactate concentrations in septic shock: a prospective study. Lancet. 2005;365:871- 875.
69. Jansen TC, van Bommel J, Schoonderbeek FJ, Sleeswijk Visser SJ, van der Klooster JM, Lima AP, et al. Early lactate-guided therapy in intensive care unit patients: a multicenter, open-label, randomized controlled trial. Am J Respi Crit Care Med. 2010;182:752-761.
70. Hernandez G, Luengo C, Bruhn A, Kattan E, Friedman G, Ospina-Tascon GA, et al. When to stop septic shock resuscitation: clues from a dynamic perfusion monitoring. Ann Intensive Care. 2014;4:30.

9

Reposição Volêmica no Paciente Séptico

Luciano Cesar Pontes de Azevedo

Introdução

A ressuscitação volêmica é a intervenção mais comum em pacientes hospitalizados. Condições tão díspares como jejum, hipotensão, oligúria e taquicardia frequentemente disparam no médico a mesma resposta terapêutica: fluidos. Contudo, tal abordagem ocorre muitas vezes sem uma avaliação adequada da real necessidade da utilização dessa medicação. Apesar de ser extremamente frequente, a reposição volêmica é pouco baseada em evidências – e, até pouco tempo atrás, não havia muitos estudos que avaliassem essa parte dos cuidados específicos do paciente crítico, especificamente do paciente séptico. Os estudos mais recentes sugerem que diferentes fases do uso de fluidos devem ocorrer durante a jornada do paciente séptico, desde sua admissão hospitalar até sua alta da UTI, como será explicado adiante. Do ponto de vista histórico, a reposição volêmica é descrita desde a ressuscitação de pacientes com cólera com soluções de água e sal (que seriam os embriões das soluções salinas atuais) até a utilização do Ringer lactato em crianças com gastroenterite e o uso de albumina para o tratamento de queimaduras durante a Segunda Guerra Mundial.[1] Desse modo, o fluido é a solução mais comum para o paciente hospitalizado, seja para ressuscitação, seja para diluição de antibióticos, medicamentos e fármacos vasoativos, assim como dieta.

Fluido e melhora da função orgânica

O tratamento do choque se baseia na melhora do débito cardíaco, consequentemente incrementando a oferta tecidual de oxigênio e, a partir daí, reduzindo o risco de disfunção orgânica. Nesse cenário, o fluido agiria melhorando o retorno venoso, ou seja, a pré-carga cardíaca, e, consequentemente, melhorando a pressão sistêmica média. A partir daí, a melhora do débito cardíaco do paciente aumentaria a disponibilidade de oxigênio tecidual e a função orgânica. Na prática, porém, uma série de cenários do paciente séptico dificulta esse efeito benéfico da reposição volêmica. A vasodilatação associada ao extravasamento capilar que ocorre na sepse pode fazer que parte desse fluido extravase para o terceiro espaço e para o interstício, impedindo a melhora da pré-carga. Além disso, uma disfunção mitocondrial pode atrapalhar a geração adequada de trifosfato de adenosina, mesmo com oferta tecidual de oxigênio normal (Figura 9.1).[2]

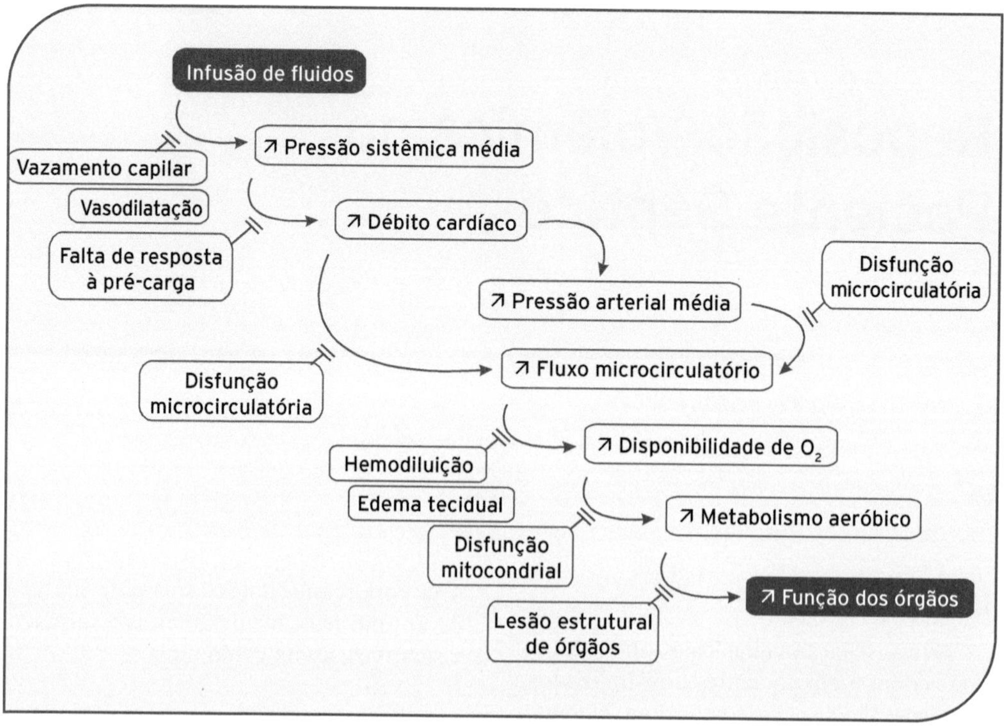

Figura 9.1: Reposição volêmica e efeitos na função orgânica.
Fonte: adaptada de Monnet e Teboul.

Como consequência de todos esses processos, a intervenção da ressuscitação com fluido não é necessariamente capaz de melhorar sempre a função orgânica do paciente. Do mesmo modo, o efeito do fluido pode ser transitório em muitos pacientes, com ganho de débito cardíaco por apenas cerca de 30-60 min pós-infusão e com retorno do débito para os valores prévios em seguida.[3] Assim, parte da discussão atual sobre o cuidado desses pacientes diz respeito à administração de menor quantidade de fluidos numa fase inicial e infusão de vasopressores mais precocemente naqueles indivíduos com hipotensão induzida pela sepse, embora os estudos ainda sejam controversos tanto em relação à quantidade de fluido a ser administrada ao paciente séptico quanto ao tempo adequado de administração, como veremos a seguir.

Fases da ressuscitação volêmica na sepse

O risco de complicações de pacientes que utilizam fluido é classicamente descrito como uma curva em "U" (Figura 9.2). Dessa forma, tanto uma ressuscitação volêmica inadequada na fase aguda (reanimação nas primeiras horas do choque) quanto a ressuscitação volêmica excessiva na fase tardia podem se associar a aumento do risco de complicações.[4]

Durante a fase de ressuscitação, uma reposição volêmica inadequada pode gerar efeitos como hipóxia tecidual, inflamação, disfunção orgânica e eventos cardiopulmonares. Do mesmo modo, na fase tardia (ou fase de de-ressuscitação), após estabilização hemodinâmica, a manutenção de balanços hídricos positivos pode gerar sobrecarga circulatória, com consequentes disfunção orgânica, necessidade de diálise e aumento

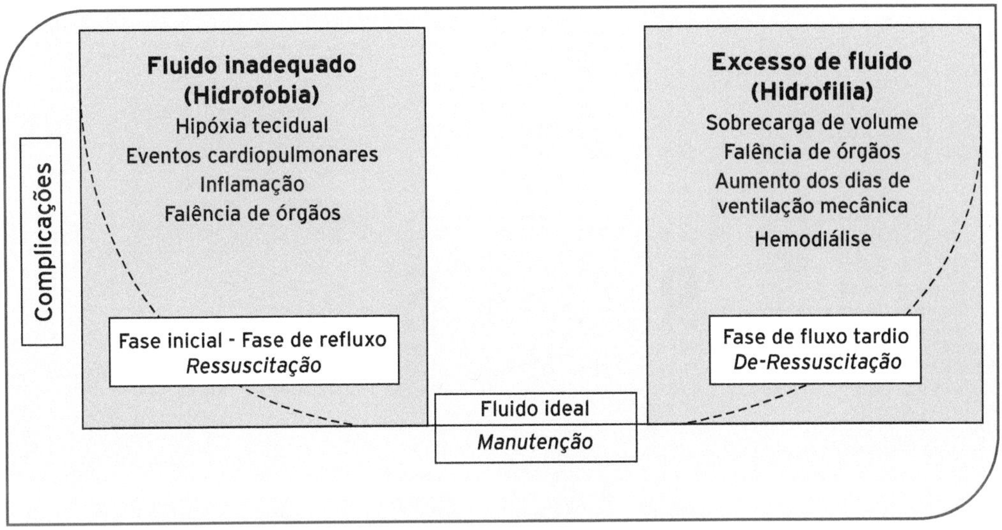

Figura 9.2: Reposição volêmica e risco de complicações.
Fonte: adaptada de Jaehne AK.

do tempo de permanência no ventilador (Figura 9.2).[4]

Um dos mecanismos que têm sido associados à disfunção orgânica por excesso de fluido é a lesão renal aguda por hipervolemia.[5] O rim é um órgão capsulado inserido na cavidade abdominal, e o excesso de fluido pode gerar congestão venosa, piorando o gradiente de filtração renal. A pressão extrínseca gerada no rim pela hipervolemia pode ocasionar, ainda, hipertensão intra-abdominal e síndrome compartimental abdominal, as quais também podem reduzir o ritmo de filtração glomerular.[5] Do mesmo modo, congestão hepática com disfunção desse mesmo órgão, também tem sido descrita no cenário da hipervolemia.

Assim, com o objetivo de evitar complicações, deve-se fazer um uso judicioso da reposição volêmica. Atualmente, o formato mais aceito para a realização dessa reposição é a utilização do mnemônico Rose (R, *R*essuscitação; O, *O*timização; S, e*S*tabilização; E, *E*vacuação ou remoção) (Figura 9.3).[6]

De acordo com o Rose, a fase inicial, ou fase "R", de ressuscitação ocorre nas primeiras horas após o diagnóstico de sepse. Nesse período, o paciente deve receber fluido de acordo com as recomendações das diretrizes ou de acordo com a avaliação individual do médico assistente. Após as primeiras horas de ressuscitação, ocorre a fase "O", de otimização, em que alíquotas adicionais de fluidos podem ser administradas conforme a avaliação hemodinâmica do paciente. Usualmente, essa avaliação utiliza parâmetros dinâmicos, como ecocardiograma, variação da pressão de pulso ou elevação passiva das pernas, para definir se o paciente precisa receber fluidos adicionais ou não. A fase de otimização se estende entre as primeiras 24 a 48 horas após o diagnóstico de sepse. A partir de então, começa a fase "S", de *stabilization* (ou estabilização). Nessa fase, um balanço hídrico zerado a levemente negativo pode ser tentado, já que os pacientes estão mais estáveis do ponto de vista hemodinâmico, com menos medicação vasoativa ou, ainda, já sem vasopressores. A partir daí, começa a fase "E", de evacuação ou remoção, na qual um balanço hídrico negativo deve ser ativamente buscado, por meio de medidas como ultrafiltração ou uso de diurético.[6]

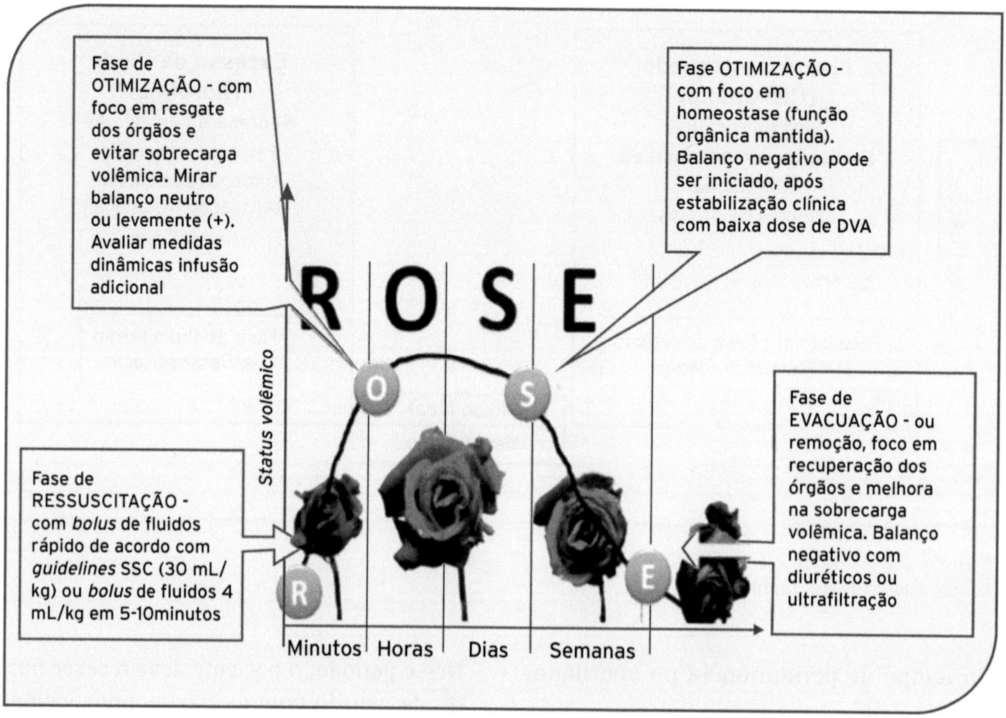

Figura 9.3: As diferentes etapas da reposição volêmica - mnemônico ROSE.
Fonte: adaptada de Maubrain *et al.*, Annais Intensive Care 2020.

Ressuscitação inicial do paciente séptico

De acordo com as diretrizes da Surviving Sepsis Campaign (Campanha Sobrevivendo à Sepse), a ressuscitação inicial com fluidos de pacientes com sepse ou choque séptico deve ser de 30 mL/kg de solução cristaloide.[7] Os pacientes com indicação para receber essa ressuscitação volêmica inicial são aqueles com hipotensão (pressão arterial média < 65 mmHg) ou hiperlactatemia (lactato > 36 mg/dL) (Figura 9.4).[8]

Não existem evidências de estudos prospectivos randomizados que demonstrem que a ressuscitação volêmica fixa com 30 mL/kg é a ressuscitação volêmica mais adequada no paciente séptico. Esses dados vêm de estudos observacionais que demonstraram que os pacientes randomizados para estudos clínicos ou incluídos em estudos de melhoria da qualidade da sepse recebem, em média, esse volume de fluidos na sua ressuscitação volêmica inicial.[9] Estudos mais recentes, contudo, têm questionado essa recomendação de ressuscitação volêmica fixa e sugerido uma ressuscitação volêmica baseada na individualização do paciente séptico, ou seja, com a utilização de ferramentas de monitorização hemodinâmica para avaliar a necessidade de fluido inicial ou mesmo administrando alíquotas de 500 a 1.000 mL de solução cristaloide, com avaliação da resposta a essa abordagem.[10]

Do mesmo modo, a ressuscitação volêmica de pacientes sépticos nas primeiras 24 horas após os 30 mL/kg iniciais também é um assunto controverso. Estudos mais recentes têm sugerido abordagens baseadas em restrição de volume e início mais precoce de fármaco

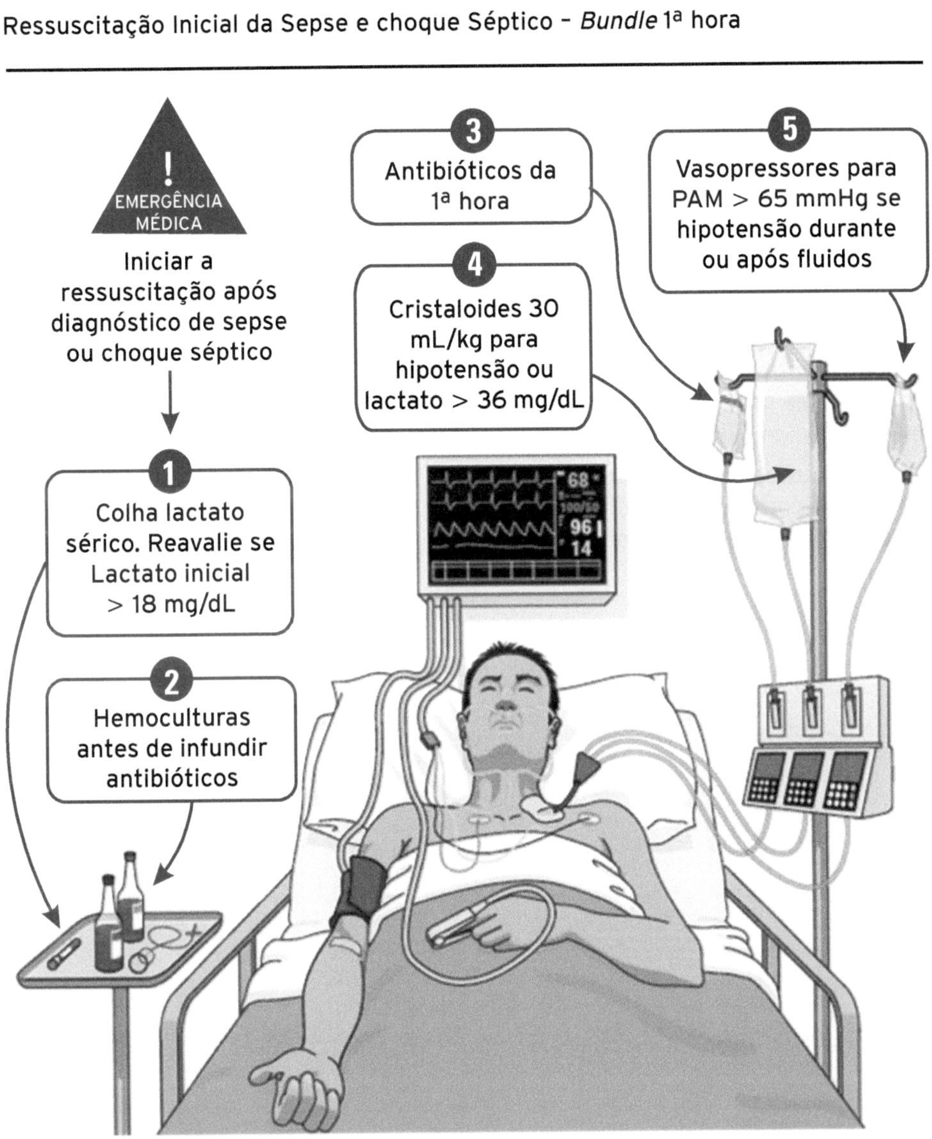

Figura 9.4: Pacotes de tratamento da sepse e reposição volêmica.
Fonte: adaptada de Surviving Sepsis Campaign Hour-1 *Bundle*.

vasoativo nesses pacientes. Estudos como o Classic e o Clovers demonstraram que abordagens restritivas de fluido nas primeiras 24 horas após a ressuscitação volêmica inicial são igualmente eficazes em manter a perfusão tecidual e sem diferenças entre desfechos clínicos em comparação com estratégias liberais de ressuscitação volêmica.[11,12]

Soluções cristaloides

As soluções cristaloides contêm água e eletrólitos em concentrações variáveis. Além das soluções habituais de reposição volêmica, como solução salina a 0,9%, Ringer simples e Ringer lactato, também são considerados soluções cristaloides o soro glicosado a 5%, o soro glicofisiológico e a solução salina hipertônica. Essas últimas soluções não são utilizadas para reposição volêmica em pacientes sépticos, mas apenas para manutenção de perdas insensíveis ou durante procedimentos cirúrgicos. A solução salina hipertônica é indicada para controle da hipertensão intracraniana e, durante algum tempo, foi utilizada para reposição volêmica, principalmente em cenários de choque hemorrágico.[13] Com a publicação, porém, de estudos randomizados que não mostraram benefícios, a sua utilização no contexto do choque foi abandonada.

Durante muito tempo, a solução salina fisiológica foi considerada a solução mais adequada para a reposição volêmica em pacientes sépticos. Nesse período, a grande incerteza da literatura dizia respeito à comparação entre as soluções cristaloides e as soluções coloides. Mais recentemente, porém, estudos demonstraram que, mesmo entre soluções cristaloides, pode haver diferenças importantes, notadamente no que se refere ao conteúdo de cloro e sódio – em comparação com as concentrações desses íons no plasma humano.[14] Essas diferenças no conteúdo de cloro e sódio da solução salina fisiológica, quando comparada com o Ringer lactato e outras soluções balanceadas, podem afetar significativamente a evolução do paciente séptico.

A Figura 9.5 mostra as principais diferenças relacionadas com o pH e eletrólitos quan-

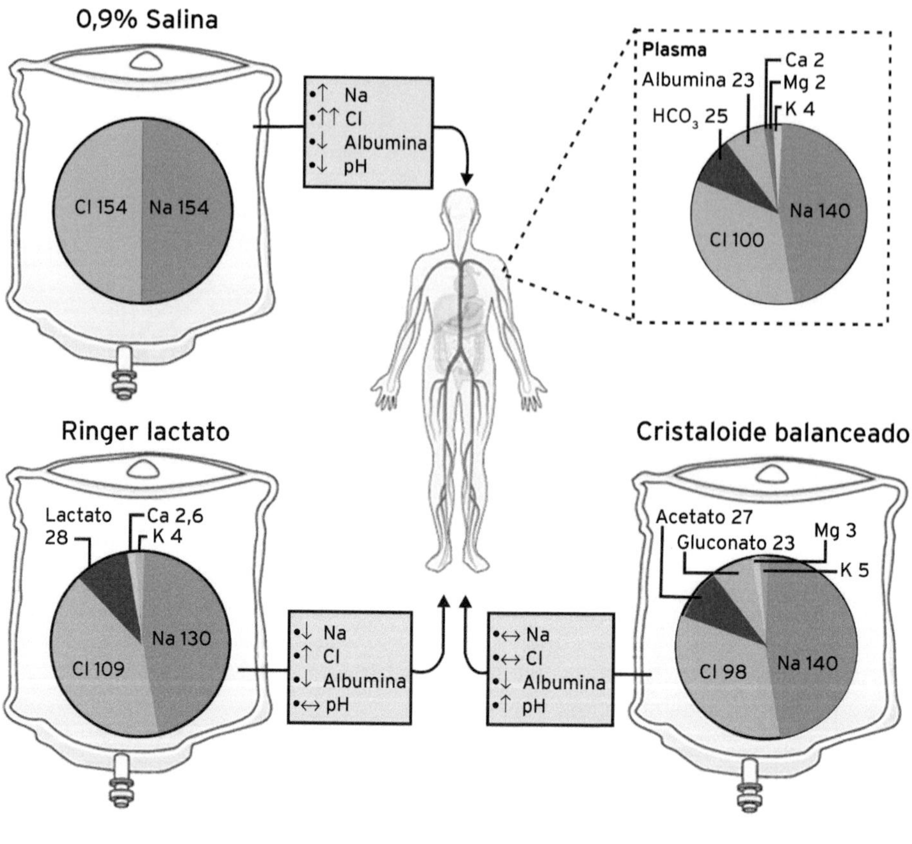

Figura 9.5: Composição das soluções cristaloides e comparação com plasma humano.
Fonte: adaptada de Kellum JA.

do comparados o plasma humano a solução salina a 0,9%, do Ringer lactato e da solução de cristaloide balanceado.[14] A comparação da solução salina com o plasma demonstra uma concentração mais elevada de cloro e sódio nessa solução do que no plasma, um pH muito mais ácido e a ausência de tampão, o que torna a solução ácida. Já o Ringer lactato tem concentração de cloro mais próxima à do plasma, possui o lactato como tampão e contém outros eletrólitos, como cálcio, potássio e sódio. O cristaloide balanceado, por sua vez, tem concentrações de cloro e sódio semelhantes às concentrações do plasma e possui os tampões acetato e gluconato, que ajudam a manter um pH de 7,4 para essa solução, igual, portanto, ao pH do plasma (Figura 9.5).[14]

Estudos experimentais demonstraram que o conteúdo de cloro da solução salina, quando de sua administração em altas concentrações em um intervalo curto, pode se associar à acidose metabólica hiperclorêmica, cujos efeitos se relacionam com resposta inflamatória exacerbada e alteração da perfusão renal. Ao comparar o uso de solução salina com o de solução balanceada, um estudo muito bem desenhado com voluntários sadios demonstrou uma redução do fluxo sanguíneo renal, avaliado por ressonância, nos voluntários que receberam a solução salina, em comparação com aqueles que receberam fluido balanceado, sugerindo, então, que o fluxo sanguíneo renal pode piorar quando utilizada a solução salina.[15] Estudos observacionais também demonstraram a associação entre uso exacerbado de solução salina e insuficiência renal aguda em pacientes críticos e em pacientes sépticos.

Além do efeito deletério do excesso de cloro da solução salina, o excesso de sódio desse mesmo fluido também pode ser prejudicial para o paciente séptico. Estudos demonstraram que pacientes com sepse têm dificuldade de eliminar o sódio recebido durante a reposição volêmica. Dessa forma, conteúdos com excesso de sódio, como a solução salina, podem gerar hipernatremia por excesso de oferta iatrogênica.

Estudos mais recentes também demonstraram que, especificamente para o paciente séptico que recebe grandes quantidades de fluido (acima de 4.000 mL) nas primeiras 72 horas, a solução balanceada se associa a um menor risco de morte e de lesão renal aguda em comparação com a solução salina.[16,17] Assim, a recomendação das diretrizes da Surviving Sepsis Campaign para reposição volêmica em pacientes sépticos é de que se dê preferência à utilização de cristaloides balanceados.[7]

Quanto à reposição volêmica com Ringer lactato, as principais dúvidas dizem respeito ao risco teórico de aumento do lactato sérico e de hiperpotassemia pela presença de potássio na solução. Dados de estudos clínicos de pequeno porte demonstraram que, em pacientes com função hepática normal ou levemente alterada, a utilização do Ringer lactato não aumenta o lactato sérico de forma clinicamente relevante. Do mesmo modo, a utilização do Ringer lactato, em estudos clínicos comparativos com solução salina, não demonstrou aumento relevante do potássio nesses pacientes. Inclusive, o aumento do potássio foi ainda maior com a solução salina, pela hipercloremia e pela acidose metabólica dela decorrentes.

Soluções coloides

A principal discussão sobre o uso dos coloides em pacientes críticos diz respeito à sua capacidade de permanecer no espaço intravascular em maior quantidade e por mais tempo do que as soluções cristaloides. Tradicionalmente, discute-se que as soluções cristaloides comumente se associam à permanência de apenas cerca de 30% do fluido infundido no espaço intravascular, enquanto para as soluções coloides esse percentual é de cerca de 60% ou mais. Assim, um dos principais motivos para a utilização de coloides seria "poupar" fluidos, pela menor necessidade de administração de volume. Contudo, estudos randomizados recentes que compararam soluções coloides com cristaloides não conseguiram identificar essa diferença, de tal modo que a proporção com o uso de cristaloides e com o uso de coloides nos pacientes foi muito semelhante nos diversos estudos, jogando por terra o mito de que a reposição com coloides poderia se associar a uma menor utilização de fluidos.[18-20]

Entre os principais tipos de coloides sintéticos descritos como passíveis de ser utilizados na sepse, encontram-se os dextranos, as gelatinas e os amidos (ou *starches*). Os dextranos e as gelatinas não são mais utilizados de rotina em pacientes sépticos, pelos efeitos deletérios na função renal e pelo potencial alergênico, e os amidos vêm sendo progressivamente menos utilizados, pelos motivos que elencaremos a seguir. Amidos são conjuntos de polissacarídeos similares ao glicogênio e fundamentalmente derivados do milho e da batata.[21] Esses compostos apresentam a troca de um radical em uma determinada porção da molécula, para evitar que sejam facilmente quebrados pela amilase plasmática. Essa mudança mantém a substância com alto peso molecular e circulando na corrente sanguínea por um tempo mais prolongado, podendo exercer, assim, propriedades de manutenção do estado volêmico do paciente.[21] Durante muito tempo, essas moléculas foram utilizadas nas UTIs, principalmente em pacientes sépticos com necessidade de altos volumes de reposição de fluidos. Porém, dados de estudos observacionais, inicialmente, e de ensaios clínicos, em seguida, mostraram que essas moléculas podem se associar a pruridos, distúrbios de coagulação com risco de sangramento, anafilaxia, risco de lesão renal aguda e mesmo mortalidade em pacientes sépticos.[18,19] Dois grandes estudos multicêntricos randomizados que compararam o amido com soluções cristaloides mostraram aumento do risco de lesão renal aguda em pacientes críticos em geral e de lesão renal aguda e mortalidade em pacientes sépticos em particular.[18,19] Assim, após esses estudos, foi recomendado pela Agência Europeia de Regulação de Uso de Medicamentos que esses fármacos não fossem mais utilizados no cenário da terapia intensiva.

Após a recomendação da suspensão da utilização dos amidos como coloides de reposição volêmica na UTI, a única substância coloide que se mantém com possiblidade de uso nessa população é a albumina humana, um coloide natural submetido a processos de inativação para remoção de microrganismos. Ela começou a ser empregada no tratamento de feridos por queimaduras no ataque a Pearl Harbor, durante a Segunda Guerra Mundial.[20,21] Hoje em dia, a albumina humana encontra uma série de indicações baseadas em evidências para seu uso em pacientes críticos, como síndrome hepatorrenal e após punção de grandes volumes de ascite. Por outro lado, estudos recentes mostraram que sua utilização em pacientes com trauma cranioencefálico pode se associar a um aumento da mortalidade.[20]

Na sepse, especificamente, não há evidências substanciais de que a albumina modifique o desfecho dos pacientes.[22,23] No estudo Albios, com pacientes sépticos, a albumina foi administrada com o objetivo de aumentar suas concentrações séricas para cerca de 30 g/L e, em comparação com cristaloides, ela não foi capaz de reduzir significativamente a mortalidade da população séptica em geral.[22] Esse estudo mostrou, contudo, uma possibilidade de benefício da albumina para pacientes com disfunção cardiovascular que receberam coloide. Os pacientes desse subgrupo evoluíram com melhor perfil hemodinâmico quando comparados com quem recebeu cristaloide. Porém, por se tratar de análise de subgrupo, há necessidade de mais estudos nessa população específica de choque séptico para identificar a confirmação do benefício.

De acordo com as diretrizes atuais da Campanha Sobrevivendo à Sepse, a albumina pode ser utilizada em pacientes sépticos que já receberam um aporte significativo de soluções cristaloides, com o possível intuito de poupar a administração de grandes volumes excedentes de fluidos.[7] Contudo, há de se avaliar a relação custo-benefício do uso da albumina, já que ela é muitas vezes mais cara do que as soluções cristaloides comuns e não tem benefícios na sobrevida demonstrados nos estudos realizados até o momento.

Conclusão

A reposição volêmica é um ponto fundamental do cuidado dos pacientes sépticos e deve ser avaliada tanto do ponto de vista do volume quanto do tipo de fluido escolhido, levando-se em consideração os seus benefícios e os riscos da reposição insuficiente ou excessiva. Após a fase inicial da fluidoterapia, os profissionais à beira do leito devem individualizar a reposição volêmica dos pacientes. Nos últimos anos, as soluções balanceadas têm emergido como o tipo de fluido de escolha a ser administrado em pacientes sépticos que necessitam de reposição volêmica.

Referências bibliográficas

1. Fernández-Sarmiento J, Casas-Certain C, Ferro-Jackaman S, et al. A brief history of crystalloids: the origin of the controversy. Front Pediatr. 2023 Jul 3;11:1202805. doi: 10.3389/fped.2023.1202805
2. Monnet X, Teboul JL. My patient has received fluid. How to assess its efficacy and side effects? Ann Intensive Care. 2018 Apr 24;8(1):54. https://doi.org/10.1186/s13613-018-0400-z
3. Nunes TS, Ladeira RT, Bafi AT, et al. Duration of hemodynamic effects of crystalloids in patients with circulatory shock after initial resuscitation. Ann Intensive Care. 2014 Aug 1;4:25. doi: 10.1186/s13613-014-0025-9
4. Jaehne AK, Rivers EP. Early liberal fluid therapy for sepsis patients is not harmful: hydrophobia is unwarranted but drink responsibly. Crit Care Med. 2016 Dec;44(12):2263-9. doi: 10.1097/CCM.0000000000002145
5. Perner A, Prowle J, Joannidis M, et al. Fluid management in acute kidney injury. Intensive Care Med. 2017 Jun;43(6):807-15. doi: 10.1007/s00134-017-4817-x.
6. Malbrain MLNG, Langer T, Annane D, et al. Intravenous fluid therapy in the perioperative and critical care setting: executive summary of the International Fluid Academy (IFA). Ann Intensive Care. 2020 May 24;10(1):64.
7. Evans L, Rhodes A, Alhazzani W, et al. Surviving Sepsis Campaign: international guidelines for management of sepsis and septic shock 2021. Crit Care Med. 2021 Nov 1;49(11):e1063-e1143. doi: 10.1097/CCM.0000000000005337.
8. Surviving Sepsis Campaign Hour-1 Bundle. Disponível em: https://www.sccm.org/sccm/media/PDFs/Surviving-Sepsis-Campaign-Hour-1-Bundle.pdf. Acessado em 26 de março de 2024.
9. Machado FR, Levy MM, Rhodes A. Fixed minimum volume resuscitation: Pro. Intensive Care Med. 2017 Nov;43(11):1678-80. doi: 10.1007/s00134-016-4590-2.
10. Perner A, Singer M. Fixed minimum fluid volume for resuscitation: Con. Intensive Care Med. 2017 Nov;43(11):1681-2. doi: 10.1007/s00134-016-4581-3.
11. Meyhoff TS, Hjortrup PB, Wetterslev J, et al. Restriction of intravenous fluid in ICU patients with septic shock. N Engl J Med. 2022 Jun 30;386(26):2459-70. doi: 10.1056/NEJMoa2202707.
12. National Heart, Lung, and Blood Institute Prevention and Early Treatment of Acute Lung Injury Clinical Trials Network; Shapiro NI, Douglas IS, Brower RG, et al. Early restrictive or liberal fluid management for sepsis-induced hypotension. N Engl J Med. 2023 Feb 9;388(6):499-510. doi: 10.1056/NEJMoa2212663.
13. Vahidi E, Naderpour Z, Saeedi M. Hypertonic saline in the treatment of hemorrhagic shock. Adv J Emerg Med. 2017 Oct 13;1(1):e8. doi: 10.22114/AJEM.v1i1.2.
14. Kellum JA. Abnormal saline and the history of intravenous fluids. Nat Rev Nephrol. 2018 Jun;14(6):358-60. doi: 10.1038/s41581-018-0008-4. PMID: 29654298.
15. Chowdhury AH, Cox EF, Francis ST, Lobo DN. A randomized, controlled, double-blind crossover study on the effects of 2-L infusions of 0.9% saline and plasma-lyte® 148 on renal blood flow velocity and renal cortical tissue perfusion in healthy volunteers. Ann Surg. 2012 Jul;256(1):18-24. doi: 10.1097/SLA.0b013e318256be72.
16. Zampieri FG, Machado FR, Veiga VC, et al. Determinants of fluid use and the association

between volume of fluid used and effect of balanced solutions on mortality in critically ill patients: a secondary analysis of the BaSICS trial. Intensive Care Med. 2024 Jan;50(1):79-89. doi: 10.1007/s00134-023-07264-9.

17. Zampieri FG, Cavalcanti AB, Di Tanna GL, et al. Balanced crystalloids versus saline for critically ill patients (BEST-Living): a systematic review and individual patient data meta-analysis. Lancet Respir Med. 2023 Nov 29:S2213-2600(23)00417-4.
18. Myburgh JA, et al. Hydroxyethyl starch or saline for fluid resuscitation in intensive care. CHEST Investigators; Australian and New Zealand Intensive Care Society Clinical Trials Group. N Engl J Med. 2012;367:1901-11.
19. Perner A, Haase N, Guttormsen AB, et al. Hydroxyethyl starch 130/0.42 versus Ringer's acetate in severe sepsis. N Engl J Med. 2012 Jul 12;367(2):124-34. doi: 10.1056/NEJMoa1204242.
20. Finfer S, Bellomo R, Boyce N, et al. A comparison of albumin and saline for fluid resuscitation in the intensive care unit. N Engl J Med. 2004;350:2247.
21. Zampieri FG, Park M, Azevedo LC. Colloids in sepsis: evenly distributed molecules surrounded by uneven questions. Shock. 2013 May;39 Suppl 1:42-9. doi: 10.1097/SHK.0b013e31828faf82.
22. Caironi P, Tognoni G, Masson S, et al. Albumin replacement in patients with severe sepsis or septic shock. N Engl J Med. 2014;370(15):1412-21.
23. Delaney AP, Dan A, McCaffrey J, et al. The role of albumin as a resuscitation fluid for patients with sepsis: a systematic review and meta-analysis. Crit Care Med. 2011;39:386-91.

10

Uso de Fármacos Vasoativos no Paciente Séptico

Marcos Nogueira de Oliveira Rios
Vinicius Galdini Garcia
André Luiz Nunes Gobatto
Bruno Adler Maccagnan Pinheiro Besen

Introdução

O choque séptico é descrito como um quadro em que anormalidades circulatórias e de metabolismo celular aumentam significativamente a mortalidade.[1] Os fármacos vasoativos são fundamentais para otimização da perfusão e oferta de oxigênio para os tecidos nos pacientes com choque séptico, quando há hipotensão persistente e sinais clínicos e laboratoriais compatíveis com má perfusão tecidual.

Para compreender o racional do uso dos fármacos vasoativos no choque séptico, é necessário entender os seguintes tópicos:

- Fisiologia da circulação normal e no choque séptico.
- Farmacologia dos fármacos vasoativos.
- Estudos clínicos sobre os principais fármacos vasoativos.

Ao final do capítulo, resumiremos a conduta prática à beira do leito.

Aspectos fisiopatológicos

O raciocínio clássico para avaliação de estados de choque baseia-se no conceito de oferta (DO_2) e demanda de oxigênio (VO_2) teciduais. Essa teoria, que envolve um desequilíbrio entre a oferta e a demanda de oxigênio, dominou por muito tempo o raciocínio clínico dos estados de choque. Diversos estudos em pacientes com choque séptico, contudo, tiveram resultados neutros ou mesmo negativos[2] quando se tentava atingir valores de DO_2 mais elevados ou atingir normalização de marcadores secundários da adequação de oferta e consumo, como a $S_{vc}O_2$. Hoje, sabemos que há diversos outros mecanismos envolvidos no desenvolvimento de disfunção orgânica e na evolução para a síndrome de disfunção de múltiplos órgãos: mediadores inflamatórios sistêmicos, disfunção mitocondrial e produção de radicais livres são apenas alguns desses mecanismos.

Nesta seção, focaremos na fisiologia clássica (DO_2/VO_2), em seguida falaremos sobre a fisiologia do retorno venoso (Guytoniana) e, na sequência, sobre acoplamento ventrículo-arterial. Por fim, discutiremos aspectos fisiopatológicos aplicados ao choque séptico.

Fisiologia clássica

Um dos fatores que desencadeia disfunções orgânicas durante o choque séptico é o desequilíbrio entre a oferta e a demanda de oxigênio (O_2) para os tecidos. Quando o nível de hemoglobina e a saturação arterial de O_2 estão em valores adequados, o débito cardíaco (DC) é a principal medida da oferta de O_2 para os tecidos. Em geral, pensamos no DC exclusivamente como consequência da função cardíaca, visto que grande parte dos estudos de hemodinâmica se deram em modelos animais e com pacientes diagnosticados com infarto agudo do miocárdio e insuficiência cardíaca. O valor do débito cardíaco, porém, relaciona-se não só com a contratilidade ventricular, mas com suas condições de carga: a pré-carga e a pós-carga.

A pré-carga pode ser descrita como a força exercida nas fibras miocárdicas pela circulação ao final da diástole, provocando seu estiramento. Dada a dificuldade de sua mensuração e relação quase linear com o volume diastólico final do ventrículo esquerdo (VDFVE), podemos utilizá-lo como parâmetro. O valor da pré-carga deve ser suficiente para que o DC seja adequado para a demanda sistêmica, como mostrado por Starling *et al.*[3] Isso resulta na clássica descrição da curva de Frank-Starling do ventrículo esquerdo, mostrando a relação entre o débito cardíaco e o VDFVE.

A contratilidade cardíaca é uma condição intrínseca das fibras miocárdicas, sendo diretamente relacionada com sua capacidade de encurtamento, sendo comumente chamada inotropismo. À beira do leito, não conseguimos medir a contratilidade cardíaca com ferramentas adequadas e utilizamos a fração de ejeção como marcador de contratilidade. Contudo, é fundamental ter em mente que a fração de ejeção também é carga-dependente e pode variar de modo considerável com modificações abruptas da pós-carga.

A pós-carga, por sua vez, é a força de estiramento exercida pela circulação nas fibras miocárdicas do ventrículo esquerdo no início da sístole, podendo ser entendida como resistência ao fluxo ejetado pelo ventrículo esquerdo. É consequência da impedância arterial, normalmente sendo estimada pelo valor da resistência vascular sistêmica (R_{vs}), que também é um marcador muito simplificado da pós-carga. Sua relação com a contratilidade e o débito cardíaco será mais bem discutida posteriormente na seção sobre acoplamento ventriculoarterial.

O papel do retorno venoso

O débito cardíaco como consequência da interação entre função cardíaca e circulação foi amplamente estudado por Guyton *et al.*,[4] tendo como principais componentes o retorno venoso, além dos clássicos pré-carga, pós-carga e contratilidade do ventrículo esquerdo.

Uma vez que a circulação sistêmica e o coração fazem parte de um sistema fechado, podemos presumir que o valor do DC é igual ao RV. Pela lei de Hagen-Poiseuille:

$$DC = RV = \frac{P1 - P2}{R_{SV}}$$

Sendo (P1- P2) o gradiente de pressões que faz que o sangue volte para o coração. P1 é a pressão média de enchimento circulatório (P_{mec}), valor obtido durante a parada do coração, com equalização das pressões em todo sistema circulatório; P2 é a pressão do átrio direito (P_{ad}); e R_{sv} é a resistência do sistema venoso. Podemos assim reescrever a equação como:

$$RV = \frac{P_{mec} - P_{ad}}{R_{SV}}$$

O conceito de P_{mec} é importante de ser entendido, uma vez que seu aumento é a principal meta quando infundimos fluidos em pacientes de forma geral, com objetivo de aumentar o DC e, em consequência, a oferta de O_2. O seu valor é consequência da razão entre o volume estressado (V_e) sobre a complacência vascular sistêmica (C_{vs}).

$$P_{mec} = \frac{V_e}{C_{SV}}$$

As pequenas veias e vênulas são os principais reservatórios intravasculares, visto que, em condições fisiológicas, contêm 70% do volume sanguíneo total. Isso ocorre por causa da sua alta complacência (em torno de 20 a 60 vezes maior que a complacência arterial).

Com a parada do coração, a interação entre o volume intravascular total (Vt) e as propriedades elásticas do sistema circulatório provocam uma pressão de repouso do sistema, chamada P_{mec}. Diferentemente do esperado, nem todo o volume sanguíneo participa da produção dessa pressão transmural, visto que a maior parte desse volume se encontra em vasos de alta complacência e baixa impedância, chamado volume não estressado (V_{ne}). Na prática, é o volume que ocupa o vaso sem produzir uma pressão transmural. Por sua vez, o volume estressado (V_e) é aquele que de fato participa da produção dessa pressão transmural, normalmente localizando-se em vasos de menor complacência e alta impedância (Figura 10.1).[5]

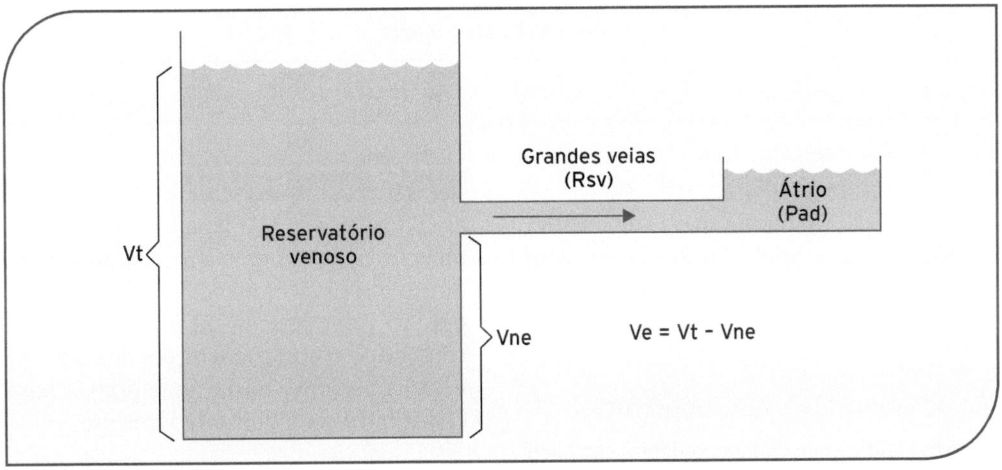

Figura 10.1: Volume estressado e não estressado: somente o V_e participa da produção da diferença de pressão entre o reservatório venoso e o átrio direito.
R_{sv}: Resistência do sistema venoso; P_{ad}: Pressão do átrio direito.[6]
Fonte: adaptada de Funk *et al.*

A relação entre o retorno venoso e a pressão do átrio direito, bem como as alterações consequentes da variação da P_{mec} e da R_{sv}, estão ilustradas na Figura 10.2.

Quando o RV é zero, os valores da P_{mec} e da P_{ad} se equalizam, fazendo, assim, que não exista pressão de condução para impulsionar o sangue de volta para o átrio direito. A inclinação da curva é consequência da condutância do sistema venoso – o inverso da resistência ($1/R_{vs}$).

As variações observadas no RV com a elevação ou queda da P_{mec} se traduzem pelas alterações em relação à pressão do átrio direito, aumentando ou diminuindo a pressão de condução do sangue; por sua vez, as alterações da inclinação da curva são inversamente relacionadas com o valor da resistência.

O platô se dá pelo fato de que as grandes veias que entram no tórax funcionam como resistores de Starling, o que é explicado em razão da pressão no átrio direito cair abaixo da pressão atmosférica durante a inspiração devido à intima relação do coração com a pressão pleural, produzindo o colapso dessas grandes veias.[6]

Partindo-se do pressuposto já discutido anteriormente, em que o DC e o RV em um sistema fechado têm o mesmo valor, é possível plotar as curvas de ambos no mesmo gráfico. Assim, pode-se entender a relação

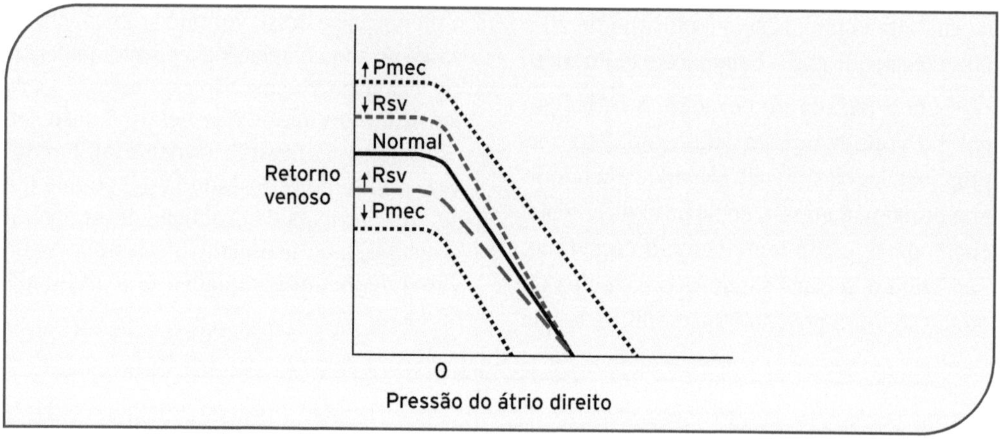

Figura 10.2: Relação entre o retorno venoso e a pressão atrial direita (linha reta), além dos efeitos da variação da R_{sv} (linhas tracejadas), e da P_{mec} (pontilhadas) no RV.[6]
Fonte: adaptada de Funk *et al.*

entre a função cardíaca e seus componentes (contratilidade e condições de carga), além das propriedades do sistema circulatório (Figura 10.3).

Acoplamento ventrículo-arterial

Em condição de choque, o débito cardíaco é um dos principais parâmetros utilizados para auxiliar o raciocínio clínico, podendo ser mensurado de forma invasiva (pelo cateter de artéria pulmonar [CAP]) ou não invasiva (por meio de ecocardiograma à beira do leito ou outros dispositivos menos invasivos), sendo que seu valor depende da contratilidade intrínseca do coração, condições de carga dos ventrículos (pré e pós) e do retorno venoso, conforme discutimos anteriormente.

A mensuração dos componentes do débito cardíaco pode ajudar a construir o raciocínio para a identificação do fator causal das alterações observadas. Enquanto a pré-carga

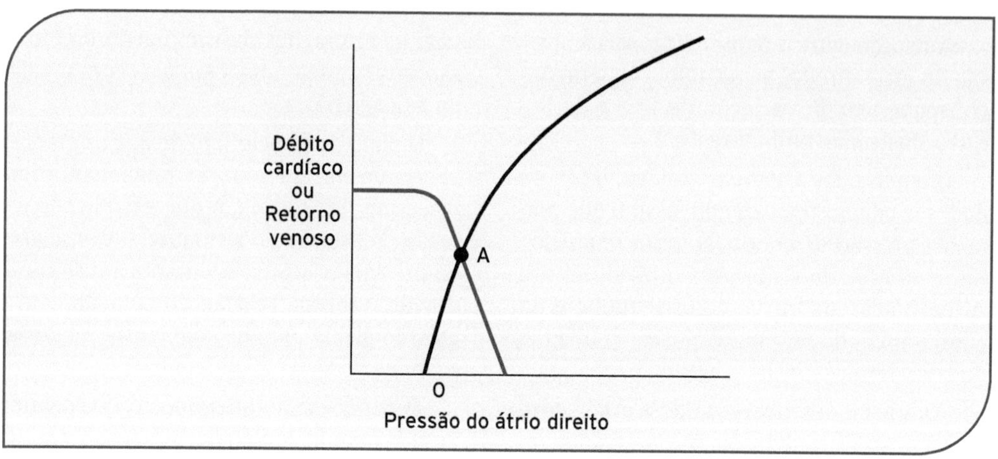

Figura 10.3: Relação entre o retorno venoso e o débito cardíaco: o ponto correspondente à interseção das curvas (A) corresponde ao valor do débito cardíaco para determinada pressão atrial direita.[5]
Fonte: adaptada de Bressack MA e Raffin TA.

pode ser inferida pelo volume diastólico final do VD ou global (medido por CAP ou técnicas minimamente invasivas) e a pós-carga pode ser estimada pela pressão arterial ou resistência vascular sistêmica, a análise da contratilidade cardíaca independente de condições de carga não é de fácil realização à beira do leito.

No choque séptico, associa-se, em graus variados, vasodilatação sistêmica – provocando diminuição da pós-carga – à lesão direta do miocárdio com disfunção sistólica e diastólica do ventrículo esquerdo, além de disfunção de ventrículo direito secundário à hipertensão pulmonar. Todas essas alterações hemodinâmicas provocam uma condição de desacoplamento ventrículo-arterial, piorando o desempenho cardíaco.

A definição de acoplamento ventrículo-arterial descreve a relação entre a capacidade do coração de ejetar sangue para dentro da árvore arterial, que, por sua vez, deve ter a capacidade de recebê-lo. Nessa condição ideal, o trabalho cardíaco é ótimo em relação ao gasto energético.

Suga, Sagawa, Sunagawa *et al.*[7,8] propuseram, por meio da análise da curva pressão-volume do ventrículo esquerdo e sua relação com a pressão arterial, os conceitos de elastância sistólica final (E_{sf}) e elastância arterial (E_a), além da relação entre elas (E_{sf}/E_a), sendo esse um número adimensional que quantifica o acoplamento ventrículo-arterial.

Em condições de pré-carga e contratilidade miocárdica constante, a variação da pressão arterial provoca alterações do volume sistólico final do ventrículo esquerdo (VSFVE) e da pressão sistólica final do ventrículo esquerdo (PSFVE). Com o aumento da pressão arterial, há um aumento do VSFVE, o que diminui o débito cardíaco. Em contrapartida, com a diminuição da pressão arterial, o VSFVE diminui, o que aumenta, assim, o débito cardíaco.

Com a variação da pressão arterial e a mensuração dos diversos pontos da relação entre VSFVE e PSFVE, tem-se uma relação linear entre elas, chamada relação pressão-volume sistólica final (RPVSF).

A E_{sf} (mmHg/mL) é a inclinação da curva traçada pelos diversos valores da relação pressão-volume sistólica final (RPVSF), podendo ser descrita como uma medida da contratilidade cardíaca intrínseca, consequência exclusiva do inotropismo e características funcionais e estruturais do coração, não influenciada pelas condições de carga, sendo que quanto maior a inclinação da curva E_{sf} melhor a contratilidade cardíaca (Tabela 10.1).

Por sua vez, a E_a (mmHg/mL) é a inclinação da curva traçada entre os valores do volume diastólico final do ventrículo esquerdo (VDFVE) e a pressão sistólica final

TABELA 10.1 VALORES DE NORMALIDADE DA RELAÇÃO E_{SF}/E_A, E_{SF} E E_A

	Mediana	Intervalo interquartil
E_{sf}/E_a	1	0,36
E_{sf}	2,2	0,8
E_a	2,3	1

do ventrículo esquerdo (PSFVE), refletindo sua pós-carga e sendo consequência das propriedades do sistema arterial, como impedância, complacência e resistência ao fluxo (Figura 10.4).

Com valores da relação E_{sf}/E_a em torno de 1, o acoplamento ventrículo-arterial encontra-se ideal, com a funcionalidade do ventrículo esquerdo e sua relação com o consumo enérgico otimizados.

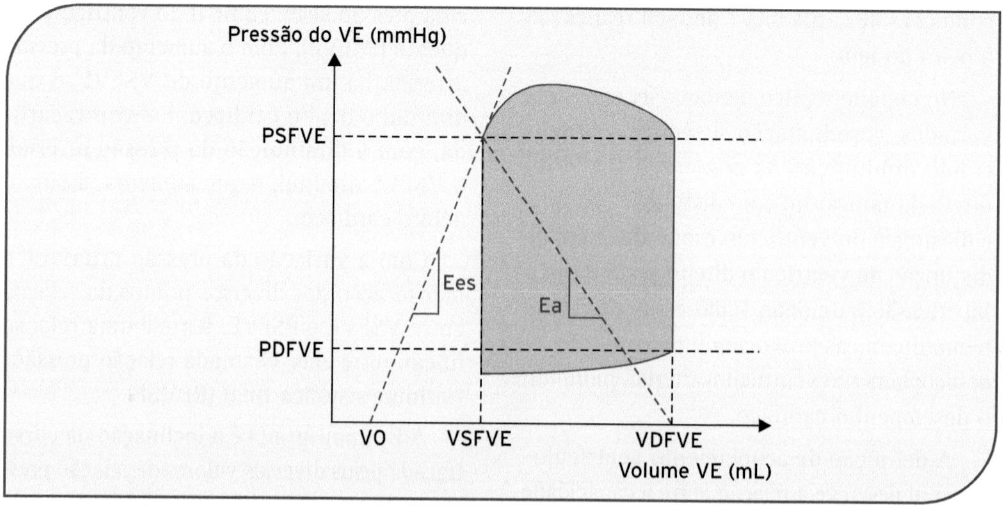

Figura 10.4: Curva P-V do ventrículo esquerdo. A área em azul corresponde ao trabalho cardíaco. VDF: volume diastólico final; VSF: volume sistólico final; PDF: pressão diastólica final; PSF: pressão sistólica final.[9]
Fonte: adaptada de Guarraciano *et.al.*

Fisiopatologia guytoniana no choque séptico

Durante as fases iniciais da sepse, a vasodilatação arteriolar e do sistema venoso é o fenômeno macrocirculatório mais marcante.

Utilizando os conceitos fisiológicos descritos anteriormente nesse capítulo, a Figura 10.5 ilustra as diversas condições hemodinâmicas que o paciente pode apresentar.

Com o processo de vasodilatação, ocorre a diminuição do volume estressado (V_e) e aumento da complacência vascular sistêmica (C_{vs}), provocando uma diminuição tanto da pressão média de enchimento circulatório (P_{mec}), como da resistência vascular sistêmica (R_{sv}), o que pode ocasionar uma queda do débito cardíaco, como observado nos pontos B e C.

A infusão de líquidos (que aumentam o volume estressado) e fármacos vasoativos (que "recrutam" o volume estressado ao corrigir a R_{sv}) nas fases iniciais do choque séptico têm como objetivo o aumento do V_e e consequentemente da $P_{mec.}$, provocando, assim, a elevação do débito cardíaco, muitas vezes até para valores supranormais por causa da diminuição da R_{sv}, visto no ponto D.

Após a fase inicial de reposição volêmica, alguns pacientes com choque séptico podem evoluir para um quadro de diminuição de inotropismo cardíaco, a despeito de retorno venoso e condições de pré-carga adequadas. Isso ocorre por causa miocardiopatia da sepse, cujos mecanismos fogem ao escopo deste capítulo. Essa condição é possível de ser visualizada pela diminuição da inclinação da curva de débito cardíaco, observada nos

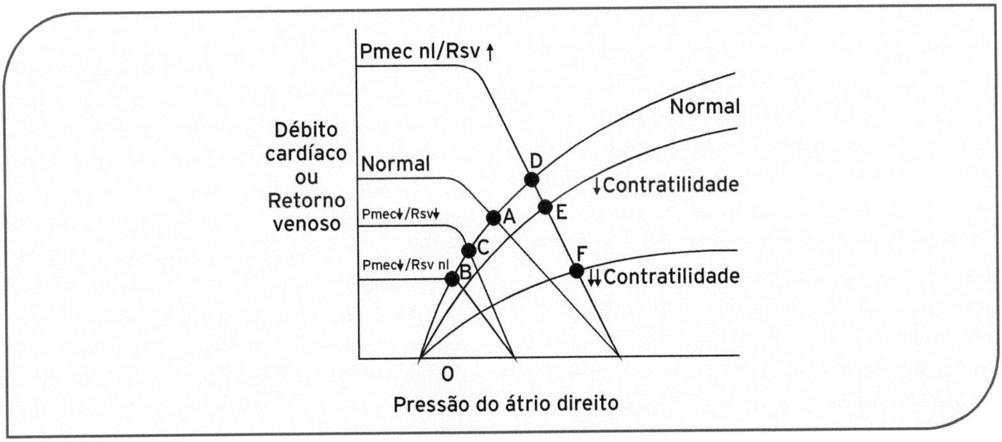

Figura 10.5: Relação entre o retorno venoso e o débito cardíaco nas diversas condições possíveis durante o choque séptico.[10]
Fonte: adaptada de Funk *et al.*

pontos E e F. Quando a diminuição do débito cardíaco é tamanha e o desequilíbrio entre DO_2 e VO_2 pode reestabelecer-se, o uso de inotrópicos é uma ferramenta que deve ser considerada.[10]

Acoplamento ventrículo-arterial no choque séptico

Durante o choque séptico, é comum acontecer o desacoplamento ventrículo-arterial ($E_{sf}/ E_a > 1,36$), evidenciando ineficiência cardiovascular e podendo provocar uma falência energética do VE. Isso ocorre tanto pela diminuição da E_{sf}, causada pela miocardiopatia da sepse, como pela diminuição de E_a secundária à queda da impedância do sistema arterial secundário à vasodilatação.[11]

Em algumas situações, durante o choque séptico, o acoplamento ventrículo-arterial é normal (E_{sf}/E_a) e o débito cardíaco se mantém, a despeito de alterações da contratilidade (E_{sf}) e da impedância arterial (E_a). Isso ocorre por causa da queda concomitante da E_{sf} secundária à disfunção miocárdica e da E_a secundária à vasodilatação. Ao iniciar vasopressores para normalização da pressão arterial, contudo, pode ocorrer a normalização ou até elevação da E_a, ocasionando o desacoplamento ventrículo-arterial que, por sua vez, desmascara uma queda da E_{sf} secundária à disfunção sistólica do VE. Nesse contexto, pode-se observar um coração com fração de ejeção inicialmente normal evoluir com redução da fração de ejeção por causa da correção da pós-carga.

Outra situação que pode ser bem ilustrada pelo acoplamento ventrículo-arterial é o uso de betabloqueadores para otimização hemodinâmica durante o choque séptico.[12,13] A sua utilização parte do pressuposto de que o aumento da frequência cardíaca causa a diminuição do ciclo cardíaco, que por sua vez provoca diminuição do tempo diastólico e concomitante diminuição do VDFVE. Com o uso de betabloqueadores de ação ultrarrápida, observa-se inicialmente diminuição no débito cardíaco por causa da diminuição da E_{sf} causada pela ação direta no inotropismo; porém, em um segundo momento, o aumento do tempo diastólico provoca um aumento do VDFVE, ocasionando o aumento do débito cardíaco.

Farmacologia

Os fármacos vasoativos habitualmente utilizados podem ser classificados em dois grandes grupos: catecolaminérgicos e não catecolaminérgicos. Outra classificação refere-se ao efeito predominante do fármaco na circulação: se vasopressor ou vasodilatador ou se há efeito inotrópico. Na prática, os fármacos catecolaminérgicos podem ter efeitos vasopressores ou vasodilatadores com ou sem algum grau de efeito inotrópico, a depender do receptor que é ativado. Os fármacos não catecolaminérgicos agem por outros sítios de ação. Fármacos vasopressinérgicos (vasopressina e terlipressina) têm efeito vasopressor puro, assim como a angiotensina II. Outros inotrópicos (sensibilizadores ao cálcio e inibidores de fosfodiesterase) têm, além do efeito inotrópico, efeitos vasodilatadores, tanto sistêmicos quanto pulmonares.

As catecolaminas atuam por meio de três principais receptores:

- α_1: por meio de uma proteína G regulatória, esse receptor provoca aumento da fosfolipase C intracelular (PLC), que resulta em maior produção de diacilglicerol (DAG) e inositol trifosfato (IP_3). Esses dois últimos mensageiros provocam aumento do cálcio intracelular e a vasoconstrição.
- β_1: por meio de uma proteína G estimulatória, esse receptor provoca maior produção de AMP cíclico intracelular, o que causa ativação de canais de cálcio e maior liberação de cálcio intracelular, que por sua vez provoca inotropismo e cronotropismo cardíacos positivos.
- β_2: também por meio da proteína G estimulatória, esse receptor causa maior produção de AMP cíclico intracelular. Contudo, por meio de um mecanismo dependente da proteína quinase dependente de AMPc (PKA), ocorre aumento da captação de cálcio pelo retículo sarcoplasmático e redução dos níveis intracelulares do mesmo, provocando vasodilatação.

Os receptores dopaminérgicos atuam por meio de mecanismos mais complexos, que, sob regra geral, provocam maior vasodilatação esplâncnica e efeitos natriuréticos.

Epinefrina

A epinefrina é um potente estimulador dos receptores α_1, β_1 e β_2. Assim, a epinefrina promove uma vigorosa vasoconstrição arterial e venosa e aumento da contratilidade cardíaca e da frequência cardíaca. O efeito sobre a pressão sistólica é maior do que sobre a pressão diastólica (alargamento da pressão de pulso), por causa do aumento da contratilidade miocárdica. O limiar sérico para resposta é menor para o receptor β_1. Em níveis séricos elevados, porém, o efeito α é mais preponderante, sendo responsável por um aumento expressivo da pressão arterial. Tanto o receptor α_1 quanto o receptor β_1 estimulam o aumento do débito cardíaco por meio do aumento do retorno venoso (recrutando volume estressado) e da contratilidade miocárdica, respectivamente. A ação do fármaco é imediata, com elevação progressiva da pressão arterial, atingindo o pico de resposta hemodinâmica após cerca de quatro minutos. As doses habitualmente utilizadas, como vasopressor e inotrópico, variam de 0,01 a 1 µg/kg/min; alguns autores sugerem evitar doses maiores do que 20 µg/min.

A epinefrina tem como efeito clínico um aumento dos níveis séricos de lactato, que ocorre por causa de um aumento do influxo pela via glicolítica e não necessariamente significa má perfusão tecidual. Na prática, também existe a preocupação de que ocorra vasoconstrição esplâncnica mais potente do que a norepinefrina, que poderia ser deletéria.

Norepinefrina

Comparativamente à epinefrina, a norepinefrina exerce efeito insignificante sobre o receptor β_2 e um efeito um pouco menos potente sobre o receptor β_1, porém com poder semelhante sobre o receptor α_1. Assim, o seu principal efeito é em aumentar a pressão arterial, tanto sistólica quanto diastólica, tendo influência discreta no débito cardíaco. O tempo de resposta e a metabolização se assemelham à epinefrina. A dose habitualmente utilizada é 0,01 a 3 µg/kg/min, entretanto não existe um limite máximo estabelecido, pois é variável de acordo com as características do quadro clínico do paciente e da reversibilidade do choque.

Dopamina

A dopamina é um precursor fisiológico da epinefrina e da norepinefrina. Em doses baixas (< 5 μg/kg/min), atua sobre os receptores dopaminérgicos (D_1) localizados nos vasos renais, mesentéricos, cerebrais e coronarianos, causando vasodilatação local. Em doses um pouco mais elevadas (5-10 μg/kg/min), age preponderantemente sobre os receptores β_1, induzindo uma resposta inotrópica e cronotrópica. Em doses ainda mais elevadas (10-20 μg/kg/min), ativa de maneira mais expressiva os receptores α, causando vasoconstrição venosa e arterial.

Dobutamina

A dobutamina é um derivado sintético da dopamina e exerce seus efeitos sobre os receptores α e β. Trata-se de uma mistura racêmica contendo o (–) enantiômero, que estimula o receptor α_1 e β_1, e o (+) enantiômero, que estimula os receptores β_1 e β_2. O resultado final é o efeito cronotrópico e inotrópico positivos, com ação vascular de vasodilatação. O aumento no débito cardíaco ocorre tanto devido ao efeito cronotrópico quanto inotrópico em proporções variáveis de acordo com o paciente. Os efeitos sobre a pressão arterial são variáveis, a depender da resposta ao fármaco. Em alguns pacientes, o uso do fármaco pode levar à hipotensão pronunciada caso não se obtenham efeitos inotrópicos significantes. Há descrições de melhora da microcirculação esplâncnica com o uso do fármaco em pacientes sépticos. A meia-vida é de 2 minutos, sendo que o fármaco atinge um equilíbrio na concentração sérica após cerca de 10 minutos de infusão.

A dobutamina é o inotrópico de escolha para uso em pacientes sépticos com evidências de má perfusão tecidual e com disfunção miocárdica aguda ou crônica.

Vasopressina

A vasopressina é um hormônio produzido no hipotálamo e secretado pela neuro-hipófise. Atua em três tipos de receptor: no receptor V_2, que regula a expressão de aquaporinas no tubo coletor distal do rim; no receptor V_3, que regula a secreção de corticotrofina na hipófise; e no receptor V_1, que é o mais importante para a regulação pressórica, localizado nos músculos lisos dos vasos. Após a ligação do hormônio, há a ativação da fosfolipase C (PLC), que, por meio de vias de sinalização intracelular na liberação de Ca^{2+} para o citoplasma, promove a contração muscular e, consequentemente, a vasoconstrição. A vasopressina também atua sobre os canais de potássio dependentes de ATP, inativando-os. A consequência desse processo é a redução da atividade do GMPc e, consequentemente, da formação de óxido nítrico, o que contribui para a vasoconstrição. Durante a infusão de vasopressina, há, ainda, um estímulo à maior secreção de prolactina, que pode ter um papel imunomodulador na sepse. A sua meia-vida é de 5 minutos.

Um análogo da vasopressina, a terlipressina, também atua sobre receptores V_1 e provoca vasoconstrição. Sua meia-vida, contudo, é mais longa e a duração do efeito do fármaco é em torno de 4 a 6 horas.

Levosimendana

A levosimendana é um inotrópico que atua por meio da sensibilização da troponina C ao Ca^{2+} já existente no meio intracelular e induz aumento da contratilidade miocárdica, sem promover maior influxo de cálcio para o citoplasma. Assim, é possível que acarrete menor risco de arritmia. Ela tem, ainda, outro efeito hemodinâmico, que é a estimulação dos canais de potássio ATP-dependentes, que provocam vasodilatação periférica. Sua metabolização ocorre no fígado e no intestino e sua meia-vida é de 1 hora, porém seu efeito pode durar até 80 horas após infusão de 24 horas por causa de seus metabólitos (OR-1896), que permanecem ativos nesse período.

O seu uso em pacientes sépticos é controverso, por causa do potencial para hipotensão grave com necessidade de vasopressor para correção e em por conta de seu tempo de ação prolongado.

Inibidores de fosfodiesterase

Inibidores de fosfodiesterase atuam aumentando os níveis intracelulares de AMP cíclico e, portanto, têm efeitos inotrópicos independentes dos receptores beta-adrenérgicos. Há uma tendência a menos efeitos cronotrópicos e arritmogênicos do que as catecolaminas, porém há um efeito vasodilatador direto também por causa de aumentos no AMP cíclico intracelular nas células musculares lisas, que pode contribuir para hipotensão.

Em virtude do potencial para hipotensão e da meia-vida de algumas horas, esses fármacos não são utilizados no paciente séptico. Uma possível exceção seria pacientes com hipertensão pulmonar, em decorrência do efeito vasodilatador pulmonar mais potente do que a dobutamina.

Vasodilatadores

Os nitratos são pró-fármacos, que servem como substrato para a formação de óxido nítrico (NO). O NO ativa a guanililciclase, aumentando os níveis de GMP cíclico (GMPc). Esse processo provoca desfosforilação da cadeia leve da miosina e reduz a concentração de Ca^{2+} intracelular, o que causa relaxamento das células musculares lisas em diversos tecidos, ocasionando, entre outros efeitos, a vasodilatação venosa e arterial.

A nitroglicerina tem um efeito descrito sobre a microcirculação, o que tem provocado discussão quanto ao seu uso na sepse. Quando utilizada, geralmente é iniciada na dose de 5-10 µg/min, com incrementos de 10 até 200 µg/min. Tem início de ação após 2 a 5 minutos, com meia-vida de 1 a 3 minutos. Possui metabólitos ativos (dinitrato de glicerina), que apresentam meia-vida de 40 minutos e 1 décimo da potência. A duração total do efeito é de 5 a 10 minutos.

Angiotensina II

A angiotensina II é um hormônio natural com múltiplos efeitos por intermédio do receptor de angiotensina. Ela atua como um potente vasoconstritor tanto arterial quanto venoso e provoca aumentos na pressão arterial. Sua meia-vida é de aproximadamente 30 segundos, mas chega a 15 a 30 minutos quando existente nos tecidos. Ela também aumenta a secreção de hormônio antidiurético (ADH) e hormônio adrenocorticotrófico (ACTH) e pode potencializar os efeitos de fármacos catecolaminérgicos por efeitos em fibras pós-ganglionares. Por fim, também atua no córtex suprarrenal e provoca liberação de aldosterona. O seu uso em pacientes sépticos ainda não é rotina e carece de mais estudos clínicos.

Azul de metileno

O azul de metileno é um inibidor específico óxido-nítrico sintetase indutível (iNOS) que atua na guanilato-ciclase solúvel. Desta forma, o azul de metileno inibe a produção de óxido nítrico na periferia e pode auxiliar na reversão da vasoplegia em pacientes sépticos. Embora tenha sido mais bem estudado em vasoplegia no pós-operatório de cirurgia cardíaca, estudos em pacientes sépticos eram escassos e antigos. Em 2023, Ibarra-Estrada *et al.* realizaram um ensaio clínico randomizado de centro único em que o azul de metileno foi combinado à noradrenalina e hidrocortisona em pacientes com choque séptico conforme definido pelo Sepsis-3.[14] O uso de vasopressina também iniciava com doses de 0,25 mcg/kg/min de noradrenalina. No estudo com 91 pacientes incluídos, os autores demonstraram benefícios em alguns desfechos substitutos, como tempo de permanência e desmame de vasopressores, sem redução de mortalidade. Como o estudo era unicêntrico, com pequeno tamanho de amostra e não cego por natureza (embora os autores tenham tentado realizar cegamento no estudo, isso não é factível pela modificação da coloração da pele e da urina em pacientes que receberam azul de metileno), não é possível extrapolar para outros centros e aguardaremos estudos multicêntricos que procurem testar essa intervenção antes de ser implementada na prática clínica.

Análise das evidências

Qual o alvo pressórico na sepse?

A campanha de sobrevivência à sepse (Surviving Sepsis Campaign [SSC]) recomenda uma meta inicial de pressão arterial média (PAM) superior a 65 mmHg.[15] Essa recomendação é baseada em estudos observacionais que mostram que níveis de PAM inferiores 65 mmHg estão associados à maior mortalidade entre pacientes com sepse.[16] Acima desse limite, não há respostas concretas de qual o alvo pressórico deve ser almejado. Alguns estudos unicêntricos e pequenos, apesar de evidenciarem aumento do débito cardíaco, não mostraram nenhuma diferença em desfechos com impacto clínico relevante, como mortalidade e disfunções orgânicas, com a elevação do alvo de PAM de 65 para 85 mmHg.

O SEPSISPAM foi um estudo com 776 pacientes, aberto, multicêntrico, que comparou manutenção de níveis de PAM em 65-70 mmHg *versus* 80-85 mmHg. Não houve diferença de mortalidade, porém houve tendência a maior incidência de arritmia no grupo com níveis pressóricos mais elevados, efeito adverso esperado com o uso de catecolaminas. Na análise de subgrupo, entretanto, os pacientes previamente hipertensos que foram alocados no grupo com alvo pressórico maior apresentaram menos disfunção renal e uso menos frequente de terapia de substituição renal em relação ao grupo com alvo pressórico menos elevado.[18]

Em 2020, foi publicado o 65 *trial*, que incluiu pacientes ≥ 65 anos com choque vasoplégico, dois quais em torno de 80% eram compostos de pacientes sépticos.[17] Neste estudo, o grupo de intervenção era de hipotensão permissiva (60–65 mmHg) em comparação aos cuidados habituais das unidades. A hipótese dos autores era que a menor exposição a catecolaminas poderia ser benéfica aos pacientes com essa condição. O estudo demonstrou separação fisiológica entre os grupos, mas foi neutro, sem diferença de mortalidade. Houve, contudo, um possível sinal de benefício a favor da hipotensão permissiva, embora sem poder estatístico para demonstrar tal diferença. Neste estudo, ao contrário do SEPSISPAM, a única análise de subgrupo que demonstrou benefício da hipotensão permissiva foi justamente o subgrupo de pacientes hipertensos, que provavelmente foram mais expostos a mais catecolaminas no grupo-controle devido ao racional do estudo anterior.

O balanço geral frente a esses estudos é que a meta habitual de PAM deve ser em torno de 65 mmHg com a mínima dose necessária de vasopressores para restabelecer a perfusão. Embora metas mais altas de PAM possam ser consideradas em casos selecionados, isso deve ser feito com cautela para evitar potenciais efeitos deletérios do excesso de vasopressores.

Por outro lado, pacientes com disfunção miocárdica aguda ou crônica (ou seja, com redução de E_{es}) podem ter seu alvo de PAM reduzido de modo a não aumentar demais a elastância arterial (E_a), o que poderia provocar desacoplamento ventrículo-arterial e redução do débito cardíaco. Nessas situações, valores de PAM mais baixos, em torno de 55-60 mmHg, podem ser almejados, sempre monitorando-se parâmetros perfusionais e, idealmente, o débito cardíaco.

Quando devemos iniciar o vasopressor?

O momento ideal para iniciar vasopressores no manejo do choque séptico é motivo de grande controvérsia. Classicamente, recomendava-se que o uso de vasopressores só deveria iniciar após repleção adequada da volemia do paciente, pois o vasopressor poderia causar vasoconstrição excessiva com o intravascular depletado e, assim, isquemia tecidual. Dados recentes, contudo, têm desafiado esse conceito. Assim como iniciar o antimicrobiano precocemente é fundamental no manejo do paciente com sepse, o atraso para a correção da hipotensão também está associado ao aumento progressivo da mortalidade em pacientes com choque séptico.[19] O racional por trás do início mais precoce da norepinefrina envolve o fato de que ela não apenas corrige a hipotensão pelo lado arterial da circulação, mas também corrige a venodilatação e, assim, recruta volume estressado, aumentando o retorno venoso para o coração, com consequente aumento no débito cardíaco.[20]

O estudo CLOVERS buscou responder a essa controvérsia.[21] Neste estudo, pacientes com hipotensão associada à sepse que não responderam a uma expansão volêmica inicial com 1-3 L de cristaloide foram randomizados para uma estratégia de fluidoterapia liberal *versus* fluidoterapia restritiva (com início imediato de vasopressores). Os pacientes já haviam recebido uma mediana de 2 L de cristaloides antes da randomização. Após a randomização, houve separação fisiológica entre os grupos, com 500 mL de fluidos no grupo restritivo *versus* 2.300 mL no grupo liberal nas primeiras 6 horas, com 60% de administração de vasopressores no grupo restritivo e 37% no grupo liberal. O estudo foi neutro em relação ao desfecho primário, secundário e sem nenhum sinal mais importante nas análises de subgrupo. Assim, a decisão de iniciar o vasopressor precocemente deve ser guiada pela intensidade da hipotensão na apresentação da sepse e pela resposta ou não à infusão inicial de fluidos.

Qual vasopressor deve ser utilizado?

Até o final da década de 1990, o vasopressor de primeira escolha era a dopamina. Existia, naquela época, um receio de que a norepinefrina pudesse acarretar hipoperfusão de órgãos, por causa do efeito vasoconstrictor sobre a microcirculação. Estudos observacionais incluindo pacientes com choque séptico identificaram a norepinefrina como variável independente de menor mortalidade.[22,23] O maior estudo sobre o assunto, o SOAP II, é um ensaio clínico duplo-cego que comparou dopamina com norepinefrina, com alvo pressórico a critério do médico-assistente. Não houve diferença entre os dois vasopressores no desfecho primário (mortalidade em 28 dias). Houve, no entanto, maior incidência de arritmias no grupo da dopamina, principalmente fibrilação atrial.[24] Uma metanálise publicada em 2014 mostrou superioridade da norepinefrina comparada à dopamina, quando avaliado o desfecho de mortalidade em 28 dias, com redução de 51% para 45%. Foram incluídos, entretanto, na maioria, estudos pequenos, abertos, com falhas na randomização.[25] Em uma nova metanálise publicada em 2016 pela Cochrane, houve equivalência entre os vasopressores (fenilefrina, norepinefrina, epinefrina, terlipressina, vasopressina) quando o desfecho analisado foi mortalidade.[26] Atualmente, o SSC estabelece o uso de norepinefrina como vasopressor de primeira escolha, com uma recomendação forte e um grau de evidência que depende do vasopressor comparador.[15]

A epinefrina também pode ser utilizada como vasopressor na sepse, tanto isolada como em associação à norepinefrina. Em teoria, a epinefrina poderia ser ainda mais benéfica por ter efeito inotrópico combinado ao efeito vasopressor. O CATS, um estudo multicêntrico, randomizado, duplo-cego com 330 pacientes não evidenciou diferenças clínicas ou hemodinâmicas significativas da epinefrina quando comparada com a infusão conjunta de norepinefrina com dobutamina, sugerindo que se possa utilizar a epinefrina em cenários nos quais se quer tanto um efeito vasopressor quanto um efeito inotrópico.[27] Uma crítica importante ao CATS, entretanto, é de que não existem ainda evidências claras de benefício do uso de inotrópicos, como a dobutamina, no tratamento da sepse. Outros dois estudos, de Day *et al.* e Myburgh *et al.*, também compararam a epinefrina com outros vasopressores, a dopamina e a norepinefrina, respectivamente. Nenhum deles mostrou diferença em variáveis hemodinâmicas ou em desfechos clínicos como mortalidade.[28,29] Todos os estudos mostram um aumento dos níveis séricos de lactato.

O ADH é um hormônio produzido no hipotálamo e secretado pela neuro-hipófise, com efeito sobre a absorção hídrica e a vasoconstrição periférica. Na sepse, ocorre uma deficiência do ADH, que pode contribuir, em parte, com o estado de vasoplegia visto no choque séptico.[30] A infusão de vasopressina foi inicialmente testada no choque séptico em 2002, em um ensaio clínico randomizado, duplo-cego, contando com apenas 24 pacientes. Nesse estudo, foi mostrada uma redução significativa da dose de norepinefrina infundida (17 para 5,3 μg/min), associada a aumento do débito urinário e do *clearance* de creatinina naqueles pacientes que fizeram uso de vasopressina.[31] Em seguida, o VASST, em 2008, um estudo multicêntrico, duplo-cego, com 802 pacientes, comparando a infusão de vasopressina associada à norepinefrina, mostrou uma redução do uso de norepinefrina sem diferença de mortalidade. Como desfecho secundário, observaram-se menor frequência cardíaca nos pacientes que utilizaram 0,01 a 0,03 UI/min de vasopressina e menor mortalidade no subgrupo de pacientes com choque menos grave (< 15 mcg/min de norepinefrina).[32] O VANISH, um estudo multicêntrico, duplo-cego, publicado em 2016, contou com 408 pacientes, com um desenho 2 × 2 que avaliou a norepinefrina (até 12 μg/min) comparada com a vasopressina (até 0,06 UI/min) como vasopressores iniciais no choque séptico, e também a hidrocortisona comparada com placebo. Não houve diferença de mortalidade entre os grupos ou dias livres de insuficiência renal aguda (IRA). Nos desfechos secundários, observou-se redução da dose total de norepinefrina nos pacientes que utilizaram vasopressina, além de menor necessidade de diálise no grupo da vasopressina.[33] Até o momento, portanto, nenhum grande estudo mostra impacto benéfico significativo em mortalidade com o uso da vasopressina. Não foram evidenciados, porém, piores desfechos nem aumento de eventos adversos com o uso da vasopressina; análises de subgrupo e de desfechos secundários sugerem que a vasopressina pode ter algum efeito benéfico. Sabe-se que a norepinefrina em doses elevadas pode estar associada a um maior risco de efeitos adversos. Assim, no choque séptico, a vasopressina pode ser utilizada como um vasopressor alternativo, combinada à norepinefrina no cenário de choque séptico refratário que necessita de doses elevadas de norepinefrina para controle pressórico.

Em 2018, foi publicado no JAMA uma metanálise de ensaios clínicos que avaliaram o uso de vasopressina no choque distributivo. Evidenciou-se menor incidência de fibrilação atrial, com maior incidência de isquemia digital, além de menor ocorrência de terapia substitutiva renal e menor mortalidade no grupo da vasopressina. Quando analisado, entretanto, apenas o subgrupo dos estudos com baixo risco de viés, o benefício de mortalidade não se manteve.[34]

Alguns autores testaram o uso da terlipressina no choque séptico em vez do uso da vasopressina com base em estudos menores que demonstraram potencial benefício. A maior pesquisa foi um estudo randomizado multicêntrico chinês, que incluiu 535 pacientes com choque séptico e comparou o uso da terlipressina (em doses máximas de até 4 μg/dia) com a norepinefrina. Os autores não observaram diferenças nas variáveis hemodinâmicas avaliadas e na mortalidade em 28 dias. Foi demonstrado, contudo, aumento significativo no número de eventos adversos no grupo terlipressina, em especial a incidência de isquemia de extremidades.[35] Assim, o uso de terlipressina não é recomendado atualmente no choque séptico.

Um medicamento que vem ganhando espaço no cenário de vasopressores é a angiotensina II. Na sepse, pode haver um déficit de conversão da angiotensina I em angiotensina II.[36] Além disso, os pacientes com sepse que apresentam níveis baixos de angiotensina II cursam com pior prognóstico.[37] Após estudo piloto demonstrar redução de norepinefrina no grupo que utilizou angiotensina II,[38] foi publicado recentemente o ATHOS 3, que confirmou esses achados em um número maior de pacientes (N = 344) sem efeitos adversos significativos, porém sem impacto em mortalidade.[39]

Por que utilizar inotrópicos na sepse?

Os inotrópicos podem ocasionar aumento da DO_2 por meio de aumento da contratilidade e, consequentemente, do débito cardíaco.[40] Apesar de a disfunção miocárdica não estar presente no SOFA, escore utilizado atualmente para diagnóstico de sepse, ela pode efetivamente acontecer na sepse.[41] Além disso, alguns pacientes que desenvolvem sepse já apresentam disfunção ventricular previamente ao evento infeccioso. Nesses pacientes com disfunção ventricular, após o início do inotrópico, parece ocorrer o aumento desejado do débito cardíaco, o que não foi mostrado nos demais pacientes, que apresentaram função ventricular preservada.[42]

Ao longo da década de 1990, diversos estudos avaliaram o papel do uso de dobutamina na otimização hemodinâmica da sepse. Esses estudos utilizaram alvo fixo de DC ou de DO_2 e não mostraram diferença significativa de mortalidade ou de desfechos clínicos significantes com a supraotimização hemodinâmica na sepse. Análises *post-hoc* nesses estudos mostraram que pacientes com DC ou DO_2 mais elevadas apresentaram menor mortalidade.[43-46] No entanto, o fato de o paciente apresentar um DC ou uma DO_2 menores pode ser um marcador de gravidade, já que, provavelmente, trata-se de um paciente em uma fase mais tardia e mais grave do choque, e menos responsivo às terapias de otimização hemodinâmica. Quando utilizado em fase tardia e em doses elevadas, o uso de inotrópico pode inclusive levar a piores desfechos e maior mortalidade.[44] Em 2001, Rivers *et al.* demonstraram uma redução importante de mortalidade em pacientes com choque séptico utilizando o conceito do Early Goal-Directed Therapy (EGDT). Esse estudo utilizou alvos hemodinâmicos (pressão venosa central 8-12 mmHg; pressão arterial média > 65 mmHg; débito urinário > 0,5 mL/kg/h; $SvcO_2$ > 70%) na fase inicial da sepse. Para atingir esses alvos, eram utilizados expansão volêmica, transfusão sanguínea e dobutamina, com o inotrópico sendo utilizado em 15,2% dos pacientes no grupo EGDT e 9,2% no grupo-controle.[47] Há, no entanto, muitas críticas em relação a esse estudo. Além do fato de ser unicêntrico, foi um estudo aberto, e o grupo-intervenção pode ter recebido uma assistência diferenciada do grupo-controle, produzindo um viés de intervenção. Ademais, estudos mais recentes, maiores e multicêntricos, com menos risco de vieses, não mostraram benefício com o *bundle* EGDT em pacientes sépticos.[48-50] Como os inotrópicos têm o objetivo de aumentar o DC e a DO_2, uma pergunta que sempre deve ser feita antes de iniciá-lo é se o paciente necessita desse aumento do débito, ou seja, se o paciente encontra-se abaixo do "DO_2 crítico", que é a oferta de oxigênio abaixo da qual há redução proporcional do consumo de oxigênio (VO_2) e má perfusão de órgãos. Para isso, podemos utilizar os parâmetros de perfusão tecidual como o lactato ou o tempo de enchimento capilar. Cada um desses parâmetros de perfusão tem diversas limitações que devem ser levadas em conta na sua análise. Cada paciente apresenta um DO_2 crítico e um mesmo paciente pode ter seu DO_2 crítico modificado ao longo do tempo, de acordo com o metabolismo basal para manutenção das funções orgânicas e também em função da resposta inflamatória que ele apresenta.[51] Os estudos que avaliaram o uso de inotrópicos na sepse, entretanto e até o momento, não utilizaram esse conceito para definir a necessidade de aumento do débito cardíaco com o uso dos inotrópicos.

É sabido que as catecolaminas apresentam elevada incidência de efeitos adversos.[52] Além disso, a miocardiopatia da sepse tem como um dos mecanismos a liberação prejudicada de cálcio pelos retículos plasmáticos.[53] A levosimendana reduz a sensibilidade ao cálcio, de modo a atuar em um dos mecanismos da disfunção miocárdica da sepse. O estudo LEOPARDS avaliou pacientes com sepse cujo diagnóstico foi fundamentado nos critérios de SIRS associado à hipotensão.[54] Os pacientes apresentavam lactato médio de 2,2 no início do estudo, e os parâmetros de má perfusão não foram utilizados como critério de inclusão. Não houve diferença de mortalidade ou de disfunções orgânicas entre os grupos. Os pacientes que receberam levosimendana apresentaram maior incidência de taquicardia supraventricular e demoraram mais para ter o suporte ventilatório retirado. Não ficou claro, no entanto, se esses pacientes realmente necessitavam de aumento do débito cardíaco. Muitos pacientes apresentavam vasoplegia com hipotensão, porém sem má perfusão tecidual. Assim, trata-se de um estudo que não apresentou um desenho favorável para responder a essa questão.

Vasodilatadores na sepse

Pode parecer contraditório utilizar vasodilatador na sepse e no choque séptico, distúrbios que, frequentemente, associam-se à vasoplegia. Ocorrem nesse cenário, entretanto, alterações na microcirculação, a qual se torna mais heterogênea, com regiões de vasoconstrição e *shunts*, que podem contribuir para o estado de má perfusão tecidual. O óxido nítrico (NO) participa da regulação da microcirculação, provocando abertura dos capilares e, consequentemente, melhora dessa heterogeneidade. É possível que esses efeitos do NO tenham impacto na perfusão dos órgãos, já que há provável melhora da DO_2 a nível celular.[55] Ainda não se tem, no entanto, evidência robusta de que isso realmente aconteça. Spronk *et al.*, em 2002, em estudo observacional, antes e depois, com apenas oito pacientes, mostrou melhora do fluxo capilar com o uso da nitroglicerina.[56] O nitroprussiato também age na microcirculação, porém acarreta aumento ainda maior da heterogeneidade do fluxo dos capilares.[57] Há, assim, a preferência pela nitroglicerina nos estudos que avaliaram nitratos na sepse. Os estudos randomizados em seres humanos que avaliaram esse papel da nitroglicerina, contudo, não mostraram um benefício clínico significativo.[58,59] Não há, portanto, embasamento, no momento, que justifique o uso de rotina de vasodilatadores na sepse.

Betabloqueadores na sepse

O uso de betabloqueadores na sepse, embora contraintuitivo inicialmente, pode ser benéfico por alguns motivos. Sob a ótica clássica, o choque séptico é uma situação de hiperestimulação adrenérgica com níveis séricos elevados de catecolaminas, que poderiam estar relacionados com aspectos fisiopatológicos da doença, como a disfunção miocárdica aguda da sepse, resistência à insulina, efeitos imunossupressores e até mesmo supercrescimento bacteriano. Além disso, do ponto de vista hemodinâmico, a taquicardia excessiva associada a algum grau de disfunção miocárdica poderia levar a um enchimento ventricular ruim e ao desacoplamento ventrículo-arterial, que poderia ser corrigido por meio da correção da taquicardia. Assim, o uso do esmolol poderia ter sentido clínico ao atuar antagonizando os efeitos β_1-adrenérgicos: reduzindo a frequência cardíaca e paradoxalmente melhorando o débito cardíaco ao provocar um melhor acoplamento ventrículo-arterial, além de reduzir os efeitos potencialmente tóxicos da hiperestimulação adrenérgica.

Esse conceito foi testado no estudo de Morelli *et al.*, publicado em 2013.[12] Os autores incluíram pacientes com choque séptico que já haviam sido reanimados apropriadamente com líquidos e vasopressores e que se mantinham taquicárdicos (FC > 95 bpm). O objetivo do trabalho foi demonstrar ser factível a redução da frequência cardíaca a valores < 95 bpm com o uso de esmolol, um betabloqueador endovenoso titulável, por um tempo sustentado, além de diversos desfechos secundários avaliados. Os resultados do estudo foram impressionantes: não só foi possível manter a frequência cardíaca controlada nos níveis desejados, como o grupo-intervenção necessitou de menos expansão volêmica e houve uma redução mais rápida nas doses de norepinefrina. Além disso, a mortalidade em 28 dias do grupo-intervenção foi menor em relação ao grupo-controle (49,4% *vs.* 80,5%). Apesar dos resultados animadores, esse estudo tem várias limitações: (1) é de centro único, com mortalidade do grupo-controle acima de qualquer mortalidade observada em choque séptico, mesmo em países de baixa e média renda; (2) o estudo não foi cegado, por causa da característica da intervenção, o que pode ter provocado viés de desempenho por parte da equipe assistente, anda mais sendo um estudo de centro único. Assim, fez-se necessária a realização de um estudo fase 3.

Em 2023, Whitehouse *et al.* tentaram replicar esses achados em um estudo multicêntrico em que o betabloqueador de escolha foi o landiolol: tratava-se do estudo STRESS-L.[60] Foram incluídos na pesquisa 126 pacientes com choque séptico em uso de fármacos vasoativos há mais de 24 horas e que permaneciam taquicárdicos. Ao contrário do estudo de 2013, em que era realizada monitorização de débito cardíaco de rotina, neste caso o medicamento era utilizado independente da monitorização de débito cardíaco. O estudo foi interrompido precocemente tanto porque era improvável demonstrar potencial benefício, quanto porque houve sugestão de possível dano com a intervenção. A mortalidade no grupo landiolol foi de 43,5% em 90 dias, enquanto a mortalidade no grupo-controle foi de 28,6%, com p = 0,08.

Recomendações para a prática clínica

Na prática clínica, o uso de fármacos vasoativos no paciente com choque séptico deve levar em conta não apenas a ocorrência de hipotensão, mas os parâmetros de perfusão tecidual, a presença ou não de disfunção miocárdica e o estágio evolutivo do quadro de choque (inicial *vs.* tardio). A Tabela 10.2 resume o conjunto de recomendações em relação ao uso de fármacos vasoativos no choque séptico.

TABELA 10.2	RECOMENDAÇÕES PARA O USO DE FÁRMACOS VASOATIVOS NO CHOQUE SÉPTICO
Recomendações gerais	
Norepinefrina é o vasopressor inicial de escolha	
Iniciar vasopressores precocemente em pacientes com hipotensão grave	
Norepinefrina pode ser utilizada em veia periférica temporariamente até que um acesso venoso central seja providenciado	
A vasopressina é o segundo fármaco a ser utilizado em conjunto com a norepinefrina em pacientes com choque vasoplégico em piora(com 0,25 - 0,5 mcg/kg/min de noradrenalina), desde que em doses seguras (até 0,033 UI/min.)	
Sugere-se o uso de vasopressina em pacientes com fibrilação atrial de modo a poupar catecolaminas	

Continua...

...Continuação

TABELA 10.2	RECOMENDAÇÕES PARA O USO DE FÁRMACOS VASOATIVOS NO CHOQUE SÉPTICO
Monitoramento	
Não é necessário o uso de cateteres de pressão arterial invasiva de rotina em todos os pacientes com uso de vasopressores. Essa decisão deve ser individualizada de acordo com a evolução clínica, gravidade do choque e necessidade de coleta repetida de exames laboratoriais	
O ecocardiograma *point-of-care* é recomendado como primeira ferramenta em pacientes sem melhora clínica de perfusão, após o manejo inicial de modo a auxiliar na tomada de decisão quanto à expansão volêmica adicional e uso de inotrópicos	
Não é recomendado o uso de monitores de débito cardíaco de rotina no paciente séptico, embora seu uso possa ser considerado em pacientes com disfunção miocárdica ou com maior complexidade fisiológica para decisão sobre fluidoterapia	
Alvo de pressão arterial média (PAM)	
O alvo inicial de PAM deve ser 65 mmHg	
A menor dose de vasopressor que leve a uma PAM adequada para manter a perfusão tecidual deve habitualmente ser utilizada	
Em pacientes com disfunção sistólica grave do ventrículo esquerdo, considerar alvos de PAM mais baixos, em torno de 55 mmHg, observando de perto parâmetros perfusionais	
Uso de inotrópicos	
A dobutamina é o inotrópico de escolha a ser utilizado	
A epinefrina pode ser considerada em pacientes com hipotensão persistente e sinais de má perfusão, principalmente quando associada à bradicardia relativa ou absoluta	
Inotrópicos devem ser utilizados em pacientes com sinais de má perfusão persistente após reposição volêmica adequada e uso de vasopressor, se houver evidências de disfunção miocárdica (aguda ou crônica)	
Inotrópicos não devem ser utilizados apenas com base em valores reduzidos de $S_{vc}O_2$ ou valores elevados de lactato	
Não é recomendado o uso de rotina de outros inotrópicos (inibidores de fosfodiesterase; sensibilizadores de cálcio) no choque séptico	

Continua...

...Continuação

TABELA 10.2	RECOMENDAÇÕES PARA O USO DE FÁRMACOS VASOATIVOS NO CHOQUE SÉPTICO
Uso de betabloqueadores e vasodilatadores	
Não é recomendado de rotina o uso de betabloqueadores endovenosos tituláveis (esmolol ou landiolol) para pacientes com choque séptico após a fase de reanimação	
Em pacientes selecionados com evidências de baixo débito cardíaco e disfunção miocárdica (aguda ou crônica) grave, pode-se considerar o uso de vasodilatadores endovenosos tituláveis (nitroglicerina ou nitroprussiato), desde que a PAM esteja normal ou aumentada	
O uso de vasodilatadores endovenosos (nitroglicerina) em pacientes com vasopressores e sinais de má perfusão de modo a recrutar a microcirculação não é recomendado. Essa estratégia necessita de investigação adicional	

A Tabela 10.3 resume as recomendações da campanha de sobrevivência à sepse que concernem ao uso de fármacos vasoativos, de modo que o leitor possa avaliar a força das recomendações e o grau de evidência dos mesmos.

A Tabela 10.4 traz as diluições e doses dos fármacos vasoativos recomendados para uso clínico no choque séptico.

TABELA 10.3	RECOMENDAÇÕES DA CAMPANHA DE SOBREVIVÊNCIA À SEPSE DE 2021 SOBRE O USO DE FÁRMACOS VASOATIVOS	
Recomendação	**Força da recomendação**	**Qualidade da evidência**
Para adultos com choque séptico em uso de vasopressores, recomenda-se um alvo inicial de PAM de 65 mmHg em vez de alvos mais altos	Forte	Moderada
O vasopressor inicial de escolha recomendado é a norepinefrina	Forte	Dependente do comparador
Para adultos com choque séptico em uso de noradrenalina com níveis de PAM inadequados, sugere-se a adição de vasopressina em vez de aumentar a dose de noradrenalina	Fraca	Moderada

Continua...

...Continuação

TABELA 10.3	RECOMENDAÇÕES DA CAMPANHA DE SOBREVIVÊNCIA À SEPSE DE 2021 SOBRE O USO DE FÁRMACOS VASOATIVOS	
Recomendação	Força da recomendação	Qualidade da evidência
Para adultos com choque séptico com níveis inadequados de PAM, a despeito de noradrenalina e vasopressina, sugere-se a adição de adrenalina	Fraca	Baixa
Para adultos com choque séptico, sugere-se não utilizar terlipressina	Fraca	Baixa
Para adultos com choque séptico e disfunção miocárdica com hipoperfusão persistente, apesar de volemia e PAM adequadas, sugere-se adicionar dobutamina à noradrenalina ou substituir a noradrenalina por adrenalina	Fraca	Baixa
Para adultos com choque séptico e disfunção miocárdica com hipoperfusão persistente, apesar de volemia e PAM adequadas, sugere-se não utilizar levosimendana	Fraca	Baixa
Sugere-se o monitoramento invasivo de pressão arterial em todos os pacientes que necessitam de vasopressor assim que possível e se houver recursos disponíveis	Fraca	Muito baixa
Para adultos com choque séptico, sugere-se iniciar os vasopressores em acesso venoso periférico para restaurar a PAM em vez de retardar o seu início até que um acesso venoso central seja providenciado	Fraca	Muito baixa

TABELA 10.4	APRESENTAÇÃO, DILUIÇÃO E DOSES DOS FÁRMACOS VASOATIVOS RECOMENDADOS PARA USO CLÍNICO NO CHOQUE SÉPTICO			
	Apresentação	**Diluição**	**Concentração da solução**	**Dose**
Norepinefrina	Ampola: 4 mL (1 mg/mL)	4 ampolas em 250 mL de SG 5%	64 mcg/mL	0,01 a 3 mcg/kg/min
Epinefrina	Ampola: 1 mL (1 mg/1 mL)	6 ampolas em 100 mL de SG 5%	60 mcg/mL	2 a 20 mcg/min (até 1 mg/kg/min)
Vasopressina	Ampola: 1 mL (20 UI/mL)	1 ampola em 100 mL de SG 5%	0,02 UI/mL	0,01 a 0,04 U/min
Dobutamina	Ampola: 20 mL (12,5 mg/mL)	4 ampolas em 170 mL de SF ou SG 5%	4 mg/mL	2 a 20 mcg/kg/min

Referências bibliográficas

1. Singer M, Deutschman CS, Seymour CW, Shankar-Hari M, Annane D, Bauer M, et al. The Third International Consensus Definitions for Sepsis and Septic Shock (Sepsis-3). JAMA. 2016;315(8):801-10.
2. Hayes MA, Timmins AC, Yau E, Palazzo M, Hinds CJ, Watson D. Elevation of Systemic Oxygen Delivery in the Treatment of Critically Ill Patients. New England Journal of Medicine. 1994;330(24):1717-22.
3. Patterson SW, Piper H, Starling EH. The regulation of the heart beat. The Journal of Physiology. 1914;48(6):465-513.
4. Guyton AC. Determination of cardiac output by equating venous return curves with cardiac response curves. Physiol Rev. 1955;35(1):123-9.
5. Bressack MA, Raffin TA. Importance of venous return, venous resistance, and mean circulatory pressure in the physiology and management of shock. Chest. 1987;92(5):906-12.
6. Funk DJ, Jacobsohn E, Kumar A. The role of venous return in critical illness and shock-part I: physiology. Critical Care Medicine. 2013;41(1):255-62.
7. Sunagawa K, Maughan WL, Burkhoff D, Sagawa K. Left ventricular interaction with arterial load studied in isolated canine ventricle. Am J Physiol. 1983;245(5 Pt 1):H773-80.
8. Sunagawa K, Maughan WL, Sagawa K. Optimal arterial resistance for the maximal stroke work studied in isolated canine left ventricle. Circ Res. 1985;56(4):586-95.
9. Guarracino F, Baldassarri R, Pinsky MR. Ventriculo-arterial decoupling in acutely altered hemodynamic states. Crit Care. 2013; 17(2): 213.
10. Funk DJ, Jacobsohn E, Kumar A. Role of the venous return in critical illness and shock: part II-shock and mechanical ventilation. Critical Care Medicine. 2013;41(2):573-9.
11. Guarracino F, Ferro B, Morelli A, Bertini P, Baldassarri R, Pinsky MR. Ventriculoarterial decoupling in human septic shock. Crit Care. 2014 Apr 24;18(2):R80.
12. Morelli A, Ertmer C, Westphal M, Rehberg S, Kampmeier T, Ligges S, et al. Effect of heart rate control with esmolol on hemodynamic and clinical outcomes in patients with septic shock: a randomized clinical trial. JAMA. 2013;310(16):1683-91.
13. Reuter DA, Russell JA, Mekontso Dessap A. Beta-blockers in septic shock to optimize hemodynamics? Yes. Intensive Care Med. 2016 Oct;42(10):1607-1609.
14. Ibarra-Estrada M, Kattan E, Aguilera-González P, Sandoval-Plascencia L, Rico-Jauregui U, et al. Early adjunctive methylene blue in patients with septic shock: a randomized controlled trial. Crit Care. 2023; 13;27(1):110.

15. Evans L, Rhodes A, Alhazzani W, Antonelli M, Coopersmith CM, French C, et al. Surviving sepsis campaign: international guidelines for management of sepsis and septic shock 2021. Intensive Care Med. 2021;47(11):1181-1247.
16. Varpula M, Tallgren M, Saukkonen K, Voipio-Pulkki LM, Pettila V. Hemodynamic variables related to outcome in septic shock. Intensive Care Medicine. 2005;31(8):1066-71.
17. Asfar P, Meziani F, Hamel JF, Grelon F, Megarbane B, Anguel N, et al. High versus low blood-pressure target in patients with septic shock. The New England Journal of Medicine. 2014;370(17):1583-93.
18. Lamontagne F, Richards-Belle A, Thomas K, Harrison DA, Sadique MZ, Grieve RD, et al; 65 trial investigators. Effect of Reduced Exposure to Vasopressors on 90-Day Mortality in Older Critically Ill Patients with Vasodilatory Hypotension: A Randomized Clinical Trial. JAMA. 2020; 10; 323(10):938-949.
19. Bai X, Yu W, Ji W, Lin Z, Tan S, Duan K, et al. Early versus delayed administration of norepinephrine in patients with septic shock. Critical Care. 2014;18(5):532.
20. Persichini R, Silva S, Teboul JL, Jozwiak M, Chemla D, Richard C, et al. Effects of norepinephrine on mean systemic pressure and venous return in human septic shock. Critical Care Medicine. 2012;40(12):3146-53.
21. National Heart, Lung, and Blood Institute Prevention and Early Treatment of Acute Lung Injury Clinical Trials Network; Shapiro NI, Douglas IS, Brower RG, Brown SM, Exline MC, Ginde AA, et al. Early Restrictive or Liberal Fluid Management for Sepsis-Induced Hypotension. N Engl J Med. 2023; 9;388(6):499-510.
22. Martin C, Viviand X, Leone M, Thirion X. Effect of norepinephrine on the outcome of septic shock. Critical Care Medicine. 2000;28(8):2758-65.
23. Sakr Y, Reinhart K, Vincent JL, Sprung CL, Moreno R, Ranieri VM, et al. Does dopamine administration in shock influence outcome? Results of the Sepsis Occurrence in Acutely Ill Patients (SOAP) Study. Critical Care Medicine. 2006;34(3):589-97.
24. De Backer D, Biston P, Devriendt J, Madl C, Chochrad D, Aldecoa C, et al. Comparison of dopamine and norepinephrine in the treatment of shock. The New England Journal of Medicine. 2010;362(9):779-89.
25. Avni T, Lador A, Lev S, Leibovici L, Paul M, Grossman A. Vasopressors for the Treatment of Septic Shock: Systematic Review and Meta-Analysis. PloS one. 2015;10(8):e0129305.
26. Gamper G, Havel C, Arrich J, Losert H, Pace NL, Mullner M, et al. Vasopressors for hypotensive shock. Cochrane Database Syst Rev. 2016;2:CD003709.
27. Annane D, Vignon P, Renault A, Bollaert PE, Charpentier C, Martin C, et al. Norepinephrine plus dobutamine versus epinephrine alone for management of septic shock: a randomised trial. Lancet. 2007;370(9588):676-84.
28. Day NP, Phu NH, Bethell DP, Mai NT, Chau TT, Hien TT, et al. The effects of dopamine and adrenaline infusions on acid-base balance and systemic haemodynamics in severe infection. Lancet. 1996;348(9022):219-23.
29. Myburgh JA, Higgins A, Jovanovska A, Lipman J, Ramakrishnan N, Santamaria J, et al. A comparison of epinephrine and norepinephrine in critically ill patients. Intensive Care Medicine. 2008;34(12):2226-34.
30. Landry DW, Levin HR, Gallant EM, Ashton RC, Jr., Seo S, D'Alessandro D, et al. Vasopressin deficiency contributes to the vasodilation of septic shock. Circulation. 1997;95(5):1122-5.
31. Patel BM, Chittock DR, Russell JA, Walley KR. Beneficial effects of short-term vasopressin infusion during severe septic shock. Anesthesiology. 2002;96(3):576-82.
32. Russell JA, Walley KR, Singer J, Gordon AC, Hebert PC, Cooper DJ, et al. Vasopressin versus norepinephrine infusion in patients with septic shock. The New England Journal of Medicine. 2008;358(9):877-87.
33. Gordon AC, Mason AJ, Thirunavukkarasu N, Perkins GD, Cecconi M, Cepkova M, et al. Effect of Early Vasopressin vs Norepinephrine on Kidney Failure in Patients With Septic Shock: The VANISH Randomized Clinical Trial. JAMA. 2016;316(5):509-18.
34. McIntyre WF, Um KJ, Alhazzani W, Lengyel AP, Hajjar L, Gordon AC, et al. Association of Vasopressin Plus Catecholamine Vasopressors vs Catecholamines Alone With Atrial Fibrillation in Patients With Distributive Shock: A Systematic Review and Meta-analysis. JAMA. 2018;319(18):1889-900.
35. Liu ZM, Chen J, Kou Q, Lin Q, Huang X, Tang Z, et al. Terlipressin versus norepinephrine as infusion in patients with septic shock: a multicentre, randomised, double-blinded trial. Intensive Care Medicine. 2018;44(11):1816-25.
36. Casey L, Krieger B, Kohler J, Rice C, Oparil S, Szidon P. Decreased serum angiotensin converting enzyme in adult respiratory distress syndrome associated with sepsis: a preliminary report. Critical Care Medicine. 1981;9(9):651-4.
37. Zhang W, Chen X, Huang L, Lu N, Zhou L, Wu G, et al. Severe sepsis: Low expression of the

renin-angiotensin system is associated with poor prognosis. Exp Ther Med. 2014;7(5):1342-8.

38. Chawla LS, Busse L, Brasha-Mitchell E, Davison D, Honiq J, Alotaibi Z, et al. Intravenous angiotensin II for the treatment of high-output shock (ATHOS trial): a pilot study. Critical Care. 2014;18(5):534.
39. Khanna A, English SW, Wang XS, Ham K, Tumlin J, Szerlip H, et al. Angiotensin II for the Treatment of Vasodilatory Shock. The New England Journal of Medicine. 2017;377(5):419-30.
40. Vincent JL, De Backer D. Circulatory shock. The New England Journal of Medicine. 2013;369(18):1726-34.
41. Suffredini AF, Fromm RE, Parker MM, Brenner M, Kovacs JA, Wesley RA, et al. The cardiovascular response of normal humans to the administration of endotoxin. The New England Journal of Medicine. 1989;321(5):280-7.
42. Vieillard-Baron A, Caille V, Charron C, Belliard G, Page B, Jardin F. Actual incidence of global left ventricular hypokinesia in adult septic shock. Critical Care Medicine. 2008;36(6):1701-6.
43. Gattinoni L, Brazzi L, Pelosi P, Latini R, Tognoni G, Pesenti A, et al. A trial of goal-oriented hemodynamic therapy in critically ill patients. SvO2 Collaborative Group. The New England Journal of Medicine. 1995;333(16): 1025-32.
44. Hayes MA, Timmins AC, Yau EH, Palazzo M, Hinds CJ, Watson D. Elevation of systemic oxygen delivery in the treatment of critically ill patients. The New England Journal of Medicine. 1994;330(24):1717-22.
45. Yu M, Levy MM, Smith P, Takiguchi SA, Miyasaki A, Myers SA. Effect of maximizing oxygen delivery on morbidity and mortality rates in critically ill patients: a prospective, randomized, controlled study. Critical Care Medicine. 1993;21(6):830-8.
46. Tuchschmidt J, Fried J, Astiz M, Rackow E. Elevation of cardiac output and oxygen delivery improves outcome in septic shock. Chest. 1992;102(1):216-20.
47. Rivers E, Nguyen B, Havstad S, Ressler J, Muzzin A, Knoblich B, et al. Early goal-directed therapy in the treatment of severe sepsis and septic shock. The New England Journal of Medicine. 2001;345(19):1368-77.
48. Mouncey PR, Osborn TM, Power GS, Harrison DA, Sadique MZ, Grieve RD, et al. Trial of early, goal-directed resuscitation for septic shock. The New England Journal of Medicine. 2015;372(14):1301-11.
49. Yealy DM, Kellum JA, Huang DT, Barnato AE, Weissfeld LA, Pike F, et al. A randomized trial of protocol-based care for early septic shock. The New England Journal of Medicine. 2014;370(18):1683-93.
50. Investigators A, Group ACT, Peake SL, Delaney A, Bailey M, Bellomo R, et al. Goal-directed resuscitation for patients with early septic shock. The New England Journal of Medicine. 2014;371(16):1496-506.
51. Vincent JL, De Backer D. Oxygen transport-the oxygen delivery controversy. Intensive Care Medicine. 2004;30(11):1990-6.
52. Dunser MW, Hasibeder WR. Sympathetic overstimulation during critical illness: adverse effects of adrenergic stress. Journal of Intensive Care Medicine. 2009;24(5):293-316.
53. Rudiger A, Singer M. Mechanisms of sepsis-induced cardiac dysfunction. Critical Care Medicine. 2007;35(6):1599-608.
54. Gordon AC, Perkins GD, Singer M, McAuley DF, Orme RM, Santhakumaran S, et al. Levosimendan for the Prevention of Acute Organ Dysfunction in Sepsis. The New England Journal of Medicine. 2016;375(17):1638-48.
55. Lehr HA, Bittinger F, Kirkpatrick CJ. Microcirculatory dysfunction in sepsis: a pathogenetic basis for therapy? J Pathol. 2000;190(3):373-86.
56. Spronk PE, Ince C, Gardien MJ, Mathura KR, Oudemans-van Straaten HM, Zandstra DF. Nitroglycerin in septic shock after intravascular volume resuscitation. Lancet. 2002;360(9343):1395-6.
57. Mustafa SS, Rivers RJ, Frame MD. Microcirculatory basis for nonuniform flow delivery with intravenous nitroprusside. Anesthesiology. 1999;91(3):723-31.
58. van der Voort PH, van Zanten M, Bosman RJ, van Stijn I, Wester JP, van Raalte R, et al. Testing a conceptual model on early opening of the microcirculation in severe sepsis and septic shock: a randomised controlled pilot study. European Journal of Anaesthesiology. 2015;32(3):189-98.
59. Boerma EC, Koopmans M, Konijn A, Kaiferova K, Bakker AJ, van Roon EN, et al. Effects of nitroglycerin on sublingual microcirculatory blood flow in patients with severe sepsis/septic shock after a strict resuscitation protocol: a double-blind randomized placebo controlled trial. Critical Care Medicine. 2010;38(1):93-100.
60. Whitehouse T, Hossain A, Perkins GD, Gordon AC, Bion J, Young D, et al; STRESS-L Collaborators. Landiolol and Organ Failure in Patients With Septic Shock: The STRESS-L Randomized Clinical Trial. JAMA. 2023; 7;330(17):1641-1652.

11

Terapias Adjuvantes na Sepse

Karla Tuanny Fiorese Coimbra
Flávia Ribeiro Machado

Introdução

A complexidade da sepse, com todos os seus aspectos fisiopatológicos e a variedade das disfunções orgânicas a ela relacionadas faz que o tratamento seja necessariamente amplo, com diversas facetas a serem consideradas. Dentro desse contexto, o presente capítulo visa abordar algumas das terapias potencialmente utilizáveis nos pacientes com sepse e choque séptico. Embora esses tratamentos não se restrinjam aos pacientes sépticos, o enfoque será dado às particularidades do atendimento a essa síndrome. Serão abordados o controle glicêmico, o uso de corticosteroides e de vitamina C, bem como aspectos básicos de terapia nutricional. Considerando a opção da Campanha de Sobrevivência à Sepse (CSS), por não fazer, no momento, qualquer recomendação em relação a terapias de purificação do sangue e, especificamente, sugerir a não utilização de hemoperfusão com polimixina B, esses assuntos não serão abordados. Da mesma forma, a CSS sugeriu a não utilização de imunoglobulinas em pacientes com sepse. Assim, esse assunto também não será aqui discutido.

Controle glicêmico

A sepse caracteriza-se pela ativação de citocinas proinflamatórias. Dentro desse contexto, existe liberação de hormônios contrarreguladores que promovem aumento na concentração de glicose na corrente sanguínea. Ocorre aumento da insulina circulante, bem como da resistência celular periférica à insulina.[1] Há variação na sensibilidade à insulina, o que gera variabilidade nos níveis glicêmicos e nas necessidades de insulina, com aumento da ocorrência tanto de hipoglicemia como de hiperglicemia.[2] A hiperglicemia tem participação nos processos de dano celular, levando a alterações estruturais em organelas celulares, como as mitocôndrias. Altera o funcionamento da microvasculatura, age na resposta imune com aumento da produção de citocinas e parece se associar a estados de hipercoagulabilidade por meio do aumento da expressão de fator tecidual.[2] Já a insulina tem múltiplos papéis, como promover a correção da hiperglicemia, reduz a resistência insulínica, promove vasodilatação e aumenta a captação de glicose por tecidos isquêmicos. Suas propriedades anti-inflamatórias incluem inibição da produção do fator nuclear kappa beta (NF-κB), de fator de necrose tumoral alfa (TNF-α), de radicais superóxido e de moléculas de adesão em macrófagos, leucócitos e nas células endoteliais. Também potencializa a liberação de óxido nítrico pelo endotélio por meio da ação sobre a enzima óxido nítrico sintetase.[2]

A hiperglicemia é um achado frequente em pacientes admitidos em unidades de terapia intensiva (UTIs)[3], sendo um fator preditor independente de morte em eventos agudos em diversas situações clínicas, como infarto agudo do miocárdio, trauma de crânio e acidente vascular cerebral, além de ser um fator de risco para infecções.[4] No início dos anos 2000, um importante estudo clínico randomizado mostrou benefício na manutenção de níveis normais de glicemia, entre 80 e 110 mg/dL, com uso de insulina endovenosa.[5] Além de redução de mortalidade, o controle rigoroso associou-se à redução da necessidade de diálise, de novos episódios de infecção, do número de transfusões, do tempo de ventilação mecânica e da incidência de polineuropatia do paciente crítico. Esse estudo foi de grande importância por modificar drasticamente a conduta em unidades de terapia intensiva em relação a controle glicêmico, antes feito de forma liberal, sendo iniciada terapia usualmente quando os níveis estavam acima de 200 mg/dL. Esse estudo, no entanto, foi criticado por incluir basicamente pacientes cirúrgicos, em sua maioria em pós-operatório de cirurgia cardíaca. Posteriormente, o mesmo grupo mostrou resultados diferentes em uma população de pacientes clínicos.[6] Embora com desenho semelhante, não foi possível mostrar redução de mortalidade a despeito da redução da incidência de disfunção renal, do tempo de ventilação mecânica, tempo de internação na UTI e no hospital. No subgrupo de pacientes com tempo de permanência maior do que três dias, houve melhora da sobrevida. Por outro lado, nos pacientes com tempo de permanência menor do que três dias, o controle intensivo associou-se a um aumento da mortalidade. Análises de subgrupo são somente geradoras de hipótese. Ainda assim, os resultados foram preocupantes, principalmente considerando-se não ser possível prever quais pacientes terão internação prolongada. O risco aumentado de hipoglicemia em pacientes clínicos parece ser uma possível explicação para a mortalidade mais elevada.

Apesar desses resultados, a CSS não recomendou o controle glicêmico rigoroso em nenhuma de suas versões, considerando o fato de não haver estudos em pacientes sépticos.[7,8] Pesquisas posteriores não conseguiram reproduzir esses resultados favoráveis.[9-11] A despeito dos resultados contraditórios, o controle rigoroso ainda era utilizado em várias unidades de terapia intensiva. Finalmente, o estudo NICE-SUGGAR mostrou com clareza a ausência de benefício do controle glicêmico rigoroso.[12] Na pesquisa, cerca de 6.000 pacientes críticos foram randomizados para o braço de controle glicêmico rigoroso (80-110 mg/dL) ou o grupo liberal (140-180 mg/dL). Houve aumento de mortalidade aos 90 dias no grupo de controle rigoroso. No levantamento, a ocorrência de hipoglicemia associou-se com o aumento de mortalidade. Posteriormente, diversas metanálises confirmaram a ausência de benefício do controle rigoroso.[13-15]

Assim, a CSS, nas suas diretrizes de 2021, recomendou o início da terapia com insulina quando a glicemia estiver acima de 180 mg/dL objetivando manter esses níveis entre 140 e 180 mg/dL.[16] Nessa nova versão, a CSS abordou de forma mais especifica o nível de glicemia que deve motivar o início da infusão de insulina (150 ou 180 mg/dL), recomendando que seja iniciada com glicemias acima de 180 mg/dL. Essa recomendação levou em consideração não somente a meta glicêmica advinda dos estudos randomizados prévios, mas também o objetivo de reduzir a ocorrência de hipoglicemia. Diversas metanálises mostraram a associação entre a ocorrência de hipoglicemia e piores desfechos.[13-15]

Após a publicação das diretrizes de 2021, um novo estudo randomizado também falhou em mostrar superioridade do controle glicêmico rigoroso.[17] Em 9.230 pacientes críticos, dos quais cerca de 30% tinham sepse, randomizados para utilizar controle rigoroso visando a manutenção da glicemia entre 110 e 140 mg/dL ou abaixo de 180 mg/dL, o controle glicêmico rigoroso não mostrou superioridade em nenhum dos desfechos avaliados. No subgrupo de pacientes com sepse, também não houve diferença em nenhum dos desfechos. Vale mencionar que nenhum dos pacientes estava em uso de nutrição parenteral, fator claramente associado à gênese de hiperglicemia de difícil controle.

A administração de insulina em pacientes instáveis deve ser feita por via endovenosa. Há diversos protocolos disponíveis e em todos deve ser considerado não apenas o nível absoluto da glicemia, mas também a tendência de queda ou elevação em relação aos valores anteriormente obtidos. A oscilação dos níveis de glicemia pode ser deletéria. Assim, todo cuidado deve ser tomado no sentido de evitar modificações abruptas e frequentes desses níveis.[18] Esse controle é mais facilmente obtido com a infusão endovenosa e mensuração frequente da glicemia. Até que o controle adequado tenha sido atingido, as glicemias devem ser checadas a cada 1 a 2 horas. Para isso, técnicas de aferição à beira do leito são fundamentais. O sangue obtido por punção, ou seja, a glicemia capilar pode não ser acurada em situações onde há baixa perfusão tecidual, com tendência a se hiperestimar o valor real.[19] Recomenda-se, dessa forma, a utilização de sangue arterial ou venoso. Caso o sangue capilar seja utilizado, valores limítrofes devem ser confirmados com dosagem laboratorial. Métodos de mensuração contínua da glicemia já estão disponíveis, mas a real importância na prática clínica e em desfechos ainda está por ser definida.[19]

Outros marcadores glicêmicos parecem ser importantes embora não tenham sido avaliados de forma adequada em estudos randomizados com desfechos centrados em pacientes. A variabilidade glicêmica tem sido considerada como um importante fator associado a piores prognósticos em pacientes com sepse.[20] O tempo dentro da meta, estabelecido como o percentual de tempo em que a glicemia fica dentro de uma variação predefinida, com valores considerados adequados entre 50% a 80%, parece estar associado de forma independente com a melhora de sobrevida em pacientes graves.[10] A presença ou não de diabetes prévio pode modificar a forma como o controle glicêmico impacta em desfechos. Mais estudos são necessários para um melhor entendimento dessa interação. A taxa de hiperglicemia de estresse, definida pela taxa de glicose plasmática dividida pela glicemia média derivada da hemoglobina glicada, mensura tanto a hiperglicemia induzida pelo estresse como o controle glicêmico de longo prazo. Há relatos sugerindo que esse seria um bom marcador de aumento de risco de morte em pacientes diabéticos com sepse.[21]

Continua sendo desafiador o estabelecimento dos protocolos ideais de manejo glicêmico, principalmente no tocante à redução de custos e de carga de trabalho para a enfermagem. Em situações com recursos limitados, pode-se tornar desafiador a manutenção de controle glicêmico com insulina endovenosa para pacientes com sepse considerados estáveis do ponto de vista hemodinâmico e de perfusão tecidual. Além disso, não está claro se subpopulações de pacientes sépticos, como, p. ex., aqueles com diabetes, devem ser tratados com protocolos específicos. O Quadro 11.1 resume os pontos principais em relação ao controle glicêmico em pacientes com sepse.

Uso de corticosteroides

A descrição original de apoplexia adrenal no choque séptico data de 1911[22] e, passado tanto tempo, ainda há controvérsias em relação aos critérios diagnósticos e indicações de tratamento para a insuficiência adrenal em pacientes graves, em especial naqueles com sepse. Dadas as dificuldades no diagnóstico,

QUADRO 11.1	PONTOS IMPORTANTES PARA CONTROLE GLICÊMICO EM PACIENTES COM SEPSE

- As instituições devem ter protocolos para controle glicêmico em pacientes críticos, com critérios claros para indicação de insulina endovenosa e estratégias para prevenção de oscilações glicêmicas e hipoglicemia
- Deve-se iniciar insulina endovenosa caso haja duas mensurações consecutivas de glicemia acima de 180 mg/dL. Em um cenário com limitação de recursos, é possível avaliar o uso de insulina subcutânea caso o paciente esteja sem sinais de hipoperfusão, levando-se em consideração também os níveis glicêmicos
- Deve-se procurar reduzir os níveis glicêmicos abaixo de 180 mg/dL em vez de reduzi-los para menos do que 110 mg/dL
- Deve-se monitorizar a glicemia a cada 1 a 2 horas até que os valores de glicemia e a dose de insulina estejam estáveis, com controles a cada quatro horas posteriormente
- Deve-se ter cautela ao mensurar as glicemias por técnicas à beira do leito, visto que elas podem não ser acuradas. Em pacientes com acesso arterial, deve-se optar por mensuração por meio de gasometria em vez de sangue capilar com glicosímetros

Fonte: adaptado de Rhodes *et al.*

estimar a incidência de insuficiência suprarrenal em pacientes críticos é desafiador. O eixo hipotálamo-hipófise-adrenal desempenha papel vital na resposta do hospedeiro contra o estresse, uma vez que é responsável por diversos papéis. Na sepse, e em outras doenças do paciente gravemente enfermo, esse eixo tem a função de modular resposta inflamatória, prover estabilidade hemodinâmica, por meio da retenção de fluidos e de vasoconstricção, além de modulação do metabolismo para prover substrato para a resposta ao estresse.[23] Na sepse, o modelo clássico baseia-se na ativação do eixo hipotálamo-hipófise-adrenal, com estímulo à produção de cortisol, derivada do aumento da produção de hormônio liberador da corticotrofina (CRH) e da corticotrofina (ACTH). Esse modelo simplista, entretanto, não parece descrever, de forma apropriada, as diversas modificações ocorridas durante a sepse.

Em pacientes gravemente enfermos, e em especial na sepse, o funcionamento desse eixo pode estar comprometido com resposta inadequada à gravidade da doença. Inicialmente, como parte da resposta ao estresse, há aumento dos níveis de cortisol. Já em uma fase subaguda, há *feedback* negativo para o hipotálamo, embora os níveis de cortisol continuem altos em decorrência do estímulo remanescente e da redução de degradação renal e hepática. Há também resistência periférica à ação do cortisol e aumento do volume de distribuição. Em uma fase mais tardia, a suprarrenal pode reduzir a produção com consequente redução dos níveis sanguíneos. Mecanismos adaptativos mantêm níveis elevados em tecidos específicos sem necessariamente aumentar a produção, com direcionamento de níveis mais altos em que há necessidade de mecanismos de estresse funcionantes e níveis mais baixos em que o cortisol poderia ter efeito lesivo.[23] De toda forma, os níveis podem não estar apropriados para a gravidade da doença. Esse estado é conhecido como insuficiência adrenal relacionada à doença crítica (do inglês Critical illness-related corticosteroid insufficiency [CIRCI]). A CIRCI foi definida pela presença de atividade de corticoide celular inadequada para a gravidade do paciente, manifestada por hiporregulação de fatores de transcrição proinflamatórios e mediada por receptores de glicocorticoides.[24] Assim, os fatores que influenciam os níveis e a ação do cortisol são múltiplos. Há alterações tanto na produção como na ação em receptores periféricos, como em sua degradação. A mensuração, portanto, dos níveis séricos para diagnóstico da insuficiência suprarrenal não é simples. Em recente conferência de consenso, com base nas evidências atuais, não foi possível estabelecer de forma clara como o diagnóstico pode ser feito, não havendo recomendações para o uso de delta de cortisol após estímulo com cortrosina ou dosagem randômica de cortisol, quer seja de cortisol total ou sua fração livre.[25] O uso de corticoides em pacientes com sepse, portanto, continua a se basear em aspectos clínicos.

Dada essa complexidade, é natural que tenha havido controvérsias ao longo do tempo sobre o real benefício no uso de corticoides na sepse e no choque séptico. À luz de recentes estudos, porém, alguns benefícios se tornaram mais claros. Inicialmente, as tentativas de tratamento com corticoide visavam à modulação da resposta inflamatória com a utilização de altas doses. Essa estratégia se mostrou inadequada, tendo inclusive sido associada ao aumento de mortalidade.[26] Estudos posteriores avaliaram o uso de doses mais baixas, visando apenas ao tratamento da disfunção de suprarrenal.[27,28] Neles, o benefício não foi observado.

A mudança na prática diária veio com o primeiro estudo randomizado em 300 pacientes com choque séptico guiado por teste de estímulo com cortrosina.[29] Não houve diferença em relação aos desfechos. Os autores observaram, entretanto, que, em pacientes com resposta inadequada ao teste de cortrosina, o uso de baixas doses de hidrocortisona e fludrocortisona associou-se de forma significativa com redução de mortalidade em 28 dias, sem aumentar a incidência de efeitos adversos. Embora se tratasse de uma análise de subgrupo e, portanto, exploratória, o uso de corticoides se disseminou. Cerca de 75% dos pacientes não foram responsivos ao teste de cortrosina, dificultando a identificação de pacientes que, potencialmente, poderiam se beneficiar da terapia. Na sequência, outro estudo randomizado e bem desenhado, o Corticus, analisando 499 pacientes, não conseguiu demonstrar benefícios em termos de sobrevida com o uso de hidrocortisona em pacientes com choque séptico.[30] Nos pacientes em uso de hidrocortisona, houve reversão mais rápida do choque, porém com aumento dos episódios de infecção, incluindo nova sepse e choque séptico. Esses resultados não tiveram relação com a resposta ao teste da cortrosina. Essas diferenças entre os estudos possivelmente são secundárias à heterogeneidade de tamanho de efeito. Reconhece-se, hoje, como um fator limitante nos estudos de sepse, a inclusão de uma população heterogênea, com pacientes que potencialmente poderiam se beneficiar da intervenção sendo incluídos no estudo junto a pacientes sem o mesmo potencial de benefício. Os grupos anulariam o tamanho de efeito na população como um todo, resultando em um estudo neutro. Na pesquisa inicial, foram incluídos pacientes com choque séptico refratário, ou seja, hipotensos por pelo menos uma hora a despeito de uso de vasopressores, todos em ventilação mecânica e com pelo menos mais uma disfunção orgânica. Já os pacientes do estudo CORTICUS apresentavam-se com choque séptico, sem qualquer critério adicional de gravidade.

Em 2018, foram publicados dois grandes ensaios clínicos randomizados que avaliaram o uso de corticoides em pacientes com choque séptico, com resultados conflitantes. O estudo conhecido como APROCCHSS comparou o uso de hidrocortisona 50 mg a cada 6 horas, associado à fludrocortisona 50 mcg uma vez ao dia com placebo, e evidenciou uma redução absoluta da mortalidade em 90 dias de 6% ($p = 0,03$).[31] Já o estudo ADRENAL avaliou, de forma isolada, o uso de hidrocortisona 200 mg em infusão contínua comparado a placebo, não demonstrando melhora na sobrevida em 90 dias.[32] Em ambos os estudos, no grupo em uso de hidrocortisona, houve redução no tempo de ventilação mecânica e da duração do choque, bem como alta mais precoce da UTI. Novamente, a diferença entre os estudos no tocante à mortalidade pode ser devida à heterogeneidade de tamanho de efeito. O perfil da população incluída era diferente, com maior gravidade nos pacientes do estudo APROCCHSS. Na inclusão, esses pacientes usavam maior dose de noradrenalina, tinham mais uso de terapia renal substitutiva e valores mais elevados de lactato. Outras possíveis explicações seriam o modo de administração da hidrocortisona e menor duração de choque no momento da randomização, uma vez que existe associação entre o tempo de início do uso de corticoide e mortalidade. Esses estudos foram importantes em relação à questão de segurança do uso de doses baixas de corticoides na sepse, haja vista não terem evidenciado aumento do risco de sangramento digestivo, deiscência de ferida operatória ou infecções. O real benefício da associação de fludrocortisona à hidrocortisona ainda é controverso. Novas metanálises foram publicadas, incluindo os dois estudos, apontando potenciais benefícios com o uso de corticoides.[33,34] Uma abordagem aceitável seria utilizar corticoides nos pacientes que sejam semelhantes aos incluídos no estudo APROCCHSS, considerando-se o possível benefício em termos de mortalidade. Nos demais pacientes com choque, a equipe pode levar em consideração os benefícios mostrados em relação aos desfechos secundários do ADRENAL e prescrever corticoides.

Além da controvérsia envolvendo sua indicação, uma vez instituído o uso de corticoide, ainda há dúvidas sobre o melhor tempo de tratamento e sobre sua suspensão, se abrupta ou gradual, dado o risco de hipotensão de rebote. Não há pesquisas elaboradas para responder a esta questão e não há clara recomendação a respeito. Nos últimos grandes estudos clínicos (ADRENAL e APROCCHSS), a redução do corticoide foi feita de forma abrupta e não pareceu interferir na estabilidade hemodinâmica dos pacientes. Em relação ao modo de administração, um estudo pequeno publicado em 2007 demonstrou que a administração contínua em vez de *bolus* repetidos permitia melhor controle glicêmico e controle hidroeletrolítico.[35] Entretanto, dada a ausência de benefício em termos de letalidade no estudo ADRENAL, no qual foi usada infusão contínua, a pertinência dessa estratégia é discutível, pois implica em dificuldades técnicas com a utilização de bombas de infusão.

De qualquer forma, é importante estar atento aos possíveis efeitos colaterais dos corticoides, principalmente relacionados com miopatias, hiperglicemia e hipernatremia, embora a significância clínica destes eventos não esteja clara. Outro aspecto importante é o uso concomitante de etomidato. Seu uso, mesmo em dose única para intubação orotraqueal, parece estar associado à supressão do eixo HHA. Uma metanálise de 2023, desenhada para avaliar o impacto do etomidato para a intubação endotraqueal em pacientes gravemente enfermos, evidenciou aumento de mortalidade e de ocorrência de insuficiência adrenal.[36] Embora esse estudo tenha avaliado não apenas pacientes sépticos, é necessário se atentar quanto ao possível malefício que pode haver nesse grupo de pacientes.

A Campanha Sobrevivendo à Sepse 2021 entendeu que há evidências de benefício com o uso de corticoide (Quadro 11.2) em acelerar a resolução do choque, apesar de não haver clareza em termos de redução de mortalidade em curto ou longo prazo.[16] A iniciativa destaca ainda o uso desta terapia em relação ao seu baixo custo e sua factibilidade. Assim, a Campanha Sobrevivendo à Sepse 2021 faz uma recomendação fraca para o uso de corticoide sistêmicos em baixas doses no choque séptico. Ainda são motivos de controvérsia qual seria a dose ideal, quanto tempo deve durar a terapia e qual o melhor momento para iniciá-la. A orientação atual preconiza o uso de hidrocortisona endovenosa na dose de 200 mg ao dia, dividida a cada 6 horas ou em infusão contínua, apenas para os pacientes em choque séptico com necessidade ininterrupta de vasopressor, definida pelo uso de noradrenalina ou adrenalina acima de 0,25 mcg/kg/min por pelo menos 4 horas.

Vitamina C e tiamina

A vitamina C é uma vitamina hidrossolúvel essencial em inúmeros processos no organismo. Em seu papel de mediar a inflamação, com seu poder antioxidante, funciona como um doador de elétrons que elimina os radicais livres, impede sua formação por meio de seus efeitos supressivos sobre a fosfato de dinucleotídeo nicotinamida e adenina oxidase (NADPH-NOX) e auxilia na reciclagem de outros antioxidantes, resultando, assim, na redução da permeabilidade endotelial, melhora micro e macrovascular, bem como na redução da apoptose.[37-39] Além de suas propriedades antioxidantes, a vitamina C está envolvida em importantes processos, como a síntese de catecolaminas, cortisol e vasopressina.[38] Também está presente em altos níveis nos leucócitos, onde atua melhorando quimiotaxia, proliferação de linfócitos e auxiliando no processo oxidativo de combate às bactérias pelos neutrófilos. Com o alto consumo de vitamina C causado pelo estresse oxidativo da sepse, os níveis séricos encontram-se, muitas vezes, baixos.[40] Dessa forma, o uso de altas doses intravenosas de vitamina C foi alvo de diversos estudos recentes em associação ou não à tiamina e corticoides.

Tiamina é um cofator da enzima piruvato desidrogenase responsável por converter piruvato em acetilcoenzima A para que ele possa entrar no ciclo de Krebs. Em situações envolvendo baixos níveis de tiamina, as taxas de lactato podem subir devido ao desvio do piruvato para a via anaeróbia.[41] Estados de grave deficiência, como aqueles observados em pacientes com beribéri, podem se assemelhar à sepse, com elevação dos níveis de lactato, vasodilatação periférica, disfunção cardíaca e outras disfunções orgânicas. A deficiência de tiamina já foi demonstrada em

QUADRO 11.2	PRINCIPAIS RECOMENDAÇÕES DA CAMPANHA SOBREVIVENDO À SEPSE QUANTO AO USO DE CORTICOTERAPIA
• Para adultos com choque séptico e necessidade contínua de vasopressores, sugerimos o uso de corticosteroides IV. Recomendação fraca; qualidade da evidência moderada Observação: o corticosteroide típico usado em adultos com choque séptico é a hidrocortisona IV na dose de 200 mg/dia administrada na dose de 50 mg por via intravenosa a cada 6 horas ou em infusão contínua. Sugere-se que isso seja iniciado com uma dose de norepinefrina ou epinefrina ≥ 0,25 mcg/kg/min pelo menos 4 horas após o início.	

Fonte: adaptado de Evans L. *et al.* Intensive Care Med. 2021 Nov; 47(11): 1181-1247.

pacientes sépticos. Por outro lado, o potencial efeito adverso associado à infusão de doses elevadas de vitamina C é a sua conversão em oxalato e, consequentemente, aumento do risco de lesão renal por deposição renal, principalmente em pacientes com disfunção renal. A tiamina é um cofator importante para o metabolismo de vitamina C e seu uso concomitante visa a reduzir a probabilidade de lesão renal. A hidrocortisona parece ter um sinergismo biológico quando associado ao uso de vitamina C e tiamina.

Em 2017, Marik *et al.* publicaram os resultados de um estudo observacional, do tipo antes e depois, no qual relataram uma impressiva redução de letalidade após a adoção de rotina do dito coquetel: vitamina C, tiamina e corticosteroides.[42] A publicação desse grupo gerou muita controvérsia, dada a natureza observacional do estudo, ao pequeno número de pacientes e à implausibilidade do tamanho do efeito obtido. Além disso, o pequeno número de pacientes e o tipo de estudo não permitiam que se avaliasse de forma adequada potenciais eventos adversos decorrentes do uso dessa terapia combinada.

Posteriormente, ensaios clínicos foram publicados e falharam em demonstrar o tamanho de efeito e os benefícios reportados nessa primeira pesquisa observacional. Em 2021, o estudo VICTAS avaliou o efeito de tiamina associado à vitamina C e corticoide em pacientes sépticos e não conseguiu evidenciar melhora em dias livres de ventilação mecânica e de fármaco vasoativo.[43] Tais achados corroboram com os resultados encontrados no estudo ACTS, no qual a tripla terapia não resultou em redução do escore SOFA ou de mortalidade.[44] Resultado semelhante também foi encontrado no estudo VITAMINS, que comparou o uso do coquetel com corticoides de forma isolada, não evidenciando melhora na resolução do choque ou mortalidade.[45] Mais recentemente, o estudo LOVIT, com mais de 800 pacientes randomizados, evidenciou aumento de mortalidade e persistência de disfunção orgânica no grupo que recebeu vitamina C endovenosa, quando comparado ao grupo placebo.[46] As metanálises mais recentes não amparam seu uso em pacientes sépticos.[47,48] Mesmo antes desses últimos estudos, a CSS sugeriu a não utilização da vitamina C nos pacientes adultos sépticos.[16] Embora ainda possa haver dúvidas com relação à possível dose, uso precoce e formulações especificas da vitamina C, as novas evidências mostram com mais clareza não haver, no momento, indicação para o uso dessa terapia.[49] O papel do uso isolado de tiamina ainda precisa ser mais bem esclarecido.

Terapia nutricional

A terapia nutricional adequada tem sido cada vez mais objeto de preocupação dos profissionais dentro das unidades de terapia intensiva, haja vista ser a desnutrição bastante prevalente entre esses pacientes tanto antes como durante a internação na UTI. Existem inúmeras evidências da associação entre desnutrição ou suporte nutricional inadequado e mau prognóstico.[50] Essa associação não necessariamente implica em relação causal, visto que a desnutrição e suporte inadequados podem ser apenas marcadores de gravidade e não necessariamente causa de morbimortalidade. De qualquer forma, a adequada abordagem nutricional desses pacientes é importante nos pacientes sépticos. O momento do início do aporte nutricional e a forma como esse aporte deve ser aumentado progressivamente tem relação direta com o status hemodinâmico. Recentemente, diversos estudos clínicos bem conduzidos e com um número adequado de pacientes foram publicados, mas evidências específicas para pacientes em sepse continuam escassas. Aqui, abordaremos apenas aspectos gerais relativos ao suporte nutricional mais relevantes dentro do contexto da sepse. Foge do escopo deste capítulo a discussão ampla de aspectos mais específicos da terapia nutricional.

Início e progressão da terapia nutricional

Durante a fase inicial de ressuscitação do paciente em sepse ou choque, o risco de postergar desnecessariamente o início do suporte nutricional deve ser contrabalançado com os riscos. Potenciais benefícios seriam a manutenção da integridade e do trofismo da mucosa intestinal, bem como modulação da resposta metabólica. Por outro lado, há risco de agravamento de hipoperfusão da mucosa intestinal bem como de desencadear alterações metabólicas, como hiperglicemia e hipertrigliceridemia. Há evidências sugestivas de benefício quando o suporte nutricional é iniciado nas primeiras 24 a 48 horas após a admissão na UTI.[51] Embora as diversas metanálises atualmente disponíveis baseiem-se em estudos onde predominavam pacientes cirúrgicos ou politraumatizados, e nenhuma tenha claramente demonstrado redução de mortalidade, não foi observado aumento de risco ou nenhum outro malefício associado ao início precoce da dieta.[16]

Assim, sugere-se que, após as primeiras horas de restabelecimento de perfusão, o suporte nutricional seja iniciado. A preferência é pela via oral ou enteral, e não pela via parenteral.[52] Não há evidências sustentando o início precoce de nutrição parenteral em pacientes críticos ou em pacientes sépticos. O estudo CALORIES comparou 2.400 pacientes randomizados para receber nutrição enteral ou parenteral precoce, dentro de 36 horas da admissão na UTI.[53] Se, por um lado, não houve diferença em termo de letalidade, também não houve aumento de infecções ou outras complicações no grupo randomizado para nutrição parenteral. Resultados semelhantes foram encontrados no estudo NUTRIREA-2, que comparou, em pacientes com choque séptico e ventilação mecânica, o uso da nutrição enteral e parenteral precoce, ambas visando metas normocalóricas (20-25 kcal/kg/dia) dentro de 24 horas após a intubação.[54] Não houve nenhuma diferença entre os grupos em relação à letalidade ou infecção adquirida na UTI, mas houve maior incidência de pacientes com vômitos, diarreia, isquemia intestinal e pseudo-obstrução aguda do cólon nos pacientes do grupo enteral. Entretanto, muitos interpretaram essa maior incidência de complicações gastrointestinais ao volume e ao excesso de calorias ofertadas dentro das primeiras 24 horas, o que não faz parte da prática clínica habitual. Também não há evidências para o uso de nutrição parenteral suplementar nos pacientes que não atingem sua meta calórico/proteica apenas com o suporte enteral. Essa questão foi abordada pelo estudo EPANIC, onde cerca de 6.000 pacientes foram randomizados para início de terapia nutricional parenteral suplementar após sete dias ou após três dias de internação.[55] No grupo onde a nutrição parenteral foi postergada, um número maior de pacientes teve alta da UTI com vida no oitavo dia, além de apresentarem benefícios em outros desfechos secundários. Assim, aprende-se das recentes evidências que a indicação de nutrição parenteral precoce em pacientes previamente nutridos, quer como fonte única ou em suplementação à nutrição enteral, não encontra, nesse momento, embasamento na literatura e deve ser bastante criteriosa. Já em pacientes previamente desnutridos, as evidências são inconclusivas. Dada a ausência de benefícios em termos de desfechos centrados em pacientes como redução do tempo de internação em UTI ou de mortalidade, portanto, as atuais diretivas são cautelosas quanto ao uso de suporte parenteral em pacientes eutróficos na fase aguda da doença. As diretrizes americanas recomendam não utilizar na primeira semana de terapia intensiva,[56] enquanto as diretivas europeias sugerem a individualização do cuidado.[57]

A melhor forma de progressão do suporte inicial, visando a atingir o alvo calórico calculado, não está bem definida. Embora não se questione a relação entre desnutrição e prognóstico, não está claro que o suporte nutricional durante os primeiros dias de internação evite o processo de desnutrição. Além disso, a segurança da oferta de maior aporte calórico, ou proteico, nessa fase, também não está estabelecida. Alguns estudos recentes e bem desenhados compararam o uso de nutrição trófica, entendida como a oferta de 250-500 Kcal/dia, com nutrição agressiva, ou seja, a oferta de 25-30 kcal/kg durante a primeira semana de internação.[58-61] Não foi possível demonstrar superioridade de nenhuma das estratégias. Em alguns desses estudos, entretanto, a dieta agressiva parece ter se associado ao aumento da incidência de sinais de intolerância gastrointestinal.[60] Deve-se ressaltar que grande parte desses pacientes tinham infecção ou sepse. Por outro lado, algumas críticas foram feitas. Pacientes previamente desnutridos não foram incluídos e a frequência de avaliação de intolerância tende a ser maior no grupo de nutrição agressiva, gerando um viés de aferição. Aumento de mortalidade no grupo de terapia mais agressiva também já foi reportado.[58] Posteriormente, o estudo PERMIT, com desenho semelhante, não confirmou essa maior letalidade, mas também não mostrou aumento na incidência de complicações gastrointestinais.[62] Recentemente, o estudo NUTRIREA-3 randomizou pacientes em ventilação mecânica e em choque para receber nutrição precoce (iniciada dentro de 24 horas após a intubação) com metas de calorias e proteínas baixas (6 kcal/kg por dia e 0,2-0,4 g/kg de proteína por dia) ou padrão (25 kcal/kg por dia e 1-1,3 g/kg de proteína por dia) durante os primeiros sete dias de UTI.[61] Após a inclusão de 3.044 pacientes, não foi possível demonstrar diferença em relação à mortalidade, mas o uso mais restrito associou-se a uma recuperação mais rápida e apresentou menos complicações. Assim, entende-se hoje que uma abordagem mais cuidadosa, iniciando-se a nutrição precocemente com número reduzido de calorias, sem tentar progredir essa oferta rapidamente, mas sim de acordo com a tolerância do paciente, seja a estratégia mais segura, pelo menos em pacientes sem sinais prévios de desnutrição.

Já em relação à meta proteica, as evidências eram inconclusivas, com as diretrizes orientando de forma vaga o uso de alvos entre 1,2 a 2 g/kg de peso. Recentemente, entretanto, o estudo EFFORT Protein randomizou 1.329 pacientes em VM para receber altas doses de proteína (≥ 2,2 g/kg/dia) ou dose habitual (≤ 1,2 g/kg/dia) e não mostrou diferença em tempo de internação ou mortalidade.[63] A pesquisa apontou, no entanto, para possível malefício de doses altas de proteína em pacientes com lesão renal aguda ou com disfunção orgânica grave. Assim, na população de pacientes com sepse, entende-se que o uso de doses elevadas de proteína na fase aguda não se justifica. Além disso, atingir meta pode requerer suplementação com módulos de proteína, tendo em vista que grande parte das dietas industrializadas não fornece a quantidade necessária dentro do objetivo calórico proposto.

Em resumo, objetiva-se fornecer calorias dentro das primeiras 24 horas de admissão na UTI em pacientes sem sinais de hipoperfusão, por via preferencialmente oral ou enteral. Deve-se prosseguir lentamente, observando-se a tolerância do paciente e visando a atingir entre 20-25 kcal/kg de peso na fase inicial, progredindo para 25-30 kcal/kg de peso na medida em que o estado do paciente melhore. No momento, a oferta ideal de proteínas deve ser cautelosa na fase aguda; a necessidade de progressão para doses mais elevadas não está bem definida.

Outro tema relevante em termos da terapia nutricional para pacientes com sepse é a questão da modulação da resposta imune. Essa avaliação, porém, é muito dificultada pela complexidade da resposta inflamatória, pelos múltiplos mecanismos envolvidos, pela diversidade dos pacientes e, consequentemente, da resposta às intervenções. A abordagem detalhada dessas alternativas foge do escopo deste capítulo.

Referências bibliográficas

1. Vedantam D, Poman DS, Motwani L, Asif N, Patel A, Anne KK. Stress-Induced Hyperglycemia: Consequences and Management. Cureus. 2022;14(7):e26714.
2. Rivas AM, Nugent K. Hyperglycemia, Insulin, and Insulin Resistance in Sepsis. Am J Med Sci. 2021;361(3):297-302.
3. Falciglia M, Freyberg RW, Almenoff PL, D'Alessio DA, Render ML. Hyperglycemia-related mortality in critically ill patients varies with admission diagnosis. Crit Care Med. 2009;37(12):3001-9.
4. Krinsley JS, Egi M, Kiss A, Devendra AN, Schuetz P, Maurer PM, et al. Diabetic status and the relation of the three domains of glycemic control to mortality in critically ill patients: an international multicenter cohort study. Crit Care. 2013;17(2):R37.
5. van den Berghe G, Wouters P, Weekers F, Verwaest C, Bruyninckx F, Schetz M, et al. Intensive insulin therapy in the critically ill patients. N Engl J Med. 2001;345(19):1359-67.
6. Van den Berghe G, Wilmer A, Hermans G, Meersseman W, Wouters PJ, Milants I, et al. Intensive insulin therapy in the medical ICU. N Engl J Med. 2006;354(5):449-61.
7. Dellinger RP, Levy MM, Rhodes A, Annane D, Gerlach H, Opal SM, et al. Surviving sepsis campaign: international guidelines for management of severe sepsis and septic shock: 2012. Crit Care Med. 2013;41(2):580-637.
8. Rhodes A, Evans LE, Alhazzani W, Levy MM, Antonelli M, Ferrer R, et al. Surviving Sepsis Campaign: International Guidelines for Management of Sepsis and Septic Shock: 2016. Intensive Care Med. 2017;43(3):304-77.
9. Brunkhorst FM, Engel C, Bloos F, Meier-Hellmann A, Ragaller M, Weiler N, et al. Intensive insulin therapy and pentastarch resuscitation in severe sepsis. N Engl J Med. 2008;358(2):125-39.
10. Preiser JC, Devos P, Ruiz-Santana S, Melot C, Annane D, Groeneveld J, et al. A prospective randomised multi-centre controlled trial on tight glucose control by intensive insulin therapy in adult intensive care units: the Glucontrol study. Intensive Care Med. 2009;35(10):1738-48.
11. Arabi YM, Dabbagh OC, Tamim HM, Al-Shimemeri AA, Memish ZA, Haddad SH, et al. Intensive versus conventional insulin therapy: a randomized controlled trial in medical and surgical critically ill patients. Crit Care Med. 2008;36(12):3190-7.
12. Investigators N-SS, Finfer S, Chittock DR, Su SY, Blair D, Foster D, et al. Intensive versus conventional glucose control in critically ill patients. N Engl J Med. 2009;360(13):1283-97.
13. Yamada T, Shojima N, Noma H, Yamauchi T, Kadowaki T. Glycemic control, mortality, and hypoglycemia in critically ill patients: a systematic review and network meta-analysis of randomized controlled trials. Intensive Care Med. 2017;43(1):1-15.
14. Griesdale DE, de Souza RJ, van Dam RM, Heyland DK, Cook DJ, Malhotra A, et al. Intensive insulin therapy and mortality among critically ill patients: a meta-analysis including NICE-SUGAR study data. CMAJ. 2009;180(8):821-7.
15. Song F, Zhong LJ, Han L, Xie GH, Xiao C, Zhao B, et al. Intensive insulin therapy for septic patients: a meta-analysis of randomized controlled trials. Biomed Res Int. 2014;2014:698265.
16. Evans L, Rhodes A, Alhazzani W, Antonelli M, Coopersmith CM, French C, et al. Surviving sepsis campaign: international guidelines for management of sepsis and septic shock 2021. Intensive Care Med. 2021;47(11):1181-247.
17. Gunst J, Debaveye Y, Guiza F, Dubois J, De Bruyn A, Dauwe D, et al. Tight Blood-Glucose Control without Early Parenteral Nutrition in the ICU. N Engl J Med. 2023;389(13):1180-90.
18. Alhatemi G, Aldiwani H, Alhatemi R, Hussein M, Mahdai S, Seyoum B. Glycemic control in the critically ill: Less is more. Cleve Clin J Med. 2022;89(4):191-9.
19. Juneja D, Deepak D, Nasa P. What, why and how to monitor blood glucose in critically ill patients. World J Diabetes. 2023;14(5):528-38.
20. Ali NA, O'Brien JM, Jr., Dungan K, Phillips G, Marsh CB, Lemeshow S, et al. Glucose variability and mortality in patients with sepsis. Crit Care Med. 2008;36(8):2316-21.
21. Fabbri A, Marchesini G, Benazzi B, Morelli A, Montesi D, Bini C, et al. Stress Hyperglycemia and Mortality in Subjects With Diabetes and Sepsis. Crit Care Explor. 2020;2(7):e0152.
22. R. W. Case of suprarenal apoplexy. Lancet 1911;177:577-8.
23. Van den Berghe G, Teblick A, Langouche L, Gunst J. The hypothalamus-pituitary-adrenal axis in sepsis- and hyperinflammation-induced critical illness: Gaps in current knowledge and future translational research directions. EBioMedicine. 2022;84:104284.
24. Annane D, Pastores SM, Arlt W, Balk RA, Beishuizen A, Briegel J, et al. Critical illness--related corticosteroid insufficiency (CIRCI): a narrative review from a Multispecialty Task Force of the Society of Critical Care Medicine (SCCM) and the European Society of Intensive

Care Medicine (ESICM). Intensive Care Med. 2017;43(12):1781-92.
25. Annane D, Pastores SM, Rochwerg B, Arlt W, Balk RA, Beishuizen A, et al. Guidelines for the diagnosis and management of critical illness-related corticosteroid insufficiency (CIRCI) in critically ill patients (Part I): Society of Critical Care Medicine (SCCM) and European Society of Intensive Care Medicine (ESICM) 2017. Intensive Care Med. 2017;43(12):1751-63.
26. Keh D, Sprung CL. Use of corticosteroid therapy in patients with sepsis and septic shock: an evidence-based review. Crit Care Med. 2004;32(11 Suppl):S527-33.
27. Bollaert PE, Charpentier C, Levy B, Debouverie M, Audibert G, Larcan A. Reversal of late septic shock with supraphysiologic doses of hydrocortisone. Crit Care Med. 1998;26(4):645-50.
28. Briegel J, Forst H, Haller M, Schelling G, Kilger E, Kuprat G, et al. Stress doses of hydrocortisone reverse hyperdynamic septic shock: a prospective, randomized, double-blind, single-center study. Crit Care Med. 1999;27(4):723-32.
29. Annane D, Sebille V, Charpentier C, Bollaert PE, Francois B, Korach JM, et al. Effect of treatment with low doses of hydrocortisone and fludrocortisone on mortality in patients with septic shock. JAMA. 2002;288(7):862-71.
30. Sprung CL, Annane D, Keh D, Moreno R, Singer M, Freivogel K, et al. Hydrocortisone therapy for patients with septic shock. N Engl J Med. 2008;358(2):111-24.
31. Annane D, Renault A, Brun-Buisson C, Megarbane B, Quenot JP, Siami S, et al. Hydrocortisone plus Fludrocortisone for Adults with Septic Shock. N Engl J Med. 2018;378(9):809-18.
32. Venkatesh B, Finfer S, Cohen J, Rajbhandari D, Arabi Y, Bellomo R, et al. Hydrocortisone Compared with Placebo in Patients with Septic Shock Satisfying the Sepsis-3 Diagnostic Criteria and APROCCHSS Study Inclusion Criteria: A Post Hoc Analysis of the ADRENAL Trial. Anesthesiology. 2019;131(6):1292-300.
33. Annane D, Bellissant E, Bollaert PE, Briegel J, Keh D, Kupfer Y, et al. Corticosteroids for treating sepsis in children and adults. Cochrane Database Syst Rev. 2019;12(12):CD002243.
34. Fang F, Zhang Y, Tang J, Lunsford LD, Li T, Tang R, et al. Association of Corticosteroid Treatment With Outcomes in Adult Patients With Sepsis: A Systematic Review and Meta-analysis. JAMA Intern Med. 2019;179(2):213-23.
35. Weber-Carstens S, Deja M, Bercker S, Dimroth A, Ahlers O, Kaisers U, et al. Impact of bolus application of low-dose hydrocortisone on glycemic control in septic shock patients. Intensive Care Med. 2007;33(4):730-3.
36. Kotani Y, Piersanti G, Maiucci G, Fresilli S, Turi S, Montanaro G, et al. Etomidate as an induction agent for endotracheal intubation in critically ill patients: a meta-analysis of randomized trials. J Crit Care. 2023;77:154317.
37. Amrein K, Oudemans-van Straaten HM, Berger MM. Vitamin therapy in critically ill patients: focus on thiamine, vitamin C, and vitamin D. Intensive Care Med. 2018;44(11):1940-4.
38. Carr AC, Shaw GM, Fowler AA, Natarajan R. Ascorbate-dependent vasopressor synthesis: a rationale for vitamin C administration in severe sepsis and septic shock? Crit Care. 2015;19:418.
39. Oudemans-van Straaten HM, Spoelstra-de Man AM, de Waard MC. Vitamin C revisited. Crit Care. 2014;18(4):460.
40. Wang Z, Liu L, Liu L. Vitamin C as a treatment for organ failure in sepsis. Eur J Med Res. 2023;28(1):222.
41. Frank RA, Leeper FJ, Luisi BF. Structure, mechanism and catalytic duality of thiamine-dependent enzymes. Cell Mol Life Sci. 2007;64(7-8):892-905.
42. Marik PE, Khangoora V, Rivera R, Hooper MH, Catravas J. Hydrocortisone, Vitamin C, and Thiamine for the Treatment of Severe Sepsis and Septic Shock: A Retrospective Before-After Study. Chest. 2017;151(6):1229-38.
43. Sevransky JE, Rothman RE, Hager DN, Bernard GR, Brown SM, Buchman TG, et al. Effect of Vitamin C, Thiamine, and Hydrocortisone on Ventilator- and Vasopressor-Free Days in Patients With Sepsis: The VICTAS Randomized Clinical Trial. JAMA. 2021;325(8):742-50.
44. Moskowitz A, Huang DT, Hou PC, Gong J, Doshi PB, Grossestreuer AV, et al. Effect of Ascorbic Acid, Corticosteroids, and Thiamine on Organ Injury in Septic Shock: The ACTS Randomized Clinical Trial. JAMA. 2020;324(7):642-50.
45. Fujii T, Luethi N, Young PJ, Frei DR, Eastwood GM, French CJ, et al. Effect of Vitamin C, Hydrocortisone, and Thiamine vs Hydrocortisone Alone on Time Alive and Free of Vasopressor Support Among Patients With Septic Shock: The VITAMINS Randomized Clinical Trial. JAMA. 2020;323(5):423-31.
46. Lamontagne F, Masse MH, Menard J, Sprague S, Pinto R, Heyland DK, et al. Intravenous Vitamin C in Adults with Sepsis in the Intensive Care Unit. N Engl J Med. 2022;386(25):2387-98.
47. Brown J, Robertson C, Sevilla L, Garza J, Rashid H, Benitez AC, et al. A Systematic Review and Meta-Analysis on Possible Role of Vitamin C in Sepsis. Cureus. 2022;14(12):e32886.

48. Fujii T, Salanti G, Belletti A, Bellomo R, Carr A, Furukawa TA, et al. Effect of adjunctive vitamin C, glucocorticoids, and vitamin B1 on longer-term mortality in adults with sepsis or septic shock: a systematic review and a component network meta-analysis. Intensive Care Med. 2022;48(1):16-24.
49. Radke DI, Homayr AL, Stoppe C, Elke G. Vitamin C in critical illness: end of the story or still a place? Curr Opin Crit Care. 2023;29(4):339-45.
50. Lim SL, Ong KC, Chan YH, Loke WC, Ferguson M, Daniels L. Malnutrition and its impact on cost of hospitalization, length of stay, readmission and 3-year mortality. Clin Nutr. 2012;31(3):345-50.
51. Doig GS, Heighes PT, Simpson F, Sweetman EA, Davies AR. Early enteral nutrition, provided within 24 h of injury or intensive care unit admission, significantly reduces mortality in critically ill patients: a meta-analysis of randomised controlled trials. Intensive Care Med. 2009;35(12):2018-27.
52. Lewis SR, Schofield-Robinson OJ, Alderson P, Smith AF. Enteral versus parenteral nutrition and enteral versus a combination of enteral and parenteral nutrition for adults in the intensive care unit. Cochrane Database Syst Rev. 2018;6(6):CD012276.
53. Harvey SE, Parrott F, Harrison DA, Bear DE, Segaran E, Beale R, et al. Trial of the route of early nutritional support in critically ill adults. N Engl J Med. 2014;371(18):1673-84.
54. Reignier J, Boisrame-Helms J, Brisard L, Lascarrou JB, Ait Hssain A, Anguel N, et al. Enteral versus parenteral early nutrition in ventilated adults with shock: a randomised, controlled, multicentre, open-label, parallel-group study (NUTRIREA-2). Lancet. 2018;391(10116):133-43.
55. Casaer MP, Mesotten D, Hermans G, Wouters PJ, Schetz M, Meyfroidt G, et al. Early versus late parenteral nutrition in critically ill adults. N Engl J Med. 2011;365(6):506-17.
56. Compher C, Bingham AL, McCall M, Patel J, Rice TW, Braunschweig C, et al. Guidelines for the provision of nutrition support therapy in the adult critically ill patient: The American Society for Parenteral and Enteral Nutrition. JPEN J Parenter Enteral Nutr. 2022;46(1):12-41.
57. Singer P, Blaser AR, Berger MM, Calder PC, Casaer M, Hiesmayr M, et al. ESPEN practical and partially revised guideline: Clinical nutrition in the intensive care unit. Clin Nutr. 2023;42(9):1671-89.
58. Arabi YM, Tamim HM, Dhar GS, Al-Dawood A, Al-Sultan M, Sakkijha MH, et al. Permissive underfeeding and intensive insulin therapy in critically ill patients: a randomized controlled trial. Am J Clin Nutr. 2011;93(3):569-77.
59. Rice TW, Mogan S, Hays MA, Bernard GR, Jensen GL, Wheeler AP. Randomized trial of initial trophic versus full-energy enteral nutrition in mechanically ventilated patients with acute respiratory failure. Crit Care Med. 2011;39(5):967-74.
60. National Heart L, Blood Institute Acute Respiratory Distress Syndrome Clinical Trials N, Rice TW, Wheeler AP, Thompson BT, Steingrub J, et al. Initial trophic vs full enteral feeding in patients with acute lung injury: the EDEN randomized trial. JAMA. 2012;307(8):795-803.
61. Reignier J, Plantefeve G, Mira JP, Argaud L, Asfar P, Aissaoui N, et al. Low versus standard calorie and protein feeding in ventilated adults with shock: a randomised, controlled, multicentre, open-label, parallel-group trial (NUTRIREA-3). Lancet Respir Med. 2023;11(7):602-12.
62. Arabi YM, Aldawood AS, Haddad SH, Al-Dorzi HM, Tamim HM, Jones G, et al. Permissive Underfeeding or Standard Enteral Feeding in Critically Ill Adults. N Engl J Med. 2015;372(25):2398-408.
63. Heyland DK, Patel J, Compher C, Rice TW, Bear DE, Lee ZY, et al. The effect of higher protein dosing in critically ill patients with high nutritional risk (EFFORT Protein): an international, multicentre, pragmatic, registry-based randomised trial. Lancet. 2023;401(10376):568-76.

Seção

3

Tratamento das Disfunções Orgânicas Específicas

12

Disfunção Miocárdica

Leandro Utino Taniguchi

Introdução

A sepse é uma condição clínica que se caracteriza pela presença de uma ou mais disfunções orgânicas decorrentes de uma resposta inflamatória desregulada do organismo a uma infecção. Tal definição foi revisada no The Third International Consensus Definitions for Sepsis and Septic Shock (Sepsis-3), em 2016, sendo a definição vigente nos dias de hoje.[1] No Brasil, observou-se uma mortalidade hospitalar de 56% nos pacientes com sepse internados em unidades de terapia intensiva (UTIs), de acordo com estudos mais recentes.[2] Em nível mundial, estima-se uma incidência de 49 milhões de casos ao ano, com 11 milhões de óbitos, representando um quinto de todas as mortes no mundo.[3] Esses números demonstram a importância dos esforços para se identificar, prevenir e tratar a sepse.

O processo fisiopatológico que torna a resposta inflamatória um processo lesivo, desregulado e causador de disfunção de múltiplos órgãos ainda não está claro. De qualquer forma, a instabilidade hemodinâmica é frequente nos pacientes sépticos, comumente associada à disfunção respiratória.[4] Nesse contexto, a depressão miocárdica é uma das manifestações dessa síndrome.

Cardiomiopatia da sepse – evolução da compreensão fisiopatológica

O advento de novas tecnologias permitiu um avanço na monitorização hemodinâmica e na avaliação cardiovascular, o que proporcionou uma melhor compreensão da evolução da depressão miocárdica séptica. Um dos primeiros estudos clínicos relevantes sobre a depressão miocárdica na sepse foi o de Parker *et al.*,[5] que demonstraram a ocorrência precoce de alteração na fração de ejeção ventricular durante a sepse, além de alterações reversíveis nas dimensões ventriculares. Outros estudos clínicos, mais recentes, utilizaram avaliações ecocardiográficas, uma vez que essa é uma técnica reprodutível, não invasiva e cada vez mais utilizada em medicina intensiva. Observaram-se alterações tanto na função sistólica como na diastólica, além de diminuição da complacência, manifestada por uma redução da velocidade de enchimento ventricular.[6] Fora esses achados, as características de reversibilidade, como sugeridas por Parker *et al.*, também foram observadas por outros autores.[7]

Entretanto, os mecanismos responsáveis pela miríade de alterações no funcionamento adequado do miocárdio ainda não são bem compreendidos, embora sejam provavelmente multifatoriais. Diversos estudos experimentais e alguns clínicos nos permitiram, ao longo das últimas décadas, a avaliação dos mecanismos relacionados. A suspeita inicial de que a depressão miocárdica poderia ter um componente isquêmico não se confirmou.[8,9] Posteriormente, outros mecanismos associados foram demonstrados, como: efeitos depressores miocárdicos por citocinas,[10,11] óxido nítrico e peroxinitrito;[12,13] alterações na homeostase do cálcio;[14] redução na densidade de receptores adrenérgicos beta;[15] alterações ultraestruturais na mitocôndria;[16] e apoptose celular.[17] Dessa forma, diversos mecanismos confluem para um mesmo fenótipo sindrômico de redução da efetividade da bomba cardíaca.

Conduta na disfunção miocárdica

A conduta na disfunção miocárdica séptica é basicamente de suporte, pois não há tratamento específico para reverter as alterações cardíacas induzidas pela sepse – e, em muitos aspectos, há uma sobreposição de intervenções com a abordagem hemodinâmica na sepse (tratada em outro capítulo deste livro).

Cabe inicialmente ressaltar que uma monitorização adequada é de extrema importância. Em pacientes que não respondem à expansão volêmica inicial e a doses baixas de vasopressores, há consenso em se monitorizar o débito cardíaco e/ou o volume sistólico.[18] Tal monitorização permitiria não só classificar a responsividade a volume do paciente, a fim de decidir sobre a conduta volêmica, mas também identificar se há uma condição de baixo débito, a despeito da expansão volêmica. Há evidências de que uma monitorização avançada da responsividade a volume possibilita, inclusive, perceber que muitos pacientes que receberiam expansão já não precisam dessa intervenção.[19,20] Além disso, a percepção de uma condição de baixo débito nas fases iniciais permitiria a avaliação do efeito de inotrópicos, o que poderia beneficiar os pacientes *sensíveis* ao fluxo (os pacientes sépticos nos quais o aumento do fluxo de perfusão produz melhora na função celular, sugerindo um acoplamento macro-micro-hemodinâmico).[21]

O uso sistemático de inotrópicos na sepse não se mostrou eficaz em estudos randomizados.[22,23] Hernández *et al.* não demonstraram, em um estudo randomizado, uma melhora nos parâmetros de perfusão e metabólicos com dobutamina em pacientes em choque séptico.[24] Os pacientes incluídos no estudo não apresentavam, entretanto, baixo débito cardíaco, de tal forma que a administração de inotrópicos provavelmente não promoveu otimização hemodinâmica. Em outro estudo randomizado (LeoPards *trial*), Gordon *et al.* não evidenciaram benefícios na introdução de levosimendana (um inodilatador), mas demonstraram uma maior incidência de taquiarritmias e retardo na retirada da ventilação mecânica invasiva.[23] Também nesse estudo, os pacientes não demonstravam na randomização sinais de má perfusão, além de não ter baixo débito cardíaco na média dos grupos. Sendo assim, a introdução de inotrópicos também não promoveria um ganho de perfusão, mas somente os efeitos colaterais (como taquiarritmias). Esses achados sugerem que os inotrópicos, se forem introduzidos, deveriam sê-lo nos pacientes com baixo débito cardíaco e com evidências de hipoperfusão, em fases precoces (primeiras 24 horas de choque), com reavaliações frequentes do seu efeito. Idealmente, o início de inotrópicos deve ser acompanhado de evidências de disfunção miocárdica por avaliação ecocardiográfica para evitar o uso em pacientes hiperdinâmicos com baixo débito secundário à hipovolemia ainda não corrigida.

Conclusão

Os efeitos cardíacos da sepse são complexos e apresentam mecanismos múltiplos e integrados. Frente aos achados da literatura, a hipoperfusão miocárdica não é um desses mecanismos. Nas fases iniciais, a produção de citocinas pelo choque séptico induz alterações no funcionamento do miocárdio, bem como induz a produção de óxido nítrico. Tal mediador modifica a sensibilidade dos miofilamentos ao cálcio, produz peroxinitrito e altera a resposta das vias adrenérgicas intracelulares e a função mitocondrial. A identificação dos pacientes com disfunção miocárdica séptica ainda se baseia em meios de monitorização hemodinâmica, especialmente a ecocardiografia. O tratamento consiste em medidas de suporte.

Referências bibliográficas

1. Singer M, Deutschman CS, Seymour CW, Shankar-Hari M, Annane D, Bauer M, et al. The Third International Consensus Definitions for Sepsis and Septic Shock (Sepsis-3). JAMA 2016, 315(8):801-10.
2. Machado FR, Cavalcanti AB, Bozza FA, Ferreira EM, Angotti Carrara FS, Sousa JL, et al. The epidemiology of sepsis in Brazilian intensive care units (the Sepsis PREvalence Assessment Database, Spread): an observational study. The Lancet Infectious diseases. 2017;17(11):1180-9.
3. Rudd KE, Johnson SC, Agesa KM, Shackelford KA, Tsoi D, Kievlan DR, et al. Global, regional, and national sepsis incidence and mortality, 1990-2017: analysis for the Global Burden of Disease Study. Lancet. 2020;395(10219):200-11.
4. Guidet B, Aegerter P, Gauzit R, Meshaka P, Dreyfuss D; Group CU-RS. Incidence and impact of organ dysfunctions associated with sepsis. Chest. 2005;127(3):942-51.
5. Parker MM, Shelhamer JH, Bacharach SL, Green MV, Natanson C, Frederick TM, et al. Profound but reversible myocardial depression in patients with septic shock. Ann Intern Med. 1984;100(4):483-90.
6. Poelaert J, Declerck C, Vogelaers D, Colardyn F, Visser CA. Left ventricular systolic and diastolic function in septic shock. Intensive Care Med. 1997;23(5):553-60.
7. Jardin F, Fourme T, Page B, Loubieres Y, Vieillard-Baron A, Beauchet A, et al. Persistent preload defect in severe sepsis despite fluid loading: a longitudinal echocardiographic study in patients with septic shock. Chest. 1999;116(5):1354-9.
8. Cunnion RE, Schaer GL, Parker MM, Natanson C, Parrillo JE. The coronary circulation in human septic shock. Circulation. 1986;73(4):637-44.
9. Dhainaut JF, Huyghebaert MF, Monsallier JF, Lefevre G, Dall'Ava-Santucci J, Brunet F, et al. Coronary hemodynamics and myocardial metabolism of lactate, free fatty acids, glucose, and ketones in patients with septic shock. Circulation. 1987;75(3):533-41.
10. Eichacker PQ, Hoffman WD, Farese A, Banks SM, Kuo GC, MacVittie TJ, et al. TNF but not IL-1 in dogs causes lethal lung injury and multiple organ dysfunction similar to human sepsis. J Appl Physiol (1985). 1991;71(5):1979-89.
11. Last-Barney K, Homon CA, Faanes RB, Merluzzi VJ. Synergistic and overlapping activities of tumor necrosis factor-alpha and IL-1. J Immunol. 1988;141(2):527-30.
12. Brady AJ, Warren JB, Poole-Wilson PA, Williams TJ, Harding SE. Nitric oxide attenuates cardiac myocyte contraction. Am J Physiol. 1993;265(1 Pt 2):H176-82.
13. Pacher P, Beckman JS, Liaudet L. Nitric oxide and peroxynitrite in health and disease. Physiol Rev. 2007;87(1):315-424.
14. Tavernier B, Garrigue D, Boulle C, Vallet B, Adnet P. Myofilament calcium sensitivity is decreased in skinned cardiac fibres of endotoxin-treated rabbits. Cardiovasc Res. 1998;38(2):472-9.
15. Tang C, Liu MS. Initial externalization followed by internalization of beta-adrenergic receptors in rat heart during sepsis. Am J Physiol. 1996;270(1 Pt 2):R254-63.
16. Soriano FG, Nogueira AC, Caldini EG, Lins MH, Teixeira AC, Cappi SB, et al. Potential role of poly(adenosine 5'-diphosphate-ribose) polymerase activation in the pathogenesis of myocardial contractile dysfunction associated with human septic shock. Crit Care Med. 2006;34(4):1073-9.
17. Neviere R, Fauvel H, Chopin C, Formstecher P, Marchetti P. Caspase inhibition prevents cardiac dysfunction and heart apoptosis in a rat model of sepsis. Am J Respir Crit Care Med. 2001;163(1):218-25.
18. Cecconi M, De Backer D, Antonelli M, Beale R, Bakker J, Hofer C, et al. Consensus on circulatory shock and hemodynamic monitoring. Task force of the European Society of Intensive Care Medicine. Intensive Care Med. 2014;40(12):1795-815.
19. Bouferrache K, Amiel JB, Chimot L, Caille V, Charron C, Vignon P, et al. Initial resuscitation guided by the Surviving Sepsis Campaign recommendations and early echocardiographic

assessment of hemodynamics in intensive care unit septic patients: a pilot study. Crit Care Med. 2012;40(10):2821-7.

20. Hernandez G, Ospina-Tascon GA, Damiani LP, Estenssoro E, Dubin A, Hurtado J, et al. Effect of a resuscitation strategy targeting peripheral perfusion status vs serum lactate levels on 28-day mortality among patients with septic shock: the Andromeda-Shock randomized clinical trial. JAMA. 2019;321(7):654-64.
21. Hernandez G, Teboul JL. Is the macrocirculation really dissociated from the microcirculation in septic shock? Intensive Care Med. 2016;42(10):1621-4.
22. Investigators P, Rowan KM, Angus DC, Bailey M, Barnato AE, Bellomo R, et al. Early, goal-directed therapy for septic shock: a patient-level meta-analysis. N Engl J Med. 2017;376(23):2223-34.
23. Gordon AC, Perkins GD, Singer M, McAuley DF, Orme RM, Santhakumaran S, et al. Levosimendan for the prevention of acute organ dysfunction in sepsis. N Engl J Med. 2016;375(17):1638-48.
24. Hernandez G, Bruhn A, Luengo C, Regueira T, Kattan E, Fuentealba A, et al. Effects of dobutamine on systemic, regional and microcirculatory perfusion parameters in septic shock: a randomized, placebo-controlled, double-blind, crossover study. Intensive Care Med. 2013;39(8):1435-43.

13

Síndrome do Desconforto Respiratório Agudo

Eduardo Leite Vieira Costa
Sérgio Martins Pereira
Paula Cristina Breda Colpani
Thaís Gregol

Introdução

A síndrome do desconforto respiratório agudo (SDRA) é uma condição inflamatória pulmonar grave caracterizada por edema pulmonar e alta permeabilidade da membrana alveolocapilar, levando a deficiência do sistema surfactante, hipoxemia em graus variados e piora da mecânica pulmonar. Acometendo cerca de 10% dos pacientes críticos ou cerca de 25% daqueles ventilados mecanicamente, a SDRA apresenta altas morbidade e mortalidade e pode ocorrer por diferentes etiologias (pulmonares ou sistêmicas).[1] A síndrome foi descrita inicialmente em 1967, por Ashbaugh e Petty,[2] como um quadro de insuficiência respiratória aguda e catastrófica associada a um infiltrado pulmonar difuso.

Durante os primeiros anos após sua descrição, os casos de SDRA foram associados a altas taxas de letalidade que, apesar do suporte instituído, alcançavam valores próximos a 90%. Nos últimos 30 anos, entretanto, com o melhor reconhecimento do quadro, assim como a melhor aderência à ventilação mecânica protetora, observa-se uma queda na mortalidade da doença.[3]

Etiologia e definição

Desde sua primeira descrição, surgiram dificuldades na distinção entre SDRA e outras doenças pulmonares com características similares. Por esse motivo, algumas definições foram propostas com o objetivo de aperfeiçoar o diagnóstico operacional e facilitar a classificação e comparação dos casos entre centros distintos.[1]

Em 1994, a Conferência de Consenso Europeia-Americana sugeriu uma definição na qual o termo Lesão Pulmonar Aguda (LPA) foi usado para descrição da síndrome, com seu diagnóstico definido por quatro critérios, sendo eles: 1) início agudo de hipoxemia; 2) relação PaO_2 / FiO_2 $\leq$ 300 mmHg; 3) infiltrado difuso e bilateral na radiografia de tórax; e 4) ausência de disfunção cardíaca esquerda, confirmada por meio da instalação de um cateter de artéria pulmonar. Nessa classificação, a SDRA foi descrita como um quadro de LPA mais grave, caracterizada por uma relação PaO_2 / FiO_2 $\leq$ 200 mmHg. Em 2011, uma atualização dessa definição foi proposta para aprimorar alguns critérios diagnósticos. Por exemplo, considerando que os parâmetros ventilatórios podem afetar a hipoxemia medida por meio da relação

PaO_2 / FiO_2, foi introduzida a necessidade de pressão positiva de pelo menos 5 cmH_2O na forma de sistema de pressão positiva contínua das vias aéreas (CPAP) para casos leves; ou ventilação invasiva para casos moderados e graves. Além disso, estabeleceu-se a necessidade de critérios mais claros para os achados radiológicos e tempo de instalação da doença. Os critérios de Berlim (Tabela 13.1) para definição de SDRA foram publicados em 2012[6] e são utilizados até hoje.

Em 2023, após uma conferência entre especialistas clínicos e pesquisadores, uma proposta de atualização nas definições de SDRA foi publicada.[7] A proposta mantém os critérios tradicionais de Berlim para pacientes em ventilação mecânica invasiva, porém adiciona possibilidades para pacientes não intubados e para locais com recursos limitados, onde gasometria ou radiografia não estão facilmente disponíveis. As quatro principais recomendações deste consenso são: 1) inclusão dos pacientes em uso de cânula nasal de alto fluxo (CNAF), com uma taxa de fluxo de pelo menos 30 L/min; 2) a incorporação do critério de oxigenação com base na saturação periférica de hemoglobina (SpO_2), utilizando um valor de corte de SpO_2 / FiO_2 ≤ 315% com SpO_2 ≤ 97%; 3) aceitação de ultrassonografia pulmonar como critério radiológico, desde que realizada por operador treinado; e 4) dispensa de uso de PEEP, dispositivos de suporte específicos ou mesmo limiar de fluxo de oxigênio para o diagnóstico de SDRA em locais com recursos limitados.

TABELA 13.1	CRITÉRIOS DE BERLIM PARA DEFINIÇÃO DE SDRA
Temporalidade	Uma semana ou menos a partir do início dos sintomas respiratórios ou da piora do quadro respiratório associado a um fator de risco predisponente
Imagem	Opacidades bilaterais consistentes com edema pulmonar não explicadas unicamente por atelectasia, derrame pleural ou nódulos, vistas na radiografia ou tomografia de tórax
Origem do edema	Edema pulmonar não unicamente explicado por falência cardíaca ou sobrecarga hídrica. Na ausência de um fator de risco conhecido para SDRA, uma avaliação cardíaca objetiva deve ser realizada a partir de exame laboratorial (peptídeo natriurético cerebral), ecocardiografia ou cateterização da artéria pulmonar O edema pulmonar cardiogênico e a sobrecarga hídrica são condições que podem também coexistir com o quadro de SDRA
Oxigenação	O termo "lesão pulmonar aguda" (LPA) foi eliminado, sendo a SDRA classificada quanto ao grau de hipoxemia em: SDRA leve: $200 < PaO_2 / FiO_2 \leq 300$ mmHg - PEEP ou CPAP ≥ 5 cmH_2O SDRA moderada: $100 < PaO_2 / FiO_2 \leq 200$ mmHg - PEEP ≥ 5 cmH_2O SDRA grave: $PaO_2 / FiO_2 \leq 200$ mmHg - PEEP ≥ 5 cmH_2O

Características epidemiológicas

O estudo ERICC, publicado em 2013, foi uma coorte multicêntrica brasileira, que avaliou pacientes em insuficiência respiratória com necessidade de algum suporte ventilatório nas primeiras horas de admissão em unidade de terapia intensiva (UTI). Nesse trabalho, 31% dos pacientes preenchiam critérios para SDRA, com uma letalidade hospitalar de 52% para todos os casos de SDRA e de 60% para aqueles que tinham SDRA moderada e grave. As altas taxas de mortalidade neste estudo podem ser justificadas pela baixa adesão às medidas de proteção pulmonar, por uma estratégia de reposição de fluidos excessiva e pela grande taxa de falha de VNI nesse grupo de pacientes, que sugere uma dificuldade de percepção da gravidade do quadro.[8]

Em 2016, o estudo LUNG-SAFE publicou os dados de uma coorte multicêntrica com informações de pacientes em insuficiência respiratória nas UTIs de 50 países, incluindo o Brasil.[9] Nesse estudo, a prevalência de SDRA foi de 10,4% entre todas as admissões em UTI e de 23,4% nos pacientes sob ventilação mecânica. O reconhecimento do quadro de SDRA pela equipe assistente foi, de modo geral, de aproximadamente 60%, mas com menores taxas de reconhecimento naqueles com a forma mais leve da doença, além de baixos índices de reconhecimento precoce. Mesmo naqueles com reconhecimento adequado, alguns pacientes não receberam ventilação mecânica protetora, assim como grande parte dos pacientes não receberam terapias de resgates recomendadas, como a posição prona. O estudo encontrou uma letalidade hospitalar aproximada em 40%, reforçando o fato de que a SDRA ainda é uma síndrome pouco reconhecida e, em consequência, tratada inapropriadamente.

Os pacientes que sobrevivem a quadros graves e moderados de SDRA costumam ter permanência hospitalar prolongada, além de sequelas físicas e psicológicas que podem gerar impacto importante em sua qualidade de vida.[10]

Etiologia

O quadro de SDRA pode ocorrer por diversas condições clínicas pulmonares e extrapulmonares. Dessa forma, o reconhecimento de seus fatores de risco e condições predisponentes é crucial para o diagnóstico precoce.[1] A lesão pulmonar característica da SDRA pode ser causada por fatores pulmonares, os quais afetam diretamente o epitélio alveolar e geram uma resposta inflamatória inicialmente local que se espalha para outras regiões do pulmão e para órgãos à distância. Alternativamente, a SDRA pode ser causada por fatores extrapulmonares, que lesam o epitélio alveolar e a barreira alvéolo-capilar por meio de mediadores inflamatórios liberados na corrente sanguínea.[11,12]

Entre os fatores pulmonares para desenvolvimento de SDRA, a pneumonia (bacteriana ou viral) é a causa mais comum. As últimas epidemias causadas pelos vírus H1N1 e SARS-CoV-2 demonstraram a importância das pneumonias virais no desenvolvimento de sepse e SDRA. Outras causas pulmonares comumente citadas como predisponentes de SDRA são: aspiração de conteúdo gástrico, inalação de fumaça e gases tóxicos, contusão pulmonar, afogamento, edema pulmonar neurogênico, edema de reperfusão e vasculites pulmonares.[13]

A causa extrapulmonar mais comum para o desenvolvimento de SDRA é a sepse, enquanto a insuficiência respiratória é também a principal disfunção dos pacientes em sepse. Outras causas extrapulmonares são o politrauma, múltiplas transfusões de hemoderivados, pancreatite aguda, queimaduras extensas, *overdose*, pós-operatório de grandes cirurgias e uso de circulação extracorpórea.[13,14]

A probabilidade do surgimento da SDRA não é a mesma para diferentes causas. Além disso, a associação de dois ou mais fatores de risco aumenta a chance de seu desenvolvimento.[10] Quando não existe um fator de risco identificável, recomenda-se a exclusão de causas apenas cardiogênicas por meio da dosagem de BNP, realização de ecocardiograma ou mesmo pela inserção de um cateter de artéria pulmonar (com aferição da pressão de oclusão da artéria pulmonar - *Pwedge* ou POAP).

Fisiopatologia

Um achado histológico característico da SDRA, comum a diversas etiologias, é o dano alveolar difuso (DAD). Esse achado surge como resultado de uma agressão, tanto local como distante, e é secundário à perda de integridade da barreira alvéolo-capilar. A permeabilidade aumentada da membrana alvéolo-capilar leva à inundação do espaço alveolar por um líquido rico em proteínas e células inflamatórias.[13] Esse material eosinofílico se deposita na superfície alveolar com epitélio desnudo, dando origem à imagem típica em forma de meia-lua do DAD.

As células que compõem a superfície de troca alvéolo-capilar e são responsáveis pela função de permeabilidade da membrana são os pneumócitos tipo I; enquanto os pneumócitos tipo II são responsáveis pela produção do líquido surfactante, reparo de pneumócitos tipo I e outros aspectos da homeostase local.[5] A lesão causada durante a SDRA é prejudicial para ambas as células do epitélio alveolar, bem como para as células do endotélio capilar. Além disso, o surfactante é diluído e inativado, levando à instabilidade alveolar e consequente atelectasia e redução da complacência pulmonar. Como a lesão endotelial também está presente, a ocorrência de coagulação intravascular também é comum, prejudicando a perfusão alveolar.

O dano à membrana alvéolo-capilar pode ser causado tanto por células (neutrófilos, basófilos, macrófagos e plaquetas) quanto pela liberação de toxinas, proteases, espécies reativas de oxigênio, fibrina e seus produtos de degradação, além de inúmeras citocinas pró-inflamatórias (fator de necrose tumoral alfa [TNF-α], interleucina [IL]-1ß e IL-8).[1]

Nos casos de sepse causadas por infecções bacterianas, o lipopolisscarídeo (LPS) e o ácido lipoteicoico presentes na membrana das bactérias são reconhecidos pelo sistema imune e sinalizam a transcrição de fatores pró-inflamatórios, os quais produzem citocinas e amplificam a cascata inflamatória, alcançando o endotélio e as células alveolares por meio da membrana alveolocapilar.

A infiltração neutrofílica e estruturas liberadas por neutrófilos conhecidas como NETs (do inglês *neutrophil extracelular traps*) vêm sendo reconhecidas como um mecanismo de dano tecidual, ativação de células inflamatórias e formação de trombos em SDRA.[15] As NETs são formadas por DNA e proteínas expelidas do neutrófilo e fazem parte da resposta imune para a captura de patógenos. Quando liberadas em excesso, entretanto, podem disparar uma cascata inflamatória, a qual possibilita a disfunção e dano orgânico permanente.[16] Em estudos experimentais, as NETs desenvolvem-se em resposta a uma variedade de estímulos indutores de SDRA, e sugere-se que prevenir sua disseminação possa reduzir a lesão pulmonar.[17,18]

É provável que diferentes mecanismos atuem em condições predisponentes diferentes, causando como resultado o quadro de SDRA. Além disso, possivelmente o grau de resposta inflamatória e a ativação leucocitária sustentada determinam a evolução clínica do paciente com SDRA. Esse conceito é amparado por estudos clínicos que demonstram que os pacientes que apresentam queda da concentração de citocinas inflamatórias no lavado broncoalveolar e no plasma apresentam melhor sobrevida do que aqueles que exibem níveis mantidos de citocinas inflamatórias durante a evolução do quadro.[19] Demonstrou-se também que a gravidade da lesão pulmonar está correlacionada com a intensidade de migração de neutrófilos e com o acúmulo de produtos citotóxicos derivados de neutrófilos no espaço alveolar.[20]

A inundação alveolar causada pelo líquido rico em proteínas e células inflamatórias gera edema pulmonar (aumento da água extravascular pulmonar) e inativação do surfactante. Isso causa um aumento na tensão superficial da interface líquido/ar presente nos alvéolos, o que favorece o colapso alveolar. Áreas pulmonares colapsadas geram os distúrbios de ventilação/perfusão e o *shunt* propriamente dito, caracterizado por locais que estão perfundidos, mas não recebem nenhuma ventilação. Essas alterações são observadas na tomografia computadorizada do tórax como opacidades distribuídas heterogeneamente pelos pulmões, porém predominantes nas regiões gravidade-dependentes. Clinicamente, observa-se a hipoxemia, a qual, de modo característico, é pouco responsiva ao aumento das frações inspiradas de oxigênio.[1,10] Algumas áreas alveolares podem também sofrer lesão devido à abertura e fechamento cíclicos. Isso ocorre quando a pressão das vias aéreas cai abaixo de um nível crítico durante a expiração, enquanto que, durante a inspiração, altas pressões atuam reabrindo os alvéolos, podendo amplificar a lesão alveolar.[21]

Na SDRA, a complacência pulmonar é reduzida e o pulmão muitas vezes é descrito como *baby-lung*. Isso acontece porque, com o aumento da densidade pulmonar, as estruturas mais inferiores do pulmão são comprimidas pelas estruturas superiores. Com o colapso gravidade-dependente, o volume pulmonar disponível para a ventilação é bem menor, como um "pulmão de bebê". Deve-se ter isso em mente durante a ventilação mecânica: estratégias protetoras têm como base o uso de volumes correntes mais baixos, evitando o estiramento excessivo das áreas pulmonares efetivamente ventiladas. Além disso, é importante o uso de uma da pressão expiratória positiva final (PEEP) adequada, que evite colapso excessivo sem gerar hiperdistensão nas áreas aeradas, melhorando, assim, a complacência pulmonar.[10]

Por fim, na fase tardia da SDRA, existe uma etapa fibroproliferativa em que ocorre deposição de colágeno e regeneração tecidual. Isso pode levar à restauração da arquitetura tecidual ou, nos casos mais graves, pode desencadear depósito excessivo de colágeno e fibrina, levando à fibrose pulmonar. Estudos recentes demonstram que as mudanças fibroproliferativas podem estar mais relacionadas com a lesão induzida pela ventilação mecânica, sugerindo menor probabilidade de progressão para fibrose com o uso de estratégias ventilatórias adequadas.[22]

Suporte ventilatório

Cânula nasal de alto fluxo

A oxigenoterapia é um importante pilar terapêutico no tratamento da SDRA. Os dispositivos não invasivos tradicionais de baixo fluxo, tais como a cânula nasal, a máscara simples e máscara não reinalante, e mesmo aqueles considerados como de alto fluxo, como a máscara de Venturi, apresentam limitações relacionadas com a oferta de frações inspiradas de oxigênio e do desconforto associado ao dispositivo. Por tais motivos, a cânula nasal de alto fluxo (CNAF) e a ventilação não invasiva (VNI) são alternativas atrativas durante o suporte ventilatório de pacientes com SDRA.

O CNAF é um dispositivo que permite a oferta de altos fluxos inspiratórios (20 a 60 litros/minuto) com gases aquecidos e umidificados, além da possibilidade de ajuste independente da fração inspirada de oxigênio. A terapia se dá por meio de cânulas nasais não oclusivas acopladas a um circuito e a uma fonte com uma mistura de oxigênio e ar comprimido. Há pelo menos quatro formas de obter a mistura de oxigênio e ar ambiente:

1) Uso de dois fluxômetros, um conectado à rede de O_2 e outro conectado à rede de ar comprimido. Nesse caso, faz-se o cálculo da fração inspirada a partir da seguinte fórmula:

$$FiO_2 = 100 \times \frac{(Fluxo\ O_2 + Fluxo\ Ar \times 0{,}21)}{Fluxo\ O_2 + Fluxo\ Ar}$$

2) Um fluxômetro único ligado a um misturador (*blender*) conectado às redes de O_2 e ar comprimido.

3) Um fluxômetro ligado à rede de O_2 e conectado a um gerador de fluxo eletrônico. Nesse gerador, programa-se o fluxo total desejado, que faz a leitura da FiO_2, a qual pode ser modificada por meio de ajustes do fluxômetro de O_2.

4) a partir da função CNAF presente em alguns ventiladores mecânicos.

Os principais parâmetros a serem ajustados são:

a) Fluxo (litros/minuto), ajustando-se conforme necessidade e tolerância do paciente, entre 20 a 60 litros/minuto.

b) Fração inspirada de oxigênio (FiO_2), que pode ser ajustada entre 21% e 100%, de acordo com a meta de SpO_2.

c) Temperatura, ajustada entre 34°C e 37°C, dependendo do dispositivo. Como regra geral, recomenda-se manter a temperatura em 37°C de forma a garantir 100% de umidade relativa. Caso o paciente apresente intolerância associada à temperatura, pode-se tentar reduzir a temperatura.

Os efeitos fisiológicos associados ao uso da CNAF incluem: 1) redução do espaço morto anatômico nas vias aéreas devido à lavagem do CO_2 promovida pelo alto fluxo superior ao volume minuto do paciente, melhorando, portanto, a eficiência ventilatória;[23] 2) efeito de pressão positiva nas vias aéreas, com aumento da capacidade residual funcional;[24,25] e 3) entrega de gases aquecidos e umidificados, garantindo a função de transporte do epitélio mucociliar nas vias aéreas.[26]

Um estudo conduzido por Frat *et al.*[27] foi um dos primeiros a demonstrar o benefício da CNAF em pacientes com insuficiência respiratória aguda hipoxêmica (IRpA). Neste ensaio clínico randomizado, os autores incluíram 310 pacientes randomizados em três estratégias: máscara não reinalante (10-15 L/min), CNAF (20-60 L/min) e ventilação não invasiva (Modo BiPaP, com ajuste de pressão expiratória entre 2 e 10 cmH_2O, e pressão inspiratória titulada para manter volume corrente entre 7 e 10 mL/kg). Cerca de 80% dos pacientes apresentavam infiltrados bilaterais com relação PaO_2 / FiO_2 < 200 mmHg, o que demonstra que provavelmente a maior parte dos pacientes apresentava critérios atuais para Síndrome do Desconforto Respiratório Agudo (SDRA). Apesar dos resultados negativos em relação ao desfecho primário (intubação orotraqueal em 28 dias), a terapia com CNAF mostrou-se superior à terapia com VNI nos pacientes que apresentaram relação PaO_2 / FiO_2 < 200 mmHg, assim como foi associada a mais dias livres de ventilação mecânica e melhor sobrevida em 90 dias. Posteriormente, uma metanálise publicada em 2021 evidenciou que a CNAF é superior à oxigenioterapia convencional na prevenção da intubação orotraqueal em pacientes com IRpA hipoxêmica.[28]

É importante ressaltar que a taxa de falha de CNAF em pacientes com IRpA hipoxêmica é alta, da ordem de 40% a 50%. É fundamental, portanto, monitorar de perto esses pacientes para identificar precocemente aqueles que necessitarão de intubação orotraqueal, sobretudo considerando que esse subgrupo apresenta maior risco de mortalidade.[29] Dessa forma, em 2019, um estudo multicêntrico observacional conduzido por Roca *et al.*[30] validou o índice conhecido como ROX (*(SpO_2 / FiO_2) / respiratory rate*) como um bom preditor de falha e necessidade de intubação orotraqueal. O índex ROX tem melhor desempenho de predição quando aplicado após 12 horas de terapia, quando, então, valores superiores a 4.88 associam-se à baixa probabilidade de risco de intubação orotraqueal.

Ventilação não invasiva

A ventilação mecânica não invasiva (VNI) consiste na possibilidade de ventilar pacientes com pressão positiva por meio de uma máscara como interface entre o paciente e o ventilador mecânico. Deve ser usada com o objetivo de melhorar as trocas gasosas e redução do trabalho respiratório.[10,31] Para instalação e sucesso da VNI, é importante a escolha da interface ideal, gerando um acoplamento adequado do paciente ao ventilador mecânico. As principais interfaces disponíveis são a máscara nasal, o plugue (ou *prong*) nasal, máscara oronasal, máscara facial total e o capacete.

Nessa modalidade de ventilação, utiliza-se uma pressão inspiratória para ventilar o paciente (IPAP ou PSV) e uma pressão positiva expiratória para manter as vias aéreas e os alvéolos abertos (EPAP ou PEEP). Também é possível optar por manter apenas uma CPAP. Nesse caso, a ventilação é feita de forma espontânea, sem a ajuda de suporte inspiratório.[32]

Como é uma técnica de suporte ventilatório espontâneo, o paciente deve ser capaz de manter o ritmo respiratório próprio e tolerar períodos fora do suporte ventilatório. Além disso, devem-se avaliar a colaboração e a adaptação do paciente à terapia. A ventilação precisa ser iniciada com dois níveis de pressão e os pacientes devem ser acompanhados em unidade de terapia intensiva e reavaliados a cada 30 minutos a 2 horas.[32,33] Uma resposta adequada à essa estratégia é percebida a partir de uma melhora nos parâmetros ventilatórios nas primeiras horas de uso com diminuição da frequência respiratória, cessação de uso de musculatura acessória, melhora na oxigenação e redução da $PaCO_2$. Espera-se que o paciente em VNI apresente uma SpO_2 entre 90 e 94% com $FiO_2 < 60\%$, frequência respiratória menor que 24 e um pH > 7,25 com $PaCO_2 < 50$ mmHg.[31] Além disso, a ventilação deve ser protetora, com um volume corrente adequado e níveis de EPAP suficientes para evitar o colapso alveolar. Esforço excessivo durante a VNI, levando a volumes correntes superiores a 9,5 mL/kg de peso, é um fator independente de risco para falha da VNI.[34].Da mesma forma, sinais de fadiga ou desconforto, como taquicardia e taquipneia, esforço excessivo com uso de musculatura acessória, rebaixamento do nível de consciência ou piora da hipoxemia, devem ser considerados como sinais de falha da técnica, com indicação de intubação orotraqueal, medida que não deve ser postergada.

Os casos de SDRA moderada e grave, especialmente aqueles com uma relação PaO_2 / $FiO_2 < 150$ mmHg, são associados a altas taxas de falha de VNI e, por isso, essa estratégia não é recomendada a esse subgrupo de pacientes.[8,32] A VNI também está contraindicada nos casos de parada cardíaca ou respiratória iminente, e deve ser evitada em pacientes que apresentam agitação importante, rebaixamento de nível de consciência, tosse ineficaz, vômitos, distensão abdominal, sangramento digestivo ou respiratório, trauma de face, cirurgia de esôfago recente e instabilidade hemodinâmica.

Ventilação mecânica invasiva

A ventilação mecânica invasiva deve ser considerada de imediato em pacientes muito graves, assim como nos pacientes que apresentam sinais de falha ao uso de suporte ventilatório não invasivo (CNAF ou VNI). Os ajustes ventilatórios devem ser realizados para que se mantenha adequada troca gasosa e estabilidade hemodinâmica, assim como minimize os riscos de lesão pulmonar induzida pela ventilação mecânica (VILI, do inglês *ventilator induced lung injury*).

Em 1998, um estudo brasileiro demonstrou, pela primeira vez, que uma estratégia de ventilação protetora que consistia em uso de volumes correntes baixos e PEEP individualizada era capaz de reduzir a letalidade em SDRA.[21] O estudo ARMA, publicado nos anos 2000, confirmou que a redução do volume corrente (6 mL/kg do peso predito) se associou à redução da mortalidade em pacientes com SDRA.[35] Desde então, o uso de baixos volumes correntes têm sido descritos como um dos principais pilares da ventilação mecânica protetora instituída em pulmões com SDRA. Além dos ajustes relacionados com o volume corrente, o estudo ARMA propôs a limitação da pressão alveolar (pressão de platô) em valores inferiores a 30 cmH_2O, com redução progressiva do volume corrente para manter tal meta, desde que o pH se mantivesse em valores superiores a 7,15. As principais diretrizes relacionadas com a ventilação mecânica propõem, portanto, o ajuste do volume corrente em 4-8 mL/kg, com meta da pressão de platô em valores inferiores a 30 cmH_2O.[3,36]

Enquanto a estratégia de redução do volume corrente e limitação da pressão de platô podem prevenir o estiramento excessivo das unidades alveolares (termo referido habitualmente como volutrauma e barotrauma), o ajuste PEEP pode prevenir a abertura e fechamento cíclicos dos alvéolos (atelectrauma) – outro mecanismo também descrito de VILI.[37,38] Existem várias estratégias descritas para a escolha da PEEP na SDRA. No estudo ARMA, os autores utilizaram uma tabela que correlacionava a PEEP com a FiO_2 necessária para manter SpO_2 maior que 88% (Tabela 13.2).[43] Os estudos ALVEOLI[38] e LOVS[40] foram ensaios clínicos randomizados realizados em pacientes com SDRA que buscaram comparar o uso de uma tabela com maiores valores de PEEP em relação à tabela PEEP- FiO_2 convencional (com menores valores de PEEP). Nenhum desses estudos evidenciou benefício de maiores valores de PEEP em relação à mortalidade. O estudo EXPRESS,[41] realizado também com pacientes com SDRA, comparou a estratégia de ajuste de PEEP entre 5 e 9 cmH_2O com a estratégia de escolha da PEEP necessária para manter a pressão de platô entre 28 e 30 cmH_2O (PEEP alta), ambas estratégias com volume corrente de 6 mL/kg de peso ideal. O estudo não encontrou diferença entre as estratégias em relação à mortalidade, mas houve benefício do uso da estratégia de PEEP alta quanto ao número de dias livres de ventilação mecânica e episódios de hipoxemia refratária. Em 2010, uma metanálise dos três estudos conduzida por Briel *et al.* concluíram que os pacientes com SDRA moderada a grave apresentaram menor mortalidade quando se instituía uma ventilação mecânica com maiores valores de PEEP (15 ± 3 cmH_2O). A mortalidade foi maior entre pacientes com SDRA leve quando ventilados com altos valores de PEEP.[42]

Os estudos EPVent 1 e 2[43,44] e o estudo ART,[45] por sua vez, foram ensaios clínicos randomizados que compararam a escolha da PEEP a partir da tabela PEEP-FiO_2 em relação à PEEP titulada pela pressão transpulmonar ou pela mecânica pulmonar. Com o uso do balão esofágico e a medida da pressão transpulmonar ao final da expiração, os estudos EPVent 1 e 2[43,44] compararam o uso da tabela PEEP-FiO_2 com valores de PEEP suficientes para garantir pressões transpulmonares acima de zero e oxigenação adequada também a partir de uma tabela. Nesses estudos, portanto, a PEEP era determinada não só pela mecânica, mas também pela oxigenação. Embora o estudo EPVent 1 tenha mostrado sinais clínicos promissores no grupo intervenção, como melhora da oxigenação e tendência à melhora da sobrevida, esses achados não foram reproduzidos no estudo EPVent 2, uma pesquisa maior e multicêntrica. Em uma análise *post hoc* do estudo EPVent 2,[46] os autores identificaram melhor sobrevida nos pacientes que tiveram a PEEP ajustada por balão esofágico quando a pressão transpulmonar ao final da expiração permanecia em valores próximos a zero (± 2 cmH_2O), sugerindo que o ajuste da PEEP tenha ficado excessivo em alguns pacientes no estudo original. Em breve, um novo estudo avaliará se o alvo exclusivo de mecânica com ajustes de FiO_2 apenas para atingir o objetivo de oxigenação será superior à escolha padrão da PEEP baseada na tabela PEEP-FiO_2.

No estudo ART,[45] a estratégia de PEEP escolhida pela tabela PEEP-FiO_2 foi comparada com a PEEP que se associava à melhor complacência pulmonar após uma manobra de recrutamento alveolar (MRA). Além de não haver benefício na escolha da PEEP ajustada de acordo com a complacência do sistema respiratório, os pacientes submetidos à MRA apresentaram menor sobrevida. Em 2018, uma metanálise incluindo sete ensaios clínicos randomizados concluiu não haver diferença de mortalidade nos pacientes submetidos à titulação de PEEP após a MRA.[47] Devido a evidências conflitantes relacionadas com as manobras de recrutamento alveolar e seus potenciais danos, a última diretriz sobre tratamento ventilatório nos pacientes com SDRA não recomenda sua utilização rotineira.[48]

Ainda que não haja superioridade entre os métodos de ajuste da PEEP na SDRA, é importante que a equipe assistente tenha conhecimento das várias formas descritas na literatura: tabela PEEP-FiO_2 (com valores altos e baixos de PEEP); ajustes de acordo com a mecânica pulmonar (por meio de titulações decrementais ou com uso de balão esofágico); e, mais recentemente, uso da tomografia por impedância elétrica. Independente do recurso utilizado pelo operador para a tomada de decisão, é necessário compreender os potenciais benefícios de aplicação de maiores valores de PEEP como, p. ex., a estabilidade alveolar, a prevenção de VILI e a melhora das trocas gasosas. Por outro lado, deve-se ter atenção a seus potenciais danos, como o barotrauma e a instabilidade hemodinâmica.

Em um estudo publicado em 2017 que incluiu dados de 3.562 pacientes com SDRA, Amato *et al.* identificaram que a pressão de distensão alveolar (obtida a partir da subtração da pressão de platô e PEEP) era a variável que mais se associava à mortalidade em pacientes com SDRA.[49] Por meio de uma análise de mediação, os autores concluíram que a redução do volume corrente e o ajuste de PEEP associavam-se à redução de mortalidade somente quando havia adequada redução da pressão de distensão. Embora não existam limiares absolutos para a pressão de distensão, têm sido recomendados valores abaixo de 13-15 cmH_2O.[49]

Em 2016, um estudo experimental publicou o conceito de "potência mecânica" para designar variáveis (volume corrente, pressões de pico e platô, além de frequência respiratória) que poderiam atuar como agentes causadores de LPVM.[50] Em 2021, Costa *et al.*, em uma análise com mais de 4.000 pacientes com SDRA, evidenciaram que as duas variáveis que mais se correlacionavam com risco de mortalidade eram a pressão de distensão e a frequência respiratória,[51] sendo a pressão de distensão a variável com maior efeito na mortalidade. Os achados desses estudos sugerem que, além dos parâmetros ventilatórios habituais de proteção pulmonar (volume corrente 4-8 mL/kg; pressão de platô < 30 cmH_2O e ajuste adequado de PEEP), pressão de distensão e frequência respiratória também devam ser contemplados no

TABELA 13.2 PEEP-FIO_2, ADAPTADA DO ESTUDO ARMA[34]

FiO_2	0.3	0.4	0.4	0.5	0.5	0.6	0.7	0.7	0.7	0.8	0.9	0.9	1.0	1.0
PEEP	5	5	8	8	10	10	12	14	14	14	16	18	18	20-24

controle da ventilação mecânica protetora em pacientes com SDRA.

Posição prona

A posição prona consiste no posicionamento do paciente em decúbito ventral com o intuito de distribuir melhor a ventilação, melhorar o acoplamento e ventilação-perfusão e promover o recrutamento das unidades alveolares das regiões dorsais do pulmão.[10] Essa manobra deve ser utilizada em casos de SDRA moderada a grave (PaO_2 / FiO_2 < 150 mmHg).

Um grande desafio ao se ventilar um paciente com SDRA é utilizar uma pressão expiratória suficiente, que mantenha a maior quantidade de alvéolos abertos e, ao mesmo tempo, não gere hiperdistensão importante. Nesse contexto, a posição prona atua melhorando a distribuição da ventilação e reduzindo o gradiente da pressão transpulmonar pelo pulmão, pois ela modifica as características da caixa torácica, tornando a distribuição de pressões pleurais mais homogênea.[52] Dessa forma, podemos dizer que a posição prona facilita o alcance da pressão crítica de abertura das regiões dorsais, com menor potencial de gerar hiperdistensão nas regiões ventrais. O parênquima dorsal costuma ter melhor perfusão; com isso, a posição prona, em geral, torna-se capaz de melhorar a oxigenação na maioria dos pacientes, reduzindo as áreas de *shunt*. Quando se utiliza PEEP suficiente, o recolapso dorsal após o retorno à posição supina é pelo menos parcialmente evitado.[10]

Até pouco tempo atrás, muitos ensaios clínicos sobre a posição prona traziam desfechos e resultados conflitantes.[53-55] Em 2013, um ensaio clínico multicêntrico e randomizado foi capaz de demonstrar benefícios clínicos claros, incluindo uma expressiva redução da mortalidade, com a instituição precoce da manobra de prona, especificamente em pacientes com SDRA nos quais a relação PaO_2 / FiO_2 de entrada era < 150 mmHg.[56] Por fim, uma metanálise publicada em 2017, incluindo 2.129 pacientes, reforçou o efeito benéfico da prona, demonstrando redução da mortalidade quando aplicada por pelo menos 12 horas em pacientes com SDRA moderada a grave.[57]

A manobra deve ser realizada de forma precoce, idealmente nas primeiras 24 horas de identificação do quadro, por um período mínimo de 12 a 16 horas, enquanto que os pacientes devem ser ventilados de acordo com as estratégias de ventilação mecânica protetora, exemplificadas previamente. Após o retorno à posição supina, caso os parâmetros ventilatórios voltem a piorar, uma nova manobra de prona deve ser instituída. Caso o paciente apresente melhora ventilatória, caracterizada por uma relação PaO_2 / FiO_2 > 150 mmHg com PEEP ≤ 10 cmH_2O e FiO_2 ≤ 60%, e mantenha essa melhora após permanecer em posição supina, as manobras de prona podem ser suspensas.[56] Em caso de piora na oxigenação ou complicações relacionadas com a prona, ela deve ser interrompida.

Bloqueador neuromuscular

Os bloqueadores neuromusculares (BNMs) são fármacos que provocam o relaxamento do músculo esquelético a partir do bloqueio do receptor de acetilcolina na junção neuromuscular.[58] Os benefícios do uso de BNM na SDRA são amplos: podem reduzir o consumo de oxigênio pelos músculos, aumentando a pressão parcial venosa mista e de oxigênio arterial;[59] atenuam os efeitos da lesão pulmonar causada por esforços respiratórios vigorosos;[59] anulam os efeitos da musculatura abdominal e melhoram o controle da PEEP;[60] e ainda melhoram a sincronia entre ventilador e paciente, inclusive evitando disparos reversos.[62] Outro uso frequente de BNM é em pacientes sob posição prona para evitar complicações como perda de dispositivos (cateteres venosos, tubo orotraqueal),[61] embora essa prática não seja mandatória. Considerações semelhantes podem se estender a pacientes sob ECMO.[63] Por outro lado, o uso de BNM se associa à maior necessidade de sedativos e risco de fraqueza muscular.[64]

O estudo multicêntrico randomizado ACURASYS, publicado em 2010, foi o primeiro a evidenciar os efeitos benéficos do BNM sobre a sobrevida de pacientes com SDRA.[65] O ensaio clínico incluiu 340 pacientes e avaliou os efeitos do uso do cisatracúrio administrado continuamente por 48 horas em pacientes com SDRA grave (PaO_2 / FiO_2 < 150 mmHg), comparando-os com pacientes em uso de sedação profunda contínua. A mortalidade em 28 e 90 dias foi menor no grupo que recebeu o BNM, e não houve diferença significativa entre os grupos em relação à fraqueza muscular. Além disso, o grupo que recebeu BNM teve menor tempo de ventilação mecânica e menor índice de disfunção orgânica.

Em 2019, o estudo ROSE[66] também avaliou os efeitos do BNM (cisatracúrio utilizado continuamente por 48 horas) em pacientes com SDRA (PaO_2 / FiO_2 < 150 mmHg), comparando-o com a estratégia convencional (sedação). Foram incluídos 1.006 pacientes, e o estudo foi interrompido precocemente por futilidade: não houve diferença de mortalidade entre os grupos, e aqueles que receberam BNM apresentaram maior número de eventos cardiovasculares, assim como mais efeitos associados à fraqueza muscular.

A discrepância de resultados entre os dois estudos pode ter ocorrido por alguns fatores, entre os quais destacam-se:[3] 1) no estudo ACURASYS, a posição prona foi realizada em quase 45% dos pacientes, enquanto que no ROSE apenas em 15,8%; 2) os alvos de sedação no estudo ROSE tinham como meta uma sedação leve; e 3) o estudo ROSE utilizou maiores valores de PEEP. Mais importante, 17,1% dos pacientes elegíveis ao estudo ROSE foram excluídos porque a equipe assistente decidiu que o paciente deveria receber o BNM. Essa prática, provavelmente influenciada pelo estudo ACURASYS, pode ter deixado de fora os pacientes com maior probabilidade de se beneficiar da estratégia.

Ainda que as evidências sobre o uso de BNM na SDRA sejam conflitantes, a opinião dos autores é de que o BNM deve ser considerado principalmente nos pacientes com o espectro mais grave da SDRA, quando há necessidade de controle estrito dos parâmetros ventilatórios de proteção pulmonar, assim como durante a posição prona e no controle de assincronias ventilatórias que acarretam maior risco de VILI (duplo disparo).

Corticoide

A SDRA é uma doença inflamatória caracterizada por intenso edema pulmonar, levando ao prejuízo das trocas gasosas. Inúmeros fármacos foram estudados com a expectativa de que pudessem modificar o curso natural da doença: corticoides, vasodilatadores pulmonares, surfactante exógeno, broncodilatadores, fármacos anti-inflamatorios (anti-TNF; anti-interleucinas), vitaminas (E, C), anticoagulantes, entre outros.[67] Apesar desses esforços, por muito tempo, a única terapia que se associava à redução da mortalidade era a ventilação mecânica protetora.[67]

As primeiras evidências de benefício do corticoide em pacientes com lesão pulmonar aguda foram publicadas na década de 1990, ainda que realizadas em estudos observacionais e com um menor número de pacientes (68-70). Desde então, alguns ensaios clínicos randomizados realizados na fase aguda da SDRA evidenciaram benefício do uso dos corticoides (hidrocortisona ou metilprednisolona) em relação à melhora da oxigenação, complacência pulmonar e tempo de ventilação mecânica.[71-75]

Em 2020, o estudo espanhol multicêntrico e randomizado ARDS-Dexa[75] buscou avaliar os efeitos da dexametasona (20 mg seguidos de redução gradual até o 10º dia de tratamento) nos pacientes com SDRA moderada a grave. Com 277 pacientes, o estudo evidenciou resultados positivos no grupo que recebeu o corticoide: o uso do fármaco associou-se a mais dias livres de suporte ventilatório e menos mortalidade. Posteriormente, uma revisão sistemática com metanálise incluindo 18 ensaios clínicos randomizados concluiu que os corticoides reduzem a mortalidade em pacientes com SDRA, e que o benefício do fármaco é maior quando utilizado precocemente (< 72 horas) e por períodos prolongados.[76]

Oxigenação por membrana extracorpórea

A oxigenação por membrana extracorpórea (ECMO) é uma terapia de resgate, utilizada para fornecer suporte às trocas gasosas. Em sua configuração venovenosa - técnica utilizada para hipoxemia ou hipercapnia refratárias - ela remove sangue do paciente por meio de uma veia calibrosa e o impulsiona por intermédio de uma membrana extracorpórea de oxigenação e remoção de dióxido de carbono, devolvendo posteriormente o sangue ao átrio direito do paciente.[10] Dessa forma, ela permite o uso de parâmetros ventilatórios protetores, com pequenos volumes correntes e baixas pressões de distensão, mesmo para pacientes com lesão pulmonar extensa.

Em 2009, o estudo CESAR randomizou pacientes em insuficiência respiratória aguda para receberem tratamento convencional na instituição de origem ou serem transferidos para receber ECMO em algum centro de referência.[77] O trabalho demonstrou uma sobrevida e independência funcional melhor no grupo intervenção. Mais recentemente, em 2018, foi publicado o estudo EOLIA,[63] que randomizou pacientes com SDRA grave para receberem ECMO ou tratamento convencional. Os critérios de inclusão utilizados foram PaO_2 / FiO_2 < 50 mmHg por 3 horas, PaO_2 / FiO_2 < 80 mmHg por 6 horas ou pH < 7,25 com $PaCO_2 \geq 60$ mmHg por mais de 6 horas. Interrompido precocemente, o estudo não foi capaz de demonstrar redução da mortalidade no grupo submetido à ECMO, mas houve tendência a um melhor desfecho nesse grupo. Além disso, pacientes do grupo controle puderam receber ECMO quando a equipe assistente julgou necessário, o que pode ter prejudicado a análise por causa da intenção de tratar.

Posteriormente aos estudos citados, uma reanálise bayesiana do estudo EOLIA,[78] assim como uma metanálise que incluiu pacientes com SDRA grave do estudo CESAR e EOLIA,[79] foram publicadas e demonstraram fortes evidências de que a instalação precoce de ECMO, quando indicada, levou a benefícios em relação à estratégia ventilatória convencional. É importante ressaltar que essa terapia é de alta complexidade e deve ser realizada em centros especializados.

Conclusão

Apesar dos recentes avanços relacionados com a terapêutica e suporte ventilatório, a letalidade por SDRA permanece elevada. Isso se deve, em parte, pela falta de reconhecimento da doença, mas também pelas dificuldades inerentes à gravidade da condição. Até o momento, a estratégia ventilatória com proteção pulmonar (pressão de platô < 30 cmH_2O, volume corrente $\leq$ 6 mL/kg de peso ideal, ajustes de PEEP e pressão de distensão < 13-15 cmH_2O), associada a medidas adjuntas, como posição prona, uso de corticoides e controle conservador de fluidos, ainda é a medida mais efetiva no tratamento da SDRA. A equipe de saúde que fornece assistência aos pacientes com SDRA deve sempre estar ciente da heterogeneidade de apresentação clínica para que, dessa forma, seja possível personalizar os ajustes ventilatórios de acordo com a necessidade de cada paciente.

Referências bibliográficas

1. Lumb AB. Acute Lung Injury. In: Nunns Applied Respiratory Physiology. 8th ed. Elsevier; 2017. p. 439–48.
2. Ashbaugh DG, Boyd Bigelow D, Petty ThomasL, Levine BernardE. Acute Respiratory Distress in Adults. The Lancet. 1967 Aug;290(7511):319–23.

3. Grasselli G, Calfee CS, Camporota L, Poole D, Amato MBP, Antonelli M, et al. ESICM guidelines on acute respiratory distress syndrome: definition, phenotyping and respiratory support strategies. Intensive Care Med. 2023 Jul 16;49(7):727-59.
4. Bernard GR, Artigas A, Brigham KL, Carlet J, Falke K, Hudson L, et al. The American-European Consensus Conference on ARDS. Definitions, mechanisms, relevant outcomes, and clinical trial coordination. Am J Respir Crit Care Med. 1994 Mar;149(3):818-24.
5. Balk RA, Gurka DP. Acute Respiratory Faillure. In: Parrillo JE, editor. Critical Care Medicine - Priciples of Diagnosis and Management in the Adult. Philadelphia: Elsevier; 2019. p. 591-603.
6. Ferguson ND, Fan E, Camporota L, Antonelli M, Anzueto A, Beale R, et al. The Berlin definition of ARDS: an expanded rationale, justification, and supplementary material. Intensive Care Med. 2012 Oct 25;38(10):1573-82.
7. Matthay MA, Arabi Y, Arroliga AC, Bernard G, Bersten AD, Brochard LJ, et al. A New Global Definition of Acute Respiratory Distress Syndrome. Am J Respir Crit Care Med. 2023 Jul 24.
8. Azevedo LC, Park M, Salluh JI, Rea-Neto A, Souza-Dantas VC, Varaschin P, et al. Clinical outcomes of patients requiring ventilatory support in Brazilian intensive care units: a multicenter, prospective, cohort study. Crit Care. 2013 Apr 4;17(2):R63.
9. Bellani G, Laffey JG, Pham T, Fan E, Brochard L, Esteban A, et al. Epidemiology, Patterns of Care, and Mortality for Patients with Acute Respiratory Distress Syndrome in Intensive Care Units in 50 Countries. JAMA. 2016 Feb 23;315(8):788.
10. Amato M, Ferreira J. Ventilação Mecânica na Sídrome do Desconforto Respiratório Agudo. In: Carvalho C, Ferreira J, Costa E, editors. Ventilação Mecânica - Princípios e Aplicação. São Paulo: Atheneu; 2015. p. 151-60.
11. Gattinoni L, Pelosi P, Suter PM, Pedoto A, Vercesi P, Lissoni A. Acute Respiratory Distress Syndrome Caused by Pulmonary and Extrapulmonary Disease. Am J Respir Crit Care Med. 1998 Jul 1;158(1):3-11.
12. Pelosi P, D'Onofrio D, Chiumello D, Paolo S, Chiara G, Capelozzi VL, et al. Pulmonary and extrapulmonary acute respiratory distress syndrome are different. European Respiratory Journal. 2003 Aug 1;22(Supplement 42):48s-56s.
13. Thompson BT, Chambers RC, Liu KD. Acute respiratory distress syndrome. New England Journal of Medicine. 2017 Aug 10;377(6):562-72.
14. Rubenfeld GD, Caldwell E, Peabody E, Weaver J, Martin DP, Neff M, et al. Incidence and Outcomes of Acute Lung Injury. New England Journal of Medicine. 2005 Oct 20;353(16):1685-93.
15. Barnes BJ, Adrover JM, Baxter-Stoltzfus A, Borczuk A, Cools-Lartigue J, Crawford JM, et al. Targeting potential drivers of COVID-19: Neutrophil extracellular traps. Journal of Experimental Medicine. 2020 Jun 1;217(6).
16. Caudrillier A, Kessenbrock K, Gilliss BM, Nguyen JX, Marques MB, Monestier M, et al. Platelets induce neutrophil extracellular traps in transfusion-related acute lung injury. Journal of Clinical Investigation. 2012 Jul 2;122(7):2661-71.
17. Cedervall J, Zhang Y, Huang H, Zhang L, Femel J, Dimberg A, et al. Neutrophil Extracellular Traps Accumulate in Peripheral Blood Vessels and Compromise Organ Function in Tumor-Bearing Animals. Cancer Res. 2015 Jul 1;75(13):2653-62.
18. Lefrançais E, Mallavia B, Zhuo H, Calfee CS, Looney MR. Maladaptive role of neutrophil extracellular traps in pathogen-induced lung injury. JCI Insight. 2018 Feb 8;3(3).
19. Meduri GU, Kohler G, Headley S, Tolley E, Stentz F, Postlethwaite A. Inflammatory Cytokines in the BAL of Patients With ARDS. Chest. 1995 Nov;108(5):1303-14.
20. Weiland JE, Davis WB, Holter JF, Mohammed JR, Dorinsky PM, Gadek JE. Lung neutrophils in the adult respiratory distress syndrome. Clinical and pathophysiologic significance. Am Rev Respir Dis. 1986 Feb;133(2):218-25.
21. Amato MBP, Barbas CSV, Medeiros DM, Magaldi RB, Schettino GP, Lorenzi-Filho G, et al. Effect of a Protective-Ventilation Strategy on Mortality in the acute respiratory distress syndrome. New England Journal of Medicine. 1998 Feb 5;338(6):347-54.
22. Cabrera-Benitez NE, Laffey JG, Parotto M, Spieth PM, Villar J, Zhang H, et al. Mechanical Ventilation-associated Lung Fibrosis in Acute Respiratory Distress Syndrome. Anesthesiology. 2014 Jul 1;121(1):189-98.
23. Dysart K, Miller TL, Wolfson MR, Shaffer TH. Research in high flow therapy: Mechanisms of action. Respir Med. 2009 Oct;103(10):1400-5.
24. Corley A, Caruana LR, Barnett AG, Tronstad O, Fraser JF. Oxygen delivery through high--flow nasal cannulae increase end-expiratory lung volume and reduce respiratory rate in post-cardiac surgical patients. Br J Anaesth. 2011 Dec;107(6):998-1004.
25. Groves N, Tobin A. High flow nasal oxygen generates positive airway pressure in adult

volunteers. Australian Critical Care. 2007 Nov;20(4):126–31.

26. Salah B, Dinh Xuan AT, Fouilladieu JL, Lockhart A, Regnard J. Nasal mucociliary transport in healthy subjects is slower when breathing dry air. Eur Respir J. 1988 Oct;1(9):852–5.
27. Frat JP, Thille AW, Mercat A, Girault C, Ragot S, Perbet S, et al. High-Flow Oxygen through Nasal Cannula in Acute Hypoxemic Respiratory Failure. New England Journal of Medicine. 2015 Jun 4;372(23):2185–96.
28. Lewis SR, Baker PE, Parker R, Smith AF. High--flow nasal cannulae for respiratory support in adult intensive care patients. Cochrane Database Syst Rev. 2021 Mar 4;3(3):CD010172.
29. Kang BJ, Koh Y, Lim CM, Huh JW, Baek S, Han M, et al. Failure of high-flow nasal cannula therapy may delay intubation and increase mortality. Intensive Care Med. 2015 Apr;41(4):623–32.
30. Roca O, Caralt B, Messika J, Samper M, Sztrymf B, Hernández G, et al. An Index Combining Respiratory Rate and Oxygenation to Predict Outcome of Nasal High-Flow Therapy. Am J Respir Crit Care Med. 2019 Jun 1;199(11):1368–76.
31. Pierson DJ. History and epidemiology of noninvasive ventilation in the acute-care setting. Respir Care. 2009 Jan;54(1):40–52.
32. Brazilian recommendations of mechanical ventilation 2013. Part I. Jornal Brasileiro de Pneumologia. 2014 Aug;40(4):327–63.
33. Alhazzani W, Møller MH, Arabi YM, Loeb M, Gong MN, Fan E, et al. Surviving Sepsis Campaign: Guidelines on the Management of Critically Ill Adults with Coronavirus Disease 2019 (COVID-19). Crit Care Med. 2020 Jun 25;48(6):e440–69.
34. Carteaux G, Millán-Guilarte T, De Prost N, Razazi K, Abid S, Thille AW, Schortgen F, Brochard L, Brun-Buisson C, Mekontso Dessap A. Failure of Noninvasive Ventilation for De Novo Acute Hypoxemic Respiratory Failure: Role of Tidal Volume. Crit Care Med. 2016 Feb;44(2):282-90.
35. Ventilation with Lower Tidal Volumes as Compared with Traditional Tidal Volumes for Acute Lung Injury and the Acute Respiratory Distress Syndrome. New England Journal of Medicine. 2000 May 4;342(18):1301–8.
36. Fan E, Del Sorbo L, Goligher EC, Hodgson CL, Munshi L, Walkey AJ, et al. An Official American Thoracic Society/European Society of Intensive Care Medicine/Society of Critical Care Medicine Clinical Practice Guideline: Mechanical Ventilation in Adult Patients with Acute Respiratory Distress Syndrome. Am J Respir Crit Care Med. 2017 May 1;195(9):1253–63.
37. Gattinoni L, Protti A, Caironi P, Carlesso E. Ventilator-induced lung injury: The anatomical and physiological framework. Crit Care Med. 2010 Oct;38:S539–48.
38. Chu EK, Whitehead T, Slutsky AS. Effects of cyclic opening and closing at low- and high-volume ventilation on bronchoalveolar lavage cytokines*. Crit Care Med. 2004 Jan;32(1):168–74.
39. Higher versus Lower Positive End-Expiratory Pressures in Patients with the acute respiratory distress syndrome. New England Journal of Medicine. 2004 Jul 22;351(4):327–36.
40. Meade MO, Cook DJ, Guyatt GH, Slutsky AS, Arabi YM, Cooper DJ, et al. Ventilation strategy using low tidal volumes, recruitment maneuvers, and high positive end-expiratory pressure for acute lung injury and acute respiratory distress syndrome: a randomized controlled trial. JAMA. 2008 Feb 13;299(6):637–45.
41. Mercat A, Richard JCM, Vielle B, Jaber S, Osman D, Diehl JL, et al. Positive end-expiratory pressure setting in adults with acute lung injury and acute respiratory distress syndrome: a randomized controlled trial. JAMA. 2008 Feb 13;299(6):646–55.
42. Briel M, Meade M, Mercat A, Brower RG, Talmor D, Walter SD, et al. Higher vs lower positive end-expiratory pressure in patients with acute lung injury and acute respiratory distress syndrome: systematic review and meta-analysis. JAMA. 2010 Mar 3;303(9):865–73.
43. Talmor D, Sarge T, Malhotra A, O'Donnell CR, Ritz R, Lisbon A, et al. Mechanical Ventilation Guided by Esophageal Pressure in Acute Lung Injury. New England Journal of Medicine. 2008 Nov 13;359(20):2095–104.
44. Beitler JR, Sarge T, Banner-Goodspeed VM, Gong MN, Cook D, Novack V, et al. Effect of Titrating Positive End-Expiratory Pressure (PEEP) With an Esophageal Pressure-Guided Strategy vs an Empirical High PEEP-Fio_2 Strategy on Death and Days Free from Mechanical Ventilation Among Patients with Acute Respiratory Distress Syndrome. JAMA. 2019 Mar 5;321(9):846.
45. Writing Group for the Alveolar Recruitment for Acute Respiratory Distress Syndrome Trial (ART) Investigators, Cavalcanti AB, Suzumura ÉA, et al. Effect of Lung Recruitment and Titrated Positive End-Expiratory Pressure (PEEP) vs Low PEEP on Mortality in Patients with Acute Respiratory Distress Syndrome: A Randomized Clinical Trial. JAMA. 2017;318(14):1335-1345.
46. Sarge T, Baedorf-Kassis E, Banner-Goodspeed V, Novack V, Loring SH, Gong MN, et al. Effect of Esophageal Pressure-guided Positive End-Expiratory Pressure on Survival from Acute

Respiratory Distress Syndrome: A Risk-based and Mechanistic Reanalysis of the EPVent-2 Trial. Am J Respir Crit Care Med. 2021 Nov 15;204(10):1153–63.

47. Bhattacharjee S, Soni KD, Maitra S. Recruitment maneuver does not provide any mortality benefit over lung protective strategy ventilation in adult patients with acute respiratory distress syndrome: a meta-analysis and systematic review of the randomized controlled trials. J Intensive Care. 2018 Dec 26;6(1):35.
48. Grasselli G, Calfee CS, Camporota L, Poole D, Amato MBP, Antonelli M, et al. ESICM guidelines on acute respiratory distress syndrome: definition, phenotyping and respiratory support strategies. Intensive Care Med. 2023 Jul;49(7):727–59.
49. Amato MBP, Meade MO, Slutsky AS, Brochard L, Costa ELV, Schoenfeld DA, et al. Driving Pressure and Survival in the acute respiratory distress syndrome. New England Journal of Medicine. 2015 Feb 19;372(8):747–55.
50. Cressoni M, Gotti M, Chiurazzi C, Massari D, Algieri I, Amini M, et al. Mechanical Power and Development of Ventilator-induced Lung Injury. Anesthesiology. 2016 May;124(5):1100–8.
51. Costa EL V, Slutsky AS, Brochard LJ, Brower R, Serpa-Neto A, Cavalcanti AB, et al. Ventilatory Variables and Mechanical Power in Patients with Acute Respiratory Distress Syndrome. Am J Respir Crit Care Med. 2021 Aug 1;204(3):303–11.
52. Marini JJ. Mechanical Ventilation in The Acute Respiratory Distress Syndrome. In: Tobin MJ, editor. Principles and Practice of Mechanical Ventilation. 3th ed. The McGraw-Hill Companies; 2013. p. 699–723.
53. Gattinoni L, Tognoni G, Pesenti A, Taccone P, Mascheroni D, Labarta V, et al. Effect of prone positioning on the survival of patients with acute respiratory failure. N Engl J Med. 2001 Aug 23;345(8):568–73.
54. Guerin C, Gaillard S, Lemasson S, Ayzac L, Girard R, Beuret P, et al. Effects of Systematic Prone Positioning in Hypoxemic Acute Respiratory Failure. JAMA. 2004 Nov 17;292(19):2379.
55. Mancebo J, Fernández R, Blanch L, Rialp G, Gordo F, Ferrer M, et al. A multicenter trial of prolonged prone ventilation in severe acute respiratory distress syndrome. Am J Respir Crit Care Med. 2006 Jun 1;173(11):1233–9.
56. Guérin C, Reignier J, Richard JC, Beuret P, Gacouin A, Boulain T, et al. Prone Positioning in Severe Acute Respiratory Distress Syndrome. New England Journal of Medicine. 2013 Jun 6;368(23):2159–68.
57. Munshi L, Del Sorbo L, Adhikari NKJ, Hodgson CL, Wunsch H, Meade MO, et al. Prone Position for Acute Respiratory Distress Syndrome. A Systematic Review and Meta-Analysis. Ann Am Thorac Soc. 2017 Oct;14(Supplement_4):S280–8.
58. Hraiech S, Yoshida T, Annane D, Duggal A, Fanelli V, Gacouin A, et al. Myorelaxants in ARDS patients. Intensive Care Med. 2020 Dec;46(12):2357–72.
59. Slutsky AS. Neuromuscular blocking agents in ARDS. N Engl J Med. 2010 Sep 16;363(12):1176–80.
60. Guervilly C, Bisbal M, Forel JM, Mechati M, Lehingue S, Bourenne J, et al. Effects of neuromuscular blockers on transpulmonary pressures in moderate to severe acute respiratory distress syndrome. Intensive Care Med. 2017 Mar;43(3):408–18.
61. Guérin C, Mancebo J. Prone positioning and neuromuscular blocking agents are part of standard care in severe ARDS patients: yes. Intensive Care Med. 2015 Dec;41(12):2195–7.
62. Akoumianaki E, Lyazidi A, Rey N, Matamis D, Perez-Martinez N, Giraud R, et al. Mechanical ventilation-induced reverse-triggered breaths: a frequently unrecognized form of neuromechanical coupling. Chest. 2013 Apr;143(4):927–38.
63. Combes A, Hajage D, Capellier G, Demoule A, Lavoué S, Guervilly C, et al. Extracorporeal Membrane Oxygenation for Severe Acute Respiratory Distress Syndrome. N Engl J Med. 2018 May 24;378(21):1965–75.
64. Price DR, Mikkelsen ME, Umscheid CA, Armstrong EJ. Neuromuscular Blocking Agents and Neuromuscular Dysfunction Acquired in Critical Illness: A Systematic Review and Meta-Analysis. Crit Care Med. 2016 Nov;44(11):2070–8.
65. Papazian L, Forel JM, Gacouin A, Penot-Ragon C, Perrin G, Loundou A, et al. Neuromuscular blockers in early acute respiratory distress syndrome. N Engl J Med. 2010 Sep 16;363(12):1107–16.
66. Early Neuromuscular Blockade in the acute respiratory distress syndrome. New England Journal of Medicine. 2019 May 23;380(21):1997–2008.
67. Raghavendran K, Pryhuber G, Chess P, Davidson B, Knight P, Notter R. Pharmacotherapy of Acute Lung Injury and Acute Respiratory Distress Syndrome. Curr Med Chem. 2008 Aug 1;15(19):1911–24.
68. Meduri GU, Belenchia JM, Estes RJ, Wunderink RG, el Torky M, Leeper K V. Fibroproliferative phase of ARDS. Clinical findings and effects of corticosteroids. Chest. 1991 Oct;100(4):943–52.
69. Meduri GU, Headley AS, Golden E, Carson SJ, Umberger RA, Kelso T, et al. Effect of prolonged methylprednisolone therapy in unre-

solving acute respiratory distress syndrome: a randomized controlled trial. JAMA. 1998 Jul 8;280(2):159–65.
70. Meduri GU, Tolley EA, Chrousos GP, Stentz F. Prolonged methylprednisolone treatment suppresses systemic inflammation in patients with unresolving acute respiratory distress syndrome: evidence for inadequate endogenous glucocorticoid secretion and inflammation-induced immune cell resistance to glucocorticoids. Am J Respir Crit Care Med. 2002 Apr 1;165(7):983–91.
71. Meduri GU, Golden E, Freire AX, Taylor E, Zaman M, Carson SJ, et al. Methylprednisolone infusion in early severe ARDS: results of a randomized controlled trial. Chest. 2007 Apr;131(4):954–63.
72. Steinberg KP, Hudson LD, Goodman RB, Hough CL, Lanken PN, Hyzy R, et al. Efficacy and safety of corticosteroids for persistent acute respiratory distress syndrome. N Engl J Med. 2006 Apr 20;354(16):1671–84.
73. Tongyoo S, Permpikul C, Mongkolpun W, Vattanavanit V, Udompanturak S, Kocak M, et al. Hydrocortisone treatment in early sepsis-associated acute respiratory distress syndrome: results of a randomized controlled trial. Crit Care. 2016 Dec 15;20(1):329.
74. Annane D, Sébille V, Bellissant E, Ger-Inf-05 Study Group. Effect of low doses of corticosteroids in septic shock patients with or without early acute respiratory distress syndrome. Crit Care Med. 2006 Jan;34(1):22–30.
75. Villar J, Ferrando C, Martínez D, Ambrós A, Muñoz T, Soler JA, et al. Dexamethasone treatment for the acute respiratory distress syndrome: a multicentre, randomised controlled trial. Lancet Respir Med. 2020 Mar;8(3):267–76.
76. Chaudhuri D, Sasaki K, Karkar A, Sharif S, Lewis K, Mammen MJ, et al. Corticosteroids in COVID-19 and non-COVID-19 ARDS: a systematic review and meta-analysis. Intensive Care Med. 2021 May;47(5):521–37.
77. Peek GJ, Mugford M, Tiruvoipati R, Wilson A, Allen E, Thalanany MM, et al. Efficacy and economic assessment of conventional ventilatory support versus extracorporeal membrane oxygenation for severe adult respiratory failure (CESAR): a multicentrerandomised controlled trial. The Lancet. 2009 Oct;374(9698):1351–63.
78. Goligher EC, Tomlinson G, Hajage D, Wijeysundera DN, Fan E, Jüni P, et al. Extracorporeal Membrane Oxygenation for Severe Acute Respiratory Distress Syndrome and Posterior Probability of Mortality Benefit in a Post Hoc Bayesian Analysis of a Randomized Clinical Trial. JAMA. 2018 Dec 4;320(21):2251–9.
79. Combes A, Peek GJ, Hajage D, Hardy P, Abrams D, Schmidt M, et al. ECMO for severe ARDS: systematic review and individual patient data meta-analysis. Intensive Care Med. 2020 Nov 6;46(11):2048–57.

14

Disfunção Hematológica na Sepse

Antônio Augusto Figueiredo Andrade Costa
José Eduardo de Lima Borrelli Filho
Paulo Eduardo Figueiredo Andrade Costa
Luciano Cesar Pontes de Azevedo

Introdução

A sepse, uma resposta inflamatória sistêmica a um insulto infeccioso, permanece como um problema grave na unidade de terapia intensiva (UTI) e pode resultar em disfunção de múltiplos órgãos e sistemas, estando, assim, associada a altas taxas de morbidade, mortalidade e custos à saúde. Angus *et al.* relataram que a mortalidade dessa afecção aumenta em aproximadamente 20% a cada disfunção orgânica que ocorre.[1]

O sistema hematológico é um importante elemento responsivo ao insulto séptico e apresenta um papel crucial na sua resolução.[2] A disfunção hematológica é uma manifestação precoce da sepse e é vista em praticamente todos os pacientes, sendo as suas anormalidades mais comuns a anemia, a desregulação imunológica, a trombocitopenia e a ativação do sistema de coagulação.[3] Essas alterações contribuem para a disfunção de múltiplos órgãos e morte, e seu reconhecimento, assim como a compreensão da fisiopatologia, é a chave para melhores desfechos dessa afecção. Neste capítulo, revisaremos as principais alterações relacionadas com a disfunção hematológica durante a sepse.

Anemia na sepse

A anemia é um distúrbio muito comum em pacientes críticos, sendo estimado que aproximadamente um terço dos pacientes internados em UTI recebe transfusão de hemácias em algum momento da internação.[4] Demonstrou-se que 90% das indicações transfusionais baseiam-se apenas no baixo nível de hemoglobina (Hb), e não nas alterações fisiológicas do receptor.[5]

Durante a sepse, a anemia tem origem multifatorial, podendo ser resultado de hemodiluição, perdas sanguíneas, diminuição na hematopoese ou hemólise. Pode ser diagnosticada pela diminuição do número de eritrócitos ou uma queda do hematócrito; entretanto o diagnóstico é mais bem estabelecido pela concentração de hemoglobina. Sua consequência é a diminuição do transporte de oxigênio no sangue.

Etiologia e fisiopatologia

O principal fator no desenvolvimento da anemia no paciente com sepse provavelmente é a flebotomia.[6] Estudos observaram que aproximadamente metade dos pacientes transfundidos durante sua permanência na

UTI tem perdas sanguíneas que variam de 40 a 70 mL de sangue por dia.[7-9]

Alterações nas propriedades das hemácias também contribuem para a fisiopatologia e incluem anormalidades na capacidade de transportar oxigênio e mudanças nas propriedades mecânicas e morfológicas dos eritrócitos. Isso ocorre por causa de espécies reativas de oxigênio, produzidas por células inflamatórias e tecidos isquêmicos, que são danosas às proteínas de membrana dos eritrócitos. Em análises feitas em esfregaços sanguíneos de pacientes sépticos, quando observados sob microscopia óptica, revelou-se um aumento anormal do diâmetro das hemácias, incluindo transformações equinocíticas (hemácias crenadas) e esferocíticas, associadas ao aumento do processo de agregação.[10]

Tais modificações são importantes, pois apresentam potencialidade para alterar a reologia da microcirculação.[6] Essa última pode ser modificada por vários mecanismos: aumento da liberação de substâncias vasoativas, controle alterado da vasomotricidade, formação de microtrombos e edema intersticial. Esses mecanismos são capazes de alterar o diâmetro arteriolar, aumentar o número de obstruções, a velocidade do fluxo capilar, a heterogeneidade do tempo de trânsito capilar e a distribuição espacial dos capilares perfundidos.[11,12]

Por outro lado, as alterações inflamatórias causadas pela síndrome da resposta inflamatória sistêmica (SIRS) resultam em um tipo de anemia que se desenvolve em poucos dias após a sepse.[13] As características dessa anemia hipoproliferativa incluem bloqueio reticuloendotelial do transporte de ferro, diminuição da sensibilidade à ação da eritropoetina (EPO) e menor tempo de vida das hemácias.[14] Assim, a menor disponibilidade do ferro plasmático (baixos níveis de ferro sérico, transferrina e saturação da transferrina e altas concentrações de ferritina) tem papel fundamental no desenvolvimento e na manutenção da anemia.

A EPO é produzida principalmente pelas células intersticiais renais, por meio de estímulos como a hipóxia e a diminuição da capacidade de liberação de oxigênio.[15] Os mecanismos responsáveis pela diminuição da EPO em pacientes críticos ainda permanecem obscuros. Acredita-se que há inibição dos genes da EPO pela liberação de citocinas, principalmente o fator de necrose tumoral alfa (TNF-α), interleucina-1 (IL-1) e IL-6. Também foi demonstrado que as citocinas pró-inflamatórias inibem diretamente a produção de eritroblastos pela medula óssea e podem produzir anormalidades distintas no metabolismo do ferro.[15]

Outro mecanismo importante de anemia nessa condição é a hemólise, muitas vezes causada pela coagulação intravascular disseminada (CIVD). Cerca de 25% dos pacientes com CIVD terão evidências microangiopáticas de hemólise manifestadas pela existência de esquizócitos no esfregaço do sangue periférico. Acredita-se que polissacarídeos de bactérias capsuladas sejam liberados durante uma infecção e posteriormente se liguem às superfícies das hemácias. Na sequência, os pacientes desenvolvem anticorpos contra esses polissacarídeos, que podem resultar em hemólise mediada por complemento. Oxidantes endógenos e metabólitos ácidos, produzidos durante uma infecção aguda, também colaboram para a hemólise.[16]

Terapia transfusional

Com o objetivo de restabelecer a capacidade de oferta de oxigênio (O_2) aos tecidos, a transfusão de hemácias é indicada quando outros mecanismos adaptativos já se encontram esgotados, mas não está claro que essa medida terapêutica é acompanhada de aumento concomitante do consumo de O_2 ou de melhora nos parâmetros de utilização de oxigênio pelos tecidos.[17] Por outro lado, existe associação independente entre transfusão de sangue e morbimortalidade, principalmente por causa de episódios de infecção, comprometimento imunológico, lesão pulmonar, reações hemolíticas febris e não febris, o que pode provocar um aumento do tempo de estadia hospitalar.[18,19]

Além da concentração de hemoglobina, a oferta total de oxigênio também depende do grau de saturação da hemoglobina e do débito cardíaco. A indicação transfusional em terapia intensiva, portanto, deve ser influenciada por muitos fatores, como grau de anemia, idade, função cardíaca, previsão de perda sanguínea, comorbidades e conceitos religiosos.[17]

Estudos observacionais e prospectivos randomizados influenciaram a terapia transfusional no paciente grave.[7,20] No estudo TRICC, foi realizado um ensaio clínico, multicêntrico, controlado e randomizado com 838 pacientes críticos hemodinamicamente estáveis, que apresentavam hemoglobina inicial em nível < 9 g/dL, sendo distribuídos aleatoriamente em dois grupos: um que recebeu estratégia transfusional restritiva, e o outro, liberal, com limiares de 7 ou 10 g/dL e manutenção entre 7 e 9 g/dL ou 10 e 12 g/dL. Os pacientes do grupo restritivo atingiram uma média de hemoglobina igual a 8,5 g/dL e receberam 54% menos transfusão quando comparados ao grupo liberal (Hb média igual a 10,7 g/dL). Não houve diferença estatística na mortalidade aos 30 e 60 dias de internação, assim como no tempo de permanência na UTI e no hospital. Esse estudo concluiu que a manutenção dos níveis de hemoglobina entre 7 e 9 g/dL é no mínimo equivalente à estratégia liberal, sendo inclusive superior em alguns pacientes (Acute Physiology and Chronic Health Evaluation [APACHE II] < 20 ou idade < 55 anos) em relação à alternativa de mantê-los sob níveis de hemoglobina > 10 g/dL.[7]

Objetivando estudar a relação entre mortalidade e transfusão, os estudos ABC e CRIT revelaram maior risco de morte naqueles pacientes transfundidos. No estudo ABC, dos pacientes que morreram, 57,1% foram transfundidos contra 42% que não foram. No estudo CRIT, ajustando-se as características de base e gravidade dos 1.059 pacientes (44,8%) transfundidos contra não transfundidos, o risco de morte foi maior para os transfundidos.[5,20]

Existem poucos estudos que abordaram a sepse especificamente, em termos de necessidades transfusionais e desfecho. No estudo de Rivers *et al.*, os pacientes sépticos com disfunção hemodinâmica (lactato elevado ou hipotensão) nas primeiras seis horas de tratamento eram mantidos com valores de hematócrito acima de 30% (o que equivale a uma concentração de hemoglobina de cerca de 10 g/dL) caso tivessem $SvcO_2$ abaixo de 70%. Essa recomendação provocou uma considerável controvérsia em decorrência dos outros aspectos descritos anteriormente, porém não existem outros estudos que avaliem esses pacientes na fase aguda e, assim, as concentrações de hemoglobina podem ser mantidas acima desses valores durante as primeiras seis horas de reanimação.[21]

Em 2014, foi publicado o estudo TRISS, que avaliou mais especificamente os pacientes com sepse e choque séptico em termos de necessidade transfusional. Não houve diferença significante, em termos de mortalidade, em relação a manter pacientes com sepse com Hb 7 g/dL *versus* Hb 9 g/dL.[22] Uma análise posterior desse mesmo estudo também não identificou piora do prognóstico em longo prazo com os diferentes limiares transfusionais.[23] As principais diferenças encontradas entre o estudo TRISS e o estudo de Rivers consistem no fato de que os pacientes do TRISS foram recrutados na UTI, ou seja, provavelmente já fora do período de maior necessidade de ajuste hemodinâmico (*golden hours*), enquanto no estudo RIVERS os pacientes foram tratados no momento da chegada ao hospital, ou seja, em que a hipóxia tecidual seria mais evidente.

Hebert *et al.* sugerem que a transfusão de hemácias deveria contemplar diversas situações críticas entre seus respectivos limiares. A Tabela 14.1 descreve uma proposta para se transfundir em algumas situações clínicas

TABELA 14.1	SUGESTÃO DE ABORDAGEM QUANTO AOS NÍVEIS TRANSFUSIONAIS	
Variáveis	**Gatilho transfusional (g/dL)**	**Meta (hemoglobina g/dL)**
Pacientes críticos (sem sangramentos)	7	7-9
Pacientes críticos com choque séptico (> 6 horas)	7	7-9
Pacientes críticos com choque séptico (< 6 horas)	8-10	10
Pacientes críticos com doença cardíaca crônica	7	7-9
Pacientes críticos com doença cardíaca aguda	8-10	10

Fonte: adaptada de Herbert P.[24]

peculiares em UTI. Recomenda-se, porém, analisar os diversos espectros clínicos, de modo a realizar uma abordagem terapêutica individualizada para cada cenário clínico.[24]

Uso de eritropoetina para tratamento da anemia da sepse

A eritropoetina (EPO) é um hormônio glicoproteico cujo principal papel é a regulação das hemácias por meio dos seus receptores de superfície (EpoR), que, quando estimulados, se ligam ao DNA e provocam redução da apoptose dessas células, aumentando assim seu ciclo de vida. Os mecanismos responsáveis pela diminuição da EPO em pacientes críticos ainda não estão claros, mas parecem decorrer da inibição da liberação de citocinas, incluindo fator de necrose tumoral-α, interleucina-1 e interleucina-6. O seu principal sítio de secreção são os fibroblastos do interstício peritubular do córtex renal em resposta aos fatores induzidos pela hipóxia.[25-27]

Muitos modelos animais têm demonstrado benefícios da administração de eritropoetina em situações clínicas como a isquemia cerebral.[28] Entre esses benefícios estão os efeitos antiapoptóticos em neurônios, rins, endotélio e sistema cardiovascular. Em tais modelos, a EPO previne a apoptose por vias ativadas pelo receptor ativado da Janus tirosina-quinase 2 (Jak-2). Uma das vias ativadas da Jak-2 é a da proteína quinase B, que vai regular as ações pró-apoptóticas e antiapoptóticas por meio de seus intermediários. A EPO também leva ao aumento de muitos inibidores intrínsecos da apoptose, como o Bcl-2 e a proteína X, ligada ao inibidor da apoptose.[28]

O choque séptico está ligado à vasoplegia periférica, tendo o óxido nítrico como protagonista. Nesse caso, há grande necessidade do uso de aminas vasoativas como a norepinefrina e vasopressina que, em altas doses, podem causar efeitos deletérios, como redução do débito cardíaco, isquemia mesentérica e gangrena digital.[29] Um estudo mostrou que de 20% a 30% dos pacientes com insuficiência renal e que fizeram uso de eritropoetina desenvolveram piora da hipertensão arterial.[30]

Os mecanismos postulados foram aumento da viscosidade sanguínea, reatividade vascular e vasoconstrição após a correção da anemia.[31] Há evidências, entretanto, do efeito vasopressor direto da eritropoetina e seus receptores na musculatura lisa dos vasos.[32-35] Tais efeitos são acentuados com o uso de norepinefrina.[34,36] A EPO leva a um efeito vasopressor alternativo por atenuar os efeitos da IL-1b na síntese do óxido nítrico.[37,38] Estudos analisando a administração de eritropoetina em pacientes não críticos demonstraram aumentos sustentados da pressão arterial média e da resistência vascular periférica com sua utilização.[39,40]

Alguns estudos avaliando o uso de EPO em pacientes críticos em geral (não apenas sépticos) foram realizados. As pesquisas de Corwin *et al.* sobre o uso de EPO em pacientes críticos demonstraram que sua utilização reduz as necessidades transfusionais, porém não altera a mortalidade.[41-43] Apesar dos resultados positivos do uso da EPO em termos de redução no número de transfusões, esse hormônio pode causar efeitos colaterais, como piora da hipertensão arterial, encefalopatia hipertensiva e eventos trombóticos.[32,44,45] Não é utilizada de rotina, portanto, para tratamento da anemia em pacientes críticos.

O papel da EPO, seus mecanismos de atuação, seus desfechos clínicos favoráveis e desfavoráveis ainda não estão totalmente esclarecidos, porém há estudos ainda em andamento visando a esclarecer esses mecanismos e a possível melhor forma de sua utilização.[42,46-48]

Distúrbios de coagulação na sepse

As anormalidades da coagulação são fenômenos comuns em pacientes críticos como os sépticos. Essas alterações variam desde uma trombocitopenia isolada até a coagulação intravascular disseminada (CIVD).

Em tais enfermos, inúmeros parâmetros de coagulação estão alterados e são facilmente mensuráveis: trombocitopenia, tempo de coagulação prolongado, diminuição dos níveis de inibidores da coagulação e aumento dos níveis de produtos oriundos da fibrinólise.[49] A coagulopatia e suas complicações podem ser as causas primárias da internação do paciente na UTI ou se desenvolverem durante a internação, sendo originadas da doença de base ou mesmo de terapêuticas instituídas, tendo grande repercussão em termos de prognóstico e morbimortalidade.[50] Nos últimos anos, novos conhecimentos sobre a patogênese e o manejo clínico de muitas dessas anormalidades têm sido estudados, e essas informações podem auxiliar no diagnóstico e na estratégia terapêutica.[49]

Trombocitopenia

A trombocitopenia (ou plaquetopenia), definida como contagem plaquetária inferior a 150.000/mm³, é provavelmente o distúrbio da hemostasia mais comum em pacientes críticos.[51] Ela, por si só, é considerada um fator de mau prognóstico e pode ser causada por fenômenos genéricos ou específicos, como a sepse.[52] Os mecanismos dessa condição ainda não estão completamente entendidos. A incidência estimada de plaquetopenia nos doentes sépticos é alta, variando de 35 a 59%, e há correlação com a gravidade da mesma.[53] Os principais fatores que contribuem para essa baixa contagem de plaquetas na sepse são redução na produção de plaquetas, aumento do consumo e destruição ou sequestro das plaquetas pelo baço.[51] Parece ser contraditório o fato de que, à primeira vista, encontram-se, de um lado, altos níveis circulantes de citocinas pró-inflamatórias estimuladoras de produção de plaquetas, e de outro, um déficit dessa síntese.[54]

Anticorpos inespecíficos relacionados com as plaquetas estão presentes em cerca de 30% dos casos. No mielograma, é frequente o achado de hemofagocitose,[55] processos que consiste na fagocitose de megacariócitos e outras células hematopoiéticas por monócitos e macrófagos, hipoteticamente causado pelos elevados índices de fatores estimuladores de colônias de macrófagos presentes na sepse.[56]

Em modelos animais de sepse, ficou demonstrado que, em órgãos como o fígado, o pulmão e a retina, o endotélio ativado provoca a adesão de plaquetas.[54,55] As células endoteliais intactas apresentam uma superfície antitrombótica, que inibe a função plaquetária e a coagulação do sangue. Quando ativadas, no entanto, as células endoteliais passam a expressar propriedades trombogênicas.[54] Pode ocorrer agregação plaquetária em resposta a lipolissacarídeos bacterianos e mediadores inflamatórios, um efeito reforçado ainda pelas interações entre plaquetas e leucócitos. Uma vez aderidas, elas podem ser destruídas ou impedidas de voltar à circulação.[56]

No mielograma é frequente o achado de hemofagocitose.[57] Esse processo consiste na fagocitose de megacariócitos e outros componentes do sangue por monócitos e macrófagos, hipoteticamente causado pelas altas concentrações de fatores estimuladores de colônias de macrófagos ocorridos na sepse.[58] A ativação macrofágica, com fagocitose descontrolada de células sanguíneas e seus precursores, é também uma característica dessa condição.[59] Deve-se ressaltar, no entanto, que não é comum, na trombocitopenia associada à sepse, o achado de hipocelularidade relacionada com a redução do número de megacariócitos.[60]

Na sepse, a causa mais comum de trombocitopenia é a destruição não imune de plaquetas, podendo ser detectados anticorpos inespecíficos em até 30% dos pacientes. Nesses pacientes, a IgG provavelmente liga-se à superfície das plaquetas, provocando uma alteração da membrana.[60] A destruição de plaquetas na sepse pode ser também provocada por mecanismos imunes por conta da existência de anticorpos antiplaquetários.[61] Tal evento seria mediado por um fator denominado "gatilho ambiental", em que haveria similaridade entre antígenos do agente agressor e da plaqueta, provocando uma resposta do tipo cruzada.[61] Embora não constatada, a destruição autoimune das plaquetas tem sido implicada tanto na patogênese da púrpura trombocitopênica idiopática (PTI) como na mediação da trombocitopenia na sepse.[60] Esses pacientes com anticorpos associados a plaquetas possuem autoanticorpos dirigidos contra a glicoproteína IIb-IIIa.[62]

O aumento do baço relaciona-se com a trombocitopenia pelo sequestro plaquetário exacerbado.[63] A plaquetopenia tem origem por causa do aprisionamento celular. Além disso, nos sinusoides esplênicos, a lenta circulação somada a uma ativação exagerada das células do sistema imune mononuclear põe em contato prolongado os componentes do sangue com os macrófagos, facilitando a fagocitose.[63] Em indivíduos saudáveis, p. ex., apenas 10% do total das plaquetas encontram-se retidas no baço, diferentemente do que ocorre em indivíduos doentes (com esplenomegalia como causa secundária), em que a taxa chega a 90% do *pool* plaquetário.[63]

Alguns outros fatores que causam trombocitopenia no paciente séptico devem ser considerados, além dos mecanismos aqui expostos, como a administração de substâncias anticoagulantes como a heparina ou depressoras da medula óssea (cloranfenicol), ou a existência de doenças preexistentes, como o câncer e a própria PTI. Também é necessário estar atento à excessiva diluição de plaquetas pela transfusão, não raro em pacientes vítimas de traumatismos ou submetidos a cirurgias de alto risco.[64] As trombocitopenias, por serem bastante prevalentes e por representarem, para muitos pacientes, um fator preditivo independente de má evolução e mau prognóstico, devem ser rapidamente identificadas pelo médico intensivista.[65,66]

As transfusões de plaquetas no tratamento da trombocitopenia geralmente seguem protocolos habituais. No entanto, para pacientes com sangramento constatado ou em preparo de procedimentos invasivos, é recomendada a transfusão em contagens plaquetárias inferiores a 50.000/mm^3. Se o sangramento for do sistema nervoso central ou oftálmico, esse limite pode ser aumentado para 100.000/mm³.[67] Algumas recomendações nesse sentido:

- Pacientes com plaquetopenia sem sinais de sangramento só devem receber transfusão profilática de plaquetas se a plaquetometria estiver abaixo de 10.000/mm³.
- Pacientes com trombocitopenia e sangramento ativo devem receber transfusão terapêutica de plaquetas com contagens plaquetárias abaixo de 50.000/mm³.
- Pacientes a serem submetidos a procedimentos cirúrgicos (com exceção de cirurgias de sistema nervoso central ou cardiovasculares) devem receber transfusão de plaquetas para manutenção de contagem plaquetária acima de 50.000/mm.[3]
- Pacientes a serem submetidos a procedimentos neurocirúrgicos ou cirurgias cardiovasculares devem receber transfusão de plaquetas se as contagens plaquetárias estiverem abaixo de 100.000/mm³.
- Pacientes com contagens plaquetárias acima de 100.000/mm³, sangramento ativo e sinais evidentes de plaquetopatia indicada, p. ex., por exames laboratoriais, podem receber transfusão terapêutica de plaquetas.
- Após a transfusão profilática ou terapêutica de plaquetas, recomenda-se a contagem da plaquetometria, para avaliação da eficácia transfusional.

A transfusão pode ser por unidade (uma unidade a cada 10 kg), ou por aférese (uma unidade igual a 6 a 10 unidades de plaquetas) aumentando a contagem plaquetária para um valor entre 20-30 × 10³/mm³ por transfusão.

Coagulação intravascular disseminada

É uma complicação frequente da sepse e define-se como uma síndrome clínica adquirida, em que há um desequilíbrio entre o sistema de coagulação e o sistema fibrinolítico, resultando em formação excessiva de trombina com consequente ativação intravascular, de forma intensa, do sistema de coagulação e deposição disseminada de fibrina.[68] A deposição de fibrina intravascular, principalmente na microcirculação, acarreta obstrução e disfunção dos vasos, com consequente lesão isquêmica de diversos órgãos e tecidos, contribuindo para a falência de múltiplos órgãos. É essencial ressaltar que a CIVD é sempre secundária a uma doença de base e quase sempre associada à resposta inflamatória sistêmica com sepse, cuja gravidade depende do tipo de mecanismo desencadeante.[69] Sua ocorrência é considerada um preditor de mortalidade.[70]

Em decorrência da complexidade da definição da CIVD, diferentes sistemas de pontuação são usados. Um esquema foi proposto pela Sociedade Internacional de Hemostasia e Trombose (Tabela 14.2).[71] Utilizando-se esse escore, a CIVD pode ser encontrada em 25% a 50% dos pacientes com sepse;[71,72] desenvolve-se em cerca de 1% dos pacientes hospitalizados; e ocorre em todas as idades e raças, não apresentando predileção quanto ao gênero.

A sepse é a causa mais comum de CIVD encontrada na prática clínica, podendo representar cerca de 50% dos pacientes com CIVD em UTI. Qualquer microrganismo pode estar envolvido, porém são as bactérias as maiores causadoras de CIVD, sejam elas gram-negativas ou gram-positivas. Em resposta à infecção, desencadeia-se uma reação inflamatória generalizada, com produção de citocinas que contribuem para a expressão de substâncias pró-coagulantes em células endoteliais e monócitos. Os lipopolissacarídeos da membrana celular das bactérias, ou mesmo as endotoxinas por elas produzidas, são os mediadores dessa resposta inflamatória.[74] Outras causas comuns de CIVD incluem politraumatismos, traumatismo craniano extenso, neoplasias, cirurgias complexas, leucemia aguda promielocítica, doenças hepáticas, reações hemolíticas transfusionais, picadas por animais peçonhentos, alterações vasculares e doenças obstétricas.[75]

TABELA 14.2	ESCORE PARA DIAGNÓSTICO DE CIVD	
Exames	**Resultados**	**Pontuação**
Plaquetometria	Acima de 100 mil/mm³ Entre 50 e 100 mil/mm³ Abaixo de 50 mil/mm³ Normal	0 1 2 0
D-dímero ou PDF	Aumento moderado Aumento importante Abaixo de 3 s	2 3 0
Tempo de protrombina	Entre 3 s e 6 s Acima de 6 s	1 2
Dosagem de fibrinogênio	Acima de 100 mg/dL Abaixo de 100 mg/dL	0 1

Escore ≥ 5: compatível com CIVD em progressão; repetir escore diariamente.
Escore < 5: sugestivo de não progressão de CIVD; repetir em 1 a 2 dias.
CIVD = coagulação intravascular disseminada; PDF = produto de degradação da fibrina.
Fonte: adaptada de Fourrier *et al.*

Fisiopatologia

Nos pacientes com sepse, os componentes específicos das membranas celulares (lipopolissacarídeos ou endotoxinas) dos microrganismos ou exotoxinas, como a alfatoxina estafilocócica, são fatores envolvidos no desencadeamento da resposta inflamatória sistêmica.

A peça central no desenvolvimento da CIVD é a formação sistêmica de fibrina. Ela é resultante, basicamente, de três mecanismos: aumento da formação de trombina, supressão dos mecanismos anticoagulantes fisiológicos e atraso na remoção da fibrina por comprometimento do sistema fibrinolítico (Figura 14.1).[68]

A inflamação sistêmica durante a sepse leva à expressão de citocinas inflamatórias e anti-inflamatórias.[76] Como resposta dessas citocinas, ocorre ativação do sistema de coagulação e subsequente inibição do sistema fibrinolítico.[77] Tanto a ativação da coagulação quanto a regulação da fibrinólise são orquestradas pelo TNF-α e pelas IL-1 e IL-6.[78,79]

O mecanismo desencadeante da CIVD é a expressão do fator tecidual (ou tromboplastina), que inicia a coagulação por meio da ativação do fator VII. A fonte da tromboplastina na CIVD são as células endoteliais e os monócitos, que são ativados pelos mecanismos agressores associados à doença de base.[80,81] Esse processo é o gatilho inicial da coagulação na doença.[82,83] A formação de trombina pode ser detectada depois de três a cinco horas após bacteremia ou endotoxemia.[84]

Depois de ligar-se ao fator tecidual exposto, o fator VII é ativado (fator VIIa). O complexo fator VIIa/tromboplastina ativa o fator X em fator Xa, convertendo a protrombina em trombina que, mesmo em poucas quantidades, pode ativar o fator V e o fator VIII. O fator Va aumenta muito a capacidade do fator X em ativar a protrombina.[85] Apesar do efeito regulador do inibidor da via do fator

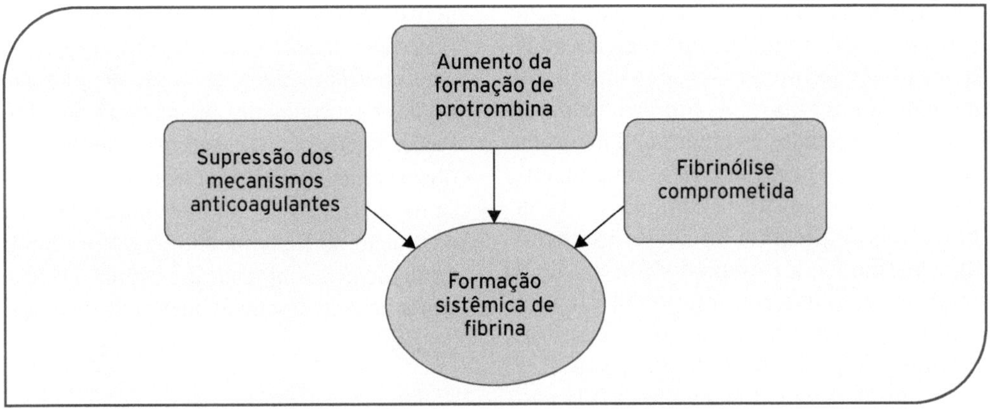

Figura 14.1: Mecanismo básico de formação sistêmica de fibrina.
Fonte: adaptada de Wandt *et al.*

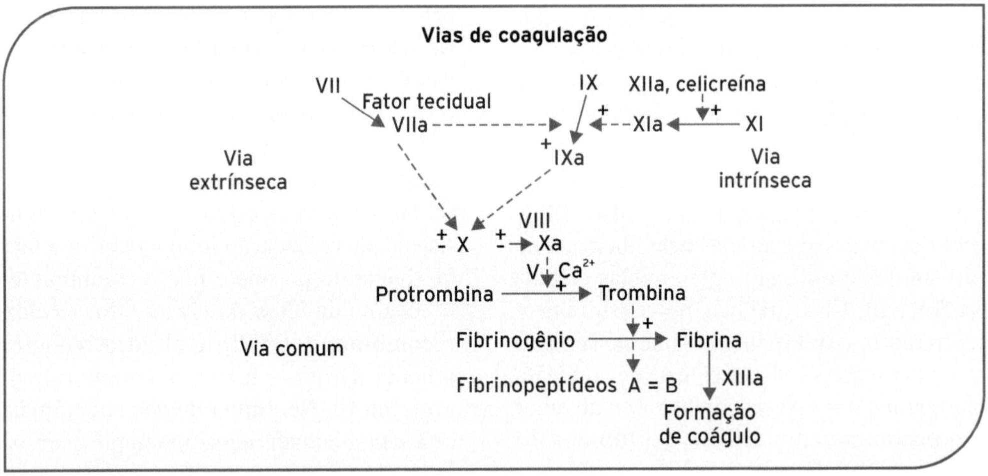

Figura 14.2: Vias da coagulação envolvidas no surgimento da coagulação intravascular disseminada (CIVD). Note que a via extrínseca, por meio da ativação do fator tecidual, é a via iniciadora do processo. A quantidade de trombina produzida por essa via é insuficiente para ativar fortemente a coagulação, porém é suficiente para ativar a via intrínseca, a qual é a potencializadora do processo. A trombina produzida, por sua vez, também ativa a resposta inflamatória, contribuindo para a disfunção orgânica. Após ativação da via intrínseca, a trombina produzida ativa fortemente a cascata de coagulação, causando a CIVD.
Fonte: adaptada de Hack CE.

tecidual (TFPI), o complexo fator VIIa/fator tecidual ativa o fator IX que, em conjunto com o fator VIIIa, também tem a função de ativar o fator X, propagando assim uma produção adicional de trombina. Esta, por sua vez, cliva o fibrinogênio em monômeros de fibrina, produzindo um coágulo que é estabilizado por ligações do fator XIII.[86] A Figura 14.2 exemplifica a cascata de coagulação habitual.

A antitrombina, as proteínas C (PC) e S (PS) e o TFPI, principais anticoagulantes fisiológicos, parecem estar todos comprometidos na CIVD. Os baixos níveis de antitrombina são atribuídos não apenas ao consumo pelo processo exacerbado de coagulação, mas também são decorrentes do aumento da sua degradação por elastases produzidas pelos neutrófilos ativados e comprometimento da sua síntese.[87] A proteína C está comprometida por três mecanismos distintos: há queda dos níveis de proteína S (cofator essencial da proteína C); a trombomodulina, que é responsável por ativar a proteína C e tem diminuição na sua atividade; e, por fim, diminuição na produção da proteína C.[88] O papel do TFPI na patogênese da CIVD não está totalmente esclarecido. Fisiologicamente, inibe o fator Xa, indiretamente a trombina e, também, o complexo TF-VIIa.[89]

O sistema fibrinolítico, apesar de estar ativado com aumento dos níveis circulantes de degradação de fibrina, não consegue contrabalancear a sua intensa deposição, o que caracteriza a doença. Em modelos experimentais, bacteremia e endotoxemia resultam em um aumento da atividade fibrinolítica, mas são causadas pela liberação de ativadores do plasminogênio pelas células endoteliais. Essa atividade pró-fibrinolítica, entretanto, é quase imediatamente seguida por uma supressão decorrente de um aumento sustentado dos níveis de inibidor do ativador do plasminogênio 1 (PAI-1) (inibidor do ativador do plasminogênio).[90]

Os níveis elevados de PAI-1 nos pacientes com sepse predizem desfechos mais desfavoráveis.[91] A atividade fibrinolítica excessiva parece ter relação com a evolução ou não para disfunção de múltiplos órgãos e sistemas (DMOS). Os pacientes com DMOS apresentam atividade fibrinolítica mais comprometida do que aqueles que não evoluem com DMOS.[92]

O consumo dos fatores da coagulação, anticoagulantes naturais (TFPI, antitrombina (AT), PC e PS) e plaquetas, resultantes da contínua ativação da coagulação, favorece o aparecimento de hemorragias, caracterizadas por sangramento difuso.[69]

No conjunto, esses mecanismos fisiopatológicos explicam a ocorrência simultânea de trombose e sangramento na CIVD.[93] É a trombose da microcirculação, porém, que mais contribui para a disfunção de múltiplos órgãos e mortalidade, apesar de as manifestações hemorrágicas serem frequentemente observadas no exame clínico.[69] Por causa da formação de microtromboses, ocorre obstrução do fluxo sanguíneo, acarretando diminuição da oxigenação tecidual e celular e provocando desenvolvimento de disfunção celular.[87,94]

Tratamento

Sendo a CIVD uma síndrome, a resolução da doença de base consiste no elemento primordial para seu tratamento adequado. Nos casos relacionados com sepse, a resolução do quadro pode levar dias, mesmo com tratamento adequado. Nos últimos 10 anos, vários estudos têm avaliado intervenções na coagulação como alvo terapêutico na sepse.[95] Os fármacos mais estudados que atuam no sistema de coagulação foram a antitrombina (derivada do plasma e não recombinante), tifacogina (inibidor da via do fator tecidual recombinante [TFPI]) e alfadrotrecogina ativada (DrotA – forma recombinante da proteína C). Nenhuma dessas substâncias está recomendada nesse momento para ser utilizada no tratamento da sepse, associada ou não à CIVD.[69]

O estudo KyberSept avaliou o uso de antitrombina, em altas doses, no cenário de sepse, e não identificou benefício em sua utilização no tratamento da sepse associada à alteração de coagulação. De modo adicional, em pacientes com uso concomitante de heparina, a utilização de antitrombina associou-se a um pior desfecho, provavelmente em decorrência de um risco maior de sangramento.[96] Apesar de estudos com números reduzidos de pacientes terem demonstrado benefício da antitrombina,[97-99] principalmente em razão do resultado negativo do estudo Kybersept, não há evidências clínicas, até o momento, para indicar o seu uso rotineiro.

Quanto à reposição de hemoderivados (notadamente plaquetas, plasma fresco congelado (PFC) ou crioprecipitado) nos pacientes sépticos com CIVD, os autores sugerem que a tarefa seja baseada na identificação de sangramento clinicamente evidente. Os resultados laboratoriais (tempo de protrombina (TP) a tempo de protrombina parcial (TPP) aumentados) não devem ser um guia isolado para determinar a necessidade de transfusão de PFC e/ou plaquetas, mas sim ocorrência de sangramento ativo, necessidade de realização de procedimentos invasivos ou ainda em situações de grande risco de complicações hemorrágicas (como pós-operatórios).

Os riscos associados à transfusão de concentrado de hemácias são também existentes quando são transfundidos PFC ou plaquetas. A dose recomendada é de 10 a 20 mL/kg de PFC em infusão rápida. Para evitar hipotermia e piora do sangramento, é importante que o plasma esteja em temperatura ambiente.[100-104]

O crioprecipitado, que contém os fatores VIII e XIII, além de fibrinogênio, fibronectina e fator de von Willebrand, pode ser indicado em pacientes com sangramento e níveis de fibrinogênio sérico inferiores a 100 mg/dL.[105] Uma unidade de crioprecipitado (20 a 30 mL) para cada 10 kg de peso corporal aumenta o fibrinogênio plasmático em cerca de 50 mg/dL.

A heparina, por ter a sua propriedade de anticoagulação como ativadora da antitrombina, também foi avaliada no tratamento da sepse em estudos clínicos e experimentais.[106-110] Um estudo de fase II, duplo-cego, randomizado, placebo-controlado (The HETRASE), que utilizou heparinização plena para tratamento da sepse, não evidenciou benefícios, seja na redução do tempo de internação ou na melhora da disfunção orgânica (objetivos primários).[111,112] Por outro lado, não foram observados eventos adversos relevantes com o uso da heparina não fracionada.[111,112] A maioria dos pacientes com CIVD, no entanto, deve receber profilaxia adequada de trombose venosa profunda, o que pode ser feito por meio de heparina subcutânea em doses baixas.[113] Apesar de mostrar-se superior à heparina não fracionada em termos de menor incidência de sangramentos e melhora de disfunção orgânica, a dalteparina (heparina de baixo peso molecular) não está associada à melhora significativa em termos de sobrevida.[114]

O inibidor da atividade do fator tecidual seria o anticoagulante mais adequado para uso na CIVD. O uso da TFPI ou tifacogina (inibidora recombinante da via do fator tecidual) foi estudado na sepse como um possível modulador da coagulação, demonstrando que a elevação plasmática do complexo trombina/antitrombina pela infusão de lipopolissacarídeo era suprimida ao administrar altas doses de TFPI.[115] Entretanto, um estudo controlado e randomizado, o OPTIMIST, não mostrou redução de mortalidade em pacientes com sepse e coagulopatia e ainda aumentou o risco de sangramentos.[116]

Devido à sua atuação não restrita somente na coagulação, mas como um coadjuvante adicional sobre a modulação da resposta inflamatória promovida pela sepse, a alfa-drotrecogina ativada (proteína C-ativada) foi considerada um tratamento potencialmente benéfico. No primeiro grande ensaio clínico, multicêntrico, randomizado, duplo-cego (PROWESS), foi demonstrada redução de risco relativo da mortalidade de 19% com o uso do medicamento.[117] O estudo, no entanto, foi interrompido depois da segunda análise interina, quando se encontrou o efeito benéfico.[117] Em uma análise de subgrupos, foi revelada redução de mortalidade de 38% naqueles pacientes com choque séptico e CIVD, quando comparados com pacientes com choque séptico, porém sem CIVD, em que houve redução relativa de mortalidade de 18%.[118] Pacientes com APACHE II maior que 24 ou com duas ou mais disfunções orgânicas e com menos de 48 horas de evolução foram aqueles que se beneficiaram significativamente. A substância foi, assim, liberada para uso nesse subgrupo de pacientes mais graves (APACHE II elevado ou mais de duas disfunções orgânicas). Pesquisas subsequentes envolvendo esse grupo de pacientes, contudo, não conseguiram reproduzir os benefícios encontrados no estudo PROWESS.[119-121]

Esses resultados negativos culminaram com a realização e a publicação do estudo PROWESS Shock, o qual não demonstrou benefício do uso do medicamento em uma população de pacientes com choque séptico e disfunção orgânica (a população para a qual a substância tinha sido indicada previamente).[122] A substância foi retirada do mercado em 2011 após o estudo. Desse modo, em termos de terapia anticoagulante para tratamento da CIVD, não temos opções terapêuticas disponíveis no momento com benefício clinicamente comprovado.

Alterações dos leucócitos

Pacientes com sepse comumente apresentam alterações leucocitárias. Leucócitos $\geq$ 12.000/mm³ ou $\leq$ 4.000/mm³, ou um desvio à esquerda com mais de 10% de bastonetes são um dos quatro critérios da síndrome da resposta inflamatória sistêmica (SIRS) utilizados na suspeição clínica de infecção.[123] Geralmente estão aumentados, porém, em pacientes pediátricos, há, na maioria dos casos, diminuição dos números de leucócitos.[124] Funke *et al.* concluíram que 38% dos neonatos com sepse tinham neutropenia, e a duração da neutropenia foi menor que 24 horas em 75% nesses pacientes.[125]

Fisiopatologia

A resposta inicial a um foco infeccioso é feita pelo sistema imune inato. As células efetoras do sistema imune inato incluem neutrófilos, monócitos/macrófagos, células *natural killer* (NK) e as plaquetas. Os neutrófilos desempenham papel importante, fagocitando microrganismos infecciosos e imunocomplexos. Citocinas liberadas durante a inflamação e a infecção promovem a migração de neutrófilos maduros da medula óssea para a circulação. A leucocitose neutrofílica é uma resposta apropriada para vários tipos de infecção, porém quando a resposta neutrofílica é exagerada, enzimas lisossomais e metabólitos tóxicos derivados de oxigênio são lançados na circulação por células inflamatórias, podendo danificar os tecidos adjacentes ao foco inflamatório.[3] Isso ocorre por inativação de proteases inibitórias, permitindo a livre atividade enzimática de elastases, proteases e outras metaloproteinases.[3]

Vários mecanismos contribuem para esse aumento de neutrófilos, incluindo a desmarginação, o aumento da liberação a partir da medula óssea e aumento da produção. A mobilização de reservas da medula óssea também pode resultar em aumento da liberação de neutrófilos jovens para a circulação periférica, os bastões, com consequente desvio à esquerda. A neutropenia pode surgir quando ocorre exaustão das células progenitoras e parada da maturação, o que compromete a linhagem granulocítica, ou provoca um desequilíbrio entre liberação e produção.[126,127] Estudos demonstram que o desenvolvimento de neutropenia tem sido associado a um pior prognóstico.[128]

A sepse também está associada à ativação de monócitos/macrófagos circulantes, que são células do sistema imune inato envolvidas na resposta a patógenos.[129,130] Essas células, por meio da regulação da síntese e liberação de citocinas, como o TNF-α, bem como o fator tecidual e os monócitos, propiciam um dos vínculos entre inflamação e coagulação.

Mecanismo de imunossupressão

Os linfócitos T CD4 ativados são programados para secretar citocinas, que apresentam perfis distintos e antagônicos.[131,132] Essas citocinas têm propriedades inflamatórias (linfócitos T-*helper* tipo 1 – Th1), incluindo TNF-α, interferon-gama e interleucina-2, ou propriedades anti-inflamatórias (linfócitos T-*helper* tipo 2 – Th2), como a interleucina-4 e a interleucina-10. Os fatores que determinam o tipo de resposta da célula T CD4 são desconhecidos, mas podem ser influenciados pela virulência do patógeno, tamanho do inóculo bacteriano, idade, comorbidades do hospedeiro e o local da infecção.[131] Em geral, inicialmente ocorre uma resposta inflamatória, porém pacientes queimados ou politraumatizados apresentam níveis reduzidos de citocinas Th1 e níveis elevados de citocinas Th2, com aumento de IL-4 e IL-10.[133] Um estudo mostrou que os níveis de interleucina-10, que estão aumentados no paciente com sepse, servem como parâmetro de pior prognóstico.[132,134,135]

Na sepse, pode ocorrer um estado de não reatividade aos antígenos: estado esse denominado anergia. Os linfócitos T são anérgicos quando não conseguem proliferar ou secretar citocinas em resposta aos seus antígenos específicos. Outro mecanismo que ocorre é a morte celular por apoptose induzida por bacteremia, em que há ativação de proteases e pode desencadear anergia.[136,137] Por esse mecanismo, um grande número de linfócitos morre, provavelmente por causa da liberação endógena de glicocorticoides em resposta ao estresse.[138] Estudos em animais demonstraram que a prevenção da apoptose de linfócitos melhora a sobrevida do paciente.[139,140]

Não ocorre diminuição dos linfócitos T CD8 ou de macrófagos, contudo os níveis de linfócitos B, linfócitos T CD4 e células dendríticas foliculares estão acentuadamente diminuídos. As perdas de linfócitos B, linfócitos T CD4 e células dendríticas diminuem a produção de anticorpos, ativação de macrófagos, e apresentação de antígenos, respectivamente. Os mecanismos de imunossupressão em pacientes com sepse estão listados na Tabela 14.3.

Com essas alterações imunológicas, a capacidade de defesa contra microrganismos patogênicos dos indivíduos acometidos fica gravemente comprometida. Muitos desses patógenos, como *Stenotrophomonas* spp., *Acinetobacter* spp., *Enterococus* spp., *Pseudomonas* spp. e *Candida* spp., são pouco virulentos ou agentes oportunistas, e acometem indivíduos com sistema imune severamente deprimido.[141,142] Outra evidência do acometimento imune dos indivíduos com sepse é a alta incidência de reativação de citomegalovírus e vírus do herpes simples, relatada em 33% e 21% dos pacientes, respectivamente.[143,144]

TABELA 14.3	MECANISMOS DE IMUNOSSUPRESSÃO NA SEPSE
Mudança de uma resposta inflamatória (Th1) para uma anti-inflamatória (Th2)	
Anergia	
Apoptose de linfócitos T CD4, linfócitos B e células dendríticas foliculares	
Redução da expressão de complexo principal de histocompatibilidade em macrófagos	
Efeito imunossupressor das células apoptóticas	

Fonte: elaborada pelos autores do capítulo.

Tratamento

A disfunção imunológica induzida pela sepse é grave, sendo associada ao aumento do risco de morte. Por isso, pesquisas atuais estudam possíveis maneiras de reverter esse processo. Além do tratamento com antibióticos, estudos recentes têm se dirigido para o desenvolvimento de métodos que melhorem a imunidade do hospedeiro. Uma nova abordagem, a terapia imunomodulatória, vem sendo testada.

Dois estudos usaram fator estimulante de colônias de granulócitos e macrófagos (GM-CSF), uma citocina que ativa e induz a produção de neutrófilos, monócitos ou macrófagos, a qual é uma potencial arma para a imunoterapia na sepse.[145,146] Nessas pesquisas, foram incluídos pacientes com diminuições persistentes na expressão do receptor HLA-DR em monócitos, anormalidade comum na sepse. Os resultados mostraram que os pacientes que foram tratados com GM-CSF tiveram uma restauração da expressão de HLA-DR em monócitos, menos tempo de ventilação mecânica, menor permanência em UTI e hospitalar.[145] Hall *et al.* mostraram que o uso de GM-CSF em pacientes pediátricos diminuiu o número de infecções nosocomiais.[146]

Outro agente quimioterápico com grande potencial na reversão da imunossupressão é a interleucina-7, que induz a proliferação de linfócitos T e células de memória, e mostrou eficácia clinicamente e em modelos animais. Em um estudo que usou essa substância, observou-se restauração da resposta de hipersensibilidade tardia, diminuição da sepse induzida por apoptose de linfócitos, reversão da sepse induzida por depressão de interferon-gama (essencial para ativação de macrófagos) e aumento da sobrevida de pacientes sépticos. Por causa da diversidade de efeitos benéficos na imunidade e da excelente segurança, investigadores do Instituto Americano de Câncer têm classificado a interleucina-7 como uma molécula com potencial terapêutico.[147]

Avanços em imunologia e o melhor entendimento da fisiopatologia da sepse fornecem novas oportunidades terapêuticas. No futuro, terapias imunomodulatórias poderão ser personalizadas com base nos achados laboratoriais e clínicos dos pacientes, reduzindo, assim, a morbimortalidade pela doença.

Referências bibliográficas

1. Angus DC, Linde-Zwirble WT, Lidicker J, et al. Epidemiology of severe sepsis in the United States: analysis of incidence, outcome, and associated costs of care. Crit Care Med. 2001;29:1303-1310.
2. Aird WC. The hematologic system as a marker of organ dysfunction in sepsis. Mayo Clin Proc. 2003;78:869-881.
3. Goyette RE, Nigel SK, Ely E. Hematologic changes in sepsis. Crit Care Med. 2004;25:645-659.
4. Vincent JL, Piagnerelli M. Transfusion in the intensive care unit. Crit Care Med. 2006;34(Suppl. 5):S96-101.
5. Corwin HL, Gettinger A, Pearl RG, et al. The CRIT Study: Anemia and blood transfusion in the critically ill—current clinical practice in the United States. Crit Care Med. 2004;32:39-52.
6. Zimmerman JE, Seneff MG, Sun X, Wagner DP, Knaus WA. Evaluating laboratory usage in the intensive care unit: patient and institutional characteristics that influence frequency of blood slamping. Crit Care Med. 1997;25:737-748.
7. Hebert PC, Wells G, Blajchman MA, et al. A multicenter, randomized, controlled clinical trial of transfusion requirements in critical care. Transfusion Requirements in Critical Care Investigators, Canadian Critical Care Trials Group. N Engl J Med. 1999;340:409-17.
8. Fowler RA, Rizoli SB, Levin PD, Smith T. Blood conservation for critically ill patients. Crit Care Clin. 2004;20(2):313-24.
9. Smoller BR, Kruskall MS. Phlebotomy for diagnostic laboratory tests in adults. Pattern of use and effect on transfusion requirements. N Engl J Med. 1986;314(19):1233-5.
10. Piagnerelli M, Zouaoui Boudjeltia K, Vincent JL, Vanhaeverbeek M. Effects of colloid solutions on red blood cell shape in septic patients. Intensive Care Med. 2002;28(Suppl. 1):306.
11. De Backer D, Creteur J, Preiser JC, Dubois MJ, Vincent JL. Microvascular blood flow is altered in patients with sepsis. Am J Respir Crit Care Med. 2002;166:98-104.

12. Ellis CG, Bateman RM, Sharpe MD, Sibbald WJ, Gill R. Effect of maldistribution of microvascular on capillary O_2 extraction in sepsis. Am J Physiol Heart Circ Physiol. 2002;282:H156-64.
13. Olivares M, Walter T, Osorio M, Chadud P, Schlesinger L. Anemia of a mild viral infection: the measles vaccine as a model. Pediatrics. 1989;84:851-855.
14. Krantz SB. Pathogenesis and treatment of anemia of chronic disease. Am J Med Sci. 1994;307:353-359.
15. Gould S, Cimino MJ, Gerber DR. Packed red blood cell transfusion in the intensive care unit: limitations and consequences. Am J Crit Care. 2007;16:39-49.
16. Shunrin SB, Anderson P, Zollinger J, Rathbun RK. Pathophysiology of hemolysis in infections with Haemophilus influenzae type b. J Clin Invest. 1986;77:1340-1348.
17. Goodnough LT. Risks of blood transfusion. Crit Care Med. 2003;31(Suppl 12):678-686.
18. Marik PE, Sibbald WJ. Effect of stored-blood transfusion on oxygen delivery in patients with sepsis. JAMA. 1993;269:3024-9.
19. Lorente JA, Landín L, De Pablo R, Renes E, Rodriguez-Diaz R, Liste D. Effects of blood transfusion on oxygen transport variables in severe sepsis. Crit Care Med. 1993;21:1312-8.
20. Vincent JL, Baron JF, Reinhart K, Gattinoni L, Thijs L, Webb A, et al. ABC (Anemia and Blood Transfusion in Critical Care) Investigators. Anemia and blood transfusion in critically ill patients. JAMA. 2002;288(12):1499-507.
21. Rivers E, Nguyen B, Havstad S, et al. Early goal-directed therapy in the treatment of severe sepsis and septic shock. N Engl J Med. 2001 Nov 8;345(19):1368-77
22. Holst LB, Haase N, Wetterslev J, et al. Lower versus higher hemoglobin threshold for transfusion in septic shock. N Engl J Med. 2014 Oct 9;371(15):1381-91.
23. Rygård SL, Holst LB, Wetterslev J, et al. Long-term outcomes in patients with septic shock transfused at a lower versus a higher haemoglobin threshold: the TRISS randomised, multicentre clinical trial. Intensive Care Med. 2016 Nov;42(11):1685-1694.
24. Hebert PC, Tinmouth A, Corwin HL. Controversies in RBC transfusion in the critically ill. Chest. 2007;131(5):1583-90.
25. Fisher JW. Erythropoietin: physiology and pharmacology update. Exp Biol Med (Maywood). 2003;228:1-14
26. Chong ZZ, Kang JQ, Maiese K. Angiogenesis and plasticity: role of erythropoietin in vascular systems. J Hematother Stem Cell Res. 2002;11:863-871.
27. Genc S, Koroglu TF, Genc K. Erythropoietin as a novel neuroprotectant. Restor Neurol Neurosci. 2004;22:105-119.
28. Sakanaka M, Wen TC, Matsuda S, Masuda S, Morishita E, Nagao M, et al. In vivo evidence that erythropoietin protects neurons from ischemic damage. Proc Natl Acad Sci USA. 1998;95:4635-4640.
29. Holmes CL, Walley KR, Chittock DR, Lehman T, Russell JA. The effects of vasopressin on hemodynamics and renal function in severe septic shock: a case series. Intensive Care Med. 2001,27:1416-1421.
30. Maschio G. Erythropoietin and systemic hypertension. Nephrol Dial Transplant. 1995;10(Suppl 2):74-79.
31. Smith KJ, Bleyer AJ, Little WC, Sane DC. The cardiovascular effects of erythropoietin. Cardiovasc Res. 2003;59:538-548.
32. Arcasoy MO. The non-haematopoietic biological effects of erythropoietin. Br J Haematol. 2008;141:14-31.
33. Neusser M, Tepel M, Zidek W. Erythropoietin increases cytosolic free calcium concentration in vascular smooth muscle cells. Cardiovasc Res. 1993;27:1233-1236.
34. Akimoto T, Kusano E, Fujita N, et al. Erythro-poietin modulates angiotensin II- noradrenaline-induced Ca(2+) mobilization in cultured rat vascular smooth-muscle cells. Nephrol Dial Transplant. 2001;16:491-499.
35. Barrett JD, Zhang Z, Zhu JH, et al. Erythropoietin upregulates angiotensin receptors in cultured rat vascular smooth muscle cells. J Hypertens. 1998;16(12 Pt 1):1749-1757.
36. Kusano E, Akimoto T, Umino T, et al. Modulation of endothelin-1-induced cytosolic free calcium mobilization and mitogen-activated protein kinase activation by erythropoietin in vascular smooth muscle cells. Kidney Blood Press Res. 2001;24:192-200.
37. Akimoto T, Kusano E, Muto S, et al. The effect of erythropoietin on interleukin-1b mediated increase in nitric oxide synthesis in vascular smooth muscle cells. J Hypertens. 1999;17:1249-1256.
38. Kusano E, Akimoto T, Inoue M, et al. Human recombinant erythropoietin inhibits interleukin1b-stimulated nitric oxide and cyclic guanosine monophosphate production in cultured rat vascular smooth-muscle cells. Nephrol Dial Transplant. 1999;14:597-603.

39. Allegra A, Galasso A, Siracusano L, et al. Administration of recombinant erythropoietin determines increase of peripheral resistances in patients with hypovolemic shock. Nephron. 1996;74:431-432.
40. Hand MF, Haynes WG, Johnstone HA, Anderton JL, Webb DJ. Erythropoietin enhances vascular responsiveness to norepinephrine in renal failure. Kidney Int. 1995;48:806.
41. Corwin HL, Gettinger A, Pearl RG, et al. Efficacy of recombinant human erythropoietin in critically ill patients: a randomized controlled trial. JAMA. 2002;288:2827-2835.
42. Corwin HL, Gettinger A, Rodriguez RM, et al. Efficacy of recombinant human erythropoietin in the critically ill patient: a randomized, double- blind, placebo-controlled trial. Crit Care Med. 1999;27:2346-2350.
43. Corwin HL, Gettinger A, Fabian TC, et al. Efficacy and safety of epoetin alfa in critically ill patients. N Engl J Med. 2007;357:965-976.
44. Besarab A, Bolton WK, Browne JK, et al. The effects of normal as compared with low hematocrit values in patients with cardiac disease who are receiving hemodialysis and epoetin. N Engl J Med. 1998;339:584-590.
45. Phrommintikul A, Haas SJ, Elsik M, Krum H. Mortality and target haemoglobin concentrations in anaemic patients with chronic kidney disease treated with erythropoietin: a meta-analysis. Lancet. 2007;369:381-388.
46. Ehrenreich H, Hasselblatt M, Dembowski C, et al. Erythropoietin therapy for acute stroke is both safe and beneficial. Mol Med. 2002;8:495-505.
47. Gabriel A, Kozek S, Chiari A, et al. High-dose recombinant human erythropoietin stimulates reticulocyte production in patients with multiple organ dysfunction syndrome. J Trauma. 1998;44:361-367.
48. van Iperen CE, Gaillard CA, Kraaijenhagen RJ, Braam BG, Marx JJ, van de Wiel A. Response of erythropoiesis and iron metabolism to recombinant human erythropoietin in intensive care unit patients. Crit Care Med. 2000;28:2773-2778.
49. Levi M, Opal SM. Coagulation Abnormalities in critically ill patients. Crit Care. 2006;10:222-229.
50. Azevedo LC, Maciel AT. Coagulopatias no paciente grave. In: Azevedo LC, Ladeira JP,
51. Oliveira AR, Velasco IT eds. Medicina Intensiva Baseada em Evidências. São Paulo: Editora Atheneu, 2010.
52. Mavrommatis AC, Theodoridis T, Orfanidou A, et al. Coagulation system and platelets are fully activated in uncomplicated sepsis. Crit Care Med. 2000;28:451-457.
53. Folman CC, Linthorst GE, van Mourik J, et al. Platelets release thrombopoietin (Tpo) upon activation: another regulatory loop in thrombocytopoiesis? Thromb Haemost. 2000; 83:923-930.
54. Vanderschueren S, De Weerdt A, Malbrain M, Vankersschaever D, Frans E, Wilmer A, et al. Thrombocytopenia and prognosis in intensive care. Crit Care Med. 2000;28(6):1871-6.
55. Sheu JR, Hung WC, Wu CH, et al. Reduction in lipopolysaccharide-induced thrombocytopenia by triflavin in a rat model of septicemia. Circulation. 1999;99:3056-3062.
56. Tsujikawa A, Kiryu J, Yamashiro K, et al. Interactions between blood cells and retinal endothelium in endotoxic sepsis. Hypertension. 2000;36:250-258.
57. Salat A, Murabito M, Boehm D, et al. Endotoxin enhances in vitro platelet aggregability in whole blood. Thromb Res. 1999;93:145-148.
58. Opal SM. Phylogenetic and functional relationships between coagulation and the innate immune response. Crit Care Med. 2000;28(9, suppl):S77-S80.
59. Gabay C, Kushner I. Acute-phase proteins and other systemic responses to inflammation. N Engl J Med. 1999;340:448-454.
60. Francois B, Trimoreau F, Vignon P, Fixe P, Praloran V, Gastinne H. Thrombocytopenia in the sepsis syndrome: role of hemophagocytosis and macrophage colony-stimulating factor. Am J Med.1997;103:114-120.
61. Stephan F, Hollande J, Richard O, Cheffi A, Maier-Redelsperger M, Flahault A. Thrombocytopenia in a surgical ICU. Chest. 1999;115:13631370.
62. Cines D, Blanchette VS. Immune thrombocytonic purpura. N Engl J Med. 2002;34:995-1008.
63. Stephan F, Cheffi MA, Kaplan C, et al. Autoantibodies against platelet glycoproteins in critically ill patients with thrombocytopenia. Am J Med. 2000;108:554-560.
64. Zago MA, Falcão RP, Pasquini R. Hematologia Fundamentos e Prática. São Paulo: Atheneu, 2005. p. 116-123.
65. Gawaz M, Dickfeld T, Bogner C, Fateh-Moghadam S, Neumann FJ. Platelet function in septic multiple organ dysfunction syndrome. Intensive Care Med. 1997;23:379-385.
66. Brun-Buisson C, Doyon F, Carlet J, et al. French ICU Group for Severe Sepsis. Incidence, risk factors, and outcome of severe sepsis and septic shock in adults: a multicenter prospective study in intensive care units. JAMA. 1995;274:968-974.
67. Vanderschueren S, De Weerdt A, Malbrain M, et al. Thrombocytopenia and prognosis in intensive care. Crit Care Med. 2000;28:1871-1876.

68. Wandt H, Frank M, Ehninger G, et al. Safety and cost effectiveness of a 10 × 109/L trigger for prophylactic platelet transfusions compared with the traditional 20 × 109/L trigger: a prospective comparative trial in 105 patients with acute myeloid leukemia. Blood. 1998;91:3601-3606.
69. Levi M, Ten Cate H. Disseminated intravascular coagulation. N Engl J Med. 1999;341(8):586-592.
70. Filho RC, Santucci M, Fernandes H. A Coagulação. In: Azevedo LC, Piras C, eds. Choque circulatório. São Paulo: Atheneu, 2013. p. 57-83.
71. Fourrier F, Chopin C, Goudemand J, et al. Septic shock, multiple organ failure, and disseminated intravascular coagulation. Compared patterns of antithrombin III, protein C, and protein S deficiencies. Chest. 1992;101:816-823.
72. Taylor FB Jr, Toh CH, Hoots WK, et al. Towards definition, clinical and laboratory criteria, and a scoring system for disseminated intravascular coagulation. Thromb Haemost. 2001;86:1327-1330.
73. Dempfle CE, Wurst M, Smolinski M, et al. Use of soluble fibrin antigen instead of D-dimer as fibrin-related marker may enhance the prognostic power of the ISTH overt DIC score. Thromb Haemost. 2004;91:812-818.
74. Esmon CT. Introduction: are natural anticoagulants candidates for modulating the inflammatory response to endotoxin? Blood. 2000;95:1113-1136.
75. Esmon CT, Fukudome K, Mather T, et al. Inflammation, sepsis and coagulation. Haematologica. 1999;84(3):254-259.
76. van der Poll T, van Deventer SJ. Cytokines and anticytokines in the pathogenesis of sepsis. Infectious Disease Clinics of North America. 1999;13(2):413-426.
77. Vervloet MG, Thijs LG, Hack CE. Derangements of coagulation and fibrinolysis in critically ill patients with sepsis and septic shock. Semin Thromb Hemost. 1998;24(1):33-44.
78. van der Poll T, Buller HR, ten Cate H et al. Activation of coagulation after administration of tumor necrosis factor to normal subjects. N Engl J Med. 1990;322:1622-1627.
79. van der Poll T, Levi M, Hack CE, et al. Elimination of interleukin 6 attenuates coagulation activation in experimental endotoxemia in chimpanzees. J Exp Med. 1994;179:1253-1259.
80. Taylor FB, Chang A, Ruf W, et al. Lethal E coli septic shock is prevented by blocking tissue factor with monoclonal antibody. Circ Shock. 1991;33:127-134.
81. Taylor FB, Chang ACK, Peer G, et al. Active site inhibited factor VIIa (DEGR VIIa) attenuates the coagulant and interleukin-6 and -8, but not tumor necrosis factor, responses of the baboon to LD100 Escherichia coli. Blood. 1998;91:1609-1615.
82. Solovey A, Gui L, Key NS, et al. Tissue factor expression by endothelial cells in sickle cell anemia. J Clin Invest. 1998;101:1899-1904 23.
83. Franco RF, de Jonge E, Dekkers PE, et al. The in vivo kinetics of tissue factor messenger RNA expression during human endotoxemia: relationship with activation of coagulation. Blood. 2000;96:554-559.
84. Levi M. The coagulant response in sepsis. Clin Chest Med. 2008;29(4):627-42.
85. Roberts HR, Monroe DM, Oliver JA, et al. Newer concepts of blood coagulation. Haemophilia. 1998;4:331-334.
86. Hack CE. Tissue factor pathway of coagulation in sepsis. Crit Care Med. 2000;28:S25-S30.
87. Levi M., Ten Cate H. Disseminated intravascular coagulation: Current concepts. N Engl J Med. 1999;341:586-592.
88. Suffredini AF, Harpel PC, Parrillo JE. Promotion and subsequent inhibition of plasminogen activator after administration of intravenous endotoxin to normal subjects. N Engl J Med. 1989;320:1165-1172.
89. Novotny WF, Brown SG, Miletich JP, Rader DJ, Broze GJ Jr. Plasma antigen levels of the lipoprotein-associated coagulation inhibitor in patient samples. Blood. 1991;78(2):387-93.
90. Biemond BJ, Levi M, Ten Cate H, Van der Poll T, Büller HR, Hack CE, et al. Plasminogen activator and plasminogen activator inhibitor I release during experimental endotoxaemia in chimpanzees: effect of interventions in the cytokine and coagulation cascades. Clin Sci (Lond). 1995;88(5):587-94.
91. Mesters RM, Flörke N, Ostermann H, Kienast J. Increase of plasminogen activator inhibitor levels predicts outcome of leukocytopenic patients with sepsis. Thromb Haemost. 1996;75(6):902-7.
92. Asakura H, Ontachi Y, Mizutani T, et al. An enhanced fibrinolysis prevents the development of multiple organ failure in disseminated intravascular coagulation in spite of much activation of blood coagulation. Crit Care Med. 2001;29:1164-1168.
93. ten Cate H, Timmerman JJ, Levi M. The pathophysiology of disseminated intravascular coagulation. Thromb Haemost. 1999;82 (2):713-717.
94. Matsuda T. Clinical aspects of DIC-disseminated intravascular coagulation. Pol J Pharmacol. 1996;48(1):73-5.
95. Colman RW, Robboyy SJ, Minna JD. Disseminated intravascular coagulation: a reappraisal. Annual Review of Medicine. 1979;30:359-374.

96. Gruber A, Harker LA, Hanson SR, et al. Antithrombotic effects of combining activated protein C and urokinase in nonhuman primates. Circulation. 1991;84(6):2454-2462.
97. Warren BL, Eid A, Singer P, et al. High-dose antithrombin III in severe sepsis: a randomized controlled trial. JAMA. 2001;286(15):1869-1878.
98. Baudo F, Caimi TM, Decataldo F, et al. Antithrombin III replacement therapy in patients with sepsis and/or postsurgical complications: A controlled double-blind, randomized, multicenter study. Intensive Care Med. 1998;24:336-342.
99. Eisele B, Lamy M, Thijsl LG, et al. Antithrombin III in patients with severe sepsis. A randomized placebo-controlled, double-blind multicenter trial plus meta-analysis on all randomized, placebo-controlled, double-blind trials with antithrombin III in severe sepsis. Intensive Care Med. 1998;24:663-672.
100. Warren BL, Eid A, Singer P, et al. High-dose antithrombin III in severe sepsis: a randomized controlled trial. JAMA. 2001;286(15):1869-1878.
101. Abdel-Wahab OI, Healy B, Dzik WH. Effect of fresh-frozen plasma transfusion on prothrombin time and bleeding in patients with mild coagulation abnormalities. Transfusion. 2006;46:1279-85.
102. Practice parameter for the use of fresh frozen plasma, cryoprecipitate, and platelets. College of American pathologists. JAMA. 1994;271:777-81.
103. Canadian Medical Association Expert Working Group. Guidelines for red blood cell and plasma transfusion for adults and children. Can Med Assoc J. 1997;156:S1-S24.
104. Practice Guidelines for blood component therapy: A report by the American Society of Anesthesiologists Task force on Blood Component Therapy. Anesthesiology. 1996;84:732-47.
105. Zimmerman JL. Use of blood products in sepsis: an evidence based review. Crit Care Med. 2004;32(11 suppl):S542-7.
106. Amitrano L, Guardascione MA, Brancaccio V, et al. Coagulation disorders in liver disease. Semin Liver Dis. 2002;22:83-96.
107. Griffin JH, Fernandez JA, Gale AJ, et al. Activated protein C. J Thromb Haemost. 2007;5 (Suppl 1):73-80.
108. Griffin MP, Gore DC, Zwischenberger JB, et al. Does heparin improve survival in experimental porcine gram-negative septic shock? Circulatory shock. 1990;31(3):343-349.
109. Tanaka T, Tsujinaka T, Kambaysahi J, et al. The effect of heparin on multiple organ failure and disseminated intravascular coagulation in a sepsis model. Thromb Res. 199060(4):321-330.
110. Meyer J, Cox CS, Herndon DN, et al. Heparin in experimental hyperdynamic sepsis. Crit Care Med. 1993;21 (1):84-89.
111. Pernerstorfer T, Hollenstein U, Hansen J, et al. Heparin blunts endotoxin-induced coagulation activation. Circulation. 1999;100 (25):2485-2490.
112. Jaimes F, De la Rosa G, Arango C, et al. A randomized clinical trial of unfractioned heparin for treatment of sepsis (the HETRASE study): design and rationale [NCT00100308]. Trials. 2006;7:19.
113. Goldhaber S. Z. Venous thromboembolism in the intensive care unit: The last frontier. Chest. 1998;113:5-7.
114. Sakuragawa N, Haegawa H, Maki M, et al. Clinical evaluation of low-molecular-weight heparin (FR-860) on disseminated intravascular coagulation (DIC)- a multicenter co-operative double-blind trial in comparison with heparin. Thromb Res. 1993;72:475-500.
115. De Jonge E, Dekkers EP, Creasey AA, et al. Tissue factor pathway inhibitor (TFPI) dose dependently inhibits coagulation activation without influencing the fibrinolytic and cytokine response during human endotoxemia. Blood. 2000;95:1124-1129.
116. Abraham E, Reinhart K, Opal S, et al. Efficacy and safety of Tifacogin (Recombinant Tissue Factor Pathway Inhibitor) in Severe Sepsis. A Randomized Controlled Trial. JAMA. 2003;290:238-247.
117. Bernard GR, Vicent JL, Laterre PF, et al. Efficacy and safety of recombinant human activated protein C for severe sepsis. N Engl J Med. 2001;344(10):699-709.
118. Dhainaut JF, Yan SB, Joyce DE, et al. Treatment effects of drotrecogin alfa (activated) in patients with severe sepsis with or without overt disseminated intravascular coagulation. J Thromb Haemost. 2004;2(11): 1924-1933.
119. Kanji S, Perreault MM, Chant C, et al. Evaluating the use of Drotrecogin alfa (activated) in adult severe sepsis: a Canadian multicenter observational study. Intensive Care Med. 2007;33(3):517-523.
120. Bertolini G, Rossi C, Anghileri A, et al. Use of Drotrecogin alfa (activated) in Italian intensive care units: the results of a nationwide survey. Intensive Care Med. 2007;33(3):426-434.
121. Kalil AC, Larosa SP. Effectiveness and safety of dotrecogin alfa (activated) for severe sepsis: a meta-analysis and metarregression. The Lancet infectious diseases. 2012;12(9):678-686.

122. Ranieri VM, Thompson BT, Barie PS, et al. Drotrecogin alfa (activated) in adults with septic shock. N Engl J Med. 2012;366(22):2055-2064.
123. Wenzel RP, Edmond MB. Septic Shock – evaluating another failed treatment. N Engl J Med. 2012;366(22):2122-2124.
124. Bone RC, Balk RA, Cerra FB, et al. Definitions for sepsis and organ failure and guidelines for the use of innovative theraoies in sepsis. The ACCP/SCCM Consensus Conference Committee. American College of Chest Phtsicians/Society of Critical Care Medicine. Chest. 1992;101: 1644-1555.
125. Zahorec R. Ratio of neutrophil to lymphocyte counts - rapid and simple parameter of systemic inflammation and stresse in critically ill [in English]. Bratisl Lek Listy. 2001;102:5-14.
126. Funke A, Berner R, Traichel B, Schmeisser D, Leititis JU, Niemeyer CM. Frequency, natural course, and outcome of neonatal neutropenia. Pediatrics. 2000;106(1, pt 1):45-51.
127. Shoup M, Weisenberger JM, Wang JL, Pyle JM, Gamelli RL, Shankar R. Mechanisms of neutropenia involving myeloid maturation arrest in burn sepsis. Ann Surg. 1998;228: 112-122.
128. Quezado Z, Parent C, Karzai W, et al. Acute G-CSF therapy is not protective during lethal E. coli sepsis. Am J Physiol Regul Integr Comp Physiol. 2001;281:R1177-R1185.
129. Georges H, Leroy O, Vandenbussche C, et al. Epidemiological features and prognosis of severe community-acquired pneumococcal pneumonia. Intensive Care Med. 1999;25:198-206.
130. Kuhns DB, Alvord WG, Gallin JI. Increased circulating cytokines, cytokine antagonists, and E-selectin after intravenous administration of endotoxin in humans. J Infect Dis. 1995;171:145- 152.
131. Spittler A, Razenberger M, Kupper H, et al. Relationship between interleukin-6 plasma concentration in patients with sepsis, monocyte phenotype, monocyte phagocytic properties, and cytokine production. Clin Infect Dis. 2000;31:1338-1342.
132. Abbas AK, Murphy KM, Sher A. Functional diversity of helper T lymphocytes. Nature. 1996;383:787-93.
133. Opal SM, DePalo VA. Anti-inflammatory cytokines. Chest. 2000;117:1162-72.
134. Lederer JA, Rodrick, ML Mannick JA. The effects of injury on the adaptive immune response. Shock. 1999;11:153-9.
135. Gogos CA, Drosou E, Bassaris HP, Skoutelis A. Pro- versus anti-inflammatory cytokine profile in patients with severe sepsis: a marker for prognosis and future therapeutic options. J Infect Dis. 2000;181:176-80.
136. Reber AJ, Chirkova T, Kim JH, et al. Immunosenescence and challenges of vaccination against influenza in the aging population. Aging Dis. 2012;3:68-90.
137. Raff M. Cell suicide for beginners. Nature. 1998;396:119-22.
138. Haslett C, Savill J. Why is apoptosis important to clinicians? BMJ. 2001;322:1499-500.
139. Fukuzuka K, Edwards CK III, Clare- Salzler M, Copeland EM III, Moldawer LL, Mozingo DW. Glucocorticoid-induced, caspase-dependent organ apoptosis early after burn injury. Am J Physiol Regul Integr Comp Physiol. 2000;278:R1005-R1018.
140. Chung CS, Xu YX, Wang W, Chaudry IH, Ayala H. Is Fas ligand or endotoxin responsible for mucosal lymphocyte apoptosis in sepsis? Arch Surg. 1998;133:1213-20.
141. Hotchkiss RS, Tinsley KW, Swanson PE, et al. Prevention of lymphocyte cell death in sepsis improves survival in mice. Proc Natl Acad Sci USA. 1999;96:14541-6.
142. Otto GP, Sossdorf M, Claus RA, et al. The late phase of sepsis is characterized by an increased microbiological burden and death rate. Crit Care. 2011;15:R183.
143. Kollef KE, Schramm GE, Wills AR, Reichley RM, Micek ST, Kollef MH. Predictors of 30-day mortality and hospital costs in patients with ventilator-associated pneumonia attributed to potentially antibiotic-resistant gram-negative bacteria. Chest. 2008;134:281-287.
144. Luyt CE, Combes A, Deback C, et al. Herpes simplex virus lung infection in patients undergoing prolonged mechanical ventilation. Am J Respir Crit Care Med. 2007;175:935-42.
145. Limaye AP, Kirby KA, Rubenfeld GD, et al. Cytomegalovirus reactivation in critically ill immunocompetent patients. JAMA. 2008;300: 413-22.
146. Meisel C, Schefold JC, Pschowski R, et al. Granulocyte-macrophage colony-stimulating factor to reverse sepsis-associated immunosuppression: a double-blind, randomized, placebo-controlled multicenter trial. Am J Respir Crit Care Med. 2009;180:640-48.
147. Hall MW, Knatz NL, Vetterly C, et al. Immuno-paralysis and nosocomial infection in children with multiple organ dysfunction syndrome. Intensive Care Med. 2011;37:525-32.
148. Cheever MA. Twelve immunotherapy drugs that could cure cancers. Immunol Rev. 2008;222:357-68.

15

Encefalopatia Associada à Sepse

Thire Baggio Machado Marazzi
Pedro Kurtz
Fernando Augusto Bozza

Introdução

O conceito de sepse e sua fisiopatologia têm sido ampliados nas últimas décadas, sendo atualmente definida como "disfunção orgânica potencialmente fatal causada por uma resposta desregulada do hospedeiro à infecção".[1] Apesar dos avanços na prevenção e detecção precoce, a sepse ainda corresponde a importante causa de morbimortalidade no mundo. Estima-se que a incidência global de sepse seja em torno de 30 milhões de casos ao ano,[2] com mortalidade variável de 20% a 25% em países desenvolvidos.[3]

No Brasil, o primeiro inquérito nacional sobre o tema (SPREAD)[4] demonstrou que um terço dos leitos de terapia intensiva no país era ocupado por pacientes com sepse, com letalidade de 55%, resultando em aproximadamente 200 mil mortes por ano. Outros estudos brasileiros com dados do SUS demonstraram ainda aumento progressivo na taxa de letalidade em anos subsequentes,[5,6] o que alerta que o número atual seja superior ao demonstrado previamente.

Estima-se que cerca de 70% dos pacientes com sepse apresentem algum grau de disfunção cerebral aguda,[7] também denominada encefalopatia associada à sepse (EAS). A apresentação clínica varia desde alteração comportamental discreta até coma, frequentemente de instalação precoce e pouco diagnosticada.[2,3] Entre os principais motivos para o pouco reconhecimento estão a falta de critérios diagnósticos precisos e o desconhecimento da fisiopatologia envolvida. Além da incidência, EAS apresenta grande impacto social. Há evidências robustas que demonstram que a EAS é fator prognóstico independente para mortalidade, desfecho funcional desfavorável e tempo prolongado de UTI, bem como persistente comprometimento cognitivo de longo prazo, o que impacta no retorno a uma vida plena dos sobreviventes de sepse com EAS.[8-12]

Esse capítulo visa a descrever o conhecimento atual sobre os mecanismos, apresentação clínica, tratamentos disponíveis e a importância da EAS em relação a desfechos de curto e longo prazos.

Definição

EAS é definida como disfunção cerebral difusa de início agudo em pacientes com diagnóstico de sepse em que obrigatoriamente tenha-se excluído qualquer acometimento primário do sistema nervoso central (SNC) (p. ex., meningite/encefalite, traumatismo de crânio, encefalopatia hipóxico-isquêmicas, entre outras), alteração metabólica específica e efeito colateral de uso abusivo de drogas ou medicamentos.[3,13-16] Assim, a EAS é secundária a mecanismos complexos e multifatoriais de resposta do hospedeiro a infecção de sítio extra-SNC, com sintomas que podem persistir desde a fase aguda até a crônica e deixar sequelas de longo prazo, independente de tratamento infeccioso efetivo.[8-12]

Manifesta-se por comprometimento da função cognitiva, podendo variar de alterações comportamentais leves até estupor ou coma. As formas mais brandas, conhecidas como *sickness behavior*,[2] são caracterizadas por sensação de mal-estar, redução de atenção e alerta, reclusão social, desordens alimentares, ansiedade e alterações sono-vigília. Todas as formas de *delirium* (hipoativo, hiperativo ou misto) também são consideradas manifestações do espectro da EAS. Algumas reações motoras menos comuns incluem rigidez, asterix, tremores e mioclonia.[13-16]

Infelizmente, não há critérios diagnósticos definitivos para EAS, especialmente nos pacientes sedados ou comatosos, em que o exame físico neurológico não é confiável.[17] Em pacientes acordados, alguns testes de rastreio, como o CAM-ICU (do inglês Confusion Assessment Method for the ICU), têm sido validados, com sensibilidade de 80% e especificidade de 96%.[18] A utilidade de exames complementares sensíveis como o eletroencefalograma ou mais específicos como o Doppler transcraniano ainda é controversa entre especialistas.[19-23]

Fisiopatologia

A fisiopatologia da EAS é complexa, multifatorial e ainda não completamente compreendida. Vários mecanismos demonstrados em estudos experimentais e translacionais têm sido propostos e incluem desequilíbrio bioenergético, disfunção mitocondrial e vascular, disfunção e permeabilidade da barreira hematoencefálica (BHE), dano oxidativo, desequilíbrios entre neurotransmissores, neuroinflamação e morte celular. Ademais, esses mecanismos podem sofrer influências de outras condições sistêmicas, como febre, distúrbios hidroeletrolíticos e disfunções hemodinâmicas.[2,3,24-30]

Neuroinflamação, ativação da micro-glia e alterações da barreira hematoencefálica

Neuroinflamação é um dos principais mecanismos envolvidos na fisiopatologia da EAS, tanto na fase aguda como nos processos resultantes em apoptose neuronal, principal substrato de distúrbio cognitivo persistente pós-sepse.[27,28] De maneira resumida, durante a sepse, citocinas pró-inflamatórias como interleucinas (IL1B e IL-6), fator de necrose tumoral (TNF-α) e óxido nítrico (NO) promovem expressão de moléculas de adesão nas células endoteliais da microvasculatura,[25] fenômeno que permite a ativação neuroglial, de astrócitos e de micróglia, que, por sua vez, desenvolvem propriedades neurotóxicas.[24-30]

A micróglia consiste em células imunes residentes no tecido cerebral e são as primeiras células de defesa local a serem ativadas.[26] Há, pelo menos, dois fenótipos de resposta à ativação descritos: pró-inflamatória, denominada M1, e anti-inflamatória, denominada M2. Acredita-se que o desequilíbrio entre a ativação desses dois fenótipos com aumento de expressão pró-inflamatória leva a liberação de NO, produção de espécies reativas de oxigênio (EROs) e aumento de glutamato, moléculas implicadas no prolongamento da duração de sintomas de EAS e em morte celular.[26-28]

Os astrócitos, por sua vez, são células essenciais na manutenção de integridade da BHE, na constituição de unidade neuroglial, na plasticidade e funcionalidade de sinapses e no balanço de fluidos cerebrais. A ativação de astrócitos via receptores *toll-like* resulta em fenômeno denominado astrogliose reativa, o qual, por múltiplas vias, implica na disfunção da BHE, na produção de EROs e edema cerebral.[26]

Todas essas células inflamatórias ativadas causam aumento de expressão de metaloproteinases, que atuam destruindo as *tight junctions* entre células da BHE. Adicionalmente, outros mecanismos também descritos são: a infiltração de neutrófilos ativados em tecido cerebral e superexpressão de aquaporina 4.[25]

Alterações do fluxo sanguíneo cerebral e microcirculação

Alterações na autorregulação, na perfusão e na microcirculação cerebrais também têm sido implicadas no mecanismo fisiopatológico da EAS. Acredita-se que em cerca de 50% dos pacientes com sepse tenham disfunções vasculares identificadas na macrovasculatura cerebral, e cerca de até um quarto desses pacientes com sepse apresentaram infartos cerebrais em estudos *post mortem*.[31] Assim, acredita-se que alterações da autorregulação cerebral, sem evidência de prejuízo direto da perfusão, podem estar presentes e preceder o desenvolvimento de EAS.[32,33]

No nível microcirculatório, as unidades gliovasculares ajustam o fluxo sanguíneo regional à demanda energética local por meio de mecanismos de autorregulação, entre os quais a própria sinalização endotelial e celular, visando manter a perfusão intracraniana adequada mesmo em situações de hipotensão arterial sistêmica. Estudos com marcadores de integridade de glicocálice de células de mucosa oral em pacientes com sepse têm demonstrado alterações endoteliais frequentes nesses indivíduos.[34] Acredita-se que os mesmos achados possam ocorrer no endotélio cerebral. Embora frequentes, os mecanismos de prejuízo da unidade gliovascular ainda não são completamente compreendidos.

Bioenergética cerebral, disfunção mitocondrial e estresse oxidativo

O cérebro é órgão de alta demanda energética, dependendo diretamente de oferta de oxigênio e glicose. Para além dos já citados aumento de demanda energética por ativação celular associado a neuroinflamação e redução de oferta de oxigênio e glicose por desequilíbrio perfusional da microvasculatura, há outros mecanismos de disfunção mitocondrial essenciais para desequilíbrio bioenergético cerebral. O metabolismo mitocondrial pode ter múltiplos fenômenos afetados durante a sepse, como a perda de potencial de membrana, redução da capacidade de síntese de ATP e super/hipoexpressão de enzimas de cadeia oxidativa, resultando em aumento de produção de ERRO.[35-38] Todos esses mecanismos podem resultar em apoptose celular.[35-38]

Desequilíbrio de neurotransmissores e via colinérgica

Alterações de vias de neurotransmissores como dopamina, β-adrenérgico, ácido gama--aminobutírico (GABA) e glutamato foram descritas em pacientes com sepse.[2] Acredita-se ainda que o desequilíbrio entre as vias dopaminérgicas e colinérgicas sejam as mais envolvidas nas alterações cognitivas de longo prazo pós-sepse. Já foi demonstrado, p. ex., que ao estimular o nervo vago houve redução na liberação de TNF-α e outras citocinas pró-inflamatórias.[39] Com isso, descreveu-se uma via anti-inflamatória colinérgica (VAC), composta pela via de nervo vago, receptores colinérgicos e células esplênicas capazes de regular respostas humorais e celulares à infecção.[39] Acredita-se que a estimulação de núcleo motor dorsal do nervo vago central ou por estímulos periféricos possam atuar como reguladora de produção de citocinas pró e anti-inflamatórias.

Neuroanatomia funcional da encefalopatia associada à sepse

São descritas ao menos duas vias de sinalização inflamatória cerebral.[40,41] A primeira é deflagrada por estimulação nervosa vagal periférica por lipopolissacárides, transmitida para núcleo autonômico em tronco cerebral, conforme supracitada VAC. A via final resulta em ativação de respostas autonômicas e neuroendócrinas. A segunda é a estimulação de órgãos adjacentes ao terceiro ventrículo, incluindo a área postrema, mediada por citocinas inflamatórias. Acredita-se que ambas as vias, quando superativadas, possam induzir respostas autonômicas desreguladas, sobretudo cardiovasculares, e que essas respostas aumentam de mortalidade em pacientes com sepse.[40,41]

Além das vias descritas, estruturas corticais e subcorticais foram especialmente estudadas em pacientes com sepse para correlação com manifestações clínicas e declínio cognitivo de longo prazo. Destacam-se a ativação na fase aguda da glândula pituitária e do eixo hipotálamo hipofisário, com perda de resposta desse eixo em fase crônica. A superestimulação da amígdala cerebral, que se correlaciona com a presença de memórias aversivas e traumáticas na sepse, e o acometimento do hipocampo, córtex pré-frontal e frontal, locais de demonstrada apoptose neuronal, se correlacionam com sintomas amnésticos, executivos e com alterações comportamentais, respectivamente.[40,41]

Abordagem diagnóstica e manifestações clínicas

A elevada prevalência da EAS exige que o médico investigue a existência de disfunção neurológica como qualquer outra disfunção orgânica. A avaliação frequente (no mínimo diária) do estado mental pela equipe de saúde é essencial. Para detecção e acompanhamento de *delirium* há escalas disponíveis como o CAM-ICU[18] e a Intensive Care Unit Screening Checklist.[42] Para avaliação do nível da consciência, a escala de coma de Glasgow e a escala FOUR[43] podem ser utilizadas, assim como escalas de sedação como a Richmond Agitation and Sedation Scale (RASS). Uma vez que a alteração do nível da consciência é detectada ou *delirium* diagnosticado em um paciente séptico, a atenção deve ser direcionada ao exame neurológico completo, incluindo força muscular, resposta motora, reflexos profundos, reflexos de tronco, rigidez de nuca etc.[44] Diante de um achado positivo como um déficit neurológico focal novo, o exame de imagem é mandatório. Na ocorrência de rigidez de nuca e suspeita de infecção do sistema nervoso central, além da neuroimagem, uma punção lombar para estudo do líquido cefalorraquidiano deve ser solicitada. No caso de flutuação do nível de consciência associada a alterações oculares e de pálpebra (p. ex., mioclonia, nistagmo) ou movimentos repetidos e contrações musculares sutis, a ocorrência de crises convulsivas ou não convulsivas deve ser investigada com o EEG, idealmente contínuo.

Neuroimagem

A utilidade da neuroimagem tem sido investigada na avaliação da EAS e do *delirium*. Apesar da falta de estudos prospectivos e sistemáticos, alguns investigadores têm demonstrado em séries de casos e coortes retrospectivas alterações em ressonância magnética de pacientes com EAS. Os achados incluem infartos cerebrais, alterações compatíveis com síndrome de encefalopatia posterior reversível e hiperintensidades na sequência FLAIR no nível do centro semioval, predominando ao redor do espaço de Virchow-Robin.[45-47] Um estudo experimental com animais sépticos submetidos à RM do crânio demonstrou edema citotóxico e vasogênico no hipocampo e córtex, juntamente com alteração da relação N-acetilaspartato/colina, sugerindo dano neuronal.[46] Outro estudo recente com 47 pacientes com choque ou insuficiência respiratória aguda mostrou que a duração do *delirium* foi associada a uma redução dos volumes cerebrais do lobo frontal, tálamo e cerebelo após 3 meses. Além disso, a ocorrência de atrofia observada 3 meses após o episódio de sepse correlacionou-se com o desfecho cognitivo e funcional após 12 meses da admissão.[48,49] Esses achados sugerem fortemente uma relação entre a gravidade da encefalopatia, os achados na avaliação por neuroimagem e o impacto clínico de longo prazo na função cognitiva dos pacientes que sobrevivem a um episódio de sepse e/ou choque séptico.[45,46,48,49] Outros métodos de neuroimagem, que poderiam evidenciar a presença de processos fisiopatológicos da EAS como neuroinflamação, desequilíbrio de neurotransmissores e alterações da barreira hematoencefálica, ainda não estão disponíveis para uso clínico.

Exames neurofisiológicos

Alterações no eletroencefalograma (EEG) estão presentes na maioria dos casos e, dependendo da gravidade da encefalopatia, podem incluir alentecimento moderado a grave do ritmo de base, com atividade teta excessiva ou delta predominante. Além disso, o monitoramento com EEG pode mostrar um amplo espectro de alterações como a ocorrência de descargas agudas com morfologia trifásica, atenuação da amplitude da atividade de base, atividade epileptiforme interictal, padrão de surto-supressão e crises eletrográficas não convulsivas.[22,23,50-53] Em estudos observacionais com pacientes sépticos, alterações no EEG como baixa voltagem e ausência de frequências rápidas estão associadas à presença de *delirium*. Além disso, foram descritos como preditores de mortalidade no EEG a ausência de reatividade, a presença de descargas periódicas e a presença de padrões malignos no traçado.[22,23,50-52] O EEG já tem, portanto, papel bem-estabelecido no diagnóstico e monitorização de pacientes sépticos com disfunção cerebral aguda, seja na forma de *delirium*, encefalopatia ou de outras apresentações neurológicas. O manejo específico de alguns achados, especialmente alterações interictais, ainda é controverso entre especialistas e precisa ser mais bem-estudado no futuro. Estudos com potencial evocado somatossensitivo (PESS) também demonstraram alterações em pacientes com EAS, como amplitude reduzida e/ou latência aumentada na condução do estímulo elétrico.[51,54] Essas alterações foram demonstradas inclusive em pacientes sedados e foram associados a mortalidade aumentada.

Biomarcadores

Apesar de alguns autores terem demonstrado concentrações elevadas de biomarcadores cerebrais no sangue, como a enolase específica do neurônio (NSE) e proteína S100-B, a relação entre alterações nesses biomarcadores e a gravidade clínica, achados ao EEG ou desfecho ainda é questionável.[28,55-57] Mais recentemente, alguns estudos mostraram associação entre valores elevados de neurofilamento de cadeia leve com a gravidade da encefalopatia, além da associação com piores desfechos clínicos. Biomarcadores plasmáticos de lesão cerebral como esses podem ter papel relevante no acompanhamento de pacientes sépticos no futuro, porém mais estudos são necessários para esclarecer suas aplicações na prática clínica.[54-56]

Monitorização em pacientes com encefalopatia associada à sepse

O exame físico é a principal ferramenta de diagnóstico e monitoramento da função cerebral em pacientes com sepse acordados. Apesar dos critérios de diagnóstico não serem claramente definidos, alterações do estado mental (nível e/ou conteúdo da consciência) e nas escalas clínicas mencionadas apontam para a existência de disfunção cerebral aguda associada à sepse, especialmente em pacientes sem sinais de alteração estrutural cerebral. A avaliação sequencial do estado mental, da resposta motora e dos reflexos de tronco é essencial no acompanhamento clínico da EAS. Além disso, alguns parâmetros de monitorização multimodal podem auxiliar o médico à beira do leito na detecção de piora evolutiva ou de lesão neurológica secundária. Mesmo com evidências limitadas em relação às suas aplicações clínicas, a análise não invasiva do fluxo sanguíneo e da oxigenação cerebrais podem ter papel na avaliação do paciente com suspeita de EAS. Ferramentas como a Near-Infrared Spectroscopy (NIRS) e o Doppler transcraniano (DTC) podem ser usadas à beira do leito com o objetivo de detectar e reverter quadros de hipoperfusão cerebral, além de tentar identificar alvos de pressão arterial sistêmica que se associem à perfusão cerebral otimizada. O NIRS mede a saturação de oxigênio da hemoglobina na região frontal do cérebro e já se mostrou capaz de detectar episódios de hipoperfusão cerebral.[58] Adicionalmente, a relação entre a saturação medida pelo NIRS e a pressão arterial média (PAM) estima o estado de autorregulação cerebral, permitindo potencialmente a escolha de um alvo pressórico ideal. O DTC mede também de forma não invasiva as velocidades de fluxo nas artérias do polígono de Willis e fornece informações sobre a adequação do fluxo sanguíneo cerebral, assim como sobre a resistência vascular por meio do índice de pulsatilidade (IP, relação entre as velocidades sistólica e diastólica).[3,21,59] Assim como no método anterior, a autorregulação e a vasorreatividade cerebrais podem ser estimadas por meio do DTC. No contexto de sepse, assim como em diversas situações clínicas, a perda da capacidade de autorregulação cerebral está associada à maior gravidade da lesão neurológica e a piores desfechos.[58]

Em pacientes sedados ou comatosos, além das ferramentas já citadas, o EEG vem se tornando um dos principais métodos de monitoramento cerebral multimodal na sepse. Por sua característica não invasiva, sua utilização em estudos clínicos de EAS tem sido frequente. Diversos padrões eletroencefalográficos foram descritos em pacientes com sepse, inclusive atividade epileptiforme interictal e crises eletrográficas não convulsivas, que podem demandar tratamento específico.[22,50,52,53] A detecção de *status epilepticus* não convulsivo tem sido incomum nos principais estudos. Lentificação progressiva do ritmo de fundo (faixas teta e delta) com gravidades variadas é a alteração mais frequente no EEG e está associada a gravidade clínica da encefalopatia.[51] Atividade delta rítmica generalizada, descargas com morfologia trifásica e padrões de surto-supressão também já foram descritos.[23,60] A presença de alterações focais, assimétricas ou ictais no EEG deve sugerir a realização de exame de neuroimagem para avaliação de lesão neurológica secundária. Ainda há dúvidas sobre a associação entre a presença de alterações ictais-interictais no traçado do EEG e a mortalidade ou desfecho funcional dos pacientes sépticos.[53] Também permanece controversa a indicação de tratamento anticonvulsivante quando padrões interictais são detectados em pacientes com encefalopatia. A maioria dos especialistas concorda, no entanto, que o paciente com alteração do estado mental que apresenta crises eletrográficas não convulsivas no EEG deve receber tratamento agressivo com objetivo de suprimir a atividade ictal.

Tratamento e perspectivas

Não há tratamento específico para a EAS. Embora muitos estudos básicos e clínicos proponham estratégias para redução inflamatória na sepse,[61] nenhum tratamento farmacológico mostrou eficácia na redução dos efeitos clínicos desfavoráveis e/ou prevenção de EAS.[62] A abordagem terapêutica deve, portanto, focar na causa da doença de base, a sepse, além de terapias de suporte para as disfunções orgânicas, correção de distúrbios metabólicos e suspensão de substâncias com potencial neurotóxico.[63] Intervenções não farmacológicas que potencialmente reduzam a incidência de *delirium* como exposição à iluminação natural, manutenção de ciclo sono-vigília, mobilização precoce, controle de barulho, controle de dor, redução de polifarmácia, visita de familiares, entre outros, devem ser implementadas,[64] embora o impacto individual dessas medidas ainda seja questionável na literatura.[65] Assim, muitos protocolos institucionais contam com *bundles*, ou conjunto de medidas clínicas a serem implementadas para a redução de *delirium*.[65] Um dos mais famosos é o ABCDEF Bundle.[41,66]

Em análise retrospectiva de uma coorte de mais de 2.500 pacientes com sepse, foram identificados fatores modificáveis associados ao desenvolvimento de EAS. Entre eles, lesão renal aguda e alterações metabólicas comuns como hipernatremia, hipercapnia e disglicemia tiveram associação independente com EAS, ressaltando a importância de acompanhar e corrigir essas alterações em pacientes com sepse.[63]

A implementação de estratégias de sedação que priorizem a analgesia e evitem benzodiazepínicos, assim como a suspensão precoce de sedação venosa contínua, podem ser benéficas. A dexmedetomidina, um alfa-2-adrenérgico, parece ser uma alternativa promissora para aqueles pacientes com necessidade de sedação. Além da redução da duração de *delirium* e do tempo de ventilação mecânica, especialmente quando comparado aos benzodiazepínicos apresenta efeitos potencialmente neuroprotetores, como redução de apoptose neuronal, e redução de resposta inflamatória associada à sepse.[62,67] Outra medicação potencialmente benéfica é a melatonina e os agonistas de seus receptores.[68,69] Revisão de oito estudos randomizados demonstrou redução na incidência de *delirium* (*odds* ratio [OR] 0,49; intervalo de confiança de 95% [IC95%] 0,28-0,88 e p = 0,017).[69] Em animais com sepse, melatonina parece ter propriedades anti-inflamatórias e antioxidantes, especialmente no hipocampo.[69] Apesar da ausência de estudos definitivos, na nossa prática recomendamos a utilização de análogo-sedação priorizando analgesia, aplicando a dose mínima eficaz nas infusões, além de evitar benzodiazepínicos e utilizar Dexmedetomidina mais precocemente em pacientes sépticos em ventilação mecânica ou com diagnóstico de *delirium*.

Não há muitos estudos randomizados comparando diferentes estratégias de tratamento medicamentoso em pacientes com EAS.[70] Alguns estudos em pacientes com *delirium* podem trazer informações relevantes, já que boa parte dos pacientes recrutados para esses estudos apresentavam associadamente sepse e *delirium*. O uso de neurolépticos, como haloperidol e ziprasidona, amplamente utilizados na prática clínica, foi analisado em estudos randomizados e revisões sistemáticas.[62,70,73,74] Não houve demonstração de eficácia na redução de dias livres de *delirium*, na gravidade da disfunção cognitiva ou na mortalidade, em comparação ao placebo.[62,70] O uso de medicamentos anticolinesterásicos, como a rivastigmina, também não demonstraram benefícios clínicos na prevenção de *delirium*, com alguns estudos randomizados interrompidos por aumento de mortalidade.[70] De modo semelhante, as estatinas, com benefícios demonstrados em modelos animais, também não comprovaram eficácia na prevenção ou tratamento de *delirium* em estudos clínicos.

Apesar de ausência de estudos demonstrando benefício em desfechos clínicos importantes, os neurolépticos típicos e atípicos ainda são uma classe de medicamentos largamente utilizada, sobretudo em apresentação clínica de *delirium* hiperativo. Contudo, recentemente, o estudo AID-ICU desafiou o conceito de que os neurolépticos teriam papel apenas como sintomáticos para controle de agitação. Embora o desfecho primário, dias livres de hospital, tenha sido semelhante entre os grupos, o estudo demonstrou redução de mortalidade como desfecho secundário.[71] Embora seja apenas um estudo com resultados diferentes dos estudos prévios, o AID-ICU incluiu 1.000 pacientes e demonstra não só a segurança do uso do haloperidol em baixas doses, como também potencial benefício. Ainda não é consensual na literatura se o haloperidol deve a partir de agora ser utilizado de rotina ou não em pacientes com *Delirium*. Estudos avaliando os potenciais efeitos protetores ou deletérios de antipsicóticos quanto à evolução cognitiva pós-sepse em longo prazo ainda são necessários. A análise de longo prazo (1 ano) do estudo AID-ICU demonstrou menor mortalidade no grupo haloperidol, embora sem melhoria em qualidade de vida em longo prazo.[72]

Prognóstico e perspectiva de longo prazo

O conceito de que a EAS é uma síndrome totalmente reversível tem sido revisitado por muitos autores.[2,10,12,28,75-77] Em alguns estudos com seguimento prolongado e avaliação cognitiva de pacientes, a sepse foi o fator independente de maior risco para desenvolvimento de comprometimento cognitivo.[76,78] Acredita-se que até 40% dos pacientes com sepse apresentam alterações comportamentais e cognitivas leves a moderadas persistentes no seguimento de 1 ano após a alta hospitalar.[28,77] Os sintomas de longo prazo podem incluir desde alterações psicológicas e comportamentais, como depressão e ansiedade, até sintomas executivos e amnésicos. Entre pacientes idosos que sobrevivem à sepse, há maior risco de desenvolvimento de demência, sobretudo com achados de demência vascular nos dois anos seguintes ao insulto infeccioso, com risco estimado de duas vezes maior do que na população de mesma idade.[75,77] Achados histopatológicos de ativação microglial, eventos isquêmicos difusos e redução volumétrica em regiões estratégicas como o giro pré-frontal, hipotálamo, amígdala cerebral e hipocampo são frequentemente descritos na análise *post mortem* desses pacientes.[78]

Conclusão

A suspeita clínica de encefalopatia no paciente séptico é essencial para o diagnóstico precoce, adequado monitoramento neurológico e abordagem terapêutica. A EAS é uma complicação frequente e grave, além de ser fator independente de risco para morte e disfunção cognitiva de longo prazo. Os mecanismos ligados à EAS são complexos e envolvem múltiplas alterações fisiopatológicas que provavelmente provocam lesão cerebral secundária. Não há tratamento específico para a EAS, mas algumas estratégias de manutenção da perfusão cerebral e reversão de crises não convulsivas podem trazer benefícios. O tratamento da sepse e o suporte multiorgânico com o objetivo de minimizar o dano neurológico secundário continuam sendo os pilares da abordagem terapêutica.

Referências bibliográficas

1. Singer M, Deutschman CS, Seymour CW, et al. The Third International Consensus Definitions for Sepsis and Septic Shock (Sepsis-3). JAMA. 2016;315(8):801. doi:10.1001/jama.2016.0287.
2. Tauber SC, Djukic M, Gossner J, Eiffert H, Brück W, Nau R. Sepsis-associated encephalopathy and septic encephalitis: an update. Expert Rev Anti Infect Ther. 2021;19(2):215-231. doi:10.1080/14787210.2020.1812384.
3. Robba C, Crippa IA, Taccone FS. Septic Encephalopathy. Curr Neurol Neurosci Rep. 2018;18(12). doi:10.1007/s11910-018-0895-6.
4. Machado FR, Cavalcanti AB, Bozza FA, et al. The epidemiology of sepsis in Brazilian intensive care units (the Sepsis PREvalence Assessment Database, SPREAD): An observational study. Lancet Infect Dis. 2017;17(11):1180-1189. doi:10.1016/S1473-3099(17)30322-5.
5. Quintano Neira RA, Hamacher S, Japiassú AM. Epidemiology of sepsis in Brazil: Incidence, lethality, costs, and other indicators for Brazilian Unified Health System hospitalizations from 2006 to 2015. PLoS One. 2018;13(4):e0195873. doi:10.1371/journal.pone.0195873.
6. Almeida NRC de, Pontes GF, Jacob FL, et al. Análise de tendência de mortalidade por sepse no Brasil e por regiões de 2010 a 2019. Rev Saude Publica. 2022;56:25. doi:10.11606/s1518-8787.2022056003789.
7. Mazeraud A, Righy C, Bouchereau E, Benghanem S, Bozza FA, Sharshar T. Septic-Associated Encephalopathy: a Comprehensive Review. Neurotherapeutics. 2020;17(2):392-403. doi:10.1007/s13311-020-00862-1.
8. Morandi A, Rogers BP, Gunther ML, et al. The relationship between delirium duration, white matter integrity, and cognitive impairment in intensive care unit survivors as determined by diffusion tensor imaging. Crit

Care Med. 2012;40(7):2182-2189. doi:10.1097/CCM.0b013e318250acdc.
9. Iwashyna TJ, Ely EW, Smith DM, Langa KM. Long-term Cognitive Impairment and Functional Disability Among Survivors of Severe Sepsis. JAMA. 2010;304(16):1787. doi:10.1001/jama.2010.1553.
10. Barichello T, Martins MR, Reinke A, et al. Long-Term Cognitive Impairment in Sepsis Survivors. Crit Care Med. 2005;33(7):1671. doi:10.1097/01.CCM.0000170192.54682.C1.
11. Barichello T, Martins MR, Reinke A, et al. Cognitive impairment in sepsis survivors from cecal ligation and perforation*. Crit Care Med. 2005;33(1):221-223. doi:10.1097/01.CCM.0000150741.12906.BD.
12. Barichello T, Sayana P, Giridharan V V, et al. Long-Term Cognitive Outcomes After Sepsis: a Translational Systematic Review. Mol Neurobiol. 2019;56(1):186-251. doi:10.1007/s12035-018-1048-2.
13. Eidelman LA PDPCSC. The spectrum of septic encephalopathy. Definitions, etiologies, and mortalities. JAMA. 1996;275(6):470-473.
14. Iacobone E, Bailly-Salin J, Polito A, Friedman D, Stevens RD, Sharshar T. Sepsis-associated encephalopathy and its differential diagnosis. Crit Care Med. 2009;37:S331-S336. doi:10.1097/CCM.0b013e3181b6ed58.
15. Siami S, Annane D, Sharshar T. The Encephalopathy in Sepsis. Crit Care Clin. 2008;24(1):67-82. doi:10.1016/j.ccc.2007.10.001.
16. Ebersoldt M, Sharshar T, Annane D. Sepsis-associated delirium. Intensive Care Med. 2007;33(6):941-950. doi:10.1007/s00134-007-0622-2.
17. Sharshar T, Citerio G, Andrews PJD, et al. Neurological examination of critically ill patients: a pragmatic approach. Report of an ESICM expert panel. Intensive Care Med. 2014;40(4):484-495. doi:10.1007/s00134-014-3214-y.
18. Gusmao-Flores D, Salluh JIF, Chalhub R, Quarantini LC. The confusion assessment method for the intensive care unit (CAM-ICU) and intensive care delirium screening checklist (ICDSC) for the diagnosis of delirium: a systematic review and meta-analysis of clinical studies. Crit Care. 2012;16(4):R115. doi:10.1186/cc11407.
19. Fülesdi B, Szatmári S, Antek C, et al. Cerebral vasoreactivity to acetazolamide is not impaired in patients with severe sepsis. J Crit Care. 2012;27(4):337-343. doi:10.1016/j.jcrc.2011.11.002.
20. Taccone FS, Castanares-Zapatero D, Peres-Bota D, Vincent JL, Berre'J, Melot C. Cerebral Autoregulation is Influenced by Carbon Dioxide Levels in Patients with Septic Shock. Neurocrit Care. 2010;12(1):35-42. doi:10.1007/s12028-009-9289-6.
21. Szatmári S, Végh T, Csomós Á, et al. Impaired cerebrovascular reactivity in sepsis-associated encephalopathy studied by acetazolamide test. Crit Care. 2010;14(2):R50. doi:10.1186/cc8939.
22. Oddo M, Carrera E, Claassen J, Mayer SA, Hirsch LJ. Continuous electroencephalography in the medical intensive care unit*. Crit Care Med. 2009;37(6):2051-2056. doi:10.1097/CCM.0b013e3181a00604.
23. Young GB, Bolton CF, Archibald YM, Austin TW, Wells GA. The Electroencephalogram in Sepsis-Associated Encephalopathy. Journal of Clinical Neurophysiology. 1992;9(1):145-152. doi:10.1097/00004691-199201000-00016.
24. Tauber SC, Djukic M, Gossner J, Eiffert H, Brück W, Nau R. Sepsis-associated encephalopathy and septic encephalitis: an update. Expert Rev Anti Infect Ther. 2021;19(2):215-231. doi:10.1080/14787210.2020.1812384.
25. Catarina AV, Branchini G, Bettoni L, De Oliveira JR, Nunes FB. Sepsis-Associated Encephalopathy: from Pathophysiology to Progress in Experimental Studies. Mol Neurobiol. 2021;58(6):2770-2779. doi:10.1007/s12035-021-02303-2.
26. Yan X, Yang K, Xiao Q, Hou R, Pan X, Zhu X. Central role of microglia in sepsis-associated encephalopathy: From mechanism to therapy. Front Immunol. 2022;13. doi:10.3389/fimmu.2022.929316.
27. Ito H, Hosomi S, Koyama Y, et al. Sepsis-Associated Encephalopathy: A Mini-Review of Inflammation in the Brain and Body. Front Aging Neurosci. 2022;14. doi:10.3389/fnagi.2022.912866.
28. Chung HY, Wickel J, Brunkhorst FM, Geis C. Sepsis-associated encephalopathy: From delirium to dementia? J Clin Med. 2020;9(3). doi:10.3390/jcm9030703.
29. Bozza FA, D'Avila JC, Ritter C, Sonneville R, Sharshar T, Dal-Pizzol F. Bioenergetics, Mitochondrial Dysfunction, and Oxidative Stress in the Pathophysiology of Septic Encephalopathy. Shock. 2013;39(Supplement 1):10-16. doi:10.1097/SHK.0b013e31828fade1.
30. Hughes CG, Pandharipande PP, Thompson JL, et al. Endothelial Activation and Blood-Brain Barrier Injury as Risk Factors for Delirium in Critically Ill Patients*. Crit Care Med. 2016;44(9):e809-e817. doi:10.1097/CCM.0000000000001739.
31. Sharshar T, Annane D, de la Gradmaison GL, Brouland JP, Hopkinson NS, Gray F. The Neuropathology of Septic Shock. Brain Pathology. 2004;14(1):21-33. doi:10.1111/j.1750-3639.2004.tb00494.x.
32. Schramm P, Klein K, Falkenberg L, et al. Impaired cerebrovascular autoregulation in patients

with severe sepsis and sepsis-associated delirium. Crit Care. 2012;16(5):R181. doi:10.1186/cc11665.
33. Pfister D, Siegemund M, Dell-Kuster S, et al. Cerebral perfusion in sepsis-associated delirium. Crit Care. 2008;12(3):R63. doi:10.1186/cc6891.
34. Uchimido R, Schmidt EP, Shapiro NI. The glycocalyx: a novel diagnostic and therapeutic target in sepsis. Crit Care. 2019;23(1):16. doi:10.1186/s13054-018-2292-6.
35. Comim CM, Rezin GT, Scaini G, et al. Mitochondrial respiratory chain and creatine kinase activities in rat brain after sepsis induced by cecal ligation and perforation. Mitochondrion. 2008;8(4):313-318. doi:10.1016/j.mito.2008.07.002.
36. Japiassú AM, Santiago APSA, d'Avila J da CP, et al. Bioenergetic failure of human peripheral blood monocytes in patients with septic shock is mediated by reduced F1Fo adenosine-5'-triphosphate synthase activity*. Crit Care Med. 2011;39(5):1056-1063. doi:10.1097/CCM.0b013e31820eda5c.
37. d'Avila J da CP, Santiago APSA, Amâncio RT, Galina A, Oliveira MF, Bozza FA. Sepsis induces brain mitochondrial dysfunction. Crit Care Med. 2008;36(6):1925-1932. doi:10.1097/CCM.0b013e3181760c4b.
38. Hernandes MS, D'Avila JC, Trevelin SC, et al. The role of Nox2-derived ROS in the development of cognitive impairment after sepsis. J Neuroinflammation. 2014;11(1):36. doi:10.1186/1742-2094-11-36.
39. Liu YX, Yu Y, Liu JP, et al. Neuroimmune Regulation in Sepsis-Associated Encephalopathy: The Interaction Between the Brain and Peripheral Immunity. Front Neurol. 2022;13. doi:10.3389/fneur.2022.892480.
40. Heming N, Mazeraud A, Verdonk F, Bozza FA, Chrétien F, Sharshar T. Neuroanatomy of sepsis-associated encephalopathy. Crit Care. 2017;21(1). doi:10.1186/s13054-017-1643-z.
41. Mazeraud A, Righy C, Bouchereau E, Benghanem S, Bozza FA, Sharshar T. Septic-Associated Encephalopathy: a Comprehensive Review. Neurotherapeutics. 2020;17(2):392-403. doi:10.1007/s13311-020-00862-1.
42. Brummel NE, Vasilevskis EE, Han JH, Boehm L, Pun BT, Ely EW. Implementing Delirium Screening in the ICU. Crit Care Med. 2013;41(9):2196-2208. doi:10.1097/CCM.0b013e31829a6f1e.
43. Iyer VN MJDRZAEJWE. Validity of the FOUR score coma scale in the medical intensive care unit. . Mayo Clin Proc. 2009;84(8):694-701.
44. Sharshar T, Mazeraud A, Verdonk F, Chrétien F. Brain Perfusion in Sepsis or to Resolve the Macro Part of the Micro*. Crit Care Med. 2014;42(2):485-486. doi:10.1097/CCM.0000000000000007.
45. Polito A, Eischwald F, Maho AL, et al. Pattern of Brain Injury in the Acute Setting of Human Septic Shock. Crit Care. 2013;17(5):R204. doi:10.1186/cc12899.
46. Bozza FA, Garteiser P, Oliveira MF, et al. Sepsis-Associated Encephalopathy: A Magnetic Resonance Imaging and Spectroscopy Study. Journal of Cerebral Blood Flow & Metabolism. 2010;30(2):440-448. doi:10.1038/jcbfm.2009.215.
47. Sharshar T, Carlier R, Bernard F, et al. Brain lesions in septic shock: a magnetic resonance imaging study. Intensive Care Med. 2007;33(5):798-806. doi:10.1007/s00134-007-0598-y.
48. Morandi A, Rogers BP, Gunther ML, et al. The relationship between delirium duration, white matter integrity, and cognitive impairment in intensive care unit survivors as determined by diffusion tensor imaging. Crit Care Med. 2012;40(7):2182-2189. doi:10.1097/CCM.0b013e318250acdc.
49. Gunther ML, Morandi A, Krauskopf E, et al. The association between brain volumes, delirium duration, and cognitive outcomes in intensive care unit survivors. Crit Care Med. 2012;40(7):2022-2032. doi:10.1097/CCM.0b013e318250acc0.
50. Gilmore EJ, Gaspard N, Choi HA, et al. Acute brain failure in severe sepsis: a prospective study in the medical intensive care unit utilizing continuous EEG monitoring. Intensive Care Med. 2015;41(4):686-694. doi:10.1007/s00134-015-3709-1.
51. Azabou E, Magalhaes E, Braconnier A, et al. Early Standard Electroencephalogram Abnormalities Predict Mortality in Septic Intensive Care Unit Patients. PLoS One. 2015;10(10):e0139969. doi:10.1371/journal.pone.0139969.
52. Kurtz P, Gaspard N, Wahl AS, et al. Continuous electroencephalography in a surgical intensive care unit. Intensive Care Med. 2014;40(2):228-234. doi:10.1007/s00134-013-3149-8.
53. Hosokawa K, Gaspard N, Su F, Oddo M, Vincent JL, Taccone FS. Clinical neurophysiological assessment of sepsis-associated brain dysfunction: a systematic review. Crit Care. 2014;18(6):674. doi:10.1186/s13054-014-0674-y.
54. Zauner C, Gendo A, Kramer L, et al. Impaired subcortical and cortical sensory evoked potential pathways in septic patients*. Crit Care Med. 2002;30(5):1136-1139. doi:10.1097/00003246-200205000-00030.
55. Anderson BJ, Reilly JP, Shashaty MGS, et al. Admission plasma levels of the neuronal injury marker neuron-specific enolase are associated with mortality and delirium in sepsis. J Crit Care. 2016;36:18-23. doi:10.1016/j.jcrc.2016.06.012.

56. Ehler J, Petzold A, Wittstock M, et al. The prognostic value of neurofilament levels in patients with sepsis-associated encephalopathy – A prospective, pilot observational study. PLoS One. 2019;14(1):e0211184. doi:10.1371/journal.pone.0211184.
57. Nguyen DN, Spapen H, Su F, et al. Elevated serum levels of S-100β protein and neuron-specific enolase are associated with brain injury in patients with severe sepsis and septic shock*. Crit Care Med. 2006;34(7):1967-1974. doi:10.1097/01.CCM.0000217218.51381.49.
58. Minati L, Visani E, Dowell NG, Medford N, Critchley HD. Variability comparison of simultaneous brain near-infrared spectroscopy and functional magnetic resonance imaging during visual stimulation. J Med Eng Technol. 2011;35(6-7):370-376. doi:10.3109/03091902.2011.595533.
59. Pierrakos C, Antoine A, Velissaris D, et al. Transcranial doppler assessment of cerebral perfusion in critically ill septic patients: a pilot study. Ann Intensive Care. 2013;3(1):28. doi:10.1186/2110-5820-3-28.
60. Foreman B, Claassen J, Abou Khaled K, et al. Generalized periodic discharges in the critically ill: A case-control study of 200 patients. Neurology. 2012;79(19):1951-1960. doi:10.1212/WNL.0b013e3182735cd7.
61. Ito H, Hosomi S, Koyama Y, et al. Sepsis-Associated Encephalopathy: A Mini-Review of Inflammation in the Brain and Body. Front Aging Neurosci. 2022;14. doi:10.3389/fnagi.2022.912866.
62. Prendergast NT, Tiberio PJ, Girard TD. Treatment of Delirium During Critical Illness. Annu Rev Med. 2022;73:407-421. doi:10.1146/annurev-med-042220-013015.
63. Sonneville R, de Montmollin E, Poujade J, et al. Potentially modifiable factors contributing to sepsis-associated encephalopathy. Intensive Care Med. 2017;43(8):1075-1084. doi:10.1007/s00134-017-4807-z.
64. Gofton TE, Bryan Young G. Sepsis-associated encephalopathy. Nat Rev Neurol. 2012;8(10):557-566. doi:10.1038/nrneurol.2012.183.
65. Burton JK, Craig LE, Yong SQ, et al. Non-pharmacological interventions for preventing delirium in hospitalised non-ICU patients. Cochrane Database of Systematic Reviews. 2021;2021(7). doi:10.1002/14651858.CD013307.pub2
66. Marra A, Ely EW, Pandharipande PP, Patel MB. The ABCDEF Bundle in Critical Care. Crit Care Clin. 2017;33(2):225-243. doi:10.1016/j.ccc.2016.12.005.
67. Mei B, Li J, Zuo Z. Dexmedetomidine attenuates sepsis-associated inflammation and encephalopathy via central α2A adrenoceptor. Brain Behav Immun. 2021;91:296-314. doi:10.1016/j.bbi.2020.10.008.
68. Baumgartner L, Lam K, Lai J, et al. Effectiveness of Melatonin for the Prevention of Intensive Care Unit Delirium. Pharmacotherapy. 2019;39(3):280-287. doi:10.1002/phar.2222.
69. Zhang Q, Gao F, Zhang S, Sun W, Li Z. Prophylactic use of exogenous melatonin and melatonin receptor agonists to improve sleep and delirium in the intensive care units: a systematic review and meta-analysis of randomized controlled trials. Sleep and Breathing. 2019;23(4):1059-1070. doi:10.1007/s11325-019-01831-5.
70. Burry L, Hutton B, Williamson DR, et al. Pharmacological interventions for the treatment of delirium in critically ill adults. Cochrane Database of Systematic Reviews. 2019;2019(9). doi:10.1002/14651858.CD011749.pub2.
71. Andersen-Ranberg NC, Poulsen LM, Perner A, et al. Haloperidol for the Treatment of Delirium in ICU Patients. N Engl J Med. 2022;387(26):2425-2435.
72. Mortensen CB, Andersen-Ranberg NC, Poulsen LM, et al. Long-term outcomes with haloperidol versus placebo in acutely admitted adult ICU patients with delirium. Intensive Care Med. 2024;50(1):103-113.
73. Girard TD, Exline MC, Carson SS, et al. Haloperidol and Ziprasidone for Treatment of Delirium in Critical Illness. New England Journal of Medicine. 2018;379(26):2506-2516. doi:10.1056/nejmoa1808217.
74. Van Den Boogaard M, Slooter AJC, Brüggemann RJM, et al. Effect of haloperidol on survival among critically ill adults with a high risk of delirium the REDUCE randomized clinical trial. JAMA - Journal of the American Medical Association. 2018;319(7):680-690. doi:10.1001/jama.2018.0160.
75. Manabe T, Heneka MT. Cerebral dysfunctions caused by sepsis during ageing. Nat Rev Immunol. 2022;22(7):444-458. doi:10.1038/s41577-021-00643-7.
76. Girard TD, Jackson JC, Pandharipande PP, et al. Delirium as a predictor of long-term cognitive impairment in survivors of critical illness. Crit Care Med. 2010;38(7):1513-1520. doi:10.1097/CCM.0b013e3181e47be1.
77. Sekino N, Selim M, Shehadah A. Sepsis-associated brain injury: underlying mechanisms and potential therapeutic strategies for acute and long-term cognitive impairments. J Neuroinflammation. 2022;19(1):101. doi:10.1186/s12974-022-02464-4.
78. Wilson JE, Mart MF, Cunningham C, et al. Delirium. Nat Rev Dis Primers. 2020;6(1):90. doi:10.1038/s41572-020-00223-4.

16

Injúria Renal Aguda Relacionada com a Sepse

Lucas Antônio Oliveira Faria
José Mauro Vieira Júnior
Luciano Cesar Pontes de Azevedo

Introdução

A sepse não só responde por cerca de 30% a 40% das causas de internação em unidades de terapia intensiva (UTI), como também é causa principal ou importante fator adjuvante em até 50% dos casos novos de injúria renal aguda (IRA) que ocorrem no paciente crítico. De maneira geral, em torno de 30% dos pacientes com sepse desenvolvem IRA, enquanto esse número alcança 50% quando a sepse evolui para choque séptico.[1-3]

A IRA relacionada com a sepse, além de ser muito comum, determina elevada mortalidade quando comparada a pacientes sépticos sem IRA. Pacientes com IRA séptica têm maior mortalidade com relação a outras causas de IRA no paciente crítico.[1,4] Além disso, a IRA relacionada com a sepse parece ter uma fisiopatologia muito particular, tornando a abordagem a essa entidade diferente em vários aspectos da que se propõe ao paciente com IRA de outra etiologia. A seguir, discutiremos muitos desses aspectos específicos da IRA relacionada com a sepse.

Definição

Há quase 20 anos, após o Acute Dialysis Quality Initiative, 2004 (ADQI), o diagnóstico da IRA tem recebido uma padronização quanto à sua definição, assim como uma classificação quanto à gravidade da lesão renal.[5-7] A primeira classificação, denominada RIFLE, utilizava marcadores clínicos (débito urinário) e laboratoriais (creatinina), assim como a taxa de filtração glomerular para identificar o que, na época, era denominada falência renal aguda. A seguir, foi elaborado o critério Acute Kidney Injury Network (AKIN), que ajustou a classificação RIFLE removendo a variável de avaliação da taxa de filtração glomerular e de perda de função renal e incluiu pequenas modificações na creatinina sérica (> 0,3 mg/dL) em 48 horas no diagnóstico de IRA. Por fim, em 2012, o critério Kidney Disease: Improving Global Outcomes (KDIGO) novamente tenta refinar a sensibilidade e especificidade da definição de IRA. Em resumo, esses novos critérios diagnósticos valorizam alterações discretas da creatinina basal, assim como diminuições, mesmo que transitórias, do volume urinário. O grau de gravidade da IRA é definido pela pior classificação atingida durante a internação, seja pelo critério da creatinina ou da diurese, o que for pior. No entanto, apesar da consolidação da definição de IRA pelo KDIGO, e recentemente no cenário da sepse pelo novo ADQI,[8] dúvidas ainda persistem quanto: (1) ao risco verdadeiro de não recuperação da IRA na sepse; (2) diferenças entre IRA de duração < 7 dias *versus* IRA mais prolongada, também chamada de Doença renal aguda; (3) o papel potencial de novos biomarcadores (além da creatinina sérica) no diagnóstico da IRA.

Os critérios diagnósticos descritos, assim como a classificação da gravidade da IRA no paciente crítico, têm sido validados nos mais diferentes cenários clínicos, correlacionando-se com desfechos como mortalidade e tempo de internação hospitalar. Na IRA relacionada com a sepse isso não foi diferente, e, após validação em algumas coortes, esses critérios diagnósticos têm sido largamente aplicados.[1,7,8,9] A utilização dessa nova abordagem permitiu a uniformização da IRA entre serviços e países, assim como seu reconhecimento mais precoce.

Entretanto, embora mais sensíveis, os critérios diagnósticos de IRA atualmente empregados também se baseiam no uso da creatinina sérica. Além da conhecida limitação desse exame laboratorial para o diagnóstico da IRA no paciente crítico (é pouco sensível, eleva-se tardiamente, exige estabilização, sofre interferência da secreção tubular e de fármacos, dilui-se com grandes reposições volêmicas e sofre grande influência do estado nutricional e do metabolismo proteico), há alguns anos pesquisadores demonstraram que, na sepse, a creatinina pode ter um desempenho ainda pior do que na IRA não séptica para o diagnóstico da queda da filtração glomerular. Esses autores demonstraram que, em animais de experimentação submetidos ao modelo de sepse da ligadura e perfuração cecal (CLP), a elevação da creatinina não era a esperada, pelo grau de lesão renal.[10] Aparentemente, por algum mecanismo ainda não esclarecido no metabolismo muscular, a sepse atenua a elevação da creatinina, tornando esse marcador de disfunção renal ainda mais falho nesse cenário de IRA.[10]

Pelos motivos expostos acima, nos últimos anos, inúmeros estudos têm apresentado potenciais novos biomarcadores para o diagnóstico de IRA no paciente crítico.[11,12] Potencialmente, e em alguns casos isso já tem sido comprovado, alguns desses biomarcadores são mais sensíveis, permitindo diagnóstico mais precoce da IRA, algumas vezes até 48 horas antes da elevação da creatinina. Além disso, muitos biomarcadores parecem se correlacionar melhor com alguns desfechos dos pacientes, como mortalidade, necessidade de diálise e chance de recuperação da função renal. Na maior parte dos estudos, os biomarcadores foram testados no diagnóstico da IRA cirúrgica ou naquela associada ao contraste iodado, e para alguns desses biomarcadores já existem inclusive *kits* comerciais disponíveis. Os mais estudados são a *netrophil gelatinase-associated lipocalin* (NGAL), o *kidney injury molecule-1* (KIM-1), a interleucina 18 (IL-18), *liver-type fatty acid binding protein* a (L-type FABP) e o *Nephrocheck* (produto da TIMP-2 e IGFBP-7), proteínas envolvidas na parada do ciclo celular, induzidas após o insulto renal).[8,11-13] Apesar dos estudos terem demonstrado resultados promissores desses biomarcadores, eles também tiveram resultados controversos, e a falta de maior acurácia dessas moléculas em conjunto com seu custo dificultou sua utilização no contexto da prática clínica diária. Atualmente, não há um biomarcador individual elegível para utilização no reconhecimento da sepse, com acurácia razoável para prever desfechos e *cut-off* bem-determinado.[8,13]

Mais recentemente, a tentativa de identificação precoce da sepse e da IRA inclui a análise de dados em tempo real de prontuários eletrônicos (*big data*). É possível que a combinação da análise desses dados obtidos por sistemas eletrônicos utilizando o aprendizado por máquinas (*machine learning*) em associação com mensurações bioquímicas possa se tornar a avaliação padrão para diagnóstico de sepse e/ou IRA nas décadas futuras.[14,15]

Epidemiologia

Do ponto de vista nefrológico, vale ressaltar que cerca de 50% ou mais das vezes em que um nefrologista é chamado na UTI deve-se a um paciente crítico que tem a sepse como causa principal da IRA. Por outro lado, intensivistas, que gastam boa parte do seu tempo ressuscitando pacientes com sepse, observarão, a despeito do quão eficientes eles foram em sua abordagem aos pacientes sépticos, que até 30% a 50% desenvolverão algum grau de injúria renal. Bagshaw *et al.* observaram que não somente a IRA piora a evolução dos pacientes sépticos de forma independente, como quando comparados a pacientes com IRA de origem não séptica, mas que também a mortalidade desses pacientes é mais elevada.[1,4] IRA relacionada com a sepse também aumenta o tempo de internação na UTI e no hospital. Outros autores, investigando 390 pacientes com choque séptico, observaram que 61% deles desenvolviam IRA, com mortalidade significativamente superior àqueles sem IRA.[16]

Classicamente, os fatores de risco independentemente associados ao risco de desenvolver IRA relacionada com a sepse, em grandes casuísticas, observados por meio de regressão logística, são: gravidade da doença (p. ex., escores elevados *Sequential Organ Failure Assessment* [SOFA], *Simplified Acute Physiology Score* [SAPS II], entre outros), choque, ventilação mecânica, transfusão sanguínea, retardo na administração de antibiótico, sepse relacionada com bacilos gram-negativos na corrente sanguínea, idade, comorbidades (hipertensão arterial sistêmica [HAS], diabetes melito (DM), insuficiência cardíaca congestiva [ICC], tabagismo) e filtração glomerular basal deprimida.[1,2,8,16, 17]

Mais recentemente, um estudo epidemiológico multicêntrico realizado na Austrália em 12 UTIs avaliou, entre 2012 e 2015, mais de 80 mil pacientes admitidos com sepse, utilizando a nova definição 3.0. A incidência de IRA (utilizando a definição KDIGO, incluindo critério pela diurese) associada à sepse foi de 18%, mais baixa do que estávamos acostumados, talvez porque esta coorte tratava de grande número de pacientes oriundos de casa, via serviço de emergência. Mas aqueles que desenvolveram IRA tiveram maior mortalidade, e a IRA foi fator independente para este desfecho. Outro achado deste estudo: pacientes com IRA definidos apenas pelos critérios da diurese têm IRA menos grave e melhores desfechos, mas pacientes com critério combinado (por creatinina e diurese) necessitaram de suporte renal artificial em 50% dos casos.[17]

Fisiopatologia

Os mecanismos fisiopatológicos que ajudam a explicar a IRA da sepse podem ser divididos em:

- Mecanismos hemodinâmicos sistêmicos e regionais: não resta dúvida de que o choque estabelecido ou mesmo a hipovolemia relativa (devida à intensa vasodilatação) que se seguem à sepse têm papel de destaque ao determinarem hipofluxo renal e disfunção orgânica. Esse mecanismo, portanto, em nada difere dos mecanismos que explicam a IRA relacionada, p. ex., à isquemia-reperfusão por choque hemorrágico ou ao clampeamento da aorta acima das artérias renais, em cirurgias de aneurisma. Além disso, mesmo sem choque manifesto, pacientes hipertensos e idosos e, particularmente, aqueles com doença renal crônica de qualquer natureza são muito suscetíveis a níveis de pressão arterial média considerados por muitos como aceitáveis, devido à perda da autorregulação intrarrenal, o que contribui para a queda da filtração glomerular (chamada de IRA isquêmica não hipotensiva). Vale lembrar que no estudo SEPSISPAM, análise do subgrupo de pacientes hipertensos crônicos revelou benefício provável de níveis mais altos de alvo de PAM alvo na ressuscitação da sepse (veja a seguir).[18]

- Mecanismos não hemodinâmicos: entretanto, o que torna a IRA relacionada com a sepse muito particular em relação às demais causas, e fisiopatologicamente rica e interessante, é que, em grande parte, a hipotensão ou choque ou hipovolemia não explicam por completo o desenvolvimento de IRA. Não é incomum a piora da função renal em pacientes "ressuscitados" precocemente e muitas vezes com pressão arterial normal ou até elevada, com utilização de doses baixas de vasopressores. Dados experimentais *in vivo* e *in vitro* obtidos nas últimas décadas revelaram os mecanismos celulares e moleculares subjacentes à disfunção renal da sepse. Os principais mecanismos envolvem: ativação de cascata inflamatória sistêmica e intrarrenal,[8,19] estresse oxidativo sistêmico e renal,[20] alterações da função mitocondrial e disfunção do metabolismo celular,[21,22] ativação do processo de apoptose renal[23] e alterações endoteliais e da microcirculação intrarrenal com hipóxia tecidual.[24] A seguir se encontram algumas evidências do papel desses mecanismos ditos não hemodinâmicos.

Até a década de 1990, muito do que se conhecia a respeito da fisiopatologia da IRA derivava do modelo experimental de isquemia-reperfusão renal por meio do clampeamento transitório das artérias renais de animais de experimentação. Esse clássico modelo de necrose tubular aguda grave e reversível em animais foi muito útil para a compreensão de mecanismos fisiopatológicos incorporados até hoje à nossa prática médica. Está claro, no entanto, que esse modelo em nada se parece com o cenário da IRA do paciente crítico, em particular ao paciente com sepse, uma síndrome complexa, muitas vezes com mais de um agente etiológico, que determina uma resposta sistêmica exuberante englobando várias vias de sinalização e que acomete pacientes com várias comorbidades.

Nos últimos anos, o foco de atenção da IRA se desviou para modelos experimentais de sepse. Modelos variados, que vão desde a injeção sistêmica de lipopolissacarídeo (LPS), injeção de *E. coli*, inalação pulmonar de *Pseudomonas* sp., injeção de coágulo infectado intraperitoneal, até a ligadura e perfuração do ceco. Esses modelos, muito sujeitos a críticas, estão longe de recriar a situação do paciente crítico séptico, descrita acima, mas tornam o estudo da IRA relacionada com a sepse mais próximo da realidade. Com os estudos fisiopatológicos pré-clínicos, uma série de informações ilustram como a IRA relacionada com a sepse representa uma entidade muito específica quanto aos mecanismos fisiopatológicos. A seguir, algumas observações oriundas desses modelos:

- Em alguns dos estudos com modelos de sepse observa-se que a IRA se desenvolve com fluxo sanguíneo renal (FSR) preservado ou mesmo aumentado.[25] O que poderia explicar uma queda da taxa de filtração glomerular e IRA num cenário com preservação do FSR? Possivelmente, o desvio do FSR do córtex para a medula renal, comprometendo a filtração, ou até mesmo a abertura de *shunts* periglomerulares, permitindo o *bypass* entre as arteríolas aferentes e eferentes, embora a presença de tais *shunts* nunca tenha sido demonstrado na sepse. Outras possibilidades: alterações do Kf ou mesmo alterações desproporcionais no tônus vascular entre as arteríolas aferentes e eferentes.[25-28]
- Na sepse existe uma maciça liberação na circulação de citocinas e quimiocinas, além da formação de óxido nítrico e peroxinitrito, que podem explicar as alterações micro-hemodinâmicas renais, e da inflamação local, da produção de espécies reativas de oxigênio (ROS), e da ativação do processo de apoptose.
- Existem receptores de fator de necrose tumoral (TNF) em vários tipos celulares renais (célula mesangial, túbulos). Além disso, existe, nas células tubulares, toda

a maquinaria para a produção local de diversas citocinas, após o estímulo inflamatório/infeccioso.[29]

- Mais recentemente, foi demonstrado que a sepse induz o aumento da expressão de proteínas do tipo TLR-4 em células renais, decorrente da liberação de *damage-associated molecular patterns* (DAMPS), como fragmentos de DNA, histonas etc., e *pathogen-associated molecular patterns* (PAMPs), que determinam alterações inflamatórias locais e dano tubular.[8,29]
- O dano endotelial que tais moléculas promovem é um elemento cada vez mais enfatizado em estudos sobre a fisiopatologia da IRA associada à sepse. Ocorre, como consequência, uma tendência à atração e posterior adesão de leucócitos induzida por tal processo, promovendo estase sanguínea a despeito de valores pressóricos normais. Percebe-se, ainda, uma tendência à transdiferenciação de pericitos (células que circundam o endotélio) em miofibroblastos, e todas essas alterações poderiam contribuir para a disfunção na microcirculação que determinaria dano agudo e também teria papel numa eventual perpetuação da doença renal em longo prazo (vide desfechos a seguir).[30]

Por todas essas características, a IRA em consequência da sepse tem fisiopatologia própria e complexa, muito além da queda de pressão arterial média, determinando complexidade notória e, ao mesmo tempo, fascinante sobre sua gênese, que envolve inflamação, estresse oxidativo com liberação local de espécies reativas de oxigênio, lesão mitocondrial, apoptose, alterações da microcirculação/autorregulação e hipóxia tecidual. Se por um lado, isso torna o cenário ainda mais desafiador para a compreensão dessa síndrome, por outro abre uma possibilidade infinita para a utilização de biomarcadores e para a descoberta de medidas terapêuticas específicas.[8,21,22] Assim, na sepse é importante que não fiquemos restritos à abordagem hemodinâmica limitada e reducionista em que se investiu por muitos anos, que visava sem sucesso atenuar ou proteger a IRA por meio do aumento do FSR, utilizando fármacos como os agonistas dopaminérgicos, bloqueadores de cálcio e antagonistas de endotelina e adenosina.

Patologia renal

Outro aspecto que demonstra como a IRA associada à sepse parece ter características totalmente distintas da IRA por isquemia-reperfusão é o substrato anatomopatológico ou, mais precisamente, a ausência dele.[28,31,32] Enquanto a injúria tubular aguda, no passado chamada de NTA (necrose tubular aguda), é o achado patológico mais frequentemente associado com a IRA isquêmica, esse achado não é descrito comumente em estudos com sepse onde se analisou o tecido renal.[32]

Enquanto estudos de biópsia ou necropsia em humanos com IRA e sepse são esparsos e sujeitos a vieses e críticas metodológicas, mesmo em estudos experimentais, em animais de pequeno ou grande porte, o achado de NTA é exceção.[31] Muito provavelmente, os mecanismos fisiopatológicos descritos acima no rim da sepse determinam alterações funcionais ou moleculares reversíveis, como alteração na polaridade das células tubulares ou no transporte tubular, e podem desencadear processos celulares e moleculares que envolvem parada do metabolismo celular levando à disfunção, eventualmente apoptose, e não necessariamente tendo necrose como causa de morte celular.

Alterações urinárias

Não causa surpresa que, haja vista a quantidade de aspectos fisiopatológicos complexos no rim da sepse, em contraste com a IRA isquêmica, os marcadores bioquímicos clássicos urinários, como sódio urinário (NaU), fração de excreção de sódio (FeNa) e osmolalidade urinária, não sejam úteis no cenário de IRA e sepse. Dessa maneira, na sepse, esses marcadores de lesão tubular não se prestam para discriminar até que ponto a IRA pode ser classificada como reversível, responsiva ao aumento do FSR (IRA pré--renal) ou como IRA instalada.[33] Uma vez que o FSR não está necessariamente baixo e não há classicamente necrose tubular (NTA), não é razoável utilizar fração de excreção de sódio (FeNa) ou osmolalidade urinária como marcadores de distinção entre IRA pré-renal e renal, ou mesmo para guiar ressuscitação com fluidos.

Medidas terapêuticas

Expansão de volume: qual a melhor solução?

Reconhecemos indubitavelmente o papel da ressuscitação volêmica no tratamento da sepse, principalmente nas primeiras horas. Embora estudos prévios tenham demonstrado que a ressuscitação guiada por metas diminuiu o número de pacientes com sepse que evoluíram com disfunção de múltiplos órgãos,[34] estudos multicêntricos posteriores falharam em identificar resultados semelhantes em amostras mais representativas.[35] Desse modo, a ressuscitação volêmica recomendada para tratamento da sepse hoje, de acordo com as *diretrizes* da Campanha Sobrevivendo à Sepse (SSC), inclui um aporte fixo de 30 mL/kg de solução cristaloide nas primeiras 3 horas, seguido de avaliação hemodinâmica da necessidade de administração de fluidos ou vasopressores adicionais.[36]

Há vários anos, a comunidade científica tem despendido uma energia enorme testando qual seria o tipo de expansor circulatório mais eficiente em termos de efetividade, efeitos colaterais e custo-benefício no tratamento do choque e, em particular, no tratamento da sepse. A discussão se coloides (gelatinas, amidos ou albumina) seriam superiores aos cristaloides (salina normal, Ringer simples ou lactato) era bastante antiga, mas foi resolvida recentemente.[37-39] Estudos randomizados multicêntricos publicados demonstraram que o emprego de amidos sintéticos como reposição volêmica da sepse e em pacientes críticos em geral pode estar associado a aumento da IRA e eventualmente maior mortalidade. Assim, não se recomenda a utilização desses compostos para ressuscitação volêmica de pacientes sépticos.[37,38] Por outro lado, com relação à albumina humana, considerando a falta de estudos positivos desde o estudo ALBIOS, de 2014, que não mostrou superioridade da ressuscitação com albumina comparada a cristaloides, seja da mortalidade ou da necessidade de diálise (~20% em ambos os grupos),[40] o *guideline* da SSC reserva seu uso apenas para pacientes que já tenham sido ressuscitados com grande quantidade de cristaloides (recomendação FRACA).[36]

Nas últimas décadas, foi gerada uma quantidade significativa de dados dando conta de que soluções ricas em cloro (como no uso da salina fisiológica NaCl a 0,9%, chamada de fisiológica, mas com a concentração elevada de Na e Cl, 154 mEq/L), balanço positivo de cloro na UTI ou mesmo hipercloremia estavam associados a piores desfechos no paciente crítico, em particular a maior risco de IRA.[41-44] Assim, a discussão mais recente tem sido sobre qual a melhor solução cristaloide a ser administrada. Estudos observacionais e ensaios multicêntricos randomizados demonstraram que soluções com concentrações de cloro semelhantes à do plasma, ditas soluções balanceadas (p. ex., Ringer lactato, *Plasmalyte*) podem induzir menos acidose hiperclorêmica do que a solução salina "fisiológica".[44,45] Dados oriundos de grandes estudos randomizados em populações gerais de pacientes críticos, como o estudo SMART, que teve efeito discreto embora significativo em desfecho combinado, revelaram que no subgrupo de pacientes sépticos internado em UTIs clínicas, a solução balanceada não só diminuiu a mortalidade em 20%, como também diminuiu os chamados *major adverse kidney events* (MAKEs) e necessidade dialítica.[46,47] Dados de uma análise exploratória secundária do estudo BASICS, que incluiu > 11.000 pacientes críticos que receberam *plasmalyte versus* salina, sugerem que pacientes sépticos admitidos na UTI e que receberam predominantemente solução balanceada (mesmo antes da randomização, na sala de emergência) teriam benefício na redução da mortalidade aos 90 dias (odds ratio [OR] 0,70; intervalo de confiança de 95% [IC95%] 0,50-0,97).[48,49] Dessa maneira, a preferência por cristaloides balanceados na ressuscitação de pacientes sépticos foi incorporada pela SSC (recomendação FRACA, com baixa qualidade da evidência).[36]

Quanto de volume na sepse?

Nos últimos anos, além da importância da reposição volêmica, principalmente nas fases iniciais da sepse, nós também aprendemos que quantidades cumulativas excessivas de fluidos podem ser deletérias para os pacientes críticos, aumentando mortalidade e até mesmo o risco de IRA.[50,51] Balanços cumulativos positivos estão associados a pior prognóstico, principalmente se há lesão pulmonar aguda (SDRA) associada[52,53]. Mesmo em pacientes com IRA estabelecida, a sobrecarga hídrica parece ser deletéria com relação à mortalidade e à chance de recuperação da função renal.[54-56] Isso ocorre, provavelmente, pelo fato de que um dos mecanismos que podem explicar o desencadeamento da IRA na sepse e/ou sua manutenção é a congestão venosa (aumento da PVC e da pressão na veia renal), além do aumento da pressão intra-abdominal. Esses mecanismos certamente podem contribuir para queda da filtração glomerular.

Sem dúvida, esses são motivos fortes para tentar identificar quais pacientes sépticos ainda continuam precisando de volume em determinado momento do seu tratamento, ou se a insistência nos fluidos, por outro lado, só acrescentaria morbidade. Isto explica, portanto, a nossa procura incessante por preditores da resposta e benefício ou não à terapia com expansão de volume. Talvez por isso, a SSC tenha rebaixado a recomendação do volume de 30 mL/kg, considerando os riscos de sobrecarga volêmica (Recomendação FRACA, com baixa qualidade da evidência).[36]

A utilização da ultrassonografia (US) *point-of-care* na beira do leito, com avaliação da congestão venosa sistêmica esplâncnica (p. ex., Doppler das veias porta e renal, ou padrão de fluxo venoso intrarrenal), pode ajudar a caracterizar melhor pacientes sob o risco de IRA associada a esse mecanismo congestivo, determinado, p. ex., por ressuscitação volêmica exagerada ou mesmo por hipertensão intra-abdominal. Se a utilização dessa abordagem, por meio da avaliação *venous excess ultrasound grading system* (VexUS) é de fator útil na prevenção da IRA no manejo do tratamento da sepse, deverá ser confirmada por estudos posteriores.[57-59]

Além disso, a terapia restritiva de volume, em comparação à terapia liberal em pacientes com lesão pulmonar aguda relacionada com a sepse, desde que em uma fase após a ressuscitação inicial, determina diminuição do tempo de ventilação mecânica sem comprometimento da função renal. Assim, em um estudo randomizado e observações posteriores, pacientes com injúria pulmonar submetidos à terapia restritiva de volume não tiveram maior necessidade de terapia renal substitutiva.[52,53]

Vasopressores e rim

Os vasopressores são parte importante do tratamento da sepse, permitindo controlar a intensa vasodilatação sistêmica e hipotensão que ocorre nesse estado. A pergunta que cabe é: os vasopressores são seguros do ponto de vista renal ou contribuem, por sua vez, para a IRA? A resposta é sim, são seguros. Em muitos estudos experimentais, doses de noradrenalina usualmente utilizadas na prática médica se mostraram não só seguras para a função renal, mas também, em muitos casos, houve aumento da filtração glomerular e/ou do fluxo urinário, independentemente da pressão arterial média.[25,26,60] Estudos demostraram que a noradrenalina utilizada no choque distributivo aumenta a oferta de O_2 ao rim e a filtração glomerular.[61]

A vasopressina, vasopressor alternativo à noradrenalina, não se mostrou superior à última no tratamento do choque séptico, no estudo chamado VAAST.[62] Análise posterior demonstrou, no entanto, que os pacientes que receberam vasopressina prioritariamente, comparados aos que usaram exclusivamente noradrenalina, tiveram proteção quanto ao desenvolvimento da IRA. A chance de pacientes com diagnóstico de IRA séptica leve, classificada como R (*risk*, na classificação RIFLE) progredir para formas mais graves (I - *injury* ou F - *failure*) foi significativamente menor no grupo vasopressina (20,8% *versus* 39,6%), assim como foi menor a necessidade de terapia renal substitutiva (17% *versus* 37,7%).[63] Portanto, se esse estudo não traz conclusões definitivas a respeito da superioridade renal de um vasopressor sobre outro, ao menos permite assegurar que a vasopressina parece ser segura do ponto de vista renal. Posteriormente, o estudo VANISH, fazendo comparação direta da noradrenalina com vasopressina, não demonstrou superioridade da mortalidade ou de dias livres de IRA em pacientes com choque séptico, mas mostrou que houve menor necessidade de diálise no grupo que recebeu vasopressina em comparação à noradrenalina (OR 0,71; IC95% 0,53-0,97), embora metanálises não tenham confirmado este resultado benéfico.[64] Talvez por isso a SSC recomende que pacientes com choque séptico e com níveis inadequados de PAM, a despeito da noradrenalina, devam receber adição da vasopressina e não aumentar as doses de noradrenalina (recomendação FRACA, com qualidade moderada da evidência).[36]

Talvez o vasoconstritor ideal no cenário da sepse fosse a angiotensina II. Esse potente vasoconstritor tem ação predominante na arteríola eferente, permitindo aumentar a pressão capilar glomerular e, por sua vez, a filtração glomerular. Em estudo retrospectivo avaliando os riscos para IRA em pacientes com choque séptico, um dos fatores independentes que se revelaram foi o uso prévio de bloqueadores do receptor da angiotensina (BRA) ou inibidores da enzima conversora da angiotensina (IECA) durante a internação.[16] Estudo experimental interessante testou infusões de angiotensina em animais sépticos. Esse potente vasoconstritor levou à queda do FSR, mas com melhora da filtração glomerular e do fluxo urinário, provavelmente em função da vasoconstrição predominante da arteríola eferente no rim da sepse.[26] O estudo ATHOS-3 testou a hipótese de que a angiotensina-2 (Ang-2) associada à noradrenalina, em pacientes com choque vasoplégico refratário (80% deles tinham sepse como causa do choque vasoplégico) poderia ser benéfica quando comparada a doses crescentes de noradrenalina. Trezentos e vinte e três pacientes foram randomizados em dois grupos paralelos: tratamento convencional com doses crescentes ou associação de angiotensina-2 após atingimento da dose de 0,2 mcg/kg/min. Não só a eficiência no atingimento da PAM foi melhor com a Ang-2, com doses menores de noradrenalina, como houve diminuição do escore SOFA, embora sem efeito na mortalidade.[65] Quando foi realizada análise *post-hoc* do estudo citado, observou-se, no entanto, diminuição da mortalidade com Ang-2 nos subgrupos que estavam sob tratamento dialítico (SRA contínuo) no momento da randomização.[66] Embora metanálise recente com três estudos e 923 pacientes (três deles retrospectivos e observacionais) sugira o emprego da Ang-2 como vasopressor de terceira ou segunda linha, mais dados, inclusive de segurança, são necessários para se incorporar esse fármaco na prática clínica.[67]

Outro ponto com relação aos vasopressores diz respeito ao nível ideal de pressão arterial média (PAM) desejado em pacientes sépticos. Enquanto as principais diretrizes norteadoras de conduta sugerem que o alvo da PAM na sepse deva ser de pelo menos 65 mmHg,[36] obtida com a combinação de volume e vasopressores, alguns estudos sugerem que níveis mais elevados de PAM, de pelo menos 75 a 80 mmHg, podem ser necessários para prevenir IRA.[68,69] O estudo SEPSISPAM comparou alvos de PAM de 65 mmHg *versus* > 80 mmHg em pacientes com sepse, e, apesar de ter tido cerca de metade dos 776 pacientes recrutados, portadores de IRA e creatinina basal média de 1,9 mg/dL, não demonstrou diferença entre os grupos em relação à mortalidade ou necessidade de diálise (cerca de 35% em ambos os grupos, a despeito dos alvos diferentes de PAM).[18] Esse estudo, porém, identificou que os pacientes hipertensos podem se beneficiar de um alvo pressórico mais elevado, com tendência a menor necessidade dialítica nesse grupo.[18] Esses resultados foram oriundos de análise de subgrupo, portanto, são sujeitos a críticas e apenas servem como gerador de hipótese. Contudo, existe uma base fisiopatológica importante para tentar manter uma PAM mais elevada em pacientes idosos, hipertensos, vasculopatas ou diabéticos, situações que podem cursar com perda da autorregulação intrarrenal diante de uma hipotensão relativa. Recentemente, em uma metanálise incluindo três estudos randomizados (SepsisPAM, Ovation e The 65 Trial, englobando 3.357 pacientes), níveis de PAM > 70 mmHg não foram superiores com relação à mortalidade, mesmo em hipertensos crônicos ou idosos, mas esta estratégia está relacionada com menor necessidade de diálise no grupo de pacientes com hipertensão crônica (RR 0,83; IC95% 0,71-0,98).[70]

Em resumo, vasoconstritores não só parecem seguros do ponto de vista renal, como também devem ser considerados parte integral do tratamento para se prevenir a disfunção orgânica renal na sepse. A resposta quanto ao melhor vasopressor, com relação à função renal, ainda não foi respondida definitivamente.

Tratamento farmacológico

Fosfatase alcalina. Após estudos iniciais pré-clínicos com a enzima fosfatase alcalina (FA), estudos de fase 2 foram realizados em pacientes com sepse e risco de IRA, com resultados promissores.[71,72] A fosfatase alcalina defosforila a LPS, inativando e impedindo assim sua ação nos TLR-4, atenuando a inflamação, como demonstrado em alguns resultados iniciais. Dados preliminares sugeriram melhor evolução da função renal em pacientes com sepse e IRA, naqueles que receberam infusão da FA por 24 horas, após recrutamento de 36 adultos sépticos na Holanda.[71,72] Além disso, o biomarcador KIM-1 foi menor no grupo tratado com FA, em comparação com o placebo, e a análise de subgrupo de pacientes mostrou redução de 80% na NOS induzível renal. Mais recentemente, após identificar a dose considerada ideal (1,6 mg/kg), um estudo multicêntrico (STOP-AKI) recrutou cerca de 80 pacientes em cada braço, onde a intervenção foi a administração por 3 dias consecutivos da FA recombinante em pacientes com sepse e IRA, o que resultou em um aumento, embora não significativo, da função renal (aumento de 27 no grupo FA *vs* 15 mL/min, no grupo placebo).[73] Atualmente, um estudo multicêntrico está em andamento, testando o papel da fosfatase alcalina com amostra maior de indivíduos, e espera-se que possamos ter uma conclusão definitiva sobre essa intervenção.[74]

Bicarbonato de sódio. Vale ressaltar que um estudo com administração de bicarbonato hipertônico por via endovenosa (EV) (4,2%, em *bolus*), visando corrigir acidemias graves (pH < 7,2) em pacientes críticos com choque e acidose, 60% deles com diagnóstico de sepse, demonstrou diminuição da mortalidade e da progressão para diálise em pacientes com IRA equivalente a KDIGO 2 e 3, no grupo que recebeu bicarbonato EV.[75] Esse dado deve ser utilizado com cuidado, já que a infusão de bicarbonato EV em pacientes críticos com hiperlactatemia pode ser deletério. Provavelmente teremos em breve novos estudos confirmando ou não essa abordagem de correção do pH em pacientes com IRA séptica.

Injúria renal aguda e sepse como doença multissistêmica

Sepse é uma doença multissistêmica, com comprometimento/disfunção multiorgânicos, tais como disfunção pulmonar, renal, cardíaca e cerebral. Embora esse ponto seja indiscutível, outra questão apenas recentemente debatida é a importância de uma determinada disfunção contribuindo para a lesão de outros órgãos à distância, o chamado *crosstalking* entre órgãos.

No que diz respeito aos rins, existe uma vasta evidência experimental na literatura demonstrando que a IRA é, por sua vez, também uma doença multissistêmica, levando a disfunção de outros órgãos à distância. Assim, IRA isquêmica experimental pode determinar disfunção cerebral,[76] alterações celulares e moleculares subjacentes a uma marcada alteração na permeabilidade vascular pulmonar[77,78] e alterações cardíacas, tanto da função contrátil quanto da reserva do fluxo coronariano.[79,80] É possível que essas alterações multiorgânicas determinadas por IRA experimental tenham relevância clínica, principalmente no cenário da sepse. Entretanto, a contribuição renal para a disfunção orgânica múltipla da sepse pode ser impossível de demonstrar na prática clínica, embora em parte possa explicar o impacto que a IRA tem nos desfechos da sepse.

Tratamento dialítico da injúria renal aguda da sepse

O tratamento atual da IRA relacionada com a sepse em nada difere do tratamento de qualquer injúria renal grave o suficiente que necessite de suporte renal artificial (SRA). Modalidades complementares, como métodos intermitentes, híbridos ou contínuos podem ser empregados no paciente com IRA, embora tenha algum consenso que pacientes graves, instáveis hemodinamicamente, devam receber métodos contínuos de SRA, seja com *clearance* convectivo, difusional ou combinando ambos. Embora o estudo Hemodiafe, francês e multicêntrico, não tenha mostrado superioridade da CVVHDF sobre a hemodiálise intermitente em pacientes com DMOS,[81] fora do cenário de um ensaio clínico randomizado (ECR), no mundo real, muitos pacientes sequer toleram hemodinamicamente o início da extracorpórea na HD intermitente, o que dirá da dificuldade do manejo do balanço de fluidos nestas condições. Além disso, há alguma evidência observacional, e da análise *post-hoc* de alguns estudos, de que a diálise intermitente pode, possivelmente por meio de hipofluxo renal transitório, determinar retardo ou até diminuição da taxa de recuperação da IRA.[82-84] Grandes estudos de SRA em pacientes críticos com IRA (ATN Study e RENAL) utilizaram combinações de diferentes técnicas de diálise (convecção e difusão), e em pelo menos um dos estudos houve associação de técnicas ora contínuas (*continuous venovenous hemodiafiltration* [CVVHDF]), ora intermitentes (*sustained low efficiency dialysis [*SLED] ou *Hemodialysis* [HD] clássica) para testar se o aumento da dose de diálise, acima do que era usualmente empregado, levaria a melhora da mortalidade.[85,86] Com o resultado negativo dos dois estudos, a análise de subgrupos à procura de potenciais benefícios, entre eles pacientes sépticos, foi o próximo passo. Infelizmente, mesmo nesse subgrupo, não houve qualquer benefício em se aumentar a intensidade do tratamento dialítico. Mais recentemente, vários estudos tentaram responder se o início mais precoce do SRA em pacientes graves, chocados e sépticos, poderiam trazer algum benefício. Três grandes estudos multicêntricos, randomizados e controlados (AKIKI, IDEAL-ICU e START-AKI), com alguma variação nas suas definições de precocidade e no desenho do estudo consolidaram a informação de que não só o SRA não traz benefício na mortalidade ou outros desfechos, como há risco associado a essa estratégia, como risco de não recuperação, risco de se dialisar pacientes sem indicação absoluta (que talvez não precisariam ser submetidos a SRA na internação) e maior risco de infecção de corrente sanguínea.[87-89] Vale ressaltar, no entanto, que essa informação deve ser utilizada com cuidado, pois em análise posterior dos estudos, naqueles pacientes do braço controle, com a estratégia conservadora de início, e que eventualmente necessitaram de SRA, houve maior mortalidade. Além disso, em estudo recente (AKIKI 2), ficou claro que não parece interessante aguardar níveis muito elevados de ureia sanguínea (> 280 mg/dL) para o início do SRA, pois há associação com aumento da mortalidade.[90]

Em resumo, atualmente, embora a SSC não sugira qualquer modalidade de SRA, o *guideline* KDIGO[7] sugere que é boa prática o uso de SRA contínuo naqueles pacientes com instabilidade hemodinâmica (certamente nora > 0,3 mcg/kg/min), pois, além de parecer mais seguro para esses pacientes, existe alguma evidência fraca e observacional na literatura médica sugerindo que os métodos contínuos facilitam a recuperação da IRA. Quanto à dose de diálise contínua, é indicada a prescrição de um tratamento com pelo menos 30 mL/kg/h de volume de efluente, para assegurar um mínimo de 25 mL/kg/h, após descontar as interrupções e perda de eficiência (diluição pré-capilar, coagulação do capilar, *downtime*). Contudo, embora os métodos intermitentes pareçam também ser seguros na maioria dos casos, desde que adaptados ao paciente crítico (p. ex., com ajuste da temperatura e do sódio do banho, e respeitando a hemodinâmica do paciente ao determinar alvos de ultrafiltração, alternando com ultrafiltração entre as terapias dialíticas), nas últimas décadas o uso dos métodos híbridos, chamado de HD intermitente prolongada (ou SLED), tem se mostrado mais seguro do que a HD intermitente clássica. A diálise intermitente prolongada permite que um método intermitente seja realizado com maior segurança no paciente crítico, sem prejuízo da eficiência, e assim tem sido uma alternativa mais segura para aqueles serviços que não dispõem de métodos contínuos.[91] Mais importante do que tentar demonstrar a superioridade de um método sobre o outro é o reconhecimento de que as terapias de SRA devem obedecer a um padrão de qualidade, com aplicação de indicadores e comparação dos resultados frente ao *benchmark*.[92,93]

Hemofiltração e outras terapias de purificação sanguínea na sepse

Existe um racional para o tratamento da sepse, particularmente quando acompanhada de IRA, usando-se hemofiltração, uma vez que essa técnica permite a depuração de moléculas inflamatórias por meio do *clearance* convectivo. O potencial benefício da hemofiltração no tratamento da sepse sem IRA nunca foi demonstrado.[94,95] Da mesma forma, a abordagem terapêutica da IRA na sepse com hemofiltração convencional (volumes de ultrafiltrados substituídos por fluido de reposição de cerca de até 35 mL/kg/h), em comparação ao tratamento com *clearance* difusional (diálise comum), não se mostrou superior. Mesmo quando os volumes de ultrafiltrado empregados foram de 70-100 mL/kg/h na sepse, chamada hemofiltração de alto volume (HVH), não se observou melhora em qualquer desfecho.[96,97] Recentemente, com advento de novas membranas que permitem, além de difusão e convecção, *clearance* adsortivo, e catalisado pela descrição de uma tempestade de citoquinas associada à infecção pelo SARS Cov-2, houve um ressurgimento do interesse por novas estratégias de depuração sanguínea de citoquinas e outros mediadores inflamatórios, empregando filtros com propriedades adsortivas, como *Oxiris*.[98,99] Dados observacionais parecem promissores, mas aguardamos resultados de estudos randomizados controlados confirmatórios, para eventual incorporação da modalidade adsortiva como estratégia de depuração na sepse com IRA (ou até mesmo sem IRA). Outras abordagens recentes de purificação na sepse, independente de suporte renal artificial (e independente da IRA), como a imunoadsorção do LPS pelo emprego de membrana de polimixina, que teve resultados não consistentes, com relação ao benefício, e mais recentemente *Cytosorb*, cujo potencial emprego benéfico se baseia até o momento em descrições observacionais, aguardam evidência mais convincente para seu emprego na prática.[100] Hoje, a SSC não recomenda qualquer terapia de purificação extracorpórea na terapia adjuvante na sepse, mesmo se coexiste IRA.[36]

Prognóstico e desfechos em longo prazo da injúria renal aguda relacionada com a sepse

Além da conhecida elevada mortalidade associada e atribuída ao desenvolvimento de IRA na sepse, alcançando 30%-50% na UTI e muitas vezes maior do que isso naqueles pacientes mais graves, em DMOS, com ventilação mecânica e choque associados, a IRA também está relacionada com piores desfechos em longo prazo. Estudos observacionais sugerem que sobreviventes de IRA têm maior risco de readmissão precoce e tardia. IRA determina maior risco de doença coronariana, infecção, eventos cerebrovasculares, demência e evolução para doença renal crônica com necessidade de suporte renal artificial futuro.[101-104]

Não menos importante, vários estudos sugerem que pacientes sobreviventes de sepse desenvolvem em longo prazo baixo estado funcional e má qualidade de vida, avaliada por instrumentos com SF-36 ou EUROQOL-5D, além de maior risco de ansiedade, depressão e *stress* pós-traumático.[105] Muitos pacientes com sepse têm pouca expectativa de, em curto prazo, voltar a trabalhar e outros evoluem com dependência para atividades básicas de vida diária. Bagshaw *et al.* sugerem que parte destes resultados pode estar relacionada com a IRA, embora seja difícil separar o papel individual da IRA *per se* nesses achados.[106] Recentemente, estudos preliminares têm sugerido que pacientes com IRA, principalmente formas graves, têm sério comprometimento funcional, quando avaliados com ferramentas como a caminhada de 6 minutos, velocidade da marcha e força muscular.[107,108]

Conclusão

Em suma, nos últimos anos houve significativo progresso na compreensão da epidemiologia e da patogênese da IRA relacionada com a sepse. Aguardamos ansiosamente que pelo menos parte desse volume de informação possa em breve ser traduzida para a beira do leito. Que nós possamos em breve experimentar avanços no uso de estratégias de reconhecimento precoce (biomarcadores e algoritmos preditores), combinados a novas abordagens preventivas ou terapêuticas, sejam farmacológicas, sejam no manejo dialítico, com o desafio de mudar o cenário de uma síndrome (IRA decorrente da sepse) com tão alta morbimortalidade.

Referências bibliográficas

1. Bagshaw SM, Uchino S, Bellomo R, et al. Septic acute kidney injury in critically ill patients: clinical characteristics and outcomes. Clin J Am Soc Nephrol. 2007;2(3):431-9.
2. Zarjou A, Agarwal A. Sepsis and acute kidney injury. J Am Soc Nephrol. 2011; 22:999-1006.
3. Bagshaw SM, George C, Bellomo R; ANZICS Database Management Committee. Changes in the incidence and outcome for early acute kidney injury in a cohort of Australian intensive care units. Crit Care. 2007;11(3):R68.
4. Bellomo R, Ronco C, Kellum JA, et al. Acute renal failure - definition, outcome measures, animal models, fluid therapy and information technology needs: the Second International Consensus Conference of the Acute Dialysis Quality Initiative (ADQI) Group. Crit Care. 2004;8(4):R204-12.
5. Mehta RL, Kellum JA, Shah SV, et al. Acute Kidney Injury Network: report of an initiative to improve outcomes in acute kidney injury. Crit Care. 2007;11(2):R31.
6. Cruz DN, Bagshaw SM, Ronco C, Ricci Z. Acute kidney injury: classification and staging. Contrib Nephrol. 2010;164:24-32.
7. Ostermann M, Bellomo R, Burdmann EA, et al. Conference Participants. Controversies in acute kidney injury: conclusions from

a Kidney Disease: Improving Global Outcomes (KDIGO) Conference. Kidney Int. 2020 Aug;98(2):294-309.
8. Zarbock A, Nadim MK, Pikkers P, Gomez H, Bell S, et al. Sepsis-associated acute kidney injury: consensus report of the 28th Acute Disease Quality Initiative workgroup. Nat Rev Nephrol. 2023 Jun; 19(6):401-17.
9. Poston JT, Koyner JL. Sepsis-associated acute kidney injury. BMJ. 2019;364:k4891.
10. Doi K, Yuen PS, Eisner C, et al. Reduced production of creatinine limits its use as marker of kidney injury in sepsis. J Am Soc Nephrol. 2009;20(6):1217-21.
11. de Geus HR, Bakker J, Lesaffre EM, le Noble JL. Neutrophil gelatinase-associated lipocalin at ICU admission predicts for acute kidney injury in adult patients. Am J Respir Crit Care Med. 2011;183(7):907-14.
12. Bagshaw SM, Bennett M, Haase M, et al. Plasma and urine neutrophil gelatinase-associated lipocalin in septic versus non-septic acute kidney injury in critical illness. Intensive Care Med. 2010;36(3):452-61.
13. Molinari L, Del Rio-Pertuz G, Smith A, et al. ProCESS and ProGReSS-AKI Investigators. Utility of Biomarkers for Sepsis-Associated Acute Kidney Injury Staging. JAMA Netw Open. 2022 May 2;5(5):e2212709.
14. Yue S, Li S, Huang X, Liu J, et al. Machine learning for the prediction of acute kidney injury in patients with sepsis. J Transl Med. 2022 May 13;20(1):215.
15. Rajendran S, Xu Z, Pan W, Ghosh A, Wang F. Data heterogeneity in federated learning with Electronic Health Records: Case studies of risk prediction for acute kidney injury and sepsis diseases in critical care. PLOS Digit Health. 2023 Mar 15;2(3):e0000117.
16. Plataki M, Kashani K, Cabello-Garza J, Maldonado F, Kashyap R, Kor DJ, Gajic O, Cartin-Ceba R. Predictors of acute kidney injury in septic shock patients: an observational cohort study. Clin J Am Soc Nephrol. 2011 Jul;6(7):1744-51.
17. White KC, Serpa-Neto A, Hurford R, et al. Queensland Critical Care Research Network (QCCRN). Sepsis-associated acute kidney injury in the intensive care unit: incidence, patient characteristics, timing, trajectory, treatment, and associated outcomes. A multicenter, observational study. Intensive Care Med. 2023 Jul 11. doi: 10.1007/s00134-023-07138-0.
18. Asfar P, Meziani F, Hamel JF, Grelon F, Megarbane B, Anguel N, et al. High versus low blood-pressure target in patients with septic shock. New Eng J Med 2014;370(17):1583-93.
19. Honore PM, Jacobs R, Joannes-Boyau O, et al. Septic AKI in ICU patients. diagnosis, pathophysiology, and treatment type, dosing, and timing: a comprehensive review of recent and future developments. Ann Intensive Care. 2011;1(1):32.
20. Wang Z, Holthoff JH, Seely KA, et al. Development of oxidative stress in the peritubular capillary microenvironment mediates sepsis-induced renal microcirculatory failure and acute kidney injury. Am J Pathol. 2012;180(2):505-16.
21. Arulkumaran N, Pollen S, Greco E, Courtneidge H, Hall AM, Duchen MR, Tam FWK, Unwin RJ, Singer M. Renal Tubular Cell Mitochondrial Dysfunction Occurs Despite Preserved Renal Oxygen Delivery in Experimental Septic Acute Kidney Injury. Crit Care Med. 2018 Apr;46(4):e318-e325.
22. Tsuji N, Tsuji T, Yamashita T, Hayase N, Hu X, Yuen PS, Star RA. BAM15 treats mouse sepsis and kidney injury, linking mortality, mitochondrial DNA, tubule damage, and neutrophils. J Clin Invest. 2023 Apr 3;133(7):e152401.
23. Wu Z, Deng J, Zhou H, Tan W, Lin L, Yang J. Programmed Cell Death in Sepsis Associated Acute Kidney Injury. Front Med (Lausanne). 2022 May 17;9:883028.
24. Yasuda H, Yuen PS, Hu X, et al. Simvastatin improves sepsis-induced mortality and acute kidney injury via renal vascular effects. Kidney Int. 2006;69(9):1535-42.
25. Langenberg C, Wan L, Egi M, et al. Renal blood flow in experimental septic acute renal failure. Kidney Int. 2006;69(11):1996-2002.
26. Wan L, Langenberg C, Bellomo R, May CN. Angiotensin II in experimental hyperdynamic sepsis. Crit Care. 2009;13(6):R190.
27. Langenberg C, Bellomo R, May C, et al. Renal blood flow in sepsis. Crit Care. 2005;9(4):R363-74.
28. Chvojka J, Sykora R, Krouzecky A, et al. Renal haemodynamic, microcirculatory, metabolic and histopathological responses to peritonitis-induced septic shock in pigs. Crit Care. 2008;12(6):R164.
29. Peerapornratana S, Manrique-Caballero CL, Gómez H, Kellum JA. Acute kidney injury from sepsis: current concepts, epidemiology, pathophysiology, prevention and treatment. Kidney Int. 2019 Nov;96(5):1083-1099.
30. Kuwabara S., Goggins E., Okusa M. D; The Patophysiology of Sepsis-Associated AKI. Clin J Am Soc Nephrol 2022 17(7): 1050–1069.
31. Lerolle N, Nochy D, Guérot E, et al. Histopathology of septic shock induced acute kidney injury: apoptosis and leukocytic infiltration. Intensive Care Med. 2010;36(3):471-8.

32. Langenberg C, Bagshaw SM, May CN, Bellomo R. The histopathology of septic acute kidney injury: a systematic review. Crit Care. 2008;12(2):R38.
33. Bagshaw SM, Langenberg C, Haase M, et al. Urinary biomarkers in septic acute kidney injury. Intensive Care Med. 2007;33(7):1285-96.
34. Rivers E, Nguyen B, Havstad S, et al. Early goal-directed therapy in the treatment of severe sepsis and septic shock. N Engl J Med. 2001;345(19):1368-77.
35. PRISM Investigators, Rowan KM, Angus DC, et al. Early, Goal-Directed Therapy for Septic Shock - A Patient-Level Meta-Analysis. N Engl J Med. 2017 Jun ;376(23):2223-2234.
36. Evans L, Rhodes A, Alhazzani W, Antonelli M, et al. Surviving sepsis campaign: international guidelines for management of sepsis and septic shock 2021. Intensive Care Med. 2021 Nov;47(11):1181-1247.
37. Brunkhorst FM, Engel C, Bloos F, et al. Intensive insulin therapy and pentastarch resuscitation in severe sepsis. N Engl J Med. 2008;358(2):125-39.
38. Perner A, Haase N, Wetterslev J, et al. Comparing the effect of hydroxyethyl starch 130/0.4 with balanced crystalloid solution on mortality and kidney failure in patients with severe sepsis (6S--Scandinavian Starch for Severe Sepsis/Septic Shock trial): study protocol, design and rationale for a double-blinded, randomised clinical trial. Trials. 2011;12(1):24.
39. Crystalloid versus Hydroxyethyl Starch Trial (CHEST) Management Committee. The Crystalloid versus Hydroxyethyl Starch Trial: protocol for a multi-centre randomised controlled trial of fluid resuscitation with 6% hydroxyethyl starch (130/0.4) compared to 0.9% sodium chloride (saline) in intensive care patients on mortality. Intensive Care Med. 2011;37(5):816-23.
40. Caironi P, Tognoni G, Masson S, et al. ALBIOS Study Investigators. Albumin replacement in patients with severe sepsis or septic shock. N Engl J Med. 2014 Apr 10;370(15):1412-21.
41. Yunos NM, Bellomo R, Hegarty C, Story D, Ho L, Bailey M. Association between a chloride-liberal vs chloride-restrictive intravenous fluid administration strategy and kidney injury in critically ill adults. JAMA. 2012 Oct 17;308(15):1566-72.
42. Zhou D, Jiang J, Zhang J, Cao F, Peng Z. Increase in chloride is associated with major adverse kidney events in critically ill patients. Shock. 2023 Mar 1;59(3):338-343. Yessayan L, Neyra JA, Canepa-Escaro F, Vasquez-Rios G, Heung M, Yee J; Acute Kidney Injury in Critical Illness Study Group. Effect of hyperchloremia on acute kidney injury in critically ill septic patients: a retrospective cohort study. BMC Nephrol. 2017 Dec 2;18(1):346.
43. Neyra JA, Canepa-Escaro F, Li X, Manllo J, Adams-Huet B, Yee J, Yessayan L; Acute Kidney Injury in Critical Illness Study Group. Association of Hyperchloremia with Hospital Mortality in Critically Ill Septic Patients. Crit Care Med. 2015 Sep;43(9):1938-44.
44. Shaw AD, Raghunathan K, Peyerl FW, Munson SH, Paluszkiewicz SM, Schermer CR. Association between intravenous chloride load during resuscitation and in-hospital mortality among patients with SIRS. Intensive Care Med. 2014 Dec;40(12):1897-905.
45. Zhou F, Peng ZY, Bishop JV, Cove ME, Singbartl K, Kellum JA. Effects of fluid resuscitation with 0.9% saline versus a balanced electrolyte solution on acute kidney injury in a rat model of sepsis*. Crit Care Med. 2014 Apr;42(4):e270-8.
46. Semler MW, Self WH, Wanderer JP, et al. Balanced Crystalloids versus Saline in Critically Ill Adults. N Engl J Med. 2018;378(9):829-839.
47. Brown RM, Wang L, Coston TD, et al. Balanced Crystalloids versus Saline in Sepsis. A Secondary Analysis of the SMART Clinical Trial. Am J Respir Crit Care Med. 2019 Dec 15;200(12):1487-1495.
48. Zampieri FG, Machado FR, Biondi RS, et al. BaSICS investigators and the BRICNet members. Effect of Intravenous Fluid Treatment with a Balanced Solution vs 0.9% Saline Solution on Mortality in Critically Ill Patients: The BaSICS Randomized Clinical Trial. JAMA. 2021 Aug 10;326(9):1-12.
49. Zampieri FG, Machado FR, Biondi RS, Freitas FGR, et al. Association between Type of Fluid Received Prior to Enrollment, Type of Admission, and Effect of Balanced Crystalloid in Critically Ill Adults: A Secondary Exploratory Analysis of the BaSICS Clinical Trial. Am J Respir Crit Care Med. 2022 Jun 15;205(12):1419-1428.
50. Bagshaw SM, Brophy PD, Cruz D, Ronco C. Fluid balance as a biomarker: impact of fluid overload on outcome in critically ill patients with acute kidney injury. Crit Care. 2008;12(4):169
51. Teixeira C, Garzotto F, Piccinni P, Brienza N, et al. NEFROlogia e Cura INTensiva (NEFROINT) investigators. Fluid balance and urine volume are independent predictors of mortality in acute kidney injury. Crit Care. 2013 Jan 24;17(1):R14.
52. Comparison of two fluid-management strategies in acute lung injury. National Heart, Lung, and Blood Institute Acute Respiratory Distress Syndrome (ARDS) Clinical Trials Network. N Engl J Med. 2006;354(24):2564-75.

53. Zampieri FG, Bagshaw SM, Semler MW. Fluid Therapy for Critically Ill Adults with Sepsis: A Review. AMA. 2023 Jun 13;329(22):1967-1980.
54. Bagshaw SM, Brophy PD, Cruz D, Ronco C. Fluid balance as a biomarker: impact of fluid overload on outcome in critically ill patients with acute kidney injury. Crit Care. 2008;12(4):169.
55. Bouchard J, Soroko SB, Chertow GM, Himmelfarb J, et al. Program to Improve Care in Acute Renal Disease (PICARD) Study Group. Fluid accumulation, survival and recovery of kidney function in critically ill patients with acute kidney injury. Kidney Int. 2009 Aug;76(4):422-7.
56. Woodward CW, Lambert J, Ortiz-Soriano V, Li Y, et al. Fluid Overload Associates with Major Adverse Kidney Events in Critically Ill Patients with Acute Kidney Injury Requiring Continuous Renal Replacement Therapy. Crit Care Med. 2019 Sep;47(9):e753-e760.
57. Andrei S, Bahr PA, Nguyen M, Bouhemad B, Guinot PG. Prevalence of systemic venous congestion assessed by Venous Excess Ultrasound Grading System (VExUS) and association with acute kidney injury in a general ICU cohort: a prospective multicentric study. Crit Care. 2023 Jun 8;27(1):224.
58. Fujii K, Nakayama I, Izawa J, et al. Association between intrarenal venous flow from Doppler ultrasonography and acute kidney injury in patients with sepsis in critical care: a prospective, exploratory observational study. Crit Care. 2023 Jul 10;27(1):278.
59. Prager R, Argaiz E, Pratte M, Rola P, et al. Doppler identified venous congestion in septic shock: protocol for an international, multi-centre prospective cohort study (Andromeda-VEXUS). BMJ Open. 2023 Jul 24;13(7):e074843.
60. Albanèse J, Leone M, Garnier F, et al. Renal effects of norepinephrine in septic and nonseptic patients. Chest. 2004;126(2):534-9.
61. Redfors B, Bragadottir G, Sellgren J, et al. Effects of norepinephrine on renal perfusion, filtration and oxygenation in vasodilatory shock and acute kidney injury. Intensive Care Med. 2011;37(1):60-7.
62. Russell JA, Walley KR, Singer J, et al. Vasopressin versus norepinephrine infusion in patients with septic shock. N Engl J Med. 2008;358(9):877-87.
63. Gordon AC, Russell JA, Walley KR, et al. The effects of vasopressin on acute kidney injury in septic shock. Intensive Care Med. 2010;36(1):8391.
64. Gordon AC, Mason AJ, Thirunavukkarasu N, Perkins GD, Cecconi M, Cepkova M, Pogson DG, Aya HD, Anjum A, Frazier GJ, Santhakumaran S, Ashby D, Brett SJ; VANISH Investigators. Effect of Early Vasopressin vs Norepinephrine on Kidney Failure in Patients with Septic Shock: The VANISH Randomized Clinical Trial. JAMA. 2016 Aug 2;316(5):509-18.
65. Khanna A, English SW, Wang XS, Ham K, Tumlin J, Szerlip H, et al. ATHOS-3 Investigators. Angiotensin II for the Treatment of Vasodilatory Shock. N Engl J Med. 2017 Aug 3;377(5):419-430.
66. Tumlin JA, Murugan R, Deane AM, et al. Angiotensin II for the Treatment of High-Output Shock 3 (ATHOS-3) Investigators. Outcomes in Patients with Vasodilatory Shock and Renal Replacement Therapy Treated with Intravenous Angiotensin II. Crit Care Med. 2018 Jun;46(6):949-957.
67. Semedi BP, Rehatta NM, Soetjipto S, et al. Effective is Angiotensin II in Decreasing Mortality of Vasodilatory Shock? A Systematic Review. Open Access Emerg Med. 2023 Jan 5;15:1-11.
68. Badin J, Boulain T, Ehrmann S, et al. Relation between mean arterial pressure and renal function in the early phase of shock: a prospective, explorative cohort study. Crit Care. 2011;15(3):R135.
69. Zhong X, Li H, Chen Q, Hao P, et al. Association between different MAP levels and 30-day mortality in sepsis patients: a propensity-score-matched, retrospective cohort study. BMC Anesthesiol. 2023 Apr 6;23(1):116.
70. Yoshimoto H, Fukui S, Higashio K, Endo A, Takasu A, Yamakawa K. Optimal target blood pressure in critically ill adult patients with vasodilatory shock: A systematic review and meta-analysis. Front Physiol. 2022 Aug 16;13:962670.
71. Heemskerk S, Masereeuw R, Moesker O, Bouw MP, van der Hoeven JG, Peters WH, Russel FG, Pickkers P; APSEP Study Group. Alkaline phosphatase treatment improves renal function in severe sepsis or septic shock patients. Crit Care Med. 2009 Feb;37(2):417-23, e1.
72. Pickkers P, Heemskerk S, Schouten J, Laterre PF, et al. Alkaline phosphatase for treatment of sepsis-induced acute kidney injury: a prospective randomized double-blind placebo-controlled trial. Crit Care. 2012 Jan 23;16(1):R14.
73. Pickkers P, Mehta RL, Murray PT, Joannidis M, et al. STOP-AKI Investigators. Effect of Human Recombinant Alkaline Phosphatase on 7-Day Creatinine Clearance in Patients With Sepsis-Associated Acute Kidney Injury: A Randomized Clinical Trial. JAMA. 2018 Nov 20;320(19):1998-2009.

74. Pickkers P, Angus DC, Arend J, Bellomo R, et al. Study protocol of a randomised, double-blind, placebo-controlled, two-arm parallel-group, multi-centre phase 3 pivotal trial to investigate the efficacy and safety of recombinant human alkaline phosphatase for treatment of patients with sepsis-associated acute kidney injury. BMJ Open. 2023 Apr 3;13(4):e065613.
75. Jaber S, Paugam C, Futier E, Lefrant JY, et al. BICAR-ICU Study Group. Sodium bicarbonate therapy for patients with severe metabolic acidaemia in the intensive care unit (BICAR-ICU): a multicentre, open-label, randomised controlled, phase 3 trial. Lancet. 2018 Jul 7;392(10141):31-40.
76. Liu M, Liang Y, Chigurupati S, et al. Acute kidney injury leads to inflammation and functional changes in the brain. J Am Soc Nephrol. 2008;19(7):1360-70.
77. Deng J, Hu X, Yuen PS, Star RA. Alpha-melanocyte-stimulating hormone inhibits lung injury after renal ischemia/reperfusion. Am J Respir Crit Care Med. 2004;169(6):749-56.
78. Li X, Hassoun HT, Santora R, Rabb H. Organ crosstalk: the role of the kidney. Curr Opin Crit Care. 2009;15(6):481-7.
79. Kelly KJ. Distant effects of experimental renal ischemia/reperfusion injury. J Am Soc Nephrol. 2003;14(6):1549-58.
80. Kingma JG Jr, Vincent C, Rouleau JR, Kingma I. Influence of acute renal failure on coronary vasoregulation in dogs. J Am Soc Nephrol. 2006;17(5):1316-24.
81. Vinsonneau C, Camus C, Combes A, Costa de Beauregard MA, et al. Hemodiafe Study Group. Continuous venovenous haemodiafiltration versus intermittent haemodialysis for acute renal failure in patients with multiple-organ dysfunction syndrome: a multicentre randomised trial. Lancet. 2006 Jul 29;368(9533):379-85.
82. Marants R, Qirjazi E, Grant CJ, Lee TY, McIntyre CW. Renal Perfusion during Hemodialysis: Intradialytic Blood Flow Decline and Effects of Dialysate Cooling. J Am Soc Nephrol. 2019 Jun;30(6):1086-1095.
83. Wald R, Shariff SZ, Adhikari NK, Bagshaw SM, Burns KE, Friedrich JO, Garg AX, Harel Z, Kitchlu A, Ray JG. The association between renal replacement therapy modality and long-term outcomes among critically ill adults with acute kidney injury: a retrospective cohort study. Crit Care Med. 2014 Apr;42(4):868-77.
84. Bonnassieux M, Duclos A, Schneider AG, Schmidt A, Bénard S, Cancalon C, Joannes-Boyau O, Ichai C, Constantin JM, Lefrant JY, Kellum JA, Rimmelé T; AzuRéa Group. Renal Replacement Therapy Modality in the ICU and Renal Recovery at Hospital Discharge. Crit Care Med. 2018 Feb;46(2):e102-e110.
85. VA/NIH Acute Renal Failure Trial Network, Palevsky PM, Zhang JH, O'Connor TZ, et al. Intensity of renal support in critically ill patients with acute kidney injury. N Engl J Med. 2008;359(1):7-20.
86. RENAL Replacement Therapy Study Investigators, Bellomo R, Cass A, Cole L, et al. Intensity of continuous renal-replacement therapy in critically ill patients. N Engl J Med. 2009;361(17):1627-38.
87. Gaudry S, Hajage D, Schortgen F, Martin-Lefevre L, et al. AKIKI Study Group. Initiation Strategies for Renal-Replacement Therapy in the Intensive Care Unit. N Engl J Med. 2016 Jul 14;375(2):122-33.
88. Barbar SD, Clere-Jehl R, Bourredjem A, et al. IDEAL-ICU Trial Investigators and the CRICS TRIGGERSEP Network. Timing of Renal-Replacement Therapy in Patients with Acute Kidney Injury and Sepsis. N Engl J Med. 2018 Oct 11;379(15):1431-1442.
89. Starrt-Aki Investigators; Canadian Critical Care Trials Group; Australian and New Zealand Intensive Care Society Clinical Trials Group; United Kingdom Critical Care Research Group; Canadian Nephrology Trials Network; Irish Critical Care Trials Group; Bagshaw SM, Wald R, Adhikari NKJ, et al. Timing of Initiation of Renal-Replacement Therapy in Acute Kidney Injury. N Engl J Med. 2020 Jul 16;383(3):240-251.
90. Gaudry S, Hajage D, Martin-Lefevre L, Lebbah S, et al. Comparison of two delayed strategies for renal replacement therapy initiation for severe acute kidney injury (AKIKI 2): a multicentre, open-label, randomised, controlled trial. Lancet. 2021 Apr 3;397(10281):1293-1300.
91. Dalbhi SA, Alorf R, Alotaibi M, Altheaby A, Alghamdi Y, Ghazal H, Almuzaini H, Negm H. Sustained low efficiency dialysis is non-inferior to continuous renal replacement therapy in critically ill patients with acute kidney injury: A comparative meta-analysis. Medicine (Baltimore). 2021 Dec 23;100(51):e28118.
92. Rewa OG, Villeneuve PM, Lachance P, et al. Quality indicators of continuous renal replacement therapy (CRRT) care in critically ill patients: a systematic review. Intensive Care Med. 2017 Jun;43(6):750-763.
93. Kashani K, Rosner MH, Haase M, Lewington AJP, et al. Quality Improvement Goals for Acute Kidney Injury. Clin J Am Soc Nephrol. 2019 Jun 7;14(6):941-953.
94. Payen D, Mateo J, Cavaillon JM, Fraisse F, Floriot C, Vicaut E. Impact of continuous venovenous

hemofiltration on organ failure during the early phase of severe sepsis: a randomized controlled trial. Crit Care Med 2009;37:803-10

95. Cole L, Bellomo R, Hart G, et al. A phase II randomized, controlled trial of continuous hemofiltration in sepsis. Crit Care Med. 2002;30(1):100-6.
96. Boussekey N, Chiche A, Faure K, et al. A pilot randomized study comparing high and low volume hemofiltration on vasopressor use in septic shock. Intensive Care Med. 2008;34(9):1646-53.
97. Ratanarat R, Brendolan A, Piccinni P, et al. Pulse high-volume haemofiltration for treatment of severe sepsis: effects on hemodynamics and survival. Crit Care. 2005;9(4):R294-302.
98. Becker S, Lang H, Vollmer Barbosa C, Tian Z, Melk A, Schmidt BMW. Efficacy of CytoSorb®: a systematic review and meta-analysis. Crit Care. 2023 May 31;27(1):215.
99. Wang G, He Y, Guo Q, Zhao Y, et al. Continuous renal replacement therapy with the adsorptive oXiris filter may be associated with the lower 28-day mortality in sepsis: a systematic review and meta-analysis. Crit Care. 2023 Jul 9;27(1):275.
100. Chen JJ, Lai PC, Lee TH, Huang YT. Blood Purification for Adult Patients with Severe Infection or Sepsis/Septic Shock: A Network Meta-Analysis of Randomized Controlled Trials. Crit Care Med. 2023 Jul 20. doi: 10.1097/CCM.0000000000005991.
101. Shankar-Hari M, Rubenfeld GD. Understanding Long-Term Outcomes Following Sepsis: Implications and Challenges. Curr Infect Dis Rep. 2016 Nov;18(11):37.
102. Shankar-Hari M, Saha R, Wilson J, Prescott HC, Harrison D, Rowan K, Rubenfeld GD, Adhikari NKJ. Rate and risk factors for rehospitalisation in sepsis survivors: systematic review and meta-analysis. Intensive Care Med. 2020 Apr;46(4):619-636.
103. Prescott HC, Iwashyna TJ, Blackwood B, Calandra T, et al. Understanding and Enhancing Sepsis Survivorship. Priorities for Research and Practice. Am J Respir Crit Care Med. 2019 Oct 15;200(8):972-981.
104. Mankowski RT, Yende S, Angus DC. Long-term impact of sepsis on cardiovascular health. Intensive Care Med. 2019 Jan;45(1):78-81.
105. Carey MR, Prescott HC, Iwashyna TJ, Wilson ME, Fagerlin A, Valley TS. Changes in Self-Rated Health After Sepsis in Older Adults: A Retrospective Cohort Study. Chest. 2020 Nov;158(5):1958-1966.
106. Villeneuve PM, Clark EG, Sikora L, Sood MM, Bagshaw SM. Health-related quality-of-life among survivors of acute kidney injury in the intensive care unit: a systematic review. Intensive Care Med. 2016 Feb;42(2):137-46.
107. Salathé C, Poli E, Altarelli M, et al. Epidemiology and outcomes of elderly patients requiring renal replacement therapy in the intensive care unit: an observational study. BMC Nephrol 2021 22(1):101.
108. Mayer KP, Ortiz-Soriano VM, Kalantar A, Lambert J, Morris PE, Neyra JA. Acute kidney injury contributes to worse physical and quality of life outcomes in survivors of critical illness. BMC Nephrol. 2022 Apr 7;23(1):137.

17

Disfunção Gastrointestinal Aguda na Sepse

Rodrigo Palácio de Azevedo
Joaquim Henrique de Carvalho Lobato Filho

Introdução

O desequilíbrio entre inflamação e anti-inflamação deflagrado por uma infecção ocasiona no paciente séptico uma série de alterações do endotélio, da coagulação e mitocondriais, entre outras. Como via final, essas alterações levam à redução da oferta tecidual de oxigênio e da produção de energia, que então se torna insuficiente mesmo para a manutenção das funções celulares básicas.[1,2] Essas intricadas interações comprometem o funcionamento orgânico, resultando na síndrome de disfunção de múltiplos órgãos e sistemas, a principal causa de óbito em pacientes sépticos. O tratamento eficaz de pacientes sépticos envolve não apenas combater a infecção subjacente, mas também fornecer suporte para as disfunções orgânicas. Nos últimos anos, uma abordagem cada vez mais enfatizada é antecipar e prevenir o estabelecimento dessas disfunções, consolidando-se como um pilar essencial no tratamento moderno da sepse.[3]

Entre as disfunções orgânicas ocasionadas pela sepse, a disfunção gastrointestinal aguda (DGIA), apesar de frequente, é muitas vezes desconsiderada no contexto do tratamento destes pacientes. Escores tradicionais de disfunção orgânica, como o SOFA, não avaliam este sistema.[4] Isto, em parte, deve-se a falta de parâmetros objetivos.[5] A literatura sobre o tema é escassa, porém vem aumentando nos últimos anos. Existem tentativas de propor definições e escores de disfunção orgânica, porém, de fato, não chegaram ao uso clínico habitual e foram muito pouco avaliados em estudos clínicos.[6-8] Este capítulo pretende fazer uma síntese do conhecimento já produzido sobre o tema.

Fisiopatologia em disfunção gastrointestinal aguda

O sistema gastrointestinal é responsável por funções vitais ao paciente grave:

- Digestão e absorção de nutrientes e água.
- Funções endócrinas.
- Imunidade por meio do *gut-associated lymphoid tissue* (GALT).

A circulação esplâncnica é uma das primeiras a ser comprometida em alguma situação em que ocorra redução do índice cardíaco. Essa circulação, entretanto, só é normalizada tardiamente após o restabelecimento hemodinâmico. Durante este período de instabilidade hemodinâmica são produzidos mediadores inflamatórios e radicais livres de oxigênio que promovem lesão estrutural nos órgãos deste território vascular.[9]

O sistema gastrointestinal contém a maior concentração de células linfoides do organismo. A ativação desse sistema imune leva a importantes consequências, podendo inclusive estar relacionado com a perpetuação da resposta inflamatória.

Por esses fatores, a frequência de sintomas gastrointestinais é elevada em pacientes graves. Reintam *et al.*, estudando pacientes internados em unidade de terapia intensiva, descreveram a incidência de 59,1% de pelo menos um sintoma gastrointestinal, sendo que aproximadamente 21% dos pacientes apresentaram três ou mais sintomas durante a investigação. Os sintomas mais descritos neste grupo de pacientes foram: redução dos ruídos hidroaéreos (41,3%), vômitos e refluxo gástrico elevado (38,2%), diarreia (14%), distensão abdominal e sangramento digestivo (7,4%).[10] Essa frequência de sintomas pode variar de 50% a 62% entre os vários estudos já publicados.[11,12] Vale ressaltar que nenhum sintoma pode ser considerado padrão-ouro para DGIA em pacientes graves, no entanto, a associação de sintomas tem correlação com aumento de mortalidade.[13]

Apesar dessa elevada frequência de sintomas clínicos justificada pelo déficit perfusional esplâncnico já abordado, a avaliação do sistema gastrointestinal é falha nos diversos escores prognósticos e de avaliação de disfunção orgânica.

Escores tradicionais de disfunção orgânica como o Sequential Organ Failure Assessment (SOFA), Logistic Organ Dysfunction System (LODS) e o Multiple Organ Dysfunction Score (MODS) limitam-se a avaliar função hepática por meio da avaliação de bilirrubina e, no caso do LODS, também o tempo de protrombina.[4,14,15] A avaliação de escores prognósticos como o Acute Physiology And Chronic Health Evaluation (APACHE) em suas várias versões, além do Simplified Acute Physiology Score (SAPS), limitam-se a pontuar o nível de bilirrubina, como marcador de disfunção hepática.[16, 17]

Atualmente, novos escores estão sendo estudados e validados com parâmetros clínicos que avaliam o trato gastrointestinal (TGI). Há uma tendência, ainda, com a reformulação do *score* SOFA 2.0 de incluir o sistema gastrointestinal na avaliação das disfunções orgânicas. até o momento, no entanto, não se dispõem de variáveis claras e simples que possam ser incorporadas.[18]

Tendo em vista que os principais escores de disfunção orgânica não abordam a disfunção do sistema gastrointestinal, e ainda que esta seja responsável por múltiplos sintomas e sinais clínicos, defini-la e avaliá-la tornam-se tarefa árdua.

Em 1997, foram publicados os resultados de uma conferência de consenso sobre disfunção intestinal aguda em pacientes graves. Como conclusão, Rombeau *et al.* sugeriram que, devido à falta de uma definição uniforme para disfunção intestinal, a monitorização da função intestinal deve ser feita com base em indicadores indiretos.[5] Em 15 anos houve pouca mudança neste cenário. Apenas em 2012 foram publicadas as recomendações do grupo de problemas abdominais da European Society of Intensive Care Medicine (ESICM) com as definições e recomendações de tratamento da disfunção intestinal aguda. Nessa publicação, Reintam Blaser *et al.* prosseguem valorizando o reconhecimento e a abordagem de sintomas gastrointestinais como forma de reconhecer a DGIA.[7] Na sessão de escores de DGIA deste texto, abordaremos as propostas de escores mais modernos.

Com o avanço do entendimento da fisiopatologia e das relações nos múltiplos órgãos com a DGIA, diversas proposições têm surgido com o objetivo de explicar de forma mais concisa e fidedigna como se dá o processo e, com isso, melhorar as classificações propostas levando a um direcionamento terapêutico mais acertado.[6,19] Duas linhas de raciocínio principais são defendidas. A primeira delas propõe que a agressão da sepse levaria a um quadro de hipoperfusão intestinal, que por sua vez levaria à isquemia de mucosa com quebra de barreira intestinal e translocação bacteriana por via portal, promovendo perpetuação da resposta inflamatória que levaria à síndrome de disfunção de múltiplos órgãos (SDMO). A outra "escola" propõe a chamada progressão em três níveis, em que num primeiro nível ocorre a sepse, com hipoperfusão intestinal, nas quais medidas de reanimação são propostas, gerando a segunda onda de impacto (síndrome de isquemia-reperfusão), promovendo quebra de barreira com liberação de mediadores inflamatórios (DAMPs) que são absorvidos por via linfática que causariam a terceira onda de impacto, com SDMO.[19-22]

As características da disfunção gastrointestinal aguda

Como já mencionado anteriormente, pela falta de uma definição amplamente aceita, a abordagem da disfunção gastrointestinal aguda é feita pelo reconhecimento e tratamento de sinais e sintomas gastrointestinais relacionados com a doença aguda. Existe ainda uma linha de pesquisadores que relaciona essa disfunção à perda da massa de enterócitos e de sua função. Entre esses aspectos, podemos selecionar algumas das características mais estudadas dessa disfunção. São estas:

Disfunção e perda de enterócitos

A sepse pode determinar por meio de uma série de mecanismos o desequilíbrio entre oferta e consumo de oxigênio para os tecidos, tendendo desfavoravelmente a uma oferta baixa em relação à necessidade do paciente. As consequências dessa situação no sistema gastrointestinal são: aumento da permeabilidade intestinal, ativação imune local com consequente perpetuação da resposta inflamatória, alterações da motilidade intestinal e redução da massa e função dos enterócitos.

Essa redução de enterócitos em funcionamento tem como consequência má-absorção, intolerância à nutrição enteral e redução da síntese de diversas substâncias produzidas pelos enterócitos. Chiu *et al.*, em 1970, descreveu as alterações intestinais provocadas pela isquemia, e seu trabalho criou uma escala de gradação da lesão intestinal isquêmica, que leva seu nome. A escala de Chiu varia de 0 a 5, em que o intestino normal é classificado como 0, indo até desnudação das vilosidades intestinais com ulcerações e sangramento intestinal.[23]

Quando ocorre destruição dos enterócitos, o material celular é liberado e sua identificação pode se correlacionar à intensidade dessa lesão. A *intestinal fatty acid binding protein* (I-FABP) é uma proteína citosólica presente em enterócitos maduros e liberada quando há quebra de integridade dos enterócitos com dano enterocitário.[22] Os níveis de I-FABP têm elevação e normalização precoces, sendo detectado pico após 30 minutos da instalação de modelo de isquemia e normalização em aproximadamente 3 horas após a reperfusão.[24]

Se ocorre destruição e redução da função dos enterócitos durante uma lesão isquêmica é natural que sua função de síntese esteja comprometida. A citrulina é um aminoácido sintetizado principalmente por meio da glutamina nos enterócitos e é excretada pelo rim, sendo caracterizada como um biomarcador da massa funcional enterocitária.[22]

Piton *et al.*, em 2010, publicaram um estudo que incluiu 67 pacientes graves de múltiplas causas, em que os níveis de citrulina estavam reduzidos em 44% dos pacientes 24 horas após a admissão na unidade de terapia intensiva (UTI). Seu grupo demonstrou ainda que os níveis de citrulina eram mais baixos entre os pacientes que evoluíram posteriormente para óbito. Esses autores sugerem que a citrulina pode ser a chave para definir disfunção intestinal. Seus níveis caem rapidamente e podem ser medidos com certa facilidade. O problema em pacientes graves é que o nível sérico é proporcional ao balanço entre produção e excreção pelo rim, e esses pacientes podem cursar com disfunção renal. Além disso, sua produção pode estar aumentada pela síntese extraintestinal quando há excesso na produção de óxido nítrico.[25,26] Um recente ensaio clínico randomizado multicêntrico que suplementou citrulina em pacientes sépticos e em ventilação mecânica, no entanto, não evidenciou melhora de desfechos seja na redução de disfunção orgânica ou na melhora da imunidade.[27]

Existem ainda evidências de que, em pacientes com pancreatite aguda, os níveis de citrulina e I-FABP variaram de maneira inversa.[28]

A Zonulina plasmática é outro possível biomarcador da integridade da mucosa intestinal, caracterizada por ser uma enzima moduladora das *tight junctions* entéricas e estando elevadas em pacientes sépticos.[29]

Apesar de promissor, medir a perda de massa e função de enterócitos não é simples e disponível para a prática clínica. Quanto à dosagem de I-FABP, faltam valores de referência, e sua disponibilidade para uso clínico é baixa. A citrulina já é utilizada para avaliar disfunção intestinal e síndrome de intestino curto, ou seja, disfunção intestinal crônica. Para pacientes agudos também faltam valores de referência e validação, especialmente em pacientes sépticos e com disfunção renal. Além disso, a produção de citrulina é dependente da disponibilidade de glutamina.[26] Outras moléculas hormonais já se mostraram reduzidas em modelos experimentais em Sepse, como a grelina e o peptídeo YY, no entanto, sem correlação direta com disfunção do TGI.[13] Sendo assim, a avaliação da disfunção intestinal aguda por esses métodos, apesar de seu racional promissor, ainda não está amplamente integrada à prática clínica do intensivista e, no caso do I-FABP e da citrulina, não demostra relação com a mortalidade.[30]

Alterações do trânsito intestinal

As alterações no trânsito intestinal são alterações frequentes em pacientes graves. Seu espectro pode variar entre extremos, ou seja, de diarreia à constipação intestinal. Essas alterações de trânsito vêm sendo associadas à gravidade e a maior mortalidade. Constitui uma grande limitação para o estudo dessas alterações a carência de uma definição uniforme e amplamente aceita para o uso em pacientes graves, tanto para diarreia quanto para constipação.

Constipação intestinal

A incidência de constipação em pacientes internados em UTI tem grande variação na literatura, entre 3,7% e 83%.[31-33] Essa grande variação da incidência pode ser atribuída à falta de uma definição uniforme entres os estudos.

A constipação intestinal pode levar a complicações como distensão abdominal, vômitos, agitação, obstrução intestinal e perfuração intestinal, além de outras pouco elucidadas até o momento.[33,34]

Embora o intensivista frequentemente se depare com o problema, sua abordagem em se tratando de pacientes críticos não é clara. Em um inquérito realizado por meio da aplicação de questionários enviados a 143 UTIs, os autores identificaram que em 52% destas unidades a constipação foi reconhecida como um problema. Apesar de 48% dos médicos entrevistados reconhecerem sua importância, apenas 3,5% destes dispunham de protocolos para seu diagnóstico e tratamento.[35]

Alguns estudos epidemiológicos têm relacionado a ocorrência de constipação a pior evolução em pacientes de UTI.[32,35-39]

Com o intuito de esclarecer se constipação é apenas um epifenômeno (ou seja, um marcador de gravidade) ou se realmente representa uma característica da DGIA e, portanto, necessita ser prevenida e tratada em pacientes graves, alguns autores têm desenvolvido ensaios clínicos sobre o tema, sobretudo ao longo da última década.

Em 2007, van der Spoel *et al.* realizaram um estudo em que demonstraram a efetividade do uso de lactulona e polietilenoglicol em promover laxação quando comparados a placebo. Os autores ainda demonstraram que nos pacientes que evacuaram até o 6º dia de internação, o tempo de internação em UTI foi significativamente menor. A análise multivariada identificou o escore APACHE II e tempo para a produção fecal (tempo entre a admissão na UTI e a primeira evacuação) como variáveis independentes e preditoras de mortalidade.[36]

Em 2010, Masri *et al.* publicam um estudo com resultados contraditórios ao de van der Spoel *et al.* Neste estudo, não houve diferença no tempo estatisticamente significante entre o tempo de ventilação mecânica entre o grupo intervenção e controle do estudo e também não houve diferença no tempo de internação na UTI ou na mortalidade entre os grupos.[37]

Realizamos um ensaio randomizado e controlado sobre o impacto de uma terapia laxativa diária na intensidade das disfunções orgânicas, medidas pelo SOFA, em pacientes graves, que mostrou que, apesar da maior frequência de efeitos adversos no grupo intervenção (como diarreia, distensão abdominal e vômitos), a terapia laxativa foi capaz de reduzir a intensidade da disfunção orgânica no 14º dia em pacientes sob ventilação mecânica.[40] Isto pode indicar uma complexa inter-relação entre os sistemas orgânicos e como a disfunção intestinal pode contribuir negativamente em outros sistemas.

Diarreia

A incidência é variável e pode variar de 2% a 95%.[10,11,41] Uma proposta de definição de diarreia para pacientes graves é a ocorrência de mais de 3 episódios de evacuação ao dia e fezes com aspecto classe 7 no escore de Bristol.[42] Essa grande variação da incidência também pode ser atribuída à falta de uma definição específica para o paciente grave. Diarreia é o principal fator de redução e suspensão de aporte nutricional via enteral na prática clínica[11] e também foi correlacionada a prognóstico.

As causas de diarreia são múltiplas, incluindo: nutrição enteral, contaminação da dieta, manipulação indevida do sistema de dieta, causas infecciosas (*Clostridium difficile*), causas medicamentosas (laxantes, antibióticos) e hipoalbuminemia.[41] Todas podem levar a um desequilíbrio entre secreção e reabsorção de água no tubo digestivo e na microflora intestinal.[11] O impacto da diarreia na mortalidade de pacientes graves é incerto[42] e a sua ocorrência não é sinônimo de DGIA; além disso, outras causas devem ser pesquisadas.

Alteração da motilidade intestinal e retardo na progressão da nutrição enteral

Pacientes graves, com déficit perfusional da circulação esplâncnica, frequentemente cursam com gastroparesia e ileoparesia, condições que atrasam o início e dificultam a progressão do suporte nutricional. Além desses fatores relacionados com a própria patologia, aspectos relacionados com o tratamento desse paciente podem contribuir para a dismotilidade intestinal, como analgesia com opioides, sedativos, bloqueadores neuromusculares, imobilização ao leito, entre outros.[12] Essas alterações podem se manifestar por redução dos ruídos hidroaéreos, náuseas, vômitos, refluxo, resíduo gástrico elevado e dificuldade de introduzir e progredir a nutrição enteral. Esses pacientes podem atrasar ou mesmo não atingir sua meta nutricional estimada pela via enteral. O aporte nutricional inadequado leva à piora do prognóstico por redução da força muscular global e da capacidade funcional,[43] redução da capacidade de síntese de novos tecidos e da cicatrização de feridas,[44,45] aumento do número de infecções,[46] além de aumento do tempo de internação e da morbidade e mortalidade.[47,48]

Distensão abdominal e hipertensão intra-abdominal

A distensão abdominal pode dificultar a ação do diafragma, diminuir a complacência pulmonar e aumentar o trabalho respiratório.[36] Em alguns pacientes, pode estar relacionada com a elevação da pressão intra-abdominal (PIA).[49,50] O aumento da PIA reduz a complacência pulmonar, eleva a pressão intratorácica e pleural, podendo gerar edema e atelectasias. Pacientes com síndrome compartimental abdominal podem necessitar de pressão expiratória final positiva (PEEP) mais elevada para compensar os efeitos do aumento da PIA. Por todos estes motivos, pacientes com DGIA e cursando com aumento da pressão intra-abdominal podem cursar com aumento do tempo de ventilação mecânica.[49-51] Além disso, pacientes com aumento da PIA terão redução da pré-carga ventricular (por compressão da veia cava inferior), redução do débito cardíaco, redução do fluxo sanguíneo e da oferta tecidual de oxigênio na circulação esplâncnica (tanto pelo efeito da redução do débito quanto pelo efeito de redução da pressão de perfusão intra-abdominal), consequentemente perpetuando e agravando a DGIA.[50]

Sangramento digestivo

Pode ocorrer em 5 a 25% dos pacientes internados em UTI e representa lesão avançada do epitélio intestinal.[7] Sua ocorrência implica em aumento da morbidade[12] e da mortalidade.[52]

As lesões mais frequentemente relacionadas com sangramento intestinal em pacientes graves são causadas por erosão e úlceras de estresse. Cerca de 74 a 100% dos pacientes graves apresentam erosões da mucosa endoscopicamente detectáveis e hemorragia subepitelial nas primeiras 24 horas da admissão na UTI. Essas lesões podem não apresentar sintomas, ou apresentar sangramento oculto, ou algumas vezes sangramento evidente e importante, com repercussão hemodinâmica.[12]

A introdução da profilaxia de úlcera de estresse reduziu sobremaneira a ocorrência de úlcera de estresse, entretanto, o uso abusivo dessa medida pode aumentar efeitos adversos.[53] Além da profilaxia medicamentosa, a maior preocupação com o início precoce da nutrição enteral, bem como melhor tratamento dos pacientes críticos, pode ter contribuído para a redução da incidência de hemorragia digestiva alta secundária a úlcera de estresse.[54,55] Está em andamento estudo para reavaliar esta prática na UTI.[56]

Um sistema dentro de um sistema - a microbiota intestinal

A microbiota intestinal humana é um consórcio de milhares de espécies diferentes de bactérias, vírus e fungos que habitam o TGI e que colaboram nas funções imunomoduladora, absortiva, de integridade da barreira intestinal e proteção contra enteropatógenos.

Na sepse, o aumento de permeabilidade secundária à hiperinflamação associada à seleção causada pelos antimicrobianos utilizados para o tratamento podem ter como consequências tanto a perda da microbiota comensal como a translocação de enterobactérias patogênicas, a chamada disbiose, que contribui para a perpetuação da hiperinflamação.[21] As consequências são danos nas células epiteliais, nas zonas de junções e desintegração de muco, mecanismos que são associados à disfunção de múltiplos órgãos e sistemas.[13]

Alguns dados clínicos preliminares mostram que a presença de patógenos específicos no TGI na admissão na UTI estão associados a piores desfechos e que a internação na UTI causa a perda qualitativa e quantitativa das bactérias comensais de maneira rápida e agressiva modificando o microbioma em patobioma.[13]

A associação entre a disbiose, gravidade de doença e disfunção gastrointestinal, no entanto, apesar de atualmente em voga na literatura, ainda precisa de estudos de melhor validação na literatura.[13]

Outros mecanismos relacionados com a disfunção gastrointestinal aguda

O papel dos ácidos biliares como mediadores de disfunção orgânica também tem sido estudado. Nos quadros disabsortivos, a reabsorção de ácidos biliares é reduzida e o feedback negativo diminui a síntese hepática. Essa razão justifica a necessidade de se estudar os sais biliares como marcadores de disabsorção, e por outro lado, a superprodução dessas moléculas pode estar associada a disfunção no eixo entero-hepático.[13]

O edema de alças intestinais é pouco estudado na literatura, mas supõe-se que além de perpetuador da endotoxemia, pode prejudicar a motilidade intestinal e a cicatrização de anastomoses intestinais, o que, por sua vez, pode contribuir diretamente com piora de desfechos clínicos.[13]

A distensão intraluminal intestinal pode tanto causar a perfuração das alças quanto aumentar, *per se*, a translocação bacteriana, disbiose e perpetuação da síndrome de disfunção de múltiplos órgãos e sistemas.[13]

Escores de disfunção gastrointestinal aguda

Como já mencionado anteriormente, os principais escores de disfunção orgânica utilizados em pacientes críticos não abordam a disfunção intestinal aguda. Alguns autores vêm tentando desenvolver escores que identifiquem as principais manifestações da DGIA e as pontuem de forma a tentar identificar casos menos e mais graves.

Em 2008 foram publicados resultados de um estudo identificando e classificando a DGIA por meio do escore Gastrointestinal Failure Score (GIF). Esse escore classifica segundo a gravidade os casos de DGIA de 0 (normal) a 4 (síndrome de compartimento abdominal). Nos resultados deste estudo, os autores descrevem que um GIF de 3 ou 4 esteve relacionado com aumento de mortalidade. É importante perceber que o GIF utiliza apenas dados de tolerância a dieta e hipertensão abdominal em sua composição, logo, deixa de avaliar outros sintomas de suma importância, e aqui está sua principal crítica.[6] Recentemente foi desenvolvido o Gastrointestinal Dysfunction Score (GIDS), que avalia disfunção gastrointestinal aguda especificamente na população de pacientes críticos com base em um sistema de graduação de características clínicas (Tabela 17.1). No estudo de desenvolvimento desse escore, o uso de biomarcadores como I-FABP e citrulina não demostrou seu potencial como marcadores de DGIA, pois não estiveram correlacionados com mortalidade.[30] Esse escore foi validado para a prática clínica devido à correlação com severidade de doença e desfechos clínicos.[57] Consideramos o GIDS uma evolução do GIF e um grande passo na compreensão da DGIA nesta população de pacientes, e seu uso na prática clínica deve ser encorajado, em especial em associação com o SOFA.[57]

Tratamento prático da disfunção gastrointestinal aguda

Em outras disfunções orgânicas ofertamos suporte e mesmo terapias substitutivas como hemodiálise, ventilação mecânica e ECMO. Se levarmos em consideração a importância da DGIA, tais medidas devem ser instituídas no tratamento da DGIA. A diferença, nesta linha de raciocínio, consiste sobretudo no fato de que o intestino exerce diversas funções endócrinas e exócrinas além da absorção de nutrientes, o que dificulta uma abordagem simplista e direta.

Elencamos aqui as principais funções passíveis de suporte e substituição completa ou parcial no intestino:

TABELA 17.1	GASTROINTESTINAL DYSFUNCTION SCORE (GIDS)			
0 - Sem risco	1 - Risco aumentado	2 - Disfunção gastrointestinal aguda	3 - Falência gastrointestinal	4 - Falência gastrointestinal ameaçadora à vida
Sem sintomas ou apenas um dos abaixo:	Dois dos abaixo:	Três ou mais sintomas de risco aumentado ou até dois dos abaixo:	Três ou mais dos abaixo:	Um dos abaixo:
Ausência de ruídos hidroaéreos Vômitos VRG > 200 mL Gastroparesia/ íleo dinâmico Diarreia não grave Sangramento digestivo (sem necessidade de transfusão) Pressão intra-abdominal 12 a 20 mmHg	Ausência de ingestão oral de nutrientes Ausência de ruídos hidroaéreos Vômitos VRG > 200 mL Gastroparesia/ íleo adinâmico Diarreia não grave Sangramento digestivo (sem necessidade de transfusão) PIA 12 a 20 mmHg	Diarreia grave Sangramento digestivo com necessidade de transfusão sanguínea Pressão intra-abdominal > 20 mmHg	Uso de procinéticos Gastroparesia/ íleo adinâmico Distensão abdominal Diarreia grave Sangramento digestivo com necessidade de transfusão sanguínea PIA > 20 mmHg	Choque hemorrágico por sangramento digestivo Isquemia mesentérica Síndrome compartimental abdominal

Motilidade e absorção

Diversas entidades são enfáticas em afirmar que a nutrição parenteral por melhor preparada e balanceada que seja, não supera a nutrição enteral em termos de custo, segurança, efetividade e redução de efeitos adversos como infecções,[58-60] devendo assim ser sempre reservada quando da impossibilidade absoluta de usar a via enteral ou quando esta não for suficiente em prover os nutrientes necessários dentro de 3 a 7 dias de terapia nutricional, devendo ainda permanecer pelo menor período de tempo possível.[59]

Gastroparesia e verificação do volume residual gástrico

Apesar do racional fisiológico, a verificação do volume residual gástrico para avaliação de gastroparesia em pacientes graves permanece tema controverso na literatura, não sendo estabelecido a real utilidade, a acurácia e métodos de verificação validados e padronizados.[61,62] A aferição do resíduo gástrico não diminui a incidência de pneumonia associada a ventilação mecânica[62] e está associada a menores taxas de infusão de nutrição enteral em pacientes graves,[63] o que pode levar a uma terapia nutricional subótima. A realização desta manobra não é indicada de rotina atualmente.[58,60] No entanto, caso aferido, volumes acima de 500 mL em aferição única indicam a suspensão da terapia nutricional enteral.[58]

Outras estratégias importantes no tratamento da gastroparesia do paciente grave são: a elevação da cabeceira a 30 graus, o uso de procinéticos (metoclopramida e eritromicina preferencialmente em associação) e o posicionamento pós-pilórico do cateter de nutrição enteral.[58]

Constipação

Constipação em pacientes de terapia intensiva é definida como a ausência de evacuações por um período superior a três dias. Trata-se de um quadro comum, inclusive mais comum que os quadros diarreicos, com incidência na literatura de até 83%,[64,65] porém mais frequentemente subdiagnosticado,[65] devendo ser tratada com uso de laxativos e enema. Existe recomendação de se priorizar o uso do polietilenoglicol, em vez de lactulose devido a associação deste com aumento de incidência de síndrome de Ogilvie.[13] A neostigmina pode ser utilizada em situações de coloparesia e pseudo-obstrução colônica.

Diarreia

A diarreia em pacientes graves é situação clínica também comum, com incidência da ordem de 68%[66] que ameaça tanto a absorção adequada dos nutrientes quanto a integridade da pele. A principal causa de diarreia é associada ao uso de antimicrobianos de amplo espectro,[67] inclusive com risco de colite pseudomembranosa secundária à infecção por *C. difficile*. O tratamento é realizado com reposição de fluidos, e o uso de agentes redutores da motilidade é desencorajado, dado o risco de íleo paralítico, colite isquêmica e supercrescimento bacteriano.

Microbiota

O papel da disbiose de microbiota intestinal tem sido melhor estudado sendo considerada participante ativa do quadro séptico, estando associada desde a suscetibilidade,[68] o desenvolvimento[21,69] e a progressão a quadros sépticos[70] e correspondendo a um fator prognóstico.[71] Além disso, é o principal fator de risco e contribuidor da patogênese da sepse de início tardio[72,73] em pacientes crônicos de UTI. Diversos mecanismos associados à doença grave modificam a composição e proporção da microbiota intestinal.[69,74] Por outro lado, o tratamento do quadro séptico, frequentemente com uso de múltiplos antimicrobianos de amplo espectro, também contribui para a desregulação da microbiota intestinal.[75] Sendo assim, a terapia direcionada para a atenuação de danos e/ou recuperação da microbiota intestinal na sepse é área de grande interesse na literatura.

Há algum tempo a interação entre microbiota intestinal e desfechos em pacientes graves tem sido pesquisada, com diversas possíveis frentes de atuação como:

1. Prebióticos: nutrientes não digeríveis que estimulam a flora saudável.
2. Probióticos: organismos vivos repositores de flora.
3. Sinbióticos: combinação dos dois acima.

O uso de probióticos em pacientes com sepse é área de grande controvérsia para a prática clínica. Alguns estudos demonstram resultados favoráveis ao uso em diversas populações.[76,77] Porém ainda não se dispõe da incidência dos potenciais efeitos adversos da reposição da flora intestinal em pacientes críticos.[78]

O uso de prebióticos em pacientes com sepse também é área de crescente interesse científico. Alguns dos principais estudos da atualidade utilizam preparações herbais da medicina tradicional chinesa.[79-81] Poucos estudos clínicos foram realizados até o momento, no entanto, alguns resultados são promissores.[82] Diferentemente da preparação de outras terapêuticas como probióticos, descontaminação seletiva e transplante de microbiota fecal, o uso de prebióticos isolados é de baixo custo financeiro e tecnológico. Mais estudos randomizados são necessários para suportar a indicação de modificadores de flora intestinal em pacientes com sepse.

Transplante fecal

O conceito de transplantar material fecal de um doador são para um receptor doente tem ganho cada vez mais atenção da terapia intensiva, incluindo diversas indicações como colite pseudomembranosa, que mostraram em análise uma taxa de cura três vezes superior quando comparado ao placebo.[20,83] Entre os potenciais efeitos benéficos demonstrados em séries de casos e estudos experimentais estão a restauração de bactérias produtoras de butirato, fortalecimento da barreira intestinal, aumento da imunidade inata, alteração do repertório imunológico e maior *clearance* de patógenos, efeitos com potencial benefício em pacientes com sepse. No entanto, outros estudos reportaram bacteremia fatal.[84] Em estudos clínicos para o tratamento de infecção por *C. difficile*, a terapêutica tem mostrado resultados promissores.[85] Alguns problemas ainda recaem sobre o uso desta modalidade terapêutica, como a repulsa pessoal de pacientes receptores, a falta de padronização da administração e o risco de infecções graves por germes MDR. Até o presente momento não deve ser incorporada à prática clínica de rotina até que novos estudos com metodologia robusta comprovem benefício em pacientes graves.

Descontaminação intestinal seletiva

Hoje dispomos de robusta evidência em relação ao uso de descontaminação intestinal seletiva, que objetiva a erradicação de germes patogênicos de todo o trato gastrointestinal.[86] Compondo essa robusta evidência temos mais de 60 estudos randomizados que totalizam mais de 15.000 pacientes submetidos à descontaminação, com evidência de redução de até 72% em infecções respiratórias e de 37% em infecções de corrente sanguínea.[20] Um recente estudo clínico em pacientes críticos ventilados mecanicamente submetidos à descontaminação seletiva do TGI não mostrou claro benefício em mortalidade intra-hospitalar, no entanto sugere uma tendência a favor de sua utilização.[87] A principal barreira para uso rotineiro desta prática consiste, além dos custos associados, do receio de aumentar consistentemente o índice de germes resistentes por pressão seletiva. Não se sabe, ainda, qual o impacto nesse aspecto, o que talvez seja dirimido no futuro e permita o seu uso de rotina, ou não. Hoje, não consiste em uma prática de rotina.

Glutamina

A glutamina é um aminoácido essencial com característica imunomoduladora que em condições de hipercatabolismo, como na doença grave e em grandes cirurgias, tem seus níveis plasmáticos reduzidos. O nível plasmático reduzido está associado a piores desfechos clínicos.

O uso de glutamina por via parenteral está indicado como parte da terapia nutricional parenteral em pacientes graves desde que respeitadas contraindicações como instabilidade hemodinâmica (em especial no choque séptico), disfunção renal grave e disfunção hepática grave. A dose parenteral recomendada é de 0,3 a 0,5 g/kg/dia.

O uso da glutamina pela via enteral é tema controverso na literatura, já tendo sido amplamente estudado em diversos subgrupos de pacientes graves e não é recomendado o uso rotineiro para essa população de pacientes. Hoje, a indicação do seu uso com nível de evidência se restringe aos pacientes grandes queimados com superfície corporal queimada acima de 20%. A dose de 0,3 a 0,5 g/kg/dia deve ser administrada por 10 a 15 dias assim que se iniciar a terapia nutricional enteral. Existe recomendação adicional para utilização em politrauma grave e em feridas complexas de difícil cicatrização, porém com menor grau de evidência.[59]

O uso de fibras enterais

O uso de formulações enterais acrescidas de fibras é tema controverso na literatura, apesar de frequentemente utilizado tanto para quadros de constipação quanto de diarreia em unidades de terapia intensiva.[60] Até o momento, não há evidências favoráveis para o uso rotineiro da suplementação de fibras em pacientes graves, não sendo, portanto, recomendável o seu uso profilático.[88] Especificamente para quadros de diarreias persistentes, existe consenso de especialista favorável ao uso para reduzir duração da diarreia.[88] A principal preocupação do uso de fibras enterais em UTI é no uso em pacientes que utilizam vasopressores devido ao risco potencial de desenvolvimento de bezoares. Neste perfil de pacientes, o uso de formulações enriquecidas em fibras deve ser evitado.

Perspectivas

Entre as principais promessas no reconhecimento e tratamento da DGIA, estão a identificação de marcadores de lesão tanto diagnósticos quanto prognósticos, bem como o possível uso da terapia voltada para receptores específicos, como a *polo-like-kinase 1* (PLK1), que tem mostrado relação direta em estudos animais, com a quebra de barreira e perpetuação do processo inflamatório séptico. A presença de lipopolissacarídeos bacterianos induz ao *down-regulation* da expressão dessa enzima, que controla e inibe a apoptose do epitélio intestinal, favorecendo a perda de epitélio, com quebra de barreira e translocação bacteriana. A preservação farmacológica da PLK1 no futuro pode vir a quebrar o ciclo e evitar a disfunção intestinal promovida pela sepse.[89] A preservação farmacológica da PLK1 parece quebrar o ciclo, evitando a disfunção intestinal promovida pela sepse.[89-91]

Conclusão

A disfunção gastrointestinal aguda é frequente entre pacientes graves e é parte importante da síndrome de disfunção de múltiplos órgãos e sistemas. A DGIA está associada a pior evolução. É necessário estar atento a esta disfunção. Por meio de escores tradicionais, como o SOFA, não é possível diagnosticá-la. A avaliação da função gastrointestinal pode ser feita mediante acompanhamento de sintomas relacionados com este sistema ou por intermédio da aplicação de escores como o GIDS. O uso do GIDS deve ser estimulado e valorizado com a proposta de uniformizar definições e condutas em pacientes sob risco ou que desenvolveram disfunção gastrointestinal aguda.

Referências bibliográficas

1. Cinel I, Dellinger RP. Advances in pathogenesis and management of sepsis. Curr Opin Infect Dis. 2007;20(4):345-52.
2. Pinsky MR, Matuschak GM. Multiple systems organ failure: failure of host defense homeostasis. Crit Care Clin. 1989;5(2):199-220.
3. Evans L, Rhodes A, Alhazzani W, Antonelli M, Coopersmith CM, French C, et al. Surviving sepsis campaign: international guidelines for management of sepsis and septic shock 2021. Intensive Care Med. 2021;47(11):1181-247.
4. Vincent JL, Moreno R, Takala J, Willatts S, De Mendonça A, Bruining H, et al. The SOFA (Sep-

sis-related Organ Failure Assessment) score to describe organ dysfunction/failure. On behalf of the Working Group on Sepsis-Related Problems of the European Society of Intensive Care Medicine. Intensive Care Med. 1996;22(7):707-10.

5. Rombeau JL, Takala J. Summary of round table conference: gut dysfunction in critical illness. Intensive Care Med. 1997;23(4):476-9.
6. Reintam A, Parm P, Kitus R, Starkopf J, Kern H. Gastrointestinal failure score in critically ill patients: a prospective observational study. Crit Care. 2008;12(4):R90.
7. Reintam Blaser A, Malbrain ML, Starkopf J, Fruhwald S, Jakob SM, De Waele J, et al. Gastrointestinal function in intensive care patients: terminology, definitions and management. Recommendations of the ESICM Working Group on Abdominal Problems. Intensive Care Med. 2012;38(3):384-94.
8. Hu B, Sun R, Wu A, Ni Y, Liu J, Guo F, et al. Severity of acute gastrointestinal injury grade is a predictor of all-cause mortality in critically ill patients: a multicenter, prospective, observational study. Crit Care. 2017;21(1):188.
9. Fiddian-Green RG. Splanchnic ischaemia and multiple organ failure in the critically ill. Ann R Coll Surg Engl. 1988;70(3):128-34.
10. Reintam A, Parm P, Kitus R, Kern H, Starkopf J. Gastrointestinal symptoms in intensive care patients. Acta Anaesthesiol Scand. 2009;53(3):318-24.
11. Montejo González JC, Estébanez Montiel B. [Gastrointestinal complications in critically ill patients]. Nutr Hosp. 2007;22 Suppl 2:56-62.
12. Mutlu GM, Mutlu EA, Factor P. GI complications in patients receiving mechanical ventilation. Chest. 2001;119(4):1222-41.
13. Reintam Blaser A, Preiser JC, Fruhwald S, Wilmer A, Wernerman J, Benstoem C, et al. Gastrointestinal dysfunction in the critically ill: a systematic scoping review and research agenda proposed by the Section of Metabolism, Endocrinology and Nutrition of the European Society of Intensive Care Medicine. Crit Care. 2020;24(1):224.
14. Marshall JC, Cook DJ, Christou NV, Bernard GR, Sprung CL, Sibbald WJ. Multiple organ dysfunction score: a reliable descriptor of a complex clinical outcome. Crit Care Med. 1995;23(10):1638-52.
15. Le Gall JR, Klar J, Lemeshow S, Saulnier F, Alberti C, Artigas A, et al. The Logistic Organ Dysfunction system. A new way to assess organ dysfunction in the intensive care unit. ICU Scoring Group. JAMA. 1996;276(10):802-10.
16. Knaus WA, Wagner DP, Draper EA, Zimmerman JE, Bergner M, Bastos PG, et al. The APACHE III prognostic system. Risk prediction of hospital mortality for critically ill hospitalized adults. Chest. 1991;100(6):1619-36.
17. Le Gall JR, Neumann A, Hemery F, Bleriot JP, Fulgencio JP, Garrigues B, et al. Mortality prediction using SAPS II: an update for French intensive care units. Crit Care. 2005;9(6):R645-52.
18. Moreno R, Rhodes A, Piquilloud L, Hernandez G, Takala J, Gershengorn HB, et al. The Sequential Organ Failure Assessment (SOFA) Score: has the time come for an update? Crit Care. 2023;27(1):15.
19. Sertaridou E, Papaioannou V, Kolios G, Pneumatikos I. Gut failure in critical care: old school versus new school. Ann Gastroenterol. 2015;28(3):309-22.
20. Meng M, Klingensmith NJ, Coopersmith CM. New insights into the gut as the driver of critical illness and organ failure. Curr Opin Crit Care. 2017;23(2):143-8.
21. Klingensmith NJ, Coopersmith CM. The Gut as the Motor of Multiple Organ Dysfunction in Critical Illness. Crit Care Clin. 2016;32(2):203-12.
22. Assimakopoulos SF, Triantos C, Thomopoulos K, Fligou F, Maroulis I, Marangos M, et al. Gut-origin sepsis in the critically ill patient: pathophysiology and treatment. Infection. 2018;46(6):751-60.
23. Chiu CJ, McArdle AH, Brown R, Scott HJ, Gurd FN. Intestinal mucosal lesion in low-flow states. I. A morphological, hemodynamic, and metabolic reappraisal. Arch Surg. 1970;101(4):478-83.
24. Derikx JP, Matthijsen RA, de Bruïne AP, van Dam RM, Buurman WA, Dejong CH. A new model to study intestinal ischemia-reperfusion damage in man. J Surg Res. 2011;166(2):222-6.
25. Piton G, Manzon C, Monnet E, Cypriani B, Barbot O, Navellou JC, et al. Plasma citrulline kinetics and prognostic value in critically ill patients. Intensive Care Med. 2010;36(4):702-6.
26. Piton G, Manzon C, Cypriani B, Carbonnel F, Capellier G. Acute intestinal failure in critically ill patients: is plasma citrulline the right marker? Intensive Care Med. 2011;37(6):911-7.
27. Tadié JM, Locher C, Maamar A, Reignier J, Asfar P, Commereuc M, et al. Enteral citrulline supplementation versus placebo on SOFA score on day 7 in mechanically ventilated critically ill patients: the IMMUNOCITRE randomized clinical trial. Crit Care. 2023;27(1):381.
28. Pan L, Wang X, Li W, Li N, Li J. The intestinal fatty acid binding protein diagnosing gut dysfunction in acute pancreatitis: a pilot study. Pancreas. 2010;39(5):633-8.

29. Klaus DA, Motal MC, Burger-Klepp U, Marschalek C, Schmidt EM, Lebherz-Eichinger D, et al. Increased plasma zonulin in patients with sepsis. Biochem Med (Zagreb). 2013;23(1):107-11.
30. Reintam Blaser A, Padar M, Mändul M, Elke G, Engel C, Fischer K, et al. Development of the Gastrointestinal Dysfunction Score (GIDS) for critically ill patients - A prospective multicenter observational study (iSOFA study). Clin Nutr. 2021;40(8):4932-40.
31. Asai T. Constipation: does it increase morbidity and mortality in critically ill patients? Crit Care Med. 2007;35(12):2861-2.
32. Nassar AP, da Silva FM, de Cleva R. Constipation in intensive care unit: incidence and risk factors. J Crit Care. 2009;24(4):630.e9-12.
33. Ali H, Pamarthy R, Manickam S, Sarfraz S, Sahebazamani M, Movahed H. Effect of constipation on outcomes in mechanically ventilated patients. Proc (Bayl Univ Med Cent). 2022;35(3):284-90.
34. Dorman BP, Hill C, McGrath M, Mansour A, Dobson D, Pearse T, et al. Bowel management in the intensive care unit. Intensive Crit Care Nurs. 2004;20(6):320-9.
35. Mostafa SM, Bhandari S, Ritchie G, Gratton N, Wenstone R. Constipation and its implications in the critically ill patient. Br J Anaesth. 2003;91(6):815-9.
36. van der Spoel JI, Oudemans-van Straaten HM, Kuiper MA, van Roon EN, Zandstra DF, van der Voort PH. Laxation of critically ill patients with lactulose or polyethylene glycol: a two-center randomized, double-blind, placebo-controlled trial. Crit Care Med. 2007;35(12):2726-31.
37. Masri Y, Abubaker J, Ahmed R. Prophylactic use of laxative for constipation in critically ill patients. Ann Thorac Med. 2010;5(4):228-31.
38. Guerra TL, Mendonça SS, Marshall NG. Incidence of constipation in an intensive care unit. Rev Bras Ter Intensiva. 2013;25(2):87-92.
39. Gacouin A, Camus C, Gros A, Isslame S, Marque S, Lavoue S, et al. Constipation in long-term ventilated patients: associated factors and impact on intensive care unit outcomes. Crit Care Med. 2010;38(10):1933-8.
40. de Azevedo RP, Freitas FG, Ferreira EM, Pontes de Azevedo LC, Machado FR. Daily laxative therapy reduces organ dysfunction in mechanically ventilated patients: a phase II randomized controlled trial. Crit Care. 2015;19(1):329.
41. Whelan K, Judd PA, Preedy VR, Taylor MA. Enteral feeding: the effect on faecal output, the faecal microflora and SCFA concentrations. Proc Nutr Soc. 2004;63(1):105-13.
42. Dionne JC, Mbuagbaw L. Diarrhea in the critically ill: definitions, epidemiology, risk factors and outcomes. Curr Opin Crit Care. 2023;29(2):138-44.
43. Martin S, Neale G, Elia M. Factors affecting maximal momentary grip strength. Hum Nutr Clin Nutr. 1985;39(2):137-47.
44. Haydock DA, Hill GL. Impaired wound healing in surgical patients with varying degrees of malnutrition. JPEN J Parenter Enteral Nutr. 1986;10(6):550-4.
45. Kay SP, Moreland JR, Schmitter E. Nutritional status and wound healing in lower extremity amputations. Clin Orthop Relat Res. 1987(217):253-6.
46. Church JM, Choong SY, Hill GL. Abnormalities of muscle metabolism and histology in malnourished patients awaiting surgery: effects of a course of intravenous nutrition. Br J Surg. 1984;71(7):563-9.
47. Detsky AS, Smalley PS, Chang J. The rational clinical examination. Is this patient malnourished? JAMA. 1994;271(1):54-8.
48. Waitzberg DL, Caiaffa WT, Correia MI. Hospital malnutrition: the Brazilian national survey (IBRANUTRI): a study of 4000 patients. Nutrition. 2001;17(7-8):573-80.
49. Malbrain ML, Cheatham ML, Kirkpatrick A, Sugrue M, Parr M, De Waele J, et al. Results from the International Conference of Experts on Intra-abdominal Hypertension and Abdominal Compartment Syndrome. I. Definitions. Intensive Care Med. 2006;32(11):1722-32.
50. Malbrain ML, Vidts W, Ravyts M, De Laet I, De Waele J. Acute intestinal distress syndrome: the importance of intra-abdominal pressure. Minerva Anestesiol. 2008;74(11):657-73.
51. Cheatham ML, Malbrain ML, Kirkpatrick A, Sugrue M, Parr M, De Waele J, et al. Results from the International Conference of Experts on Intra-abdominal Hypertension and Abdominal Compartment Syndrome. II. Recommendations. Intensive Care Med. 2007;33(6):951-62.
52. Cook DJ, Fuller HD, Guyatt GH, Marshall JC, Leasa D, Hall R, et al. Risk factors for gastrointestinal bleeding in critically ill patients. Canadian Critical Care Trials Group. N Engl J Med. 1994;330(6):377-81.
53. Saeed M, Bass S, Chaisson NF. Which ICU patients need stress ulcer prophylaxis? Cleve Clin J Med. 2022;89(7):363-7.
54. Raff T, Germann G, Hartmann B. The value of early enteral nutrition in the prophylaxis of stress ulceration in the severely burned patient. Burns. 1997;23(4):313-8.
55. Huang HB, Jiang W, Wang CY, Qin HY, Du B. Stress ulcer prophylaxis in intensive care unit patients receiving enteral nutrition: a

systematic review and meta-analysis. Crit Care. 2018;22(1):20.

56. Deane AM, Alhazzani W, Guyatt G, Finfer S, Marshall JC, Myburgh J, et al. REVISE: BMJ Open. 2023;13(11):e075588.
57. Liu X, Wang Q, Yang D, Fu M, Yang M, Bi Y, et al. Association between Gastrointestinal Dysfunction Score (GIDS) and disease severity and prognosis in critically ill patients: A prospective, observational study. Clin Nutr. 2023;42(5):700-5.
58. Singer P, Blaser AR, Berger MM, Alhazzani W, Calder PC, Casaer MP, et al. ESPEN guideline on clinical nutrition in the intensive care unit. Clin Nutr. 2019;38(1):48-79.
59. Singer P, Blaser AR, Berger MM, Calder PC, Casaer M, Hiesmayr M, et al. ESPEN practical and partially revised guideline: Clinical nutrition in the intensive care unit. Clin Nutr. 2023;42(9):1671-89.
60. Compher C, Bingham AL, McCall M, Patel J, Rice TW, Braunschweig C, et al. Guidelines for the provision of nutrition support therapy in the adult critically ill patient: The American Society for Parenteral and Enteral Nutrition. JPEN J Parenter Enteral Nutr. 2022;46(1):12-41.
61. Elke G, Felbinger TW, Heyland DK. Gastric residual volume in critically ill patients: a dead marker or still alive? Nutr Clin Pract. 2015;30(1):59-71.
62. Reignier J, Mercier E, Le Gouge A, Boulain T, Desachy A, Bellec F, et al. Effect of not monitoring residual gastric volume on risk of ventilator-associated pneumonia in adults receiving mechanical ventilation and early enteral feeding: a randomized controlled trial. JAMA. 2013;309(3):249-56.
63. Poulard F, Dimet J, Martin-Lefevre L, Bontemps F, Fiancette M, Clementi E, et al. Impact of not measuring residual gastric volume in mechanically ventilated patients receiving early enteral feeding: a prospective before-after study. JPEN J Parenter Enteral Nutr. 2010;34(2):125-30.
64. Bittencourt AF, Martins JR, Logullo L, Shiroma G, Horie L, Ortolani MC, et al. Constipation is more frequent than diarrhea in patients fed exclusively by enteral nutrition: results of an observational study. Nutr Clin Pract. 2012;27(4):533-9.
65. Pérez-Sánchez J, Fernández-Boronat J, Martínez-Méndez E, Marín-Cagigas ML, Mota-Puerto D, Pérez-Román MC, et al. Evaluation and handling of constipation in critical patients. Enferm Intensiva. 2017;28(4):160-8.
66. Berger MM, Hurni CA. Management of gastrointestinal failure in the adult critical care setting. Curr Opin Crit Care. 2022;28(2):190-7.
67. Wischmeyer PE, McDonald D, Knight R. Role of the microbiome, probiotics, and 'dysbiosis therapy' in critical illness. Curr Opin Crit Care. 2016;22(4):347-53.
68. Liu W, Cheng M, Li J, Zhang P, Fan H, Hu Q, et al. Classification of the Gut Microbiota of Patients in Intensive Care Units During Development of Sepsis and Septic Shock. Genomics Proteomics Bioinformatics. 2020;18(6):696-707.
69. Dickson RP. The microbiome and critical illness. Lancet Respir Med. 2016;4(1):59-72.
70. Wang C, Li Q, Tang C, Zhao X, He Q, Tang X, et al. Characterization of the blood and neutrophil-specific microbiomes and exploration of potential bacterial biomarkers for sepsis in surgical patients. Immun Inflamm Dis. 2021;9(4):1343-57.
71. Du B, Shen N, Tao Y, Sun S, Zhang F, Ren H, et al. Analysis of gut microbiota alteration and application as an auxiliary prognostic marker for sepsis in children: a pilot study. Transl Pediatr. 2021;10(6):1647-57.
72. Stewart CJ, Embleton ND, Marrs ECL, Smith DP, Fofanova T, Nelson A, et al. Longitudinal development of the gut microbiome and metabolome in preterm neonates with late onset sepsis and healthy controls. Microbiome. 2017;5(1):75.
73. Graspeuntner S, Waschina S, Künzel S, Twisselmann N, Rausch TK, Cloppenborg-Schmidt K, et al. Gut Dysbiosis with Bacilli Dominance and Accumulation of Fermentation Products Precedes Late-onset Sepsis in Preterm Infants. Clin Infect Dis. 2019;69(2):268-77.
74. Bassetti M, Bandera A, Gori A. Therapeutic Potential of the Gut Microbiota in the Management of Sepsis. Crit Care. 2020;24(1):105.
75. Soares FS, Amaral FC, Silva NLC, Valente MR, Santos LKR, Yamashiro LH, et al. Antibiotic-Induced Pathobiont Dissemination Accelerates Mortality in Severe Experimental Pancreatitis. Front Immunol. 2017;8:1890.
76. Arumugam S, Lau CS, Chamberlain RS. Probiotics and Synbiotics Decrease Postoperative Sepsis in Elective Gastrointestinal Surgical Patients: a Meta-Analysis. J Gastrointest Surg. 2016;20(6):1123-31.
77. Bo L, Li J, Tao T, Bai Y, Ye X, Hotchkiss RS, et al. Probiotics for preventing ventilator-associated pneumonia. Cochrane Database Syst Rev. 2014;10(10):CD009066.
78. Suez J, Zmora N, Segal E, Elinav E. The pros, cons, and many unknowns of probiotics. Nat Med. 2019;25(5):716-29.

79. Huo J, Wang T, Wei B, Shi X, Yang A, Chen D, et al. Integrated network pharmacology and intestinal flora analysis to determine the protective effect of Xuanbai-Chengqi decoction on lung and gut injuries in influenza virus-infected mice. J Ethnopharmacol. 2022;298:115649.
80. Mu S, Zhang J, Du S, Zhu M, Wei W, Xiang J, et al. Gut microbiota modulation and anti-inflammatory properties of Xuanbai Chengqi decoction in septic rats. J Ethnopharmacol. 2021;267:113534.
81. Song Y, Lin W, Zhu W. Traditional Chinese medicine for treatment of sepsis and related multi-organ injury. Front Pharmacol. 2023;14:1003658.
82. Chi C, Buys N, Li C, Sun J, Yin C. Effects of prebiotics on sepsis, necrotizing enterocolitis, mortality, feeding intolerance, time to full enteral feeding, length of hospital stay, and stool frequency in preterm infants: a meta-analysis. Eur J Clin Nutr. 2019;73(5):657-70.
83. Drekonja D, Reich J, Gezahegn S, Greer N, Shaukat A, MacDonald R, et al. Fecal Microbiota Transplantation for Clostridium difficile Infection: A Systematic Review. Ann Intern Med. 2015;162(9):630-8.
84. Keskey R, Cone JT, DeFazio JR, Alverdy JC. The use of fecal microbiota transplant in sepsis. Transl Res. 2020;226:12-25.
85. Wang JW, Kuo CH, Kuo FC, Wang YK, Hsu WH, Yu FJ, et al. Fecal microbiota transplantation: Review and update. J Formos Med Assoc. 2019;118 Suppl 1:S23-S31.
86. Silvestri L, van Saene HK. Selective decontamination of the digestive tract: an update of the evidence. HSR Proc Intensive Care Cardiovasc Anesth. 2012;4(1):21-9.
87. Myburgh JA, Seppelt IM, Goodman F, Billot L, Correa M, Davis JS, et al. Effect of Selective Decontamination of the Digestive Tract on Hospital Mortality in Critically Ill Patients Receiving Mechanical Ventilation: A Randomized Clinical Trial. JAMA. 2022;328(19):1911-21.
88. McClave SA, Taylor BE, Martindale RG, Warren MM, Johnson DR, Braunschweig C, et al. Guidelines for the Provision and Assessment of Nutrition Support Therapy in the Adult Critically Ill Patient: Society of Critical Care Medicine (SCCM) and American Society for Parenteral and Enteral Nutrition (A.S.P.E.N.). JPEN J Parenter Enteral Nutr. 2016;40(2):159-211.
89. Cao Y, Chen Q, Wang Z, Yu T, Wu J, Jiang X, et al. PLK1 protects against sepsis-induced intestinal barrier dysfunction. Sci Rep. 2018;8(1):1055.
90. Cao YY, Zhang Y, Gerile W, Guo Y, Wu LN, Wu LL, et al. PLK1 protects intestinal barrier function during sepsis by targeting mitochondrial dynamics through TANK-NF-κB signalling. Mol Med. 2022;28(1):163.
91. Cao YY, Qiao Y, Wang ZH, Chen Q, Qi YP, Lu ZM, et al. The Polo-Like Kinase 1-Mammalian Target of Rapamycin Axis Regulates Autophagy to Prevent Intestinal Barrier Dysfunction During Sepsis. Am J Pathol. 2023;193(3):296-312.

Seção

4

Sepse em Populações Especiais

18

Sepse nos Pacientes Oncológicos

Viviane Bogado Leite Torres
Rodrigo Schrage Lins
Juliana Vassalo

Introdução

O câncer é uma das doenças mais prevalentes e uma das principais causas de óbito na população mundial.[1] As perspectivas preveem a duplicação da incidência dos casos até 2070, o que será a barreira mais importante ao aumento da expectativa de vida no século XXI em todo o mundo.[2] Os maiores índices são esperados nos países com baixo índice de desenvolvimento humano, nos quais a adoção de medidas para o seu monitoramento, como, p. ex., o controle do tabagismo e da obesidade, encontra diversos obstáculos. Além da maior exposição aos fatores de risco próprios do mundo contemporâneo, com novos estilos de consumo e comportamento, o envelhecimento da população tem contribuído sobremaneira para as elevadas taxas evidenciadas na atualidade.[3]

Apesar da redução global da morbimortalidade relacionada com as neoplasias observada nas últimas décadas, as disparidades alarmantes entre países e regiões com diferentes níveis socioeconômicos tornam a questão um dos grandes desafios das estratégias de políticas de saúde na atualidade, com repercussões futuras de magnitude incalculável.[1,3] Nos países desenvolvidos, os avanços tecnológicos dos métodos de detecção precoce da doença e das terapias antineoplásicas contrastam com a precariedade das ações preventivas e do controle dos fatores de risco observados nos países de baixo e médio desenvolvimento.[2] Em face dessa realidade, diversas iniciativas já foram traçadas com o propósito de minimizar o impacto do câncer nos diferentes cenários nas próximas gerações, porém um desafio contínuo dos programas de controle da doença tem sido a imprecisão e a ausência de uniformidade nos dados das diferentes regiões geográficas do planeta.[4]

De acordo com a Organização Mundial da Saúde (OMS), em 2018 ocorreram 18,1 milhões de casos novos da doença no mundo. Nesse mesmo ano, as neoplasias foram responsáveis por 9,6 milhões de mortes e quase metade dos casos ocorreram na Ásia (48,4%), seguidos por Europa (23,4%) e América (21%).[2] Além disso, de acordo com análises recentes, o câncer ultrapassou as doenças cardiovasculares e tornou-se a principal causa de anos de vida perdidos ajustados por incapacidade (DALYs).[4]

Da mesma forma, no Brasil, o câncer representa um grave problema e, assim como as demais doenças crônico-degenerativas, as estratégias para o seu controle têm conquistado espaço no planejamento das ações de saúde pública. As melhorias expressivas ocorridas na última década na qualidade das informações sobre sua incidência e mortalidade têm contribuído para fornecer os subsídios para que os gestores organizem as ações para seu controle, bem como o direcionamento das pesquisas na área. De acordo com as estatísticas do Instituto Nacional do Câncer (INCA), para os anos de 2023, 2024 e 2025, são esperados 483 mil casos novos de câncer no país, excetuando-se o câncer de pele não melanoma (cerca de 220 mil casos). A taxa ajustada de incidência, excluído o câncer de pele não melanoma, foi 17% maior em homens (185,61) do que em mulheres (154,08), sendo considerada intermediária e compatível com as taxas apresentadas para países em desenvolvimento. Existe, entretanto, grande variação na magnitude e nos tipos de câncer entre as diferentes regiões do Brasil.[5]

A terapia intensiva tem desempenhado um papel importante nesse novo panorama da doença neoplásica, na medida em que pacientes com câncer apresentam um risco cada vez maior de desenvolver intercorrências agudas graves, relacionadas diretamente ou não à doença oncológica ou ao seu tratamento, com graus variados de disfunções orgânicas que demandam monitoração e/ou suporte intensivo. Dessa forma, os estudos conduzidos nessa área foram necessários e contribuíram para o aprimoramento da percepção do prognóstico desses doentes com a identificação dos subgrupos que de fato se beneficiam da internação em UTI. Diversos fatores prognósticos em doentes críticos com câncer foram reavaliados e clássicos preditores considerados anteriormente desfavoráveis, como a neutropenia e as características da doença oncológica, mostraram um impacto reduzido no desfecho. Inclusive, muitas neoplasias malignas consideradas refratárias hoje demandam cuidado intensivo, pois tornaram-se passíveis de terapias-alvo ou imunoterapia que permitiram o seu controle e sobrevida prolongada com aceitável qualidade de vida.

Como consequência da melhor compreensão desse cenário e dos avanços na oncologia e do suporte às disfunções orgânicas, houve aumento da sobrevida desses doentes nas últimas duas décadas com incrementos graduais de acordo com o ano de internação.[6] Entre as razões para a admissão de pacientes oncológicos em terapia intensiva, três se destacam: as complicações agudas relacionadas diretamente com o câncer (síndrome de lise tumoral, a síndrome da veia cava superior, a insuficiência respiratória pelo tumor, a toxicidade a químio e radioterapia);[7] os cuidados operatórios após grandes ressecções/monitoramento de novos tratamentos com novos perfis de toxicidade e efeitos secundários desconhecidos e potencialmente fatais, além das novas abordagens terapêuticas direcionadas às mutações em células tumorais;[8] a sepse.[9] Entre todos os motivos, as infecções são muito frequentes por apresentarem potencial elevado de evolução para formas clínicas graves como o choque séptico, que se associam com elevadas mortalidade e morbidade, além de grande utilização de recursos. Intensivistas, oncologistas e hematologistas devem atuar de forma colaborativa para o reconhecimento e avaliação da propriedade da transferência para UTI e definição da melhor abordagem diagnóstica e terapêutica.[10] Neste capítulo, os principais aspectos relacionados com a epidemiologia, aos fatores predisponentes, à evolução clínica e ao prognóstico do câncer e sepse foram revisados, assim como algumas particularidades que são de extrema relevância para o seu tratamento clínico.

Câncer e sepse

A incidência de sepse em pacientes com câncer é duas a três vezes maior do que naqueles sem câncer. Mesmo após a remissão da doença oncológica, o risco de desenvolver sepse em longo prazo e a mortalidade associada a ela são substancialmente maiores, quando comparada a outras comorbidades graves, como: a síndrome da imunodeficiência adquirida, as doenças pulmonares crônicas, a doença coronariana, o diabetes melito e a hipertensão arterial sistêmica.[11] Além disso, a sepse é a principal causa de internação em UTI em pacientes com câncer, excluindo aqueles internados para cuidados pós-operatórios. Estudos multicêntricos mostraram que até 20% dos pacientes admitidos em terapia intensiva com sepse têm câncer.[12] Mais ainda, pacientes com câncer são mais propensos a evoluir com formas graves de infecção, com internações prolongadas, necessidade de utilização de muitos recursos e elevados custos para o sistema de saúde. Da mesma forma, pacientes com câncer internados na UTI apresentam risco mais elevado de readmissão nos 30 dias após a alta quando comparados com aqueles sem a doença.[13]

Os principais estudos em pacientes com sepse e câncer internados em UTIs estão sumarizados na Tabela 18.1.

A sepse tem apresentação e curso clínico complexos, heterogêneos e variáveis. Em pacientes com neoplasias, no entanto, a sepse muitas vezes não é reconhecida precocemente e, consequentemente, o seu diagnóstico é feito numa fase tardia, quando há disfunções orgânicas já estabelecidas. Dessa forma, a demora para a instituição dos cuidados intensivos confere um pior prognóstico.[14] Mesmo diante de sinais de resposta inflamatória sistêmica, o diagnóstico diferencial entre sepse e uma condição não infecciosa é muitas vezes difícil.[15]

Fatores predisponentes à infecção em pacientes com câncer

Os pacientes com câncer são suscetíveis a desenvolver sepse em função de diversos fatores predisponentes, como a presença de um estado pró-inflamatório crônico. Tal estado também é evidente na síndrome da fragilidade, muito frequente em pacientes com câncer e importante fator associado às complicações infecciosas. Definida como "vulnerabilidade associada à idade", a fragilidade guarda estreita relação com o câncer, visto que muitos de seus critérios se sobrepõem ou são fatores de risco para a doença neoplásica. Caracteriza-se pelo declínio das reservas físicas, fisiológicas e cognitivas que resultam na redução da capacidade para lidar com fatores estressores agudos. Entre eles, destacam-se: a idade avançada – fator de risco principalmente para os tumores sólidos; as comorbidades; o comprometimento da capacidade funcional e do estado nutricional. Nesse cenário, a coexistência de câncer, fragilidade e sepse é uma causa importante de internação na terapia intensiva que tem sido estudada por representar um subgrupo de pacientes alvo para intervenções preemptivas.[16] Um estudo recente conduzido em UTIs brasileiras observou que a fragilidade está associada a maior mortalidade hospitalar e necessidade de suporte orgânico. Entre os pacientes que preencheram critérios de fragilidade (ou pré-fragilidade), 37% apresentavam câncer.[17]

Além da diminuição das reservas fisiológicas, há diversos outros mecanismos de imunossupressão presentes nos pacientes com câncer que contribuem sobremaneira para a predisposição à infecção. Entre os mecanismos que estão relacionados com a própria doença, a desnutrição tem implicações relevantes na função imune, além de aumentar as chances de complicações decorrentes de tratamentos com rádio e quimioterapia e de procedimentos cirúrgicos (p. ex., infecção da ferida operatória, surgimento de fístulas e abscessos intracavitários). A imunossupressão também pode ser secundária às diversas modalidades de tratamento, particularmente os regimes de radioterapia e quimioterapia, o uso de corticosteroides em doses elevadas e o transplante de medula óssea. Esses podem ser utilizados de forma isolada ou combinada. Outra complicação que pode ser decorrente tanto do tratamento antineoplásico como da própria doença de base é a neutropenia, que está presente em até 30% dos pacientes com câncer que necessitam de cuidados intensivos.

TABELA 18.1 PRINCIPAIS ESTUDOS DE PACIENTES COM CÂNCER E SEPSE E SEUS DADOS SOBRE MICROBIOLOGIA, FATORES PROGNÓSTICOS E MORTALIDADE

Estudos/ Autor (ano)	Desenho do estudo	Pacientes	Microbiologia	Mortalidade	Fatores prognósticos
Larché *et al.* (2003)	Estudo unicêntrico retrospectivo de coorte	*n* = 88 Pacientes com choque séptico	Bactérias: Gram +: 28,7% Gram - : 51,2% Outras: 9,2% Fungos: 16,1%	Em 30 dias: 65,5%	Administração do antibiótico > 2 horas do diagnóstico de sepse e variação da gravidade das disfunções orgânicas pelo escore LOD foram associados a maior mortalidade. O prognóstico foi melhor nos pacientes com internação entre 1998 e 2000 (comparado com 1995-1998) e com antibioticoterapia inicial adequada
Williams *et al.* (2004)	Estudo multicêntrico retrospectivo de coorte	*n* = 29.795 Pacientes com sepse grave	Não foi avaliada	Hospitalar: 37,8%	Não foram avaliados
Danai *et al.* (2006)	Estudo retrospectivo a partir de um registro multicêntrico nos Estados Unidos	*n* = 1.784.445 Pacientes com sepse	Bactérias: Gram +: 46,7% Gram -: 43,1% Anaeróbios: 2,3% Polimicrobiano: 3,6% Fungos: 4,3%	Não foi avaliada	Não foram avaliados

Continua...

...Continuação

TABELA 18.1 PRINCIPAIS ESTUDOS DE PACIENTES COM CÂNCER E SEPSE E SEUS DADOS SOBRE MICROBIOLOGIA, FATORES PROGNÓSTICOS E MORTALIDADE

Estudos/ Autor (ano)	Desenho do estudo	Pacientes	Microbiologia	Mortalidade	Fatores prognósticos
Pène *et al.* (2008)	Estudo unicêntrico retrospectivo de coorte	*n* = 238 Pacientes com choque séptico	Bactérias: Gram +: 31% Gram -: 76% Fungos: 7% Miscelânea: 3%	Em 28 dias: 61,1% Na UTI: 64,3% Hospitalar: 69,3% Em 6 meses: 75,2%	A necessidade de ventilação mecânica, lactato arterial > 2,5 mmol/L e choque séptico tardio na UTI foram associados a maior mortalidade. O prognóstico foi melhor nos pacientes com internação entre 2002 e 2005 (comparado com 1998-2001)
Ñamendys-Silva *et al.* (2010)	Estudo unicêntrico prospectivo de coorte	*n* = 82 Pacientes com choque séptico	Bactérias: Gram +: 56% Gram -: 21,9% Fungos: 12,2% Vírus: 4,8%	Na UTI: 58,5% Hospitalar: 41,5% Em 3meses: 70,7%	A gravidade das disfunções orgânicas avaliada pelo escore SOFA e um PS ≥ 2 foram associados a maior mortalidade
Rosolem *et al.* (2011)	Estudo unicêntrico prospectivo de coorte	*n* = 563 Pacientes com choque séptico	Bactérias: Gram +: 30% Gram -: 53% Polimicrobiano: 4% Fungos: 8% Outros: 3%	Na UTI: 51% Hospitalar: 65% Em 6 meses: 72%	Internação não cirúrgica, câncer em atividade, PS 2-4, ≥ 3 critérios de SRIS, infecção em outros sítios que não o urinário e a presença de disfunções cardiovascular, respiratória e renal foram associados a maior mortalidade

TABELA 18.1 **PRINCIPAIS ESTUDOS DE PACIENTES COM CÂNCER E SEPSE E SEUS DADOS SOBRE MICROBIOLOGIA, FATORES PROGNÓSTICOS E MORTALIDADE**

Estudos/ Autor (ano)	Desenho do estudo	Pacientes	Microbiologia	Mortalidade	Fatores prognósticos
Zuber *et al.* (2012)	Estudo multicêntrico retrospectivo de coorte	*n* = 3.437 Pacientes com choque séptico	Bacterias: Gram +: 25% Garm -: 34,2% Fungos: 7,2% Parasitas: 1% Vírus: 0,2% Desconhecido: 41,6%	Na UTI: 59%	Internação não cirúrgica, um maior escore SAPS II, infecção fúngica ou por patógeno não identificado e a necessidade de ventilação mecânica e diálise foram associados a maior mortalidade. O prognóstico foi melhor nos pacientes internados em UTIs de maior volume de atendimento a estes pacientes
Legrand *et al.* (2012)	Estudo unicêntrico retrospectivo de coorte	*n* = 428 Pacientes neutropênicos com sepse grave ou choque séptico	Bactérias: Gram +: 23% Garm -: 67 % Fungos: 19,8% Parasitas: 0,4% Vírus: 9,7% Polimicrobiana: 13,9%	Na UTI: 40,1% Hospitalar: 49,8% Em 6 meses: 59,5% Em 12 meses: 63,3%	Idade mais avançada, presença concomitante de diagnósticos agudos não infecciosos, necessidade de aminas e presença de disfunções respiratória, neurológica e hepática foram associados a maior mortalidade. Internação entre 2003 e 2008 (comparado com 1998-2002), terapia antibiótica combinada e remoção de cateteres vasculares em caso de suspeita de infecção de corrente sanguínea ou quando o foco de infecção não era evidente foram associados a melhor prognóstico

Continua...

...Continuação

TABELA 18.1 PRINCIPAIS ESTUDOS DE PACIENTES COM CÂNCER E SEPSE E SEUS DADOS SOBRE MICROBIOLOGIA, FATORES PROGNÓSTICOS E MORTALIDADE

Estudos/ Autor (ano)	Desenho do estudo	Pacientes	Microbiologia	Mortalidade	Fatores prognósticos
Torres *et al.* **(2015)**	Estudo multicêntrico retrospectivo de coorte	*n* = 536 Pacientes com sepse grave e choque séptico	Bactérias: Gram -: 31% Garm +: 13 % Fungos: 5% Vírus: 1% Outros agentes: 15% Polimicrobiana: 13%	Na UTI: 42% Hospitalar: 56%	Número de disfunções orgânicas, presença de neoplasia hematológica, pior performance *status* e infecções polimicrobianas foram preditores de pior prognóstico
Sammon *et al.* **(2015)**	Estudo retrospectivo a partir de um registro multicêntrico nos Estados Unidos	*n* = 47.550 Pacientes com sepse submetidos à cirurgia oncológica de grande porte	Não foi avaliada	Durante o período do estudo (1999-2009): 31,5%	Ressecção pulmonar e disfunção hepática pré-operatória
Rabello *et al.* **(2015)**	Estudo multicêntrico prospectivo de coorte	*n* = 325 Pacientes com pneumonia grave	Bactérias: Gram -: 41% Gram +: 57 % Outros agentes: Polimicrobiana:	Na UTI: 46% Hospitalar: 65%	Choque séptico, ventilação mecânica invasiva e pior performance na admissão foram preditores de pior prognóstico

TABELA 18.1 PRINCIPAIS ESTUDOS DE PACIENTES COM CÂNCER E SEPSE E SEUS DADOS SOBRE MICROBIOLOGIA, FATORES PROGNÓSTICOS E MORTALIDADE

Estudos/ Autor (ano)	Desenho do estudo	Pacientes	Microbiologia	Mortalidade	Fatores prognósticos
Moore *et al.* (2018)	Análise retrospectiva de um estudo prospectivo populacional	*n* = 374	Não foi avaliada	Hospitalar: 8,29% Em 30 dias: 12,57%	Não foram avaliados
Lemiale *et al.* (2020)	Estudo multicêntrico retrospectivo	*n* = 2.062		Em 30 dias: 39,9%	O ano da admissão na UTI (menor mortalidade nas admissões mais recentes). Pior prognóstico relacionado com maior utilização de vasopressores e ventilação mecânica). Neutropenia, tipo de neoplasia e transplante de medula óssea não se associaram a mortalidade
Awad *et al.* (2021)	Estudo unicêntrico retrospectivo de coorte	*n* = 1.408	Bactérias: Gram -: 68,8% Gram +: 37,7 %	Na UTI: 48,9% Hospitalar: 64,9%	Ventilação mecânica, maior APACHE II, trombocitopenia, culturas positivas, lactato e bilirrubina séricos elevados foram preditores de pior prognóstico
Manjappachar *et al.* (2022)	Estudo único centro retrospectivo	*n* = 459 Pacientes com choque séptico com e neoplasias hematológicas	Bactérias: Gram -: 35,5% Garm +: 24,1% Fungos: 11,9% Vírus: 11,3% Anaeróbios: 2,6%	Em 28 dias: 67,8%	SOFA elevado na admissão, insuficiência respiratória e lactato elevado foram associados a maior mortalidade. Uso de aminoglicosídeos e estimulador de colônias de granulócitos e albumina sérica foram preditores de menor mortalidade

Continua...

...Continuação

TABELA 18.1 PRINCIPAIS ESTUDOS DE PACIENTES COM CÂNCER E SEPSE E SEUS DADOS SOBRE MICROBIOLOGIA, FATORES PROGNÓSTICOS E MORTALIDADE

Estudos/ Autor (ano)	Desenho do estudo	Pacientes	Microbiologia	Mortalidade	Fatores prognósticos
Cuenca *et al.* (2022)	Estudo único centro retrospectivo	*n* = 271 Pacientes com choque séptico e tumores sólidos	Não foi avaliada	Em 28 dias: 69,4%	Doença metastática, insuficiência respiratória, lactato elevado e PS 3 ou 4 foram preditores da maior mortalidade
Borgne *et al.* (2022)	Estudo unicêntrico retrospectivo de coorte	*n* = 210 Pacientes com choque séptico com e sem câncer	Não foi avaliada	Pacientes com câncer Na UTI: 30,4% Hospitalar: 41,6% Pacientes sem câncer Na UTI: 30,0% Hospitalar: 35,6%	Terapia de substituição renal, coagulação intravascular disseminada e ventilação mecânica foram preditores de mortalidade na UTI. Presença de tumores sólidos associou-se a maior mortalidade hospitalar
Nazer *et al.* (2022)	Metanálise a partir dos registros da MEDLINE, Embase e Cochrane	*n* = 6.605 Pacientes com sepse, sepse grave e choque séptico	Não foi avaliada	Na UTI: 48% Hospitalar: 62% Em 28 e 30 dias: 50%	Não foram avaliados

LOD: *logistic organ dysfunction*; PS: *performance status*; SAPS II: Simplified Acute Physiology Score; SRIS: síndrome de resposta inflamatória sistêmica; SOFA: Sequential Organ Failure Assessment, APACHE II; Acute Physiology And Chronic Health Evaluation Score.
Fonte: elaborada pelos autores do capítulo.

Sabe-se que esta predispõe à sepse e que o risco de infecção é inversamente proporcional à contagem de neutrófilos, sendo significativamente maior nos pacientes com neutropenia grave (< 500 leucócitos/mm^3) e prolongada (duração > 7 dias). Pacientes com neutropenia podem não apresentar os sinais clássicos de infecção e, inclusive, a febre pode não estar presente. A mucosite é outra consequência da quimioterapia e radioterapia que representa um risco para complicações infecciosas graves. As alterações anatômicas macroscópicas com obstrução, compressão e deformidades de órgãos envolvidos direta ou indiretamente pela neoplasia podem ocasionar ou agravar quadros de infecções, a despeito do tratamento adequado com antibióticos. Como exemplos podemos citar pacientes com diagnóstico de tumores de cabeça e pescoço ou de pulmão que apresentam obstrução brônquica e alto risco de apresentar pneumonias de repetição. Outros exemplos frequentes são as obstruções do trato urinário pelo tumor, que predispõem a quadros graves de sepse urinária, e os tumores periampulares com quadros de colangite.[7] Finalmente, muitos pacientes são submetidos a cirurgias com grandes ressecções e elevado potencial de complicação.[18]

Além dos fatores de risco descritos, pacientes com câncer frequentemente são submetidos a procedimentos invasivos para a colocação de dispositivos, como cateteres venosos profundos de longa permanência para administração da quimioterapia, os quais representam riscos adicionais para complicações infecciosas.

Principais características relacionadas com infecção

Além da imunodepressão relacionada com a doença oncológica, a própria sepse tem importantes componentes fisiológicos imunossupressores.[19,20] É importante dizer que esse é um grupo heterogêneo de pacientes e que os fatores de risco e estratégias de diagnóstico e tratamento para infecções são diferentes entre eles.

Os principais sítios de infecção encontrados em pacientes com câncer e sepse são o trato respiratório, seguido pelo abdome e o trato urinário.[21] No subgrupo de pacientes com neoplasias hematológicas e neutropênicos, a infecção da corrente sanguínea é mais frequente, seguida pela infecção respiratória.[22] Já nos tumores sólidos, o foco de infecção está relacionado, muitas vezes, com o órgão ou sistema envolvido primariamente pelo tumor, incluindo as complicações da ferida operatória naqueles submetidos ao tratamento cirúrgico. É importante ressaltar que o sítio primário do tumor, em muitas situações, favorece a "entrada" do agente infeccioso na corrente sanguínea, o que torna essa infecção relevante e associada à elevada mortalidade.[23] Sabe-se que a presença de comorbidades, neoplasias avançadas, corticoterapia e instabilidade hemodinâmica figuram como os principais fatores de risco para infecção de corrente sanguínea em pacientes com tumores sólidos.[24]

Diversos estudos de pacientes com câncer e sepse demonstraram que a maioria (70% a 90%) das infecções - nas quais há identificação dos patógenos – é causada por bactérias.[23,25] As infecções com bacteremia tem as bactérias Gram-negativas como maiores causadoras. Um estudo com 2.393 hemoculturas positivas encontrou *E. coli*, *Pseudomonas* sp. e *Klebsiella pneumoniae* como as mais comuns. *Acinetobacter* sp., *Pseudomonas* sp., *E.coli* e *K. pneumoniae* foram as mais comuns produtoras de betalactamase de amplo espectro (ESBL) e, junto a *Enterobacter* sp., também os mais comuns produtores de carbapenemase. Essa predominância de Gram-negativos representa uma mudança na etiologia da sepse em pacientes oncológicos, visto que, no passado, os Gram-positivos, especialmente os cocos, eram os principais agentes.[26] Uma possível explicação para essa mudança no painel dos patógenos é o melhor controle dos dispositivos invasivos utilizados na terapia intensiva. Importante ressaltar que as infecções polimicrobianas têm sido cada vez mais frequentes e foram preditoras independentes de mortalidade nas diferentes séries estudadas.[27] Da mesma forma, as infecções por germes multidrogarresistentes (ESBL produtoras, os Gram-negativos resistentes aos aminoglicosídeos e aos carbapenêmicos, cocos resistentes à vancomicina) representam um problema emergente em pacientes com câncer que também se associam a piores desfechos.[28] Nas infecções de corrente sanguínea, a mortalidade de pacientes com câncer com o isolamento de germe produtor de carbapenemase aumentou de cerca de 20% para 35,4%.[23]

É relevante destacar que pacientes com câncer possuem maior suscetibilidade a infecções oportunistas, com destaque para aqueles que evoluem com neutropenia. Pacientes neutropênicos ou que apresentem disfunção da fagocitose, como na leucemia aguda, síndrome mielodisplásica e anemia aplástica, possuem um risco elevado de adquirir infecções fúngicas (*Candida* spp., *Aspergillus* spp. e *Fusarium* spp.) e virais (herpesvírus) disseminadas, além das infecções bacterianas em geral.[29] A aspergilose, particularmente, é uma causa importante de insuficiência respiratória nesses doentes e associa-se a elevada letalidade, especialmente nas situações em que há neutropenia prolongada e grave (< 500 leucócitos/mm^3 por mais 15 dias), como no transplante alogênico e após as terapias de indução e consolidação nas leucemias mieloides.[30]

A enterocolite neutropênica (tiflite) é outra complicação que deve ser considerada em pacientes graves com neutropenia severa (< 100 leucócitos/mm^3) e achados sugestivos de abdome agudo. A tiflite ocorre mais frequentemente após esquemas quimioterápicos associados à toxicidade gastrointestinal (p. ex., citarabina) e as manifestações clínicas de febre, dor e distensão abdominal, diarreia e sangramento não são específicas e podem ser encontradas, p. ex., nos quadros de colite pseudomembranosa, doença enxerto *versus* hospedeiro e infecções virais que podem mimetizar a tiflite.[31]

Em contrapartida, pacientes que apresentam disfunção em células B, incluindo leucemia linfocítica crônica (LLC), mieloma múltiplo (MM), macroglobulinemia de Waldenström, linfomas de baixo grau e receptores de transplante alogênico de medula óssea (TMO) estão mais susceptíveis a adquirir infecção por germes encapsulados, como *Streptococcus pneumoniae*, *Haemophilus influenzae* tipo B e *Neisseria meningitidis*.[32] Pacientes com neoplasias associadas a disfunção imune das células T, como leucemia/linfoma de células T, tricoleucemia, doença de Hodgkin, timoma e pacientes receptores de transplante de medula óssea têm risco maior de desenvolverem infecções por patógenos intracelulares como vírus (citomegalovírus), bactérias, fungos (*Aspergillus* spp.) e micobactérias.[33] A Tabela 18.2 sumariza os principais sistemas orgânicos, as disfunções imunes mais comuns e os patógenos frequentemente envolvidos na sepse de pacientes com câncer.[34]

Outro ponto importante a ser destacado é que pacientes com câncer são usuários frequentes do sistema de saúde não só em ambiente hospitalar, como também em clínicas de diálise, centros de químio/radioterapia etc.[35] Estes pacientes possuem risco elevado de infecções relacionadas com a assistência em saúde (IRAS) não só na incidência, mas também para gravidade de doença e mortalidade, o que vale para pneumonia associada à ventilação mecânica (PAV), infecção primária de corrente sanguínea (IPCS), infecção do trato urinário por cateter vesical de demora e colite pseudomembranosa por *Clostridioides difficile*.[36] Um estudo recente que avaliou hospitalizações por pneumonia identificou que 30,2% delas estavam associados aos cuidados de saúde e que a mortalidade nesse subgrupo foi expressiva, de 15,6%.[37] Essas observações são de extrema relevância para

TABELA 18.2 SISTEMAS ORGÂNICOS, DISFUNÇÃO IMUNE E PATÓGENOS ENVOLVIDOS NA SEPSE DE PACIENTES COM CÂNCER

Órgão/Sistema envolvido	Patógeno	Granulocitopenia	Disfunção humoral e de linfócitos B	Disfunção de linfócitos T
Pulmão	Bactéria	*S. aureus*, incluindo *MRSA**	*S. pneumoniae*	*Legionella pneumophila*
		S. pneumoniae	*Haemophilus influenzae*	
		S. pyogenes		*Nocardia asteroides*
		S. viridans		*Rhodococcus equi*
		Enterococcus ssp. incluindo *VRE***		*Mycobacterium tuberculosis*
		Klebsiella spp.		
		Enterobacter spp.		
		Citrobacter spp.		
		Stenotrophomonas maltophilia		
		Pseudomonas spp.		
		Acinetobacter baumannii		
	Vírus	*Herpes simples*		Citomegalovírus
				Influenza
				Parainfluenza
				Varicella zoster
	Fungos	*Aspergillus* spp.		*Pneumocystis jiroveci*
				Histoplasma capsulatum
				Cryptococcus neoformans
	Parasitas			*Strongyloides stercoralis*

Continua...

...Continuação

TABELA 18.2 SISTEMAS ORGÂNICOS, DISFUNÇÃO IMUNE E PATÓGENOS ENVOLVIDOS NA SEPSE DE PACIENTES COM CÂNCER

Órgão/Sistema envolvido	Patógeno	Granulocitopenia	Disfunção humoral e de linfócitos B	Disfunção de linfócitos T
Gastrointestinal	Bactéria	*Escherichia coli*	*Salmonella* spp.	*Salmonella* spp.
		Pseudomonas spp.		
		Klebsiella spp.		*L. monocytogenes*
		Clostridium spp.		
	Vírus			Citomegalovírus
				Herpes simples
	Fungos	*Candida* spp.		*Aspergillus* spp.
Sistema nervoso central	Bactéria	*Staphylococcus aureus*	*S. pneumoniae*	*L. monocytogenes*
		S. pneumoniae	*H. influenzae*	*Nocardia asteroides*
		P.aeruginosa	*N. meningitidis*	*Mycobacterium tuberculosi*
	Vírus	Citomegalovírus		Citomegalovírus
				Herpes simples
		Herpes simples		*Varicella zoster*
				Vírus Epstein-Barr
	Fungos	*Aspergillus fumigatus*		*Cryptococcus neoformans*
		Candida spp.		
		Mucoraceae		
	Parasitas			*Toxoplasma gondii*
Trato geniturinário	Bactéria	*Escherichia coli*		
		Pseudomonas aeruginosa		
	Vírus			
	Fungos	*Candida* spp.		

*MRSA: *Staphylococcus* resistente à meticilina; **VRE: *Enterococcus* resistente à vancomicina.

auxiliar na definição da antibioticoterapia empírica a ser utilizada nesta população, já que o uso incorreto da antibioticoterapia está relacionado com o aumento da mortalidade hospitalar.[38]

Com relação à prevenção, é importante destacar que a Sociedade Brasileira de Imunizações possui um manual e calendário da vacinação próprios para pacientes oncológicos e que, mesmo que o paciente não tenha recebido essas orientações e já esteja internado na terapia intensiva, ele pode se beneficiar muito de ser orientado de acordo com seu calendário específico no momento da alta hospitalar. Doenças bacterianas de alta mortalidade preveníveis por vacinas incluem as doenças meningocócica e pneumocócica invasiva.[39,40]

Disfunções orgânicas e biomarcadores

O reconhecimento precoce da sepse e o rápido tratamento dessa condição têm impacto fundamental no prognóstico e na mortalidade, entretanto pacientes com câncer e sepse podem apresentar sinais e sintomas atenuados de infecção por conta da resposta inflamatória comprometida pela imunossupressão. Assim, os sinais da síndrome da resposta inflamatória sistêmica, bem como os sinais flogísticos relativos ao sítio infeccioso podem ser mínimos ou ausentes. Exemplos disso são os pacientes com neutropenia e febre nos quais as alterações sugestivas de acometimento infeccioso evidenciadas na tomografia computadorizada do tórax estão ausentes na radiografia de tórax no início do quadro em até 50% dos casos.[41]

Além disso, condições inflamatórias relacionadas com neoplasia ou com reações medicamentosas podem mimetizar quadro séptico e se tornam importantes diagnósticos diferenciais nos pacientes com câncer que se apresentam com choque séptico sem infecção documentada. A Tabela 18.3 resume as principais situações que se assemelham ou podem mascarar a sepse em pacientes oncológicos.

Nesse contexto, diversos biomarcadores têm sido investigados como método auxiliar no diagnóstico e acompanhamento de resposta à terapêutica.[42] A proteína C reativa (PCR) e a procalcitonina (PCT) são dois biomarcadores que indicam reposta do hospedeiro e são amplamante utilizados no cenário da sepse. Em estudo observacional avaliando 53 biomarcadores na discriminação entre sepse e síndrome inflamatória não relacionada com sepse mostrou que nenhum biomarcador ou combinação desses foi superior a PCR sozinha. Da mesma maneira, PCT se mostra eficiente na predição de infecções bacterianas.

Diversos estudos mostram que PCT e PCR basais dos pacientes com câncer são mais elevadas do que em indivíduos saudáveis. Entre pacientes afebris, paciente com câncer metastático e neoplasias hematológicas exibem maiores valores de PCT, por exemplo. Apesar disso, níveis de PCT podem ser influenciados pela contagem de neutrófilos, uso de corticoide e imunossupressão resultando em frequentes falso negativos. Especificamente nos pacientes com câncer e sepse, Póvoa *et al.* avaliaram a influência da neutropenia nos níveis de PCR.[43] Este estudo demonstrou que os pacientes neutropênicos apresentaram concentrações séricas de PCR à internação na UTI significantemente maiores quando comparados a pacientes não neutropênicos. Dessa forma, a PCR parece aumentar em pacientes com câncer e sepse a despeito de uma imunossupressão importante. Além disso, também foi demonstrado que a evolução dos níveis de PCR durante a primeira semana de antibioticoterapia não foi influenciada pela presença ou ausência de neutropenia, sugerindo que esse biomarcador pode ser utilizado para avaliar resposta ao tratamento em pacientes imunossuprimidos. Outro estudo com 52 pacientes neutropênicos febris avaliou as concentrações de PCT e PCR como marcadores de gravidade da res-

TABELA 18.3	DIAGNÓSTICO DIFERENCIAL DA SEPSE EM PACIENTES ONCOLÓGICOS
Tratamentos direcionados para o câncer	
Radioterapia	
Imunoterápicos	
Quimioterápicos: erlotinibe, etoposídeo, everolimo, gencitabina, gefitinibe, imatinibe, irinotecan, oxaliplatina, piritrexima, taxanos, mitoxantrona, tensirolimo, tenozolamida, talidomida, trastuzumabe, anticorpos biespecíficos (blinatumumabe)	
Terapia celular: CART-cel	
Hipertermoquimioterapia	
Quimioembolizações	
Complicações relacionadas com a neoplasia	
Síndrome de lise tumoral	
Síndrome hemofagocítica	
Neoplasias	
Tumores carcinoides	
Tumores neuroendócrinos	
Tumores de tireoide	
Hipernefroma	

Fonte: elaborada pelos autores.

posta inflamatória sistêmica.[44] Observou-se que nos pacientes com infecção grave, as concentrações de PCT foram mais elevadas, enquanto as concentrações de PCR não apresentaram correlação com a gravidade da infecção. PCT aumentada nas primeiras 24 horas aumentou risco de morte e choque séptico em pacientes neutropênicos e também parece ser melhor em distinguir bacteremia em pacientes hematológicos, independente de neutropenia. Além disso, a cinética da PCT pode ser usada para diferenciar febre relacionada com a infecção de febre tumoral, e combinada com dados clínicos e de PCR, pode auxiliar na duração de antibioticoterapia.

Estudos combinando PCT com escores de risco em câncer mostram que o nível de PCT pode auxiliar na predição de risco. Um estudo combinou PCT com escore o Multinational Association of Supportive Care in Cancer (MASCC) de risco de neutropenia, reclassificando paciente inicialmente de baixo em alto risco e auxiliando na estratégia terapêutica.

Aspectos do diagnóstico e conduta clínica

A conduta clínica com pacientes com câncer criticamente enfermos é muito complexa, pois muitos aspectos devem ser considerados simultaneamente, envolvendo o universo tanto da doença crítica como da neoplasia. Inicia-se com a triagem adequada e a correta definição de quem deve ser tratado, por quanto tempo e com qual intensidade.[45] Sabe-se que as decisões de triagem com base unicamente no tipo de neoplasia não se justificam mais e, em vez disso, recomenda-se que estas devam ser realizadas por uma equipe multidisciplinar constituída idealmente de intensivistas, oncologistas e cirurgiões com experiência no tratamento de pacientes com câncer em estado grave.[45] Alguns modelos de triagem foram propostos por especialistas da área[46] com o objetivo de evitar que pacientes com boas chances de sobreviver tenham sua internação em terapia intensiva negada e que aqueles com prognóstico desfavorável sejam submetidos a tratamentos agressivos desnecessários. É fato que o câncer é a segunda razão mais comumente alegada para a recusa de internação em terapia intensiva[47] e que o julgamento clínico nessas decisões é muitas vezes inadequado. Thiery *et al.* mostraram que os pacientes considerados inapropriados para a admissão por estarem "muito doentes" apresentaram uma taxa de sobrevida aos 30 dias de 23%, enquanto que 28% daqueles recusados nas UTIs por estarem "muito bem" foram admitidos posteriormente e apresentaram uma taxa de mortalidade bastante elevada, de 61%.[48]

O diagnóstico de sepse no paciente com câncer possui diversos desafios, como a presença de neutropenia e febre em quadros não infecciosos. Podem ser causas não infecciosas de febre a própria doença de base, uso de rádio/quimioterapia, hemotransfusões etc. O uso de escores de diagnóstico, como SOFA e/ou qSOFA para diagnóstico de sepse em pacientes hematológicos é limitado, devido a sintomas neurológicos pelo câncer, plaquetopenia e alterações de função renal induzidos por quimioterapia. Da mesma forma, scores negativos não devem afastar sepse ou atrasar o início de antimicrobianos na suspeita clínica de sepse.[22] É altamente desejável o uso de metodologia de busca ativa de sepse pela equipe multiprofissional da UTI, e os escores de deterioração clínica – como o Modified Early Warning Score (MEWS) – podem ser úteis em enfermaria e departamento de onco-hematologia (apesar de a literatura ser limitada nesse tipo de paciente).[49] Em situações clínicas com diagnóstico não totalmente esclarecido, o paciente deve ser internado preferencialmente na terapia intensiva.

Ferramentas úteis podem existir para ajudar no manejo de infecções em subgrupos de pacientes com câncer, como é o caso dos escores MASCC e Clinical Index of Stable Febrile Neutropenia (CISNE) para neutropenia febril em pacientes onco-hematológicos, que permitem o manejo ambulatorial de pacientes com neutropenia febril com segurança.[50] O escore CISNE também foi validado para tumores sólidos e pode apresentar vantagens em relação ao MASCC.[51]

Embora o diagnóstico e tratamento tenha como pilares as recomendações habituais para pacientes em geral com sepse,[52] algumas peculiaridades implicam em um manejo clínico diferenciado dos pacientes com câncer. Na história clínica, informações detalhadas acerca do status atual e prognóstico da doença de base, tratamentos instituídos (quimioterápicos, imunossupressores, radioterapia, procedimentos cirúrgicos, transplante de medula óssea), antibióticos prévios e presença de dispositivos invasivos podem auxiliar na definição do foco ou local da infecção e potenciais patógenos envolvidos. O exame clínico minucioso é também fundamental, com especial atenção para a presença de mucosite e lesões cutâneas que sugiram infecções disseminadas (p. ex., lesões purpúricas periumbilicais sugerindo estrongiloidíase disseminada, lesões vesiculares bem agrupadas sugerindo infecção por herpes simples ou zóster). Como discutido anteriormente, este grupo de pacientes possui uma resposta inflamatória atenuada pela própria doença de base ou seu tratamento, atenuando os sinais clássicos de infecção (p. ex., sinais de flogose, endurações, secreção purulenta, infiltrado pulmonar). A radiografia de tórax é de pouca utilidade na orientação diagnóstica-etiológica em pacientes com infiltrado pulmonar, sendo a tomografia computadorizada de tórax de alta resolução fundamental. Até 50% dos pacientes com neutropenia febril cujas radiografias de tórax iniciais são normais apresentaram alterações sugestivas de acometimento infeccioso na tomografia computadorizada.[41] Também nesses casos, a realização de broncoscopia contribui também para o diagnóstico e modificação da terapêutica em menos da metade dos casos.[53,54] Em um ensaio clínico, a priorização inicial da realização de métodos diagnósticos menos invasivos foi superior em termos de resolução diagnóstica e orientação terapêutica do que uma estratégia envolvendo a realização precoce de broncoscopia.[54] O aspirado de medula óssea, além de ser útil na pesquisa de infecções disseminadas por micobactérias e fungos, é também importante no diagnóstico diferencial de outras condições clínicas (p. ex., síndrome hemofagocítica).

A antibioticoterapia deve ser iniciada o mais precocemente possível, especialmente nos pacientes com neutropenia e outras formas de imunossupressão grave. A seleção do antibiótico deve levar em consideração tanto diretrizes da literatura quanto informações atualizadas da epidemiologia local e regional. É importante ter atenção aos padrões de imunossupressão presentes no paciente, pois determinados patógenos podem ser mais frequentes (Tabela 18.2). Pacientes neutropênicos devem, inicialmente, ser classificados conforme o risco baixo ou elevado para infecções e, a partir daí, a escolha da antibioticoterapia deve ser feita a partir das recomendações propostas por sociedades científicas e guidelines.[55] Nas situações em que há neutropenia prolongada (acima de 15 dias), como no transplante alogênico e após as terapias de indução e consolidação nas leucemias mieloides, a profilaxia com antifúngico com cobertura de *Candida* ssp. e *Aspergillus* está recomendada (grau moderado de recomendação), além da profilaxia para Gram-negativos com quinolonas e para o vírus herpes simples (HSV), em pacientes soropositivos para o HSV. Profilaxia para pneumocistose pulmonar está indicada para regimes de quimioterapia de alto risco para a doença (p. ex., uso de prednisona ≥ 20mg/dia ou equivalente), e tratamento para hepatite B é recomendado para pacientes com alto risco de reativação.[56] O uso profilático do fator de crescimento do sistema hematopoiético deve ser considerado naqueles com risco > 20% de febre e neutropenia (recomendação forte).[30] Recentemente, um estudo com uma grande coorte de pacientes neutropênicos demonstrou que a remoção imediata e rotineira de cateteres intravasculares (na ausência de um foco definido de infecção) e a utilização de terapia antibiótica combinada foram associados a redução da mortalidade.[57] Nesses pacientes, deve-se realizar o pronto controle do foco infeccioso assim que esse seja identificado, reforçando a necessidade da estreita colaboração entre as equipes da UTI, não só com onco-hematologistas, mas também com as diferentes especialidades envolvidas nos cuidados. Um exemplo é o manejo clínico da tiflite, que inclui antibioticoterapia de amplo espectro e acompanhamento multidisciplinar, incluindo cirurgião geral ou abdominal (recomendação forte).[30,34] Enfim, o aconselhamento dos pacientes e de seus familiares a respeito do prognóstico da doença oncológica e dos desfechos esperados representam outro aspecto no qual a abordagem conjunta entre as especialidades médicas envolvidas nos cuidados é fundamental.[58] Recomenda-se que seja realizado precocemente no curso da internação, ou seja, antes que a condição crítica esteja, de fato, instalada. Espera-se com isso que haja tempo suficiente para considerações e opiniões de todas as partes sobre possíveis intervenções agressivas ou instituição dos cuidados paliativos. Idealmente, essa discussão deve ser iniciada pelo oncologista ou hematologista responsável pelo acompanhamento do caso e, posteriormente, realizada em conjunto com o intensivista.[45]

Prognóstico

Nas últimas 2 ou 3 décadas, o manejo de pacientes críticos com câncer tem mudado drasticamente. Expectativa de vida ínfimas observadas na década de 1990 que desencorajavam admissão desses pacientes nas UTIs deram lugar a taxas de mortalidades comparáveis a pacientes sem câncer atualmente, com relatos de sobrevida em cinco anos de 41% após admissão em UTI.[59,60]

Além disso, impacto positivo na sobrevida foi evidenciado em subgrupos de pacientes tradicionalmente considerados como de pior prognóstico, tais como os que necessitam de suporte ventilatório[61] e suporte renal,[62] neutropênicos,[57] submetidos ao transplante de medula óssea (TMO) ou que receberam quimio ou radioterapia.[48] Estudos recentes têm demonstrado que os fatores relacionados com a neoplasia de base, principalmente o tipo de neoplasia, não são os principais determinantes do prognóstico em curto prazo, inclusive nos pacientes internados com complicações relacionadas diretamente ao câncer e naqueles com câncer de pulmão avançado, clássicas justificativas para recusa em terapia intensiva.[63,64]

Subgrupos específicos de pacientes com câncer que apresentam uma complicação aguda grave necessitando de terapia intensiva ainda apresentam taxas de mortalidade extremamente elevadas, com alta utilização de recursos e suporte de vida invasivos, com impacto em sobrevida e qualidade de vida em curto e longo prazos. Uma coorte americana recente mostrou sobrevida em um ano de apenas 7,4% entre pacientes com tumores sólidos e choque séptico.[65]

Comparado com pacientes com sepse sem câncer, aqueles com câncer apresentam maior mortalidade hospitalar principalmente entre adultos jovens, assim como maior frequência de bacteremia e fungemia e maior frequência de readmissões na UTI em 30 dias.[21] Da mesma forma, entre paciente com câncer, a presença de sepse é preditora independente de mortalidade.[21,66]

Estudos recentes mostram que o número e a gravidade de disfunções orgânicas, associados ao *status* desempenho de base, são possivelmente os principais fatores que influenciam a mortalidade.[66-68] Aumento de lactato demonstrando hipoperfusão e falência respiratória com ventilação mecânica são fatores associados a pior desfecho.[65,69] Políticas de admissão precoce na UTI, detecção precoce de sepse objetivando reduzir evolução de disfunções orgânicas, aumento de lactato devido a hipoperfusão e novas estratégias menos invasivas de suporte ventilatório, como cateter de alto fluxo e ventilação não invasiva, devem ser encorajadas para esses pacientes.

Outros pontos importantes são o controle da doença de base e a possibilidade de terapia oncológica. Doença metastática e tumor não controlado são fatores independentes de mortalidade demostrado em alguns estudos.

Dessa maneira, ter um bom *status* de desempenho e doença não metastática fizeram que a admissão na UTI não impactasse na qualidade de vida em três meses de pacientes com câncer sólidos.[70] Já em um estudo com doentes hematológicos com maior percentual de sepse, ventilação mecânica e terapia de substituição renal, a qualidade de vida foi importantemente afetada em três meses sem recuperação em 12 meses após admissão na UTI.[71]

Entender o prognóstico dos pacientes com neoplasias que apresentam intercorrências agudas graves e necessitam de UTI e o impacto disso em longo prazo em termos de sobrevida e qualidade de vida, ajuda a identificar quais pacientes com câncer irão se beneficiar de UTI e, assim, evitar recusa de pacientes com boas taxas de sobrevida, ou mesmo admissão e investimento de recursos e suporte invasivos fúteis para aqueles nos quais uma abordagem de cuidados de fim de vida seria a melhor decisão.

Provavelmente pacientes com poucas disfunções orgânicas, diagnóstico onco-hematológico recente, apresentando uma emergência oncológica ou uma doença oncológica com possibilidade de cura ou controle e com *status de* desempenho 0-2 são aqueles para os quais a admissão em UTI será benéfica.[59] Muitas vezes, entretanto, a identificação clara desses pacientes não é possível no momento inicial da tomada de decisão. Em um estudo prospectivo, Larché J *et al.* mostraram que o número e gravidade de disfunções orgânicas não foi diferente nos três primeiros dias iniciais da admissão entre pacientes críticos com câncer em ventilação mecânica que sobreviveram ou não durante a internação.[72]

Assim, autores encorajam uma política de internação na UTI baseada na avaliação sequencial dos pacientes e que decisões de retirada de suporte clínico pleno e decisão de fim de vida devam ser avaliadas diariamente por equipe multidisciplinar com intensivistas, oncologistas/hematologistas e paliativistas após um suporte pleno inicial que tenham critérios para internação em UTI.

Conclusão

Nos últimos anos, as melhorias no tratamento do câncer e da sepse, o maior refinamento das políticas de admissão na UTI com internações precoces e a melhor seleção dos pacientes traduziram-se em aumento da sobrevida. As abordagens diagnósticas e terapêutica desses pacientes são complexas, requerendo frequentemente o tratamento simultâneo da neoplasia e das complicações intercorrentes. O tratamento do paciente crítico com câncer e sepse, embora tenha melhorado, ainda se apresenta como um desafio e precisa ser aprimorado com o intuito de prevenir o desenvolvimento de disfunções orgânicas, já que estas estão fortemente relacionadas com a mortalidade. Uma mudança de comportamento entre intensivistas e oncologistas/hematologistas é necessária a fim de estimular internações no momento apropriado por meio de identificação precoce de pacientes apresentando fatores relacionados com a maior probabilidade de evolução para quadros graves potencialmente reversíveis, ao mesmo tempo que equipe multidisciplinar deve permanecer atenta para os pacientes nos quais decisões de fim de vida devem ser tomadas, evitando distanásia, medidas de suporte desproporcionais e alocação indevida de recursos. Dessa forma, o aconselhamento dos pacientes e de seus familiares a respeito do prognóstico da doença oncológica e dos desfechos esperados representam outro aspecto fundamental no cuidado.

Referências bibliográficas

1. Allemani C, Matsuda T, Di Carlo V, Harewood R, Matz M, Nikšić M, et al. Global surveillance of trends in cancer survival 2000–14 (CONCORD-3): analysis of individual records for 37 513 025 patients diagnosed with one of 18 cancers from 322 population-based registries in 71 countries. The Lancet. 2018.
2. Bray F, Ferlay J, Soerjomataram I, Siegel RL, Torre LA, Jemal A. Global cancer statistics 2018: GLOBOCAN estimates of incidence and mortality worldwide for 36 cancers in 185 countries. CA Cancer J Clin [Internet]. 2018 Nov [cited 2023 Apr 14];68(6):394–424. Disponível em: https://pubmed.ncbi.nlm.nih.gov/30207593/.
3. Soerjomataram I, Bray F. Planning for tomorrow: global cancer incidence and the role of prevention 2020-2070. Nat Rev Clin Oncol [Internet]. 2021 Oct 1 [cited 2023 Apr 14];18(10):663–72. Disponível em: https://pubmed.ncbi.nlm.nih.gov/34079102/.
4. Kocarnik JM, Compton K, Dean FE, Fu W, Gaw BL, Harvey JD, et al. Cancer Incidence, Mortality, Years of Life Lost, Years Lived with Disability, and Disability-Adjusted Life Years for 29 Cancer Groups From 2010 to 2019: A Systematic Analysis for the Global Burden of Disease Study 2019. JAMA Oncol [Internet]. 2022 [cited 2023 Apr 14];8(3):420–44.

Disponível em: https://pubmed.ncbi.nlm.nih.gov/34967848/.

5. INCA. Estimativa 2023: incidência de câncer no Brasil. Instituto Nacional de Câncer [Internet]. [cited 2023 Apr 16]. Disponível em: https://www.inca.gov.br/publicacoes/livros/estimativa-2023-incidencia-de-cancer-no-brasil.
6. Darmon M, Bourmaud A, Georges Q, Soares M, Jeon K, Oeyen S, et al. Changes in critically ill cancer patients' short-term outcome over the last decades: results of systematic review with meta-analysis on individual data. Intensive Care Med [Internet]. 2019 Jul 1 [cited 2023 Apr 16];45(7):977–87. Disponível em: https://pubmed.ncbi.nlm.nih.gov/31143998/.
7. Torres VBL, Vassalo J, Silva UVA, Caruso P, Torelly AP, Silva E, et al. Outcomes in Critically Ill Patients with Cancer-Related Complications. Pacheco AG, editor. PLoS One [Internet]. 2016 Oct 20 [cited 2018 Sep 6];11(10):e0164537. Disponível em: http://dx.plos.org/10.1371/journal.pone.0164537.
8. Vigneron C, Charpentier J, Valade S, Alexandre J, Chelabi S, Palmieri LJ, et al. Patterns of ICU admissions and outcomes in patients with solid malignancies over the revolution of cancer treatment. Ann Intensive Care [Internet]. 2021 Dec 1 [cited 2023 Apr 16];11(1):182. Disponível em: /pmc/articles/PMC8709803/.
9. Lemiale V, Pons S, Mirouse A, Tudesq JJ, Hourmant Y, Mokart D, et al. Sepsis and Septic Shock in Patients with Malignancies: A Groupe de Recherche Respiratoire en Réanimation Onco-Hématologique Study. Crit Care Med [Internet]. 2020 Jun 1 [cited 2023 Apr 16];48(6):822–9. Disponível em: https://pubmed.ncbi.nlm.nih.gov/32317596/.
10. Soares M, Bozza FA, Azevedo LCP, Silva UVA, Corrêa TD, Colombari F, et al. Effects of Organizational Characteristics on Outcomes and Resource Use in Patients With Cancer Admitted to Intensive Care Units. Journal of Clinical Oncology. 2016 Sep 20;34(27):3315–24.
11. Danai PA, Moss M, Mannino DM, Martin GS. The epidemiology of sepsis in patients with malignancy. Chest. 2006.
12. Moore JX, Akinyemiju T, Bartolucci A, Wang HE, Waterbor J, Griffin R. A prospective study of cancer survivors and risk of sepsis within the REGARDS cohort. Cancer Epidemiol [Internet]. 2018 Aug [cited 2018 Sep 6];55:30–8. Disponível em: http://www.ncbi.nlm.nih.gov/pubmed/29763753.
13. Goodwin AJ, Rice DA, Simpson KN, Ford DW. Frequency, cost, and risk factors of readmissions among severe sepsis survivors. Crit Care Med. 2015.
14. Hourmant Y, Kouatchet A, López R, Mokart D, Pène F, Mayaux J, et al. Impact of early ICU admission for critically ill cancer patients: Post-hoc analysis of a prospective multicenter multinational dataset. J Crit Care [Internet]. 2021 Apr 1 [cited 2023 Apr 20];62:6–11. Disponível em: https://pubmed.ncbi.nlm.nih.gov/33227593/.
15. Soares M, Feres GA, Salluh JIF. Systemic inflammatory response syndrome and multiple organ dysfunction in patients with acute tumor lysis syndrome. Clinics (Sao Paulo). 2009 May;64(5):479–81.
16. Goede V. Frailty and Cancer: Current Perspectives on Assessment and Monitoring. Clin Interv Aging [Internet]. 2023 [cited 2023 Apr 16];18:505. Disponível em: /pmc/articles/PMC10066705/.
17. Zampieri FG, Iwashyna TJ, Viglianti EM, Taniguchi LU, Viana WN, Costa R, et al. Association of frailty with short-term outcomes, organ support and resource use in critically ill patients. Intensive Care Med. 2018 Sep 13;44(9):1512–20.
18. Sammon JD, Klett DE, Sood A, Olugbade K, Schmid M, Kim SP, et al. Sepsis after major cancer surgery. Journal of Surgical Research. 2015.
19. Torres LK, Pickkers P, Van Der Poll T. Sepsis-Induced Immunosuppression. Annu Rev Physiol [Internet]. 2022 [cited 2023 May 15];84:157–81. Disponível em: https://pubmed.ncbi.nlm.nih.gov/34705481/.
20. Mirouse A, Vigneron C, Llitjos JF, Chiche JD, Mira JP, Mokart D, et al. Sepsis and Cancer: An Interplay of Friends and Foes. Am J Respir Crit Care Med [Internet]. 2020 Dec 15 [cited 2023 May 15];202(12):1625–35. Disponível em: https://pubmed.ncbi.nlm.nih.gov/32813980/.
21. Hensley MK, Donnelly JP, Carlton EF, Prescott HC. Epidemiology and Outcomes of Cancer-Related Versus Non-Cancer-Related Sepsis Hospitalizations. Crit Care Med [Internet]. 2019 Oct 1 [cited 2023 May 16];47(10):1310–6. Available from: https://pubmed.ncbi.nlm.nih.gov/31356477/.
22. Kochanek M, Schalk E, von Bergwelt-Baildon M, Beutel G, Buchheidt D, Hentrich M, et al. Management of sepsis in neutropenic cancer patients: 2018 guidelines from the Infectious Diseases Working Party (AGIHO) and Intensive Care Working Party (iCHOP) of the German Society of Hematology and Medical Oncology (DGHO). Ann Hematol [Internet]. 2019 May 1 [cited 2023 May 16];98(5):1051–69. Disponível em: https://pubmed.ncbi.nlm.nih.gov/30796468/.
23. Amanati A, Sajedianfard S, Khajeh S, Ghasempour S, Mehrangiz S, Nematolahi S, et al.

Bloodstream infections in adult patients with malignancy, epidemiology, microbiology, and risk factors associated with mortality and multidrug resistance. BMC Infect Dis [Internet]. 2021 Dec 1 [cited 2023 May 15];21(1). Disponível em: https://pubmed.ncbi.nlm.nih.gov/34215207/.

24. Chumbita M, Puerta-Alcalde P, Gudiol C, Garcia-Pouton N, Laporte-Amargós J, Ladino A, et al. Impact of empirical antibiotic regimens on mortality in neutropenic patients with bloodstream infection presenting with septic shock. Antimicrob Agents Chemother [Internet]. 2022 Feb 1 [cited 2023 May 16];66(2):1744–65. Disponível em: https://journals.asm.org/doi/10.1128/AAC.01744-21.
25. Gudiol C, Albasanz-Puig A, Cuervo G, Carratalà J. Understanding and managing sepsis in patients with cancer in the era of aAntimicrobial resistance. Front Med (Lausanne) [Internet]. 2021 Mar 31 [cited 2023 May 15];8. Disponível em: https://pubmed.ncbi.nlm.nih.gov/33869250/.
26. Jung SM, Kim YJ, Ryoo SM, Sohn CH, Seo DW, Lim KS, et al. Cancer patients with neutropenic septic shock: etiology and antimicrobial resistance. Korean J Intern Med [Internet]. 2020 [cited 2023 May 15];35(4):979–87. Disponível em: https://pubmed.ncbi.nlm.nih.gov/31648434/.
27. Wang YC, Ku WW, Yang YS, Kao CC, Kang FY, Kuo SC, et al. Is polymicrobial bacteremia an independent risk factor for mortality in acinetobacter baumannii Bacteremia? J Clin Med [Internet]. 2020 Jan 1 [cited 2023 May 15];9(1). Disponível em: https://pubmed.ncbi.nlm.nih.gov/31935954/.
28. Bhat S, Muthunatarajan S, Mulki SS, Archana Bhat K, Kotian KH. Bacterial Infection among Cancer Patients: Analysis of Isolates and Antibiotic Sensitivity Pattern. Int J Microbiol [Internet]. 2021 [cited 2023 May 15];2021. Disponível em: https://pubmed.ncbi.nlm.nih.gov/33510793/.
29. Salazar F, Bignell E, Brown GD, Cook PC, Warris A. Pathogenesis of respiratory viral and fungal cCoinfections. Clin Microbiol Rev [Internet]. 2022 Jan 1 [cited 2023 May 15];35(1). Disponível em: https://pubmed.ncbi.nlm.nih.gov/34788127/.
30. Freifeld AG, Bow EJ, Sepkowitz KA, Boeckh MJ, Ito JI, Mullen CA, et al. Clinical practice guideline for the use of antimicrobial agents in neutropenic patients with cancer: 2010 Update by the Infectious Diseases Society of America. Clinical Infectious Diseases. 2011.
31. Bertozzi G, Maiese A, Passaro G, Tosoni A, Mirijello A, De Simone S, et al. Neutropenic Enterocolitis and Sepsis: Towards the Definition of a Pathologic Profile. Medicina (Kaunas) [Internet]. 2021 Jun 1 [cited 2023 May 15];57(6). Disponível em: https://pubmed.ncbi.nlm.nih.gov/34203105/.
32. Tsang RSW. A narrative review of the molecular epidemiology and laboratory surveillance of vaccine preventable bacterial meningitis agents: streptococcus pneumoniae, neisseria meningitidis, haemophilus influenzae and streptococcus agalactiae. Microorganisms [Internet]. 2021 Feb 1 [cited 2023 May 15];9(2):1–19. Disponível em: https://pubmed.ncbi.nlm.nih.gov/33671611/.
33. Rodríguez-Goncer I, Ruiz-Ruigómez M, López-Medrano F, Trujillo H, González E, Polanco N, et al. Cytomegalovirus exposure and the risk of overall infection after kidney transplantation: a cohort study on the indirect effects attributable to viral replication. Transpl Int [Internet]. 2022 Jan 20 [cited 2023 May 15];35. Disponível em: https://pubmed.ncbi.nlm.nih.gov/35185374/,
34. Thirumala R, Ramaswamy M, Chawla S. Diagnosis and Management of Infectious Complications in Critically Ill Patients with Cancer. Critical Care Clinics. 2010.
35. Terrones-Campos C, Ledergerber B, Specht L, Vogelius IR, Helleberg M, Lundgren J. Risk of bacterial, viral, and fungal infections in patients with solid malignant tumors treated with curative intent radiation therapy. Adv Radiat Oncol [Internet]. 2022 Nov 1 [cited 2023 May 15];7(6). Disponível em: https://pubmed.ncbi.nlm.nih.gov/35677193/.
36. Battaglia CC, Hale K. Hospital-Acquired Infections in Critically Ill Patients with Cancer. J Intensive Care Med [Internet]. 2019 Jul 1 [cited 2023 May 15];34(7):523–36. Disponível em: https://pubmed.ncbi.nlm.nih.gov/30012057/.
37. Corrado RE, Lee D, Lucero DE, Varma JK, Vora NM. Burden of Adult Community-acquired, Health-care-Associated, Hospital-Acquired, and Ventilator-Associated Pneumonia: New York City, 2010 to 2014. Chest. 2017.
38. Venditti M, Falcone M, Corrao S, Licata G, Serra P, Salerno F, et al. Outcomes of Patients Hospitalized with Community-Acquired, Health Care-Associated, and Hospital-Acquired Pneumonia. Ann Intern Med. 2009;
39. Sociedade Brasileira de Imunizações, Sociedade Brasileira de Oncologia Clínica. Vacinação no paciente oncológico. 2021. Documento online. Acessado em 17/05/2023. Disponível em: https://sbim.org.br/images/guias/guia-vacinacao-paciente-oncologico-sboc-sbim-2021.pdf.
40. Sociedade Brasileira de Imunizações. Calendários de vacinação para pacientes especiais. 2022.

Documento online. Acessado em 17/05/2023. Disponível em: https://sbim.org.br/images/calendarios/calend-sbim-pacientes-especiais.pdf.
41. Buchheidt D, Böhme A, Cornely O a, Fätkenheuer G, Fuhr HG, Heussel G, et al. Diagnosis and treatment of documented infections in neutropenic patients-recommendations of the Infectious Diseases Working Party (AGIHO) of the German Society of Hematology and Oncology (DGHO). Ann Hematol. 2003.
42. Vincent JL, Donadello K, Schmit X. Biomarkers in the Critically Ill Patient: C-reactive Protein. Crit Care Clin. 2011.
43. Póvoa P, Souza-Dantas VC, Soares M, Salluh JF. C-reactive protein in critically ill cancer patients with sepsis: influence of neutropenia. Crit Care. 2011.
44. Massaro KSR, Costa SF, Leone C, Chamone DAF. Procalcitonin (PCT) and C-reactive Protein (CRP) as severe systemic infection markers in febrile neutropenic adults. BMC Infect Dis. 2007.
45. von Bergwelt-Baildon M, Hallek MJ, Shimabukuro-Vornhagen AA, Kochanek M. CCC meets ICU: Redefining the role of critical care of cancer patients. BMC Cancer. 2010.
46. Nates JL, Nunnally M, Kleinpell R, Blosser S, Goldner J, Birriel B, et al. ICU Admission, discharge, and triage guidelines: a framework to enhance clinical operations, development of institutional policies, and further research. Crit Care Med [Internet]. 2016 Aug 1 [cited 2023 May 16];44(8):1553–602. Disponível em: https://pubmed.ncbi.nlm.nih.gov/27428118/.
47. Garrouste-Orgeas M, Montuclard L, Timsit JF, Reignier J, Desmettre T, Karoubi P, et al. Predictors of intensive care unit refusal in French intensive care units: A multiple-center study. Crit Care Med. 2005.
48. Thiéry G, Azoulay É, Darmon M, Ciroldi M, De Miranda S, Lévy V, et al. Outcome of cancer patients considered for intensive care unit admission: A hospital-wide prospective study. Journal of Clinical Oncology. 2005.
49. Nagarajah S, Krzyzanowska MK, Murphy T. Early Warning Scores and Their Application in the Inpatient Oncology Settings. JCO Oncol Pract [Internet]. 2022 Jun [cited 2023 May 16];18(6):465–73. Disponível em: https://pubmed.ncbi.nlm.nih.gov/34995083/.
50. Ahn S, Rice TW, Yeung S ching J, Cooksley T. Comparison of the MASCC and CISNE scores for identifying low-risk neutropenic fever patients: analysis of data from three emergency departments of cancer centers in three continents. Support Care Cancer [Internet]. 2018 May 1 [cited 2023 May 16];26(5):1465–70. Disponível em: https://pubmed.ncbi.nlm.nih.gov/29168032/.
51. Carmona-Bayonas A, Jiménez-Fonseca P, Virizuela Echaburu J, Sánchez Cánovas M, Ayala de la Peña F. The time has come for new models in febrile neutropenia: a practical demonstration of the inadequacy of the MASCC score. Clin Transl Oncol [Internet]. 2017 Sep 1 [cited 2023 May 16];19(9):1084–90. Disponível em: https://pubmed.ncbi.nlm.nih.gov/28289961/.
52. Levy MM, Evans LE, Rhodes A. The surviving sepsis campaign bundle: 2018 update. Crit Care Med. 2018.
53. Vincent F, Soares M, Mokart D, Lemiale V, Bruneel F, Boubaya M, et al. In-hospital and day-120 survival of critically ill solid cancer patients after discharge of the intensive care units: results of a retrospective multicenter study—A Groupe de recherche respiratoire en réanimation en Onco-Hématologie (Grrr-OH) study. Ann Intensive Care. 2018.
54. Azoulay E, Mokart D, Lambert J, Lemiale V, Rabbat A, Kouatchet A, et al. Diagnostic strategy for hematology and oncology patients with acute respiratory failure: randomized controlled trial. Am J Respir Crit Care Med. 2010.
55. Zimmer AJ, Freifeld AG. Optimal Management of Neutropenic Fever in Patients with Cancer. J Oncol Pract [Internet]. 2019 Jan 1 [cited 2023 May 16];15(1):19–24. Disponível em: https://pubmed.ncbi.nlm.nih.gov/30629902/.
56. Taplitz RA, Kennedy EB, Bow EJ, Crews J, Gleason C, Langston AA, et al. Antimicrobial prophylaxis for adult patients with cancer-related immunosuppression: ASCO and IDSA clinical practice guideline update. J Clin Oncol [Internet]. 2018 Oct 20 [cited 2023 May 16];36(30):3043–54. Disponível em: https://pubmed.ncbi.nlm.nih.gov/30179565/.
57. Legrand M, Max A, Peigne V, Mariotte E, Canet E, Debrumetz A, et al. Survival in neutropenic patients with severe sepsis or septic shock. Crit Care Med. 2012.
58. Benoit DD, Soares M, Azoulay E. Has survival increased in cancer patients admitted to the ICU? We are not sure. Intensive Care Medicine. 2014.
59. Martos-Benítez FD, Soler-Morejón C de D, Lara-Ponce KX, Orama-Requejo V, Burgos-Aragüez D, Larrondo-Muguercia H, et al. Critically ill patients with cancer: A clinical perspective. World J Clin Oncol [Internet]. 2020 Oct 24 [cited 2023 May 16];11(10):809–35. Available from: https://pubmed.ncbi.nlm.nih.gov/33200075/
60. Pène F, Percheron S, Lemiale V, Viallon V, Claessens YE, Marqué S, et al. Temporal changes in management and outcome of septic shock

in patients with malignancies in the intensive care unit. Crit Care Med. 2008 Mar;36(3):690-6.

61. Azoulay E, Alberti C, Bornstain C, Leleu G, Moreau D, Recher C, et al. Improved survival in cancer patients requiring mechanical ventilatory support: impact of noninvasive mechanical ventilatory support. Crit Care Med. 2001.
62. Soares M, Salluh JIF, Carvalho MS, Darmon M, Rocco JR, Spector N. Prognosis of critically ill patients with cancer and acute renal dysfunction. J Clin Oncol. 2006.
63. Torres VBL, Vassalo J, Silva UVA, Caruso P, Torelly AP, Silva E, et al. Outcomes in Critically Ill Patients with Cancer-Related Complications. Pacheco AG, editor. PLoS One. 2016 Oct 20;11(10):e0164537.
64. Barth C, Soares M, Toffart AC, Timsit JF, Burghi G, Irrazabal C, et al. Characteristics and outcome of patients with newly diagnosed advanced or metastatic lung cancer admitted to intensive care units (ICUs). Ann Intensive Care. 2018 Dec 4;8(1):80.
65. Cuenca JA, Manjappachar NK, Ramírez CM, Hernandez M, Martin P, Gutierrez C, et al. Outcomes and predictors of 28-day mortality in patients with solid tumors and septic shock defined by Third International Consensus Definitions for Sepsis and Septic Shock Criteria. Chest [Internet]. 2022 Nov 1 [cited 2023 May 2];162(5):1063–73. Disponível em: https://pubmed.ncbi.nlm.nih.gov/35644244/.
66. Assi HI, Halim NA, Alameh I, Khoury J, Nahra V, Sukhon F, et al. Outcomes of Patients with Malignancy Admitted to the Intensive Care Units: A Prospective Study. Crit Care Res Pract [Internet]. 2021 [cited 2023 May 16];2021. Disponível em: https://pubmed.ncbi.nlm.nih.gov/34513091/.
67. Borgne P Le, Feuillassier L, Schenck M, Herbrecht JE, Janssen-Langenstein R, Simand C, et al. Comparison of short- and long-term mortality in patients with or without cancer admitted to the ICU for Septic Shock: a retrospective observational study. Cancers (Basel) [Internet]. 2022 Jul 1 [cited 2023 Apr 16];14(13). Disponível em: https://pubmed.ncbi.nlm.nih.gov/35804966/.
68. Nazer L, Lopez-Olivo MA, Cuenca JA, Awad W, Brown AR, Abusara A, et al. All-cause mortality in cancer patients treated for sepsis in intensive care units: a systematic review and meta-analysis. Support Care Cancer [Internet]. 2022 Dec 1 [cited 2023 May 2];30(12):10099–109 Disponível em: https://pubmed.ncbi.nlm.nih.gov/36214879/.
69. Manjappachar NK, Cuenca JA, Ramirez CM, Hernandez M, Martin P, Reyes MP, et al. Outcomes and predictors of 28-day mortality in patients with hematologic malignancies and septic shock defined by sepsis-3 criteria. J Natl Compr Canc Netw [Internet]. 2022 Jan 1 [cited 2023 May 2];20(1):45–53. Disponível em: https://pubmed.ncbi.nlm.nih.gov/34991066/.
70. Toffart AC, M'Sallaoui W, Jerusalem S, Godon A, Bettega F, Roth G, et al. Quality of life of patients with solid malignancies at 3 months after unplanned admission in the intensive care unit: A prospective case-control study. PLoS One [Internet]. 2023 Jan 1 [cited 2023 Apr 16];18(1). Disponível em: https://pubmed.ncbi.nlm.nih.gov/36603018/.
71. Ehooman F, Biard L, Lemiale V, Contou D, de Prost N, Mokart D, et al. Long-term health-related quality of life of critically ill patients with haematological malignancies: a prospective observational multicenter study. Ann Intensive Care [Internet]. 2019 Dec 1 [cited 2023 May 16];9(1). Disponível em: https://pubmed.ncbi.nlm.nih.gov/30612249/.
72. Larché J, Azoulay E, Fieux F, et al. Improved survival of critically ill cancer patients with septic shock. Intensive Care Med. 2003 Oct;29(10):1688-95.

19

Sepse nos Transplantados de Órgãos Sólidos

Daniere Yurie Vieira Tomotani
Antônio Tonete Bafi
Flávio Geraldo Rezende de Freitas

Introdução

O número de transplantes de órgãos sólidos (TOS) realizados em todo mundo vem aumentando progressivamente, com um total de 121.129 procedimentos em 2016.[1] Nesse mesmo ano, houve 8.064 TOS no Brasil, que foi o segundo país em número absoluto de transplantes renais e hepáticos,[2] com 5.426 e 2.017 procedimentos, respectivamente, perdendo apenas para os EUA. A despeito do aumento nas taxas de doadores efetivos, da notificação de potenciais doadores e da efetivação de doadores, em março de 2018 ainda havia 32.686 pacientes ativos em lista de espera de órgão para transplante.[3]

Uma série de fatores contribui para o sucesso e o número cada vez maior de TOS, como o refinamento das técnicas cirúrgicas, a profilaxia de infecções e os avanços nos cuidados médicos,[4,5] mas foi, principalmente, o avanço da terapia imunossupressora que tornou possível o aumento da sobrevida desses pacientes, já que o comprometimento da função do enxerto ocorre, especialmente, por mediação aloimune.[5] O uso de protocolos combinados de imunossupressão tem reduzido não apenas a incidência, mas também a intensidade dos episódios de rejeição, de tal modo que a sobrevida atual do enxerto e dos pacientes em um ano é de quase 98% para o transplante renal e superior a 80% para o cardíaco e o pulmonar.[5] A mesma imunossupressão, porém, que vem salvando vidas e preservando a função do enxerto, também é a responsável por um novo perfil de pacientes suscetíveis a infecções.

A sepse é um importante problema de saúde pública, acometendo 20% a 60% dos pacientes com TOS,[6] e é a segunda causa de óbito nesse grupo,[7] com mortalidade intra-hospitalar que varia entre 5% e 40%.[6] Apesar da grande importância do tema, infelizmente não há muitos estudos abordando sepse em transplantados, de modo que grande parte das condutas utilizadas em nossa prática clínica diária é extrapolada dos estudos em pacientes imunocompetentes. Os transplantados têm, entretanto, algumas peculiaridades que precisam ser lembradas a fim de melhorar o diagnóstico e o tratamento.

Diagnóstico de sepse nos transplantados

A maioria dos pacientes que realizaram TOS procurará o pronto-socorro em algum momento nos cinco anos subsequentes, com aproximadamente 25% deles necessitando de hospitalização por um diagnóstico infeccioso. Segundo dados de Hamand *et al.*, que avaliaram uma coorte de 5.000 TOS (coração, pulmão, fígado, rim, pâncreas e intestino delgado), 531 pacientes foram admitidos em 1.414 hospitalizações em um acompanhamento total de 3.802 pacientes-ano entre os anos de 2007 e 2011. As complicações infecciosas foram responsáveis por 42,6% das internações de 306 (57,6%) pacientes. A taxa global de hospitalização por complicações infecciosas foi de 0,43 episódio por 1.000 dias de transplante, e os sintomas mais encontrados foram febre (52,6%), tosse (16,1%), dor abdominal (15,9%), calafrios (15,6%), dispneia (15,6%), diarreia (13,1%), vômitos (9,3%) e náuseas (8,3%).[8]

Diferente do esperado em pacientes imunocompetentes, os transplantados geralmente não apresentam os critérios clássicos de síndrome da resposta inflamatória sistêmica (SIRS, do inglês *systemic inflammatory response syndrome*), além de menor incidência de febre e leucocitose. Em seu estudo, Hamand *et al.* observaram que o uso de derivados do ácido micofenólico e/ou de azatioprina foi associado a maior proporção de pacientes afebris (54,1% × 36,2%, p < 0,001). A ausência de febre também foi relativamente maior entre os transplantados de pulmão (69,4%), nas infecções por citomegalovírus (CMV) (71,7%), nos sítios osteomusculares (88,9%), cutâneos associados a partes moles (69,0%) e gastrointestinais (68,3%).[8]

Carvalho *et al.* avaliaram 190 pacientes transplantados renais internados em unidade de terapia intensiva (UTI) por sepse e choque séptico e observaram que um em cada seis apresentavam dois ou menos critérios de SIRS na admissão da UTI. Quando existentes, os critérios mais comuns foram taquipneia (74,7%) e taquicardia (67,9%).[9]

Os pacientes de TOS tendem a manifestar mais disfunções orgânicas e plaquetopenia, e os profissionais da saúde precisam sempre estar atentos e vigilantes a fim de iniciar o tratamento adequado prontamente na suspeita da doença.[10] Em pacientes com disfunção prévia ou crônica do enxerto, a deterioração da função basal, associada a uma infecção suspeitada ou comprovada, pode ser apropriada para caracterizar sepse grave,[9] atualmente definida apenas como sepse. Ainda conforme dados de Carvalho *et al.*, 61,5% dos pacientes tinham duas ou mais disfunções orgânicas, com maior incidência entre os não sobreviventes (55,5% × 71,2%, p = 0,03). Entre as disfunções, a respiratória e a cardiovascular foram as mais frequentes na população total, enquanto as respiratórias e hematológicas, nos não sobreviventes.[9]

Trzeciak *et al.* avaliaram as internações de pacientes de TOS via departamento de emergência de um hospital de ensino por 18 meses. Foram 352 visitas de 158 pacientes: transplante renal (66%), rim/pâncreas (15%), fígado (13%), coração (3%) e pulmão (3%). As infecções foram os principais motivos das admissões (77/217, 35%). Nove dos 77 pacientes (11,7%) com infecção documentada desenvolveram sepse grave (sepse e disfunção orgânica). O sistema cardiovascular (hipotensão induzida pela sepse) foi o mais frequentemente afetado (5/9, 56%), seguido de disfunção renal (4/9, 44%), neurológica por encefalopatia (3/9, 33%) e acidose metabólica grave (3/9, 33%). Sete pacientes apresentaram sepse no momento da internação e dois evoluíram para sepse logo após a internação hospitalar. Todos os nove casos necessitaram de internação na UTI.[11]

Apesar de a discussão de definições fugir ao objetivo deste capítulo, é importante lembrar que, após duas décadas da criação dos conceitos de sepse, sepse grave e choque séptico, uma nova definição foi proposta em 2016 com base nos avanços do conhecimento fisiopatológico da doença, de tal modo que sepse é, atualmente, definida como "disfunção orgânica ameaçadora à vida em decorrência de uma resposta desregulada do hospedeiro à infecção". Com as novas definições, os critérios de SIRS não são mais utilizados para definir sepse e a expressão sepse grave caiu em desuso.[12] Os estudos abordando o tema em pacientes de TOS ainda são escassos e, em sua maioria, adotaram os critérios antigos.

Em uma análise crítica sobre as novas definições envolvendo os receptores de coração, Singh refere que o sistema imunológico desses pacientes nos primeiros 30 dias de pós-operatório está se adaptando ao enxerto e à terapia imunossupressora, não estando completamente suprimido nem ativado, algo que pode ser rotulado como disfuncional. Nesse período, portanto, seria melhor ignorar a parte "resposta do hospedeiro desregulada" do texto. A definição mais adequada seria "disfunção de órgãos ameaçadora à vida em decorrência de infecção", o que realmente é verdade nesse contexto. Esses pacientes comumente apresentam lesão renal aguda (LRA), que está associada a alta mortalidade. Pela definição corrente, uma infecção que se manifesta em um receptor que já tem LRA não poderia ser rotulada como sepse até que a disfunção se agravasse e se tornasse fatal ou ocorresse nova disfunção orgânica que levasse a risco de vida, o que transforma o termo "ameaçador à vida" em chave. O autor conclui dizendo que, dada a gravidade dos pacientes, o mais prudente seria definir sepse como "qualquer disfunção orgânica secundária à infecção, ameaçadora à vida ou não". Apesar de o objetivo inicial da discussão envolver apenas pacientes com transplante cardíaco, é possível que essa análise possa ser aplicada a todos os demais pacientes de TOS.[13]

Por fim, não podemos esquecer que muitas complicações não infecciosas relacionadas com o transplante podem mimetizar a apresentação clínica da sepse e sempre devem ser incluídas nos diagnósticos diferenciais. Entre elas podemos citar a pneumonite induzida por tacrolimo, a bronquiolite obliterante, a rejeição aguda de aloenxerto e a pancreatite aguda.[14] A presença de disfunção do aloenxerto associada a sinais locais ou sistêmicos de infecção sempre deve levar à suspeita de complicações técnicas do transplante ou rejeição precoce.[15]

Fatores de risco

A sepse é uma das principais causas de óbito entre os pacientes de TOS, o que pode ser atribuído a imunossupressão, cirurgia de grande porte com hospitalização prolongada e comorbidades. Nesse contexto, os pacientes de TOS têm risco aumentado de desenvolver sepse quando comparados com a população imunocompetente.[7]

Schachtner *et al.* observaram que os pacientes submetidos a transplante duplo de pâncreas-rim apresentaram mais sepse no pós-transplante quando em comparação com os transplantados renais. Sexo feminino, baixo índice de massa corporal, sorologia negativa para CMV no transplante, CMV doença e rejeição aguda do enxerto foram fatores de risco para sepse nessa população. Particularmente, a neutropenia secundária à citomegalovirose representa importante fator de risco. Além disso, a replicação do CMV pode acelerar o processo de rejeição do enxerto pela liberação de citocinas pró-inflamatórias e aumento da expressão de moléculas de HLA, resultando em aumento adicional da imunossupressão e do risco de sepse.[7]

Em relação aos pacientes em pós-operatório de transplante hepático de doador vivo, a presença de incompatibilidade ABO, a baixa taxa de filtração glomerular estimada (< 90 mL/min/1,73 m^2) e a baixa contagem de linfócitos periféricos (< 850/mL) estiveram relacionadas com maior chance de sepse no pós-operatório.[16] Nemes *et al.* encontraram que o escore de Child-Pugh do receptor, o uso de antibioticoprofilaxia pré-operatória de amplo espectro (meropenem), a transfusão de hemácias no intraoperatório, a infusão de amidos, o sangramento no pós-operatório, a trombose da artéria hepática e a fístula/

necrose biliar foram fatores de risco independentes para sepse no grupo de pacientes com transplante hepático ortotópico.[17]

Infecções mais frequentes conforme o tempo de pós-transplante, o grau de imunossupressão e o órgão transplantado

O termo "*net state* da imunossupressão" nada mais é do que a medida conceitual de todos os fatores relacionados com o risco de infecção nos pacientes transplantados. O *status* imune e o risco de infecção estão diretamente relacionados com dose, tipo e duração da terapia imunossupressora; doenças autoimunes prévias; integridade de barreiras mucocutâneas; presença de tecidos desvitalizados e coleções; uso prévio de quimioterápicos e antibióticos de largo espectro; presença de linfopenia, neutropenia ou hipogamaglobulinemia, geralmente induzidas por fármacos; condições metabólicas prévias (uremia, desnutrição, diabetes, cirrose, idade avançada) e infecção por vírus imunomoduladores, como o vírus Epstein-Barr (EBV), o das hepatites virais, o vírus sincicial respiratório e o da imunodeficiência humana.[18]

Independentemente do órgão transplantado, as infeções comumente refletem a relação entre as exposições epidemiológicas do receptor, a estratégia imunossupressora empregada e o grau de imunossupressão, de modo que permite traçar uma linha de tempo a partir da data do transplante em que infecções mais comuns ocorrem em um padrão relativamente previsível, possibilitando a formação de diagnósticos diferenciais.[4,19]

No primeiro mês, a presença de febre pode ser secundária a infecção, porém também pode estar relacionada com outras causas, como uso de anticorpos antilinfocitários, reações transfusionais, reações a medicamentos ou rejeição aguda do enxerto.[18] A técnica cirúrgica e os cuidados pós-operatórios em terapia intensiva são os principais fatores de risco para infecção, sendo os agentes nosocomiais os mais prevalentes. O risco está diretamente relacionado com o tempo de permanência dos dispositivos invasivos (cateteres e sondas), bem como com a presença de tecido desvitalizado ou coleções.[14,20]

Nesse contexto, os fungos e bactérias nosocomiais ocasionam infecção de ferida operatória, pneumonia, infecção de trato urinário ou de corrente sanguínea relacionada com o cateter. Em alguns casos, os agentes infeciosos podem ser transmitidos pelo órgão transplantado. A drenagem de coleções, a remoção precoce de dispositivos, o uso limitado de antimicrobianos e o cuidado adequado da ferida operatória são essenciais.[18]

O aparecimento de agentes oportunistas é mais frequente do primeiro ao sexto ou ao 12º mês, época em que a terapia imunossupressora é máxima. Nesse período, as infecções por vírus imunomoduladores, como o CMV, tornam-se importantes, predispondo o receptor a infecções por *Pneumocystis jiroveci*, *Listeria monocytogenes* e *Aspergillus fumigatus*. Infecções por herpes simples, herpes-zóster, *Mycobacterium tuberculosis* e EBV também podem ocorrer.[18] Durante esse período, o uso profilático de sulfametoxazol-trimetoprima atua prevenindo a maioria das infecções de trato urinário e infecções oportunistas como pneumocistose, listeriose, toxoplasmose e nocardiose.[18,19] Infecções prolongadas do período pericirúrgico, incluindo colite por *Clostridium difficile*, pneumonia residual ou problemas técnicos (fístulas, empiema, colangite, hematoma infectado), também podem acontecer.[18] Como a maioria das infecções comumente ocorre nos primeiros 180 dias de pós-operatório, o esperado é que a maior parte dos casos de sepse se dê nesse período.[4]

Após 6 ou 12 meses, a função do enxerto geralmente é suficientemente estável para permitir a redução do nível de imunossupressão. Consequentemente, as infecções são, em grande parte, causadas por patógenos bacterianos habitualmente adquiridos na comunidade, como a doença pneumocócica e a legionelose, e virais, como vírus sincicial respiratório, *influenza* e *parainfluenza*. Os agentes oportunistas são menos frequentes, ocorrendo no subgrupo de pacientes que necessitam de imunossupressores em doses mais altas, como durante os episódios recorrentes de rejeição aguda ou crônica.[14,20]

Mesmo sendo uma ferramenta útil para a formação de hipótese diagnósticas, o paradigma entre tempo de pós-transplante e infecção não é totalmente verdadeiro. A exposição à imunossupressão excessiva de pacientes em tratamento de rejeição do enxerto, as mudanças nos regimes de imunossupressores e o uso cada vez mais frequente de terapias de indução que depletam os linfócitos T atuam aumentando a chance de infecções virais (p. ex., CMV), fúngicas e de doença linfoproliferativa pós-transplante (PTLD, do inglês *post-transplant lymphoproliferative diseases*). A melhora nos exames diagnósticos tem possibilitado aumento da identificação e do tratamento de agentes oportunistas. A mudança nos perfis socioeconômico e geográfico de doadores e receptores de órgãos tem alterado a epidemiologia infecciosa habitual, e o uso cada vez mais rotineiro de antibióticos profiláticos tem reduzido, significativamente, o risco de infecções oportunistas. No fim, a qualquer momento pode surgir um *restart* e infecções oportunistas podem ocorrer fora do período habitual e com gravidade incomum, assim como sua ausência.[19]

Em pacientes transplantados renais, as características associadas a maior risco de infecção pós-operatória precoce incluem vazamentos anastomóticos ureterais, perfusato contaminado, cateteres urinários, *stents* ureterais e centrais e cateteres venosos. O local mais comum de infecção é o trato urinário, e a ultrassonografia abdominal é sempre indicada para identificar possíveis focos passíveis de controle, como abscesso perinéfrico, bola fúngica ou obstrução ureteral.[4] Em receptores de fígado, os fatores de risco estão diretamente relacionados com a anatomia do aloenxerto. Condições pré-transplante, como a colangite esclerosante primária, predispõem os receptores a estenose biliar pós-operatória e estenoses anastomóticas, ambas associadas a maior risco de sepse bacteriana.[5] Quanto maior o nível de bilirrubina pré-transplante, maior o risco de infecções graves depois. A apresentação clínica inclui colangite aguda, abscessos intra-hepáticos ou abdominais, peritonite secundária e bacteremia. A recorrência do abscesso hepático é sugestiva de trombose da artéria hepática, enquanto o desenvolvimento de peritonite sugere a presença de fístula. Em receptores de coração, a necessidade pré-transplante de dispositivos de assistência ventricular, marca-passos e desfibriladores está associada a maior risco de mediastinite, infecções da sutura aórtica e deiscência. Em receptores de pulmão, a desnervação do aloenxerto é acompanhada por reflexo de tosse reduzido e comprometimento do *clearance* mucociliar, que, por sua vez, aumenta a predisposição a pneumonias graves e sepse.[4,5]

Métodos diagnósticos

Sepse é uma emergência médica e, como tal, o tratamento específico deve ser iniciado o mais rápido possível com o objetivo de melhorar os desfechos.[21] o diagnóstico diferencial entre infecção, inflamação ou disfunção do enxerto por causa não infecciosa pode, no entanto, ser algo desafiador. Visando a tentar amenizar essa questão, alguns biomarcadores vêm sendo estudados. Apesar disso, até o presente momento não existe técnica bioquímica disponível que permita, isoladamente, uma discriminação rápida e confiável de sepse. A procalcitonina (PCT) é, atualmente, o biomarcador mais investigado para esse fim. A proteína C reativa e a interleucina-6 apresentam desempenho inferior na maioria dos estudos e seu valor no diagnóstico de sepse ainda não é definido.[22]

Em pacientes de TOS, a cinética da PCT pode estar afetada por vários fatores, incluindo procedimentos cirúrgicos recentes, presença de doença de órgãos alvo subjacente, manutenção da imunossupressão e tipo de agente imunossupressor utilizado, tornando seu uso e sua interpretação mais complexos do que em pacientes não transplantados.[23] Apesar dessas limitações, uma revisão sistemática e metanálise demonstrou que o desempenho diagnóstico da PCT não é comprometido em receptores de TOS recebendo terapia imunossupressora em longo prazo,[24] porém sua acurácia diagnóstica para sepse é discutível.[22] Atallah *et al.* analisaram a acurácia da PCT e da proteína C reativa para a identificação de infecção como causa de insuficiência respiratória aguda (IRpA) em pacientes transplantados renais e encontraram acurácia moderada. As curvas ROC (*receiver operating characteristic*) foram, respectivamente, de 0,82 ± 0,06 (intervalo de confiança de 95% [IC95%], 0,70-0,93) e 0,74 ± 0,08 (IC95%, 0,58-0,89).[25]

A PCT é útil apenas para diagnosticar infecções bacterianas, sendo a sua utilidade diagnóstica em doenças virais muito limitada porque a presença de interferon C, liberado em reposta às partículas virais, bloqueia a produção do biomarcador.[23] O exame também não é interessante nas infecções fúngicas e parasitárias, algo que sempre deve ser levado em consideração, já que a população de pacientes de TOS tem frequência maior de sepse documentada microbiologicamente por patógenos oportunistas.[26] Outras considerações importantes incluem: os níveis séricos de PCT não devem ser utilizados como critério exclusivo para a tomada de decisões clínicas; a interpretação sempre deve levar em conta o resultado de outros biomarcadores e a avaliação clínica; as decisões não devem ser baseadas em um valor isolado; e o uso de medidas sequenciais é mais interessante.[23,27]

Exames microbiológicos para o isolamento de bactérias ou fungos no sangue, fluidos corporais ou tecidos continuam a depender, em grande parte, de sistemas convencionais com base em cultura, atualmente considerados o padrão-ouro,[28] no entanto o método tem baixa sensibilidade, com hemoculturas positivas em apenas 30% dos pacientes com sepse e resultados tardios, podendo levar de 12 a 120 horas para a identificação dos organismos e do perfil de sensibilidade aos antibióticos.[29] Em relação aos testes sorológicos, como o ensaio de detecção de interferon gama, sua importância é maior nos cenários de pré-transplante tanto para o receptor quanto para o doador. Nesse contexto, os testes têm o objetivo principal de avaliar o risco de alguma doença latente, com especial destaque para CMV e tuberculose, porém o uso não é apropriado para diagnósticos de doença aguda.[18]

A espectrometria de massa por ionização e dessorção a *laser* assistida por matriz: tempo de voo, mais conhecida apenas como MALDI-TOF MS (do inglês *matrix-assisted laser desorption ionization-time of flight*), é uma técnica introduzida em laboratórios de microbiologia para a identificação de infecções fúngicas e bacterianas de modo mais rápido. Segundo dados de pacientes imunocomprometidos e com hemoculturas positivas, o tempo médio entre a coleta do sangue e a identificação do agente com o MALDI-TOF e a cultura convencional foram de 27,4 e 46,6 horas, respectivamente.[30]

O método de reação em cadeia da polimerase (PCR) detecta sequências específicas de rRNA bacteriano e fúngico de forma mais rápida que os meios tradicionais, com resultados positivos entre 6 e 24 horas. Um exame positivo ajuda a confirmar a presença de infecção, mas resultados negativos não têm poder suficiente para descartar. Além disso, os ensaios são frequentemente trabalhosos, de alto custo e não fornecem informações sobre suscetibilidade fenotípica.

Entre as infecções virais, o CMV é um dos mais prevalentes. O diagnóstico de infecção ativa geralmente é com base na antigenemia, na detecção quantitativa de ácido nucleico (QNAT, do inglês *quantitative nucleic acid testing*) com técnica de reação em cadeia da polimerase e histopatologia. A antigenemia é um teste semiquantitativo e de baixo custo, porém não é padronizado e os resultados são influenciados pela presença de neutropenia. O QNAT-CMV é um método caro, porém mais sensível, padronizado e pode ser utilizado em diversos tipos de fluidos e tecidos corporais. A imuno-histoquímica para CMV deve sempre ser realizada em todos os espécimes de biópsia e LBA, e o isolamento de corpos de inclusões virais nos tecidos é o exame de excelência para o diagnóstico de citomegalovirose invasiva.[6,18]

Os biomarcadores sistêmicos de infecção fúngica podem ser úteis na detecção precoce de doenças invasivas em pacientes com alto risco, o beta-D-glucano pode ser utilizado na detecção precoce de doença invasiva e os ensaios de galactomanana são eventualmente úteis para a implementação de estratégias diagnósticas de aspergilose invasiva; no entanto, assim como nos demais ensaios, os dados são limitados quanto à utilidade desses biomarcadores para o diagnóstico definitivo de infecções fúngicas invasivas no grupo de pacientes de TOS.[31]

Entre os receptores de transplantes cardíaco e pulmonar, os pulmões continuam a ser o local mais comum de infecção, sendo o segundo sítio entre os transplantes de fígado, perdendo apenas para os quadros abdominais.[32] Um estudo recente que avaliou pacientes imunodeprimidos com IRpA observou que a ausência de diagnóstico etiológico nesse grupo de pacientes esteve associada a taxas mais altas de intubação orotraqueal e mortalidade, o que sugere que os profissionais da saúde sempre devem se esforçar para identificar a etiologia que levou ao quadro respiratório.[33] Radiografias de tórax são úteis como ferramentas de triagem, porém, em muitos casos, a realização de um exame de imagem mais detalhado será necessária. Nesse contexto, a tomografia computadorizada de tórax é mais sensível e útil para a detecção de infiltrados pulmonares, necrose pulmonar, lesões cavitárias, abscessos pulmonares, linfadenopatia e empiema.[6]

A realização de broncoscopia com lavado broncoalveolar (LBA) continua sendo o procedimento de escolha e tem excelente perfil de segurança. A sensibilidade diagnóstica para *Aspergillus* spp., *Pneumocystis jiroveci* e outros fungos é menor, no entanto é superior à sensibilidade do escarro ou do aspirado endotraqueal.[34] A biópsia transbrônquica pode melhorar a sensibilidade diagnóstica em pacientes com infiltrados pulmonares e LBA negativo.[35] Além da avaliação histopatológica dos tecidos, os espécimes obtidos sempre devem ser enviados para culturas de bactérias, fungos e micobactérias, PCR para vírus respiratórios, galactomanana para *Aspergillus*, antígeno de histoplasma e citologia.[6] A biópsia pulmonar a céu aberto é considerada o melhor método diagnóstico para pacientes com doença pulmonar difusa, com altos rendimentos de até 85%, no entanto as complicações relacionadas com o procedimento podem chegar a 28,7% e, quando presentes, estão diretamente relacionadas com a mortalidade.[36]

Por fim, o tipo de transplante, o grau de imunossupressão, as exposições epidemiológicas e os dados clínicos sempre deverão ser lembrados para melhorar o espectro de hipóteses diagnósticas. A imunossupressão faz que esses pacientes estejam suscetíveis a germes oportunistas e, em muitos casos, mais de um agente infeccioso a ser identificado. Para melhorar a eficiência no diagnóstico, é necessário direcionar a investigação para os agentes mais prováveis e, possivelmente, outros exames laboratoriais e de imagem não abordados aqui, poderão ser necessários.

Início da terapia com antibióticos

A antibioticoterapia empírica deve ser iniciada na primeira suspeita de infecção, mesmo antes do isolamento do patógeno em culturas. Para isso, os profissionais da saúde precisam ter alto grau de suspeita clínica, já que grande parte dos pacientes apresentará um quadro clínico futuro provocado pela resposta imune debilitada.[8]

A terapia inicial deve ser ampla e dirigida aos patógenos mais prováveis de acordo com a história médica, o tempo de pós-transplante e o grau de imunossupressão.[4] No período inicial pós-transplante, a maioria dos microrganismos patogênicos é originária da flora endógena do receptor, que, na maior parte dos casos, já foi modificada pela exposição prévia a antimicrobianos e demais fatores relacionados com a assistência à saúde. Nesse caso, o padrão endêmico de resistência antimicrobiana do hospital e o histórico de antimicrobianos utilizados pelo receptor e pelo doador devem sempre ser valorizados.[15]

Como já demonstrado em outros estudos, o aumento do tempo para a administração de antibioticoterapia empírica adequada (incremento de 1 hora) está relacionado com maior taxa de mortalidade hospitalar. Em um estudo de coorte retrospectivo, Hamandi *et al.* observaram que o aumento do tempo para a administração da terapia empírica adequada (incrementos de 24 horas) esteve associado a elevação das taxas de mortalidade hospitalar e que o uso de terapia empírica inadequada esteve associado a uma taxa de mortalidade intra-hospitalar 3,5 vezes maior quando em comparação com os que receberam terapia adequada.[8]

Idealmente, as culturas deverão ser coletadas antes do início dos antibióticos,[21] os quais deverão ser continuamente reavaliados e, quando possível, descalonados de acordo com o germe isolado e o resultado do perfil de sensibilidade das culturas. A terapia deverá ser descontinuada assim que clinicamente apropriado ou nos casos em que a hipótese de infecção for descartada, de forma a reduzir o desenvolvimento de resistência microbiana.[4,8] Enfim, os médicos, preferencialmente, deverão optar por antimicrobianos com menor perfil de toxicidade para o enxerto e com menor interação com os imunossupressores em uso.[4]

Terapia imunossupressora na sepse

A disfunção imune predispõe os pacientes a infecções por microrganismos com menor poder de virulência e infecções com gravidade desproporcional ao esperado em pacientes imunocompetentes. Pacientes de TOS com níveis muito baixos de imunossupressores têm maior proteção contra infecções e menos efeitos colaterais relacionados com a terapia, porém maior chance de rejeições aguda e crônica. Essas medicações atuam reduzindo as imunidades inata e adaptativa e, a depender do tipo de fármaco utilizado, podem predispor a microrganismos específicos.[18]

A redução da terapia imunossupressora é recomendada para melhorar a resposta imunológica do hospedeiro.[14] Alguns estudos sugerem que a suspensão temporária da terapia com imunossupressores em receptores de transplantes cardíaco, hepático e renal não esteve associada ao desenvolvimento de rejeição aguda. Por outro lado, Bige *et al.* observaram que a redução da dose ou a descontinuação do fármaco imunossupressor em pacientes transplantados renais internados em UTI com sepse, sepse grave e choque séptico estiveram associadas a disfunção do enxerto ou morte em 90 dias.[26] A síndrome de reconstituição imune é outra questão a ser considerada e que complica 14% dos receptores de TOS com criptococose, podendo estar associada à rejeição do aloenxerto.[37,38]

As evidências atuais são contrárias ao uso de hidrocortisona em pacientes imunocompetentes com sepse grave, atualmente apenas sepse,[39] e conflitantes nos pacientes com choque séptico,[40-43] no entanto, por motivos óbvios, todos os principais estudos envolvendo o tema excluíram pacientes com uso anterior de corticoides, prática rotineira em transplantados,[40-43] de modo que até o momento não existem evidências do benefício do uso de corticosteroides em pacientes de TOS e com sepse.

No contexto desse grupo seleto de pacientes, a retirada muito rápida dos glicocorticoides deve ser evitada, pois pode provocar insuficiência suprarrenal. Além disso, as diretrizes vigentes sugerem que a administração de 200 mg de hidrocortisona por via endovenosa deve ser considerada em pacientes com choque séptico, particularmente naqueles que não responderam à ressuscitação hídrica adequada e estão precisando de agentes vasopressores em doses altas.[21] Assim, confirme o tipo de transplante e o custo-benefício, a terapia imunossupressora oral deverá ser suspensa e os pacientes mantidos com hidrocortisona 50 mg a cada 6 horas até a resolução do quadro.

Se a terapia for mantida, será necessário monitoramento cuidadoso das medicações, com vigilância rigorosa da concentração plasmática, já que essa poderá ser alterada pelas interações medicamentosas e pelas alterações de farmacocinética e farmacodinâmica induzidas por sepse.[4]

Impacto da sepse na função do enxerto e na mortalidade dos pacientes

Schachtner *et al.* observaram que pacientes com transplante duplo pâncreas-rim que apresentaram sepse evoluíram com piora da função do enxerto renal em longo prazo quando comparados com pacientes com o mesmo tipo de transplante e sem sepse.[7] Existem várias outras evidências sugerindo que as infecções estão associadas a disfunção do aloenxerto e redução da sobrevida.[26,44]

Os mecanismos relacionados com a progressão da disfunção do órgão desencadeada por infecções não são completamente compreendidos. A lesão tecidual secundária ao processo infeccioso tem sido associada à ativação da resposta imune inata e adaptativa, levando a uma resposta inflamatória exacerbada e descontrolada que pode reduzir o *status* de imunossupressão, precipitando, assim, a rejeição aguda. Infecções virais causadas por CMV, vírus BK ou pelo vírus da hepatite C podem levar à lesão direta do aloenxerto por meio da produção de citocinas pró-inflamatórias, como interleucina-1 (IL-1), IL-6, IL-8 e fator de necrose tumoral alfa (FNT-α), além do fator de transformação do crescimento beta (TGF-β) e do fator de crescimento derivado de plaquetas (PDGF), que induzem a proliferação de fibroblastos e posterior efeito pró-fibrótico.[44]

O impacto das infecções bacterianas e fúngicas na disfunção do enxerto ainda permanece pouco claro, mas as infecções de trato urinário e a colonização do trato respiratório por *Pseudomonas aeruginosa* e *Aspergillus* spp. parecem estar associadas a maiores taxas de disfunção crônica do enxerto, respectivamente, nos receptores de rim e pulmão. Outros mecanismos que contribuem para o comprometimento da função e da sobrevida do órgão transplantado incluem a isquemia provocada por instabilidade hemodinâmica nos casos de choque e a toxicidade direta de alguns fármacos antimicrobianos (p. ex., toxicidade renal associada aos aminoglicosídeos).[44]

Em suma, apesar do conhecimento geral de que infecções graves estão associadas a piores desfechos em pacientes de TOS,[44] nos últimos anos o paradigma de que imunocompetentes têm melhores desfechos em termos de mortalidade quando comparados com os imunocomprometidos vem sendo questionado.[7] Kalil *et al.* compararam pacientes transplantados e imunocompetentes, todos com sepse comprovada por hemocultura. Os grupos foram pareados por idade, sexo e localização da unidade hospitalar no momento da coleta de hemocultura. As taxas de mortalidade em 28 e 90 dias foram significativamente menores nos receptores de TOS após se considerarem a gravidade da doença e as comorbidades.[45]

A imunopatogênese da sepse é caracterizada por resposta imune desregulada, que consiste em uma fase inicial de resposta inflamatória exacerbada, com liberação excessiva e de forma descontrolada de citocinas pró-inflamatórias, seguida de outra fase tardia de resposta anti-inflamatória em que a produção de citocinas é reduzida. Nesse contexto, o estado de imunodepressão causado pelos fármacos imunossupressores de indução e manutenção pode atuar como efeito protetor, pois o uso destes medicamentos pode gerar redução da tempestade de citocinas clássica da fase aguda e evoluem com uma fase anti-inflamatória tardia atenuada, o que levaria à menor lesão induzida por resposta inflamatória. Além disso, pacientes em uso destes fármacos se beneficiam do acesso mais imediato aos serviços de saúde altamente especializado quando em comparação com a população imunocompetente geral, possibilitando-lhes tratamento mais rápido e com limiares para admissão hospitalar mais baixos, mesmo nos casos infecciosos mais leves.[7]

Conclusão

A maioria dos pacientes de TOS não apresenta os sintomas clássicos de infecção, portanto os profissionais da saúde devem estar sempre atentos à possibilidade de sepse. A conduta é semelhante à empregada aos pacientes imunocompetentes e baseia-se no início precoce de antibióticos, no controle de foco e no restabelecimento da hemodinâmica dos pacientes. Os diagnósticos etiológico e topográfico do quadro infeccioso devem ser buscados de forma agressiva, levando-se em consideração a exposição epidemiológica e o grau de imunossupressão dos pacientes. Por fim, o médico deve pesar o risco e o benefício da redução da terapia imunossupressora.

Referências bibliográficas

1. Global Observatory on Donation and Transplantation [cited 2018]. Global 2000. Disponível em: <http://www.transplant-observatory.org/data-charts-and-tables/chart>.
2. Global Observatory on Donation and Transplantation [cited 2018]. Brazil.2000. Disponível em: <http://www.transplant-observatory.org/data-charts-and-tables/chart/>.
3. Garcia VD. Registro brasileiro de transplantes - Dados Númericos da doação de órgãos e transplantes realizados por estado e instituição no período janeiro a março de 2018. In: Órgãos A-ABdTd, editor. São PauloXXIV.
4. McCreery RJ, Florescu DF, Kalil AC. Sepsis in Immunocompromised Patients Without Human Immunodeficiency Virus. J Infect Dis. 2020 Jul 21;222(Suppl 2):S156-S165.
5. Timsit JF, Sonneville R, Kalil AC, et al. Diagnostic and therapeutic approach to infectious diseases in solid organ transplant recipients. Intensive Care Med. 2019 May;45(5):573-591. doi: 10.1007/s00134-019-05597-y.
6. Florescu DF, Sandkovsky U, Kalil AC. Sepsis and challenging infections in the immunosuppressed patient in the intensive care unit. Infectious Disease Clinics of North America. 2017;31(3):415-34.
7. Schachtner T, Zaks M, Otto NM, Kahl A, Reinke P. Factors and outcomes in association with sepsis differ between simultaneous pancreas/kidney and single kidney transplant recipients. Transp Infect Dis. 2018;20(2):e12848.
8. Hamandi B, Husain S, Grootendorst P, Papadimitropoulos EA. Clinical and microbiological epidemiology of early and late infectious complications among solid-organ transplant recipients requiring hospitalization. Transpl Int. 2016;29(9):1029-38.
9. de Carvalho MA, Freitas FG, Silva Junior HT, Bafi AT, Machado FR, Pestana JO. Mortality predictors in renal transplant recipients with severe sepsis and septic shock. PloS one. 2014;9(11):e111610.
10. Kalil AC, Sandkovsky U, Florescu DF. Severe infections in critically ill solid organ transplant recipients. Clin Microbiol Infec. 2018.
11. Trzeciak S, Sharer R, Piper D, Chan T, Kessler C, Dellinger RP et al. Infections and severe sepsis in solid-organ transplant patients admitted from a university-based ED. The American Journal of Emergency Medicine. 2004;22(7):530-3.
12. Singer M, Deutschman CS, Seymour CW, Shankar-Hari M, Annane D, Bauer M, et al. The Third International Consensus Definitions for

Sepsis and Septic Shock (Sepsis-3). JAMA. 2016;315(8):801-10.
13. Singh SP. Sepsis in heart transplant recipients: Is the new definition applicable? Annals of Cardiac Anaesthesia. 2016;19(4):757.
14. Kalil AC, Dakroub H, Freifeld AG. Sepsis and solid organ transplantation. Current Drug Targets. 2007;8(4):533-41.
15. Linden PK. Approach to the immunocompromised host with infection in the intensive care unit. Infectious Disease Clinics of North America. 2009;23(3):535-56.
16. Takeda K, Sawada Y, Kumamoto T, Tanaka K, Endo I. Severe sepsis after living donor liver transplantation: risk factors and outcomes. Transplantation Proceedings. 2016;48(6):2124-9.
17. Nemes B, Sarvary E, Sotonyi P, Gerlei Z, Doros A, Galffy Z, et al. Factors in association with sepsis after liver transplantation: the Hungarian experience. Transplantation Proceedings. 2005;37(5):2227-8.
18. Fishman JA. Infection in organ transplantation. Am J Transplant. 2017;17(4):856-79.
19. Fishman JA. From the classic concepts to modern practice. Clin Microbiol Infect. 2014;20 Suppl 7:4-9.
20. Kotloff RM, Ahya VN, Crawford SW. Pulmonary complications of solid organ and hematopoietic stem cell transplantation. Am J Resp Critical Care Medicine. 2004;170(1):22-48.
21. Rhodes A, Evans LE, Alhazzani W, Levy MM, Antonelli M, Ferrer R, et al. Surviving Sepsis Campaign: International Guidelines for Management of Sepsis and Septic Shock: 2016. Intensive Care Medicine. 2017;43(3):304-77.
22. Bloos F, Reinhart K. Rapid diagnosis of sepsis. Virulence. 2014;5(1):154-60.
23. Sandkovsky U, Kalil AC, Florescu DF. The use and value of procalcitonin in solid organ transplantation. Clinical Transplantation. 2015;29(8):689-96.
24. Yu XY, Wang Y, Zhong H, Dou QL, Song YL, Wen H. Diagnostic value of serum procalcitonin in solid organ transplant recipients: a systematic review and meta-analysis. Transplantation Proceedings. 2014;46(1):26-32.
25. Atallah FC. O papel da procalcitonina em transplantados renais com insuficiência respiratória aguda admitidos na unidade de terapia intensiva provenientes do pronto-atendimento. São Paulo: Universidade Federal de São Paulo. Escola Paulista de Medicina; 2016.
26. Bige N, Zafrani L, Lambert J, Peraldi MN, Snanoudj R, Reuter D, et al. Severe infections requiring intensive care unit admission in kidney transplant recipients: impact on graft outcome. Transpl Infect Dis. 2014;16(4):588-96.
27. Savas Bozbas S, Er Dedekarginoglu B, Ulubay G, Haberal M. Role of serum procalcitonin levels in solid-organ transplant patients. Exp Clin Transplant. 2016;14(Suppl 3):116-20.
28. Cohen J, Vincent JL, Adhikari NK, Machado FR, Angus DC, Calandra T, et al. Sepsis: a roadmap for future research. The Lancet Infectious Diseases. 2015;15(5):581-614.
29. Scott JS, Sterling SA, To H, Seals SR, Jones AE. Diagnostic performance of matrix-assisted laser desorption ionisation time-of-flight mass spectrometry in blood bacterial infections: a systematic review and meta-analysis. Infectious Diseases (London, England). 2016;48(7):530-6.
30. Egli A, Osthoff M, Goldenberger D, Halter J, Schaub S, Steiger J, et al. Matrix-assisted laser desorption/ionization time-of-flight mass spectrometry (MALDI-TOF) directly from positive blood culture flasks allows rapid identification of bloodstream infections in immunosuppressed hosts. Transplant Infect Dis. 2015;17(3):481-7.
31. Gavalda J, Meije Y, Fortun J, Roilides E, Saliba F, Lortholary O, et al. Invasive fungal infections in solid organ transplant recipients. Clin Microbiol Infect. 2014;20 Suppl 7:27-48.
32. Goetz ME, Evans RA, Rendulic T. Opportunistic pulmonary infections in the solid organ transplant recipient: a focus on drug therapy. Critical Care Nursing Quarterly. 2017;40(4):399-413.
33. Azoulay E, Pickkers P, Soares M, Perner A, Rello J, Bauer PR, et al. Acute hypoxemic respiratory failure in immunocompromised patients: the Efraim multinational prospective cohort study. Intensive Care Medicine. 2017;43(12):1808-19.
34. Patterson TF, Kirkpatrick WR, White M, Hiemenz JW, Wingard JR, Dupont B, et al. Invasive aspergillosis. Disease spectrum, treatment practices, and outcomes. I3 Aspergillus Study Group. Medicine. 2000;79(4):250-60.
35. Sanchez JF, Ghamande SA, Midturi JK, Arroliga AC. Invasive diagnostic strategies in immunosuppressed patients with acute respiratory distress syndrome. Clinics in Chest Medicine. 2014;35(4):697-712.
36. Tomotani DY, Bafi AT, Pacheco ES, de Sandes--Freitas TV, Viana LA, de Oliveira Pontes EP, et al. The diagnostic yield and complications of open lung biopsies in kidney transplant patients with pulmonary disease. Journal of Thoracic Disease. 2017;9(1):166-75.
37. Sun HY, Alexander BD, Huprikar S, Forrest GN, Bruno D, Lyon GM, et al. Predictors of immune reconstitution syndrome in organ transplant

recipients with cryptococcosis: implications for the management of immunosuppression. Clinical infectious diseases: an official publication of the Infectious Diseases Society of America. 2015;60(1):36-44.
38. Singh N, Lortholary O, Alexander BD, Gupta KL, John GT, Pursell K, et al. Allograft loss in renal transplant recipients with cryptococcus neoformans associated immune reconstitution syndrome. Transplantation. 2005;80(8):1131-3.
39. Keh D, Trips E, Marx G, Wirtz SP, Abduljawwad E, Bercker S, et al. Effect of hydrocortisone on development of shock among patients with severe sepsis: The HYPRESS Randomized Clinical Trial. JAMA. 2016;316(17):1775-85.
40. Annane D, Renault A, Brun-Buisson C, Megarbane B, Quenot JP, Siami S, et al. Hydrocortisone plus fludrocortisone for adults with septic shock. The New England Journal of Medicine. 2018;378(9):809-18.
41. Annane D, Sebille V, Charpentier C, Bollaert PE, Francois B, Korach JM, et al. Effect of treatment with low doses of hydrocortisone and fludrocortisone on mortality in patients with septic shock. JAMA. 2002;288(7):862-71.
42. Sprung CL, Annane D, Keh D, Moreno R, Singer M, Freivogel K, et al. Hydrocortisone therapy for patients with septic shock. The New England Journal of Medicine. 2008;358(2):111-24.
43. Venkatesh B, Finfer S, Cohen J, Rajbhandari D, Arabi Y, Bellomo R, et al. Adjunctive glucocorticoid therapy in patients with septic shock. 2018;378(9):797-808.
44. Martin-Gandul C, Mueller NJ, Pascual M, Manuel O. The Impact of infection on chronic allograft dysfunction and allograft survival after solid organ transplantation. Am J Transplant. 2015;15(12):3024-40.
45. Kalil AC, Syed A, Rupp ME, Chambers H, Vargas L, Maskin A, et al. Is bacteremic sepsis associated with higher mortality in transplant recipients than in nontransplant patients? A matched case-control propensity-adjusted study. Clin Infect Dis. 2015;60(2):216-22.

20

Sepse na Pediatria

Daniela Carla de Souza
Flávia Andrea Krepel Foronda
Andrea Maria Cordeiro Ventura
Cristiane Freitas Pizarro

Introdução

A sepse é uma síndrome clínica potencialmente fatal, que ocorre quando uma infecção, geralmente bacteriana, desencadeia uma resposta desregulada e deletéria do organismo a esse insulto infeccioso.[1] A síndrome tem fisiopatologia complexa e dinâmica, apresentação clínica variada e inespecífica e acomete uma população heterogênea. A doença pode ser causada por diversos patógenos variados (bactérias, fungos, vírus, protozoários), que, por sua vez, invadem diferentes sítios, não sendo fácil seu diagnóstico.[2, 3]

Apesar de avanços no conhecimento da fisiopatologia, do diagnóstico e do tratamento da sepse, ela ainda representa uma importante causa de admissão hospitalar e em unidades de terapia intensiva pediátrica (UTIP), consome parcela substancial dos recursos financeiros destinados à saúde, e tem elevadas morbidade e mortalidade.[4-7] Cerca de um terço dos pacientes não retoma sua qualidade de vida basal até um ano após o evento séptico, o que aumenta o ônus financeiro da sepse para as famílias e a sociedade.[8]

Dada a relevância da doença, em 2017, a Organização Mundial da Saúde (OMS) reconheceu a sepse como um problema de saúde global. A resolução da OMS exige que os países membros instituam políticas públicas de saúde que visem a promover a prevenção, o reconhecimento e o tratamento precoces da sepse.[9]

Neste capítulo revisaremos dados relativos à epidemiologia, fisiopatologia, diagnóstico, tratamento e desafios relacionados com a sepse na faixa etária pediátrica.

Epidemiologia

Em 2017, segundo dados do *Global Burden of Disease Study*, foram registrados mais de 25 milhões de casos de sepse em crianças e adolescentes, e 3,5 milhões de mortes relacionadas com a sepse foram notificadas na população pediátrica. A incidência e a mortalidade da sepse variam substancialmente entre os países e as regiões, sendo o impacto maior em países de baixa e média rendas, onde foram notificados mais de 85% dos casos e das mortes associadas à sepse. Nesses países, entretanto, onde o impacto da sepse é maior, os dados são escassos e de baixa qualidade, o que prejudica a adoção de medidas efetivas para reduzir os desfechos desfavoráveis.[4]

Uma revisão sistemática recente que incluiu 15 estudos de 12 países, relatou uma incidência de 22 casos de sepse grave em crianças para cada 100.000 pessoas/ano. No período neonatal, a incidência de sepse foi de 2.200 casos para cada 100.000 nascidos vivos.[10]

O estudo SPROUT,[11] publicado em 2015, avaliou a prevalência e a mortalidade por sepse grave em 6.925 crianças admitidas em 128 UTIP de 26 países. Neste estudo, a prevalência de sepse grave foi de 8,2%, semelhante à relatada em adultos. Na América do Sul, de Souza *et al.*,[12] observaram que a prevalência de sepse grave entre crianças durante as primeiras 24 horas após admissão em UTIP foi elevada (25,9%).

Nas últimas quatro décadas observamos uma queda da mortalidade associada à sepse em crianças,[13,14] no entanto, os estudos demonstram ampla variação nas taxas de mortalidade por sepse entre crianças (4% a 50%), dependendo da gravidade da doença, dos fatores de risco e da localização geográfica.[15-18] Cerca de metade dos óbitos por sepse em crianças ocorre nas fases precoces da doença (primeira semana), em decorrência de choque refratário, em crianças previamente saudáveis e com infecção comunitária, o que provavelmente está relacionado com atraso no diagnóstico e no tratamento.[19]

Epidemiologia de sepse em UTIPs brasileiras

O Instituto Latino-Americano de Sepse (ILAS) coordenou o estudo SPREAD-PED,[6] que avaliou o perfil epidemiológico da sepse em uma amostra randomizada de UTIPs de hospitais brasileiros. Nesse estudo transversal, multicêntrico, de caráter nacional, observacional e prospectivo os autores observaram elevadas prevalência (25%) e mortalidade (19,8%) por sepse em UTIPs. Com base nesse estudo, estima-se uma incidência de 75 casos de sepse/100.000 crianças, o que se traduz em mais de 42.000 casos de sepse tratados por ano e mais de 8.000 óbitos. Quase metade dos casos de sepse estava relacionada com infecções associadas à assistência à saúde. Apesar da disponibilidade de diretrizes para diagnóstico e tratamento de sepse em crianças desde 2002,[20] a adesão aos pacotes de tratamento de sepse na 1ª hora foi baixa (6%). A baixa idade (razão de risco [RR] 2,26; intervalo de confiança [IC] 95% 0,91-5,58), o escore de disfunção orgânica no momento do diagnóstico da sepse (pSOFA) (RR 1,21; IC95% 1,14-1,29), o estado vacinal incompleto (RR 2,16; IC95% 1,19-3,92) ou desconhecido (RR 2,57; IC95% 1,26-5,24), a presença de infecção associada à assistência à saúde (RR 2,12; IC95% 1,23-3,64) e a adesão à terapia antimicrobiana até 1 hora após a suspeita diagnóstica de sepse (RR 2,28; IC95% 1,46-3,86) apresentaram associação com mortalidade.

Condições de risco elevado de sepse

A frequência de sepse é influenciada por características próprias dos indivíduos, do agente infectante e do meio ambiente. No Quadro 20.1 apresentamos condições de risco elevado para sepse na população pediátrica.

A sepse é uma condição associada à pobreza.[14] As elevadas prevalência e mortalidade por sepse em crianças em locais com recursos limitados pode ser explicada por vários fatores: critérios de diagnóstico e desenho de estudo diferentes, agentes etiológicos característicos de cada região e condições socioeconômicas como desnutrição, baixo nível de escolaridade materna, baixa cobertura vacinal, uso excessivo de antimicrobianos, aumento das taxas de microrganismos multirresistentes, e pouca conscientização e falta de conhecimento entre os profissionais da saúde.[22]

Definição

A falta de definições precisas para identificar pacientes com maior risco de eventos adversos e morte representa uma barreira

QUADRO 20.1	CONDIÇÕES DE RISCO ELEVADO PARA SEPSE
Lactentes jovens (< 1 ano) e recém-nascidos (principalmente prematuros de muito baixo peso)	
Doença oncológica	
Esplenectomizados	
Transplante de medula óssea	
Presença de cateter venoso central	
Transplante de órgão sólido	
Imunodeficiência/Imunossupressão/Imunocomprometidos	

Fonte: adaptado de ACCCM Clinical Practice Parameters for Hemodynamic Support of Pediatric and Neonatal Septic Shock - 2017.[21]

significativa para reduzir o impacto da sepse. Apesar de ser uma doença antiga, somente em 2005,[23] especialistas propuseram critérios diagnósticos específicos para crianças, com base nos critérios de sepse de adultos[24] (sepse = infecção suspeita ou confirmada + pelo menos dois critérios de síndrome de resposta inflamatória sistêmica; sepse grave=sepse + disfunção orgânica; choque séptico=sepse + disfunção cardiovascular). Embora não tenham sido originalmente destinados para uso na prática clínica, eles foram incorporados à rotina nos serviços de saúde.

Ao longo das duas últimas décadas, reconhecemos as limitações das definições de sepse baseadas em critérios de resposta inflamatória sistêmica. Esses critérios identificam pacientes com doença "leve" e apresentam baixa especificidade. Eles se mostraram incapazes de discriminar pacientes de risco e apresentam moderada acurácia para uso a beira-leito e em pesquisa.[25-27]

A publicação das definições de sepse para população adulta em 2016 (Sepse-3)[1] consolidou a sepse como uma emergência, caracterizada por uma resposta desregulada do organismo a um insulto infeccioso, resultando em disfunção orgânica potencialmente fatal.

Dada a necessidade de atualização das definições e critérios diagnósticos para a população pediátrica, a *Society of Critical Care Medicine*, em 2018, reuniu um grupo diverso de 35 especialistas para desenvolver e validar definições e critérios atualizados. Esse processo foi conduzido em três etapas: uma pesquisa global com mais de 2.800 profissionais de saúde, uma revisão sistemática e metanálise que identificou características associadas ao diagnóstico de sepse e eventos adversos, e a análise robusta de bancos de dados por meio de *machine learning*.[28-30]

As novas definições e critérios diagnósticos foram desenvolvidos e validados com base em dados de registros eletrônicos de saúde de dez centros (seis localizados nos Estados Unidos e quatro localizados em países de baixa e média renda). Este incluiu mais de 3 milhões de atendimentos hospitalares a pacientes < 18 anos com infecção.[30] O modelo final (Quadro 20.2), incorporando níveis de disfunção em quatro sistemas de órgãos, - respiratório, cardiovascular, coagulação e neurológico -, apresentou desempenho comparável a modelos mais complexos que envolviam disfunção em oito sistemas de órgãos. O modelo com quatro disfunções orgânicas foi escolhido pela força-tarefa devido ao seu desempenho, simplicidade (reduz os requisitos para investigação laboratorial e coleta de dados) e pragmatismo.[31]

Sepse em crianças é definida como disfunção orgânica com risco de vida em crianças com infecção suspeitada ou confirmada, podendo ser identificada em ambientes com diferentes recursos por meio do Escore de

QUADRO 20.2	CRITÉRIOS DE CONSENSO INTERNACIONAL PARA SEPSE PEDIÁTRICA E CHOQUE SÉPTICO (ESCORE DE SEPSE DE PHOENIX-4)*A31			
SEPSE	**Infecção suspeitada ou confirmada e ≥ 2 pontos no Escore de Sepse de Phoenix (≥ 2 pontos)**			
CHOQUE SÉPTICO	**Sepse com ≥ 1 ponto disfunção cardiovascular**			
Variáveis	0 ponto	1 ponto	2 pontos	3 pontos
Respiratório (0 a 3 pontos)	PaO_2:FiO_2 ≥ 400 **OU** $SatO_2$:FiO_2 ≥ 292[b]	PaO_2:FiO_2 < 400 com qualquer suporte respiratório **OU** $SatO_2$:FiO_2 < 292 com qualquer suporte respiratório[b,c]	PaO_2:FiO_2 100-200 e VMI **OU** $SatO_2$:FiO_2 148-220 e VMI[b]	PaO_2:FiO_2 < 100 e VMI **OU** $SatO_2$:FiO_2 < 148 e VMI[b]
Cardiovascular (0 a 6 pontos)	Sem DVA[d] Lactato < 5 mmol/L (< 45 mg/dL)[e]	1 ponto para cada (até 3) 1 DVA[d] Lactato 5 - 10,9 mmol/L (45 a 98 mg/dL)[e]	2 pontos para cada (até 6) ≥ 2 DVA[d] Lactato ≥ 11 mmol/L (≥ 99 mg/dL)[e]	
Com base na idade[f]	PAM, mmHg[g]			
< 1 mês	> 30	17 - 30	< 17	
1- 11 meses	> 38	25 - 38	< 25	
1 < 2 anos	> 43	31 - 43	< 31	
2 < 5 anos	> 44	32 - 44	< 32	
5 < 12 anos	> 48	36 - 48	< 36	
12 < 17 anos	> 51	38 - 51	> 38	

Continua...

...Continuação

QUADRO 20.2	CRITÉRIOS DE CONSENSO INTERNACIONAL PARA SEPSE PEDIÁTRICA E CHOQUE SÉPTICO (ESCORE DE SEPSE DE PHOENIX-4)[*A31]			
SEPSE	**Infecção suspeitada ou confirmada e ≥ 2 pontos no Escore de Sepse de Phoenix (≥ 2 pontos)**			
CHOQUE SÉPTICO	**Sepse com ≥ 1 ponto disfunção cardiovascular**			
Variáveis	0 ponto	1 ponto	2 pontos	3 pontos
Coagulação[h] (0 a 2 pontos)	Plaquetas ≥ 100 × 10^3 INR ≤ 1,3 Ddímero ≤ 2mg/L Fibrinogênio ≥ 100 mg/dL	1 ponto para cada (máximo 2 pontos) Plaquetas ≤ 100 × 10^3 INR > 1,3 Ddímero > 2 mg/L Fibrinogênio < 100 mg/dL		
Neurológico[i] (0 a 2 pontos)	Glasgow > 10 Pupilas reativas	Glasgow ≤ 10[j]	Pupilas fixas bilateral	

FEU: unidades equivalentes de fibrinogênio; VMI: ventilação mecânica invasiva; INR: razão normalizada internacional do tempo de protrombina; PAM: pressão arterial média; PaO_2:FIO_2: pressão arterial parcial de oxigênio em fração de proporção de oxigênio inspirado; SpO_2: saturação de oxigênio medida por oximetria de pulso (apenas SpO_2 de 97%); DVA: droga vasoativa.

* Os critérios de sepse de Phoenix **NÃO** se destinam à triagem precoce ou reconhecimento de possível sepse.

[a] A pontuação pode ser calculada na ausência de algumas variáveis (p. ex., mesmo que o nível de lactato não é medido e fármacos vasoativos não são usados, uma pontuação cardiovascular ainda pode ser determinada usando a pressão arterial). A realização de testes laboratoriais e outras medições devem ser obtidos a critério da equipe médica com base no julgamento clínico. Variáveis não medidas não contribuem com pontos. As idades não são ajustadas para prematuridade, e os critérios não se aplicam a internações após nascimento, neonatos cuja idade pós-concepcional seja inferior a 37 semanas, ou aqueles com 18 anos de idade ou mais.

[b] A relação SpO_2:FIO_2 só é calculada se a SpO_2 for 97% ou menos.

[c] A disfunção respiratória de 1 ponto pode ser avaliada em qualquer paciente que receba oxigênio, cânula nasal de alto fluxo, pressão positiva não invasiva ou suporte respiratório VMI, e inclui uma relação PaO_2:FIO_2 inferior a 200 e uma relação SpO_2:FIO_2 inferior a 220 em crianças que não estão recebendo VMI. Para crianças que recebem VMI com PaO_2:FIO_2 menor que 200 e SpO_2:FIO_2 menor que 220, veja critério para 2 e 3 pontos.

[d] Os fármacos vasoativos incluem qualquer dose de epinefrina, norepinefrina, dopamina, dobutamina, milrinona e/ou vasopressina (para choque).

[e] O intervalo de referência de lactato é de 4,5 a 18 mg/dL. O lactato pode ser arterial ou venoso.

[f] A idade não é ajustada para prematuridade e os critérios não se aplicam hospitalizações ao nascimento, crianças cuja idade pós-concepcional é inferior a 37 semanas, ou aqueles com 18 anos ou mais.

[g] Use preferencialmente a PAM medida (arterial invasiva, se disponível, ou não invasiva oscilométrico), e se o PAM medido não estiver disponível, uma PAM calculada (1/3 × sistólica + 2/3 × diastólica) pode ser usada como alternativa.

[h] Faixas de referência variáveis de coagulação: plaquetas, 150 a 450 × 103/μL; Ddímero, < 0,5 mg/L FEU; fibrinogênio, 180 a 410 mg/dL. A referência INR o intervalo é com base no tempo de protrombina de referência local.

[i] O subescore de disfunção neurológica foi validado pragmaticamente em pacientes sedados e não sedados, e aqueles que recebem ou não VMI.

[j] A pontuação da Escala de Coma de Glasgow mede o nível de consciência com base em resposta verbal, ocular e motora (variação de 3 a 15, com uma pontuação mais alta indicando melhor função neurológica).

Fonte: adaptado de Schlapbach *et al.*

Sepse de Phoenix-4 (≥ 2 pontos). O choque séptico, representa um subconjunto de pacientes com sepse e disfunção cardiovascular, associado a uma maior taxa de mortalidade (sepse com ≥ 1 ponto disfunção cardiovascular). Crianças com disfunção orgânica distante do sítio primário de infecção representam a maioria dos pacientes e apresentam elevada mortalidade.

Algumas considerações em relação aos critérios de sepse de Phoenix-4 estão apresentados no Quadro 20.3.

Um ponto bastante relevante e que merece destaque é que o Escore de Sepse de Phoenix-4 NÃO foi desenvolvido para ser utilizado como uma FERRAMENTA DE TRIAGEM PRECOCE. O reconhecimento oportuno e preciso da sepse ainda requer o desenvolvimento de ferramentas de triagem capazes de identificar com precisão razoável e alta sensibilidade pacientes de risco. Desta forma, o tratamento da criança com sepse deve ser iniciado mediante a suspeita clínica e de acordo com o protocolo institucional, antes da confirmação do diagnóstico por meio do Escore de Sepse de Phoenix-4.

Diagnóstico e reconhecimento precoces

O reconhecimento precoce da sepse e do choque séptico tem relação direta com a sobrevida e deve ocorrer antes que se instale a hipotensão, que é um sinal tardio diante da significativa ativação simpática que a criança organiza em resposta ao insulto infeccioso.[32]

Na atualização das diretrizes para diagnóstico e tratamento de sepse grave e choque séptico em crianças da American College of Critical Care Medicine (ACCM), publicada em 2017.[21] os autores ressaltam a importância de políticas institucionais para a conduta

QUADRO 20.3	CONSIDERAÇÕES RELATIVAS AOS CRITÉRIOS DE SEPSE DE PHOENIX[31]
Os critérios de sepse de Phoenix-4 foram elaborados para identificar de forma confiável crianças com sepse para fins de atendimento clínico, ***benchmarking***, programas de melhoria da qualidade, epidemiologia e pesquisa em sepse	
Critérios de Síndrome de Resposta Inflamatória Sistêmica são uma característica de infecção e não devem ser usados para diagnosticar sepse em crianças	
Uma vez que, qualquer condição com risco de vida é grave, o termo sepse grave é redundante, e deve ser abandonado	
Os critérios de sepse de Phoenix-4 **NÃO** foram desenvolvidos e validados em pacientes com infecção relacionada com os cuidados de saúde e não distinguem disfunção orgânica crônica	
Embora os 4 órgãos do Escore de Sepse de Phoenix-4 sejam mais comumente envolvidos na sepse, isso não diminui a importância crucial da avaliação e da conduta de outras disfunções orgânicas. Médicos e pesquisadores podem identificar e classificar disfunções orgânicas adicionais (p. ex., disfunção renal ou hepática), com o Escore de Sepse de Phoenix-8 (Quadro 20.4)	

Fonte: adaptado de Schlapbach *et al.*

QUADRO 20.4 ESCORE DE SEPSE DE PHOENIX-8 (PONTUAÇÃO DE DISFUNÇÃO ORGÂNICA)

Variáveis	0 ponto	1 ponto	2 pontos	3 pontos
Respiratório (0 a 3 pontos)	PaO_2:FiO_2 ≥ 400 **OU** $SatO_2$:FiO_2 ≥ 292	PaO_2:FiO_2 < 400 com qualquer suporte respiratório **OU** $SatO_2$:FiO_2 < 292 com qualquer suporte respiratório	PaO_2:FiO_2 100-200 e VMI **OU** $SatO_2$:FiO_2 148-220 e VMI	PaO_2:FiO_2 < 100 e VMI **OU** $SatO_2$:FiO_2 < 148 e VMI
Cardiovascular (0 a 6 pontos)	Sem DVA Lactato < 5 mmol/L (< 45 mg/dL)	1 ponto para cada (até 3) 1 DVA Lactato 5 - 10,9 mmol/L (45 a 98 mg/dL)	2 pontos para cada (até 6) ≥ 2 DVA Lactato ≥ 11 mmol/L (≥ 99 mg/dL)	
Com base na idade	PAM, mmHg			
< 1 mês	> 30	17 - 30	< 17	
1 a 11 meses	> 38	25 - 38	< 25	
1 a < 2 anos	> 43	31 - 43	< 31	
2 a < 5 anos	> 44	32 - 44	< 32	
5 a < 12 anos	> 48	36 - 48	< 36	
12 a < 17 anos	> 51	38 - 51	< 38	
Coagulação (0 a 2 pontos)	Plaquetas ≥ 100 × 10^3 INR ≤ 1,3 Ddímero ≤ 2 mg/L Fibrinogênio ≥ 100 mg/dL	1 ponto para cada (máximo 2 pontos) Plaquetas ≤ 100 × 10^3 INR > 1,3 Ddímero > 2mg/L Fibrinogênio < 100 mg/dL		
Neurológico (0 a 2 pontos)	Glasgow > 10 Pupilas reativas	Glasgow ≤ 10	Pupilas fixas bilateral	
Endócrino (0 a 1 ponto)	Glicemia entre 50 e 150 mg/dL	Glicemia < 50 ou > 150 mg/dL		
Imunológico (0 a 1 ponto)	Contagem de neutrófilos > 500 e contagem de leucócitos > 1.000 células/mm^3	Contagem de neutrófilos < 500 e/ou contagem de leucócitos < 1.000 células/mm^3		

Continua...

...Continuação

QUADRO 20.4	ESCORE DE SEPSE DE PHOENIX-8 (PONTUAÇÃO DE DISFUNÇÃO ORGÂNICA)			
Variáveis	0 ponto	1 ponto	2 pontos	3 pontos
Renal (0 a 1 ponto) **Com base na idade** < 1 mês 1- 11 meses 12- 23 meses 24- 59 meses 60- 143 meses 144- 216 meses	Creatinina (mg/dL) < 0,8 < 0,3 < 0,4 < 0,6 < 0,7 < 1	Creatinina (mg/dL) ≥ 0,8 ≥ 0,3 ≥ 0,4 ≥ 0,6 ≥ 0,7 ≥ 1		
Hepático (0 a 1 ponto)	bilirrubina total < 4 mg/dL e TGP/ALT < 102 UI/L	bilirrubina total ≥ 4 mg/dL e/ou TGP/ALT ≥ 102 UI/L		

na sepse. Recomenda-se que as instituições elaborem pacotes de reconhecimento precoce, com ênfase nas estratégias de triagem nos serviços de emergência e unidades de internação (Quadro 20.5). Embora ainda não exista uma ferramenta de triagem sistemática ideal para a detecção oportuna da sepse pediátrica, a Campanha Sobrevivendo à Sepse[33] sugere que cada instituição deve elaborar um sistema de detecção precoce de sepse, personalizado de acordo com o tipo de paciente e disponibilidade de recursos. Além disso a campanha recomenda que as instituições de saúde implementem protocolos de diagnóstico e tratamento de sepse e choque séptico para crianças. Essa recomendação é baseada em estudos que demonstraram ser essa medida custo-efetiva e que reduz o tempo de reconhecimento da sepse, a probabilidade de progressão para estágios mais graves (choque) e a mortalidade e aumenta a adesão aos pacotes de tratamento.[34-36]

Na prática clínica, o diagnóstico de sepse ainda representa um desafio porque, além de suas características inespecíficas e heterogêneas, nos serviços de emergência e ambulatoriais, onde os pacientes se apresentam, a prevalência é baixa. O diagnóstico depende, portanto de um elevado grau de suspeita. Para diagnosticar sepse em crianças devemos:

- Valorizar a impressão da família/cuidador da criança e do profissional da saúde que está avaliando a criança.
- Suspeitar de infecção e valorizar sinais de resposta inflamatória, como alteração de temperatura (febre ou hipotermia), frequência cardíaca inapropriada para idade e condição clínica, frequência respiratória inapropriada para idade e condição clínica,

QUADRO 20.5	SUGESTÕES DE PACOTES DE RECONHECIMENTO, RESSUSCITAÇÃO E ESTABILIZAÇÃO E DE AVALIAÇÃO DE PERFORMACE
Pacote de reconhecimento	
Ferramenta de triagem (alertas eletrônicos) Avaliação clínica em 15 minutos para todas as crianças com suspeita de sepse Iniciar tratamento em até 15 minutos	
Pacote de reanimação e estabilização	
Acesso vascular em 5 minutos Antibiótico de amplo espectro na primeira hora Ressuscitação volêmica precoce em pacientes com sinais de hipoperfusão tecidual e choque Choque séptico refratário a fluidos → inotrópicos/vasopressor Avaliação multimodal → otimizar tratamento	
Avaliação de performace	
Avaliar adesão aos pacotes de reconhecimento, ressuscitação e estabilização Avaliar o processo e identificar barreiras Implementar estratégias de melhoria	

Fonte: adaptado ACCCM *Clinical Practice Parameters for Hemodynamic Support of Pediatric and Neonatal Septic Shock* - 2017.[21]

contagem de leucócitos (se disponível rapidamente).

- Avaliar sinais clínicos de disfunção orgânica (Quadro 20.9).

Embora os critérios de SRIS sejam muito prevalentes e pouco específicos, eles representam uma importante ferramenta de triagem para infecção.

No Quadro 20.6, apresentamos limites superiores e inferiores dos sinais vitais e exames laboratoriais nas diferentes faixas etárias pediátricas para identificação de crianças com infecção.

Em crianças com suspeita de sepse, necessidade de diagnóstico e tratamento precoces e precisos, e do uso racional da terapia antimicrobiana, diante de febre, torna-se relevante valorizar as alterações das frequências cardíaca e respiratória. Dessa forma, foram propostos ajustes desses sinais em função da temperatura, conforme mostrado nos Quadros 20.7 e 20.8.

No Quadro 20.9, apresentamos os sinais clínico da disfunção orgânica.

Ressaltamos que crianças com patologias crônicas são de risco elevado para sepse e podem não apresentar os sinais clínicos clássicos da síndrome.

Uma metanálise,[29] publicada em 2021 identificou a associação de variáveis demográficas, clínicas, laboratoriais e de gravidade em crianças com infecção com o diagnóstico de sepse, disfunção orgânica e óbito. A maior parte dos estudos incluídos na metanálise foi conduzida em países de alta renda e envolveu pacientes admitidos em UTI pediátrica. Dessa forma os resultados observados implicam

QUADRO 20.6 — SINAIS VITAIS E VARIÁVEIS FISIOLÓGICAS ESPECÍFICOS DE CADA FAIXA ETÁRIA (VALORES INFERIORES DE FC, NÚMERO DE LEUCÓCITOS E PAS SÃO REFERENTES AO P5 E VALORES SUPERIORES SÃO REFERENTES AO P95)[21,23]

IDADE	FC (bpm)	FR (rpm)	PAS (mmHg)	Temperatura (°C)	Leucócitos (× $10^3/mm^3$)
0-1 mês	> 205 ou < 100	> 60	< 60	< 36 ou > 38	> 34
≥ 1 mês-3 meses	> 205 ou < 100	> 60	< 70	< 36 ou > 38	> 19,5 ou < 5
≥ 3 meses-1 ano	> 190 ou < 100	> 60	< 70	< 36 ou > 38,5	> 19,5 ou < 5
≥ 1-2 anos	> 190 ou < 90	> 40	< 70 + (idade em anos × 2)	< 36 ou > 38,5	> 17,5 ou < 5
≥ 2-4 anos	> 140	> 40	< 70 + (idade em anos × 2)	< 36 ou > 38,5	> 15,5 ou < 6
≥ 4-6 anos	> 140	> 34	< 70 + (idade em anos × 2)	< 36 ou > 38,5	> 13,5 ou < 4,5
≥ 6-10 anos	> 140	> 30	< 70 + (idade em anos × 2)	< 36 ou > 38,5	> 11 ou < 4,5
≥ 10-13 anos	> 100	> 30	< 90	< 36 ou > 38,5	> 11 ou < 4,5
> 13 anos	> 100	> 16	< 90	< 36 ou > 38,5	> 11 ou < 4,5

FC: frequência cardíaca; bpm: batimentos por minuto; FR: frequência respiratória; rpm: respirações por minuto; PAS: pressão arterial sistólica.
Fonte: adaptado de *International Pediatric Sepsis Consensus Conference* 2005.

QUADRO 20.7 — FÓRMULAS PARA AJUSTE DA FREQUÊNCIA CARDÍACA (FC) E FREQUÊNCIA RESPIRATÓRIA (FR) DE ACORDO COM A TEMPERATURA[37]

FC = FC medida - (10 x Δ temperatura)
FR =FR medida - (y x Δ temperatura)
Y = 7 para idades de 0-2 anos Y = 5 para maiores de 2 anos
ΔTemperatura = temperatura medida - 37°C

Obs.: a temperatura medida deve ser uma medida central; se usar a temperatura axilar, lembrar que é 0,3 a 0,6°C mais baixa.
Fonte: adaptado de Sepanski *et al.*

QUADRO 20.8 AJUSTE DE FREQUÊNCIA CARDÍACA POR IDADE E TEMPERATURA[38]

Temperatura (°C)	Frequência cardíaca (limite superior) ajustada por idade e temperatura			
	0-2 anos	> 2-6 anos	> 6-13 anos	> 13 anos
< 37,8	180	140	130	110
> 37,8 < 38,3	185	145	135	115
> 38,3 < 38,9	190	150	140	120
> 38,9 < 39,4	195	155	145	125
> 39,4 < 40	200	160	150	130
> 40 < 40,6	205	165	155	135
> 40,6	210	170	160	140

QUADRO 20.9 SINAIS CLÍNICOS DE DISFUNÇÃO ORGÂNICA

Cardiovasculares	- Pele pálida, marmórea ou eritrodermia - Pulsos periféricos diminuídos em relação aos pulsos centrais ou amplos - Vasodilatação periférica: perfusão rápida, pulsos amplos, extremidades quentes - Vasoconstrição periférica: tempo de enchimento capilar < 2 segundos, extremidades frias, pulsos finos - A hipotensão é sinal tardio de choque séptico em crianças, já na fase de colapso iminente. O diagnóstico de choque séptico não deve ser retardado na ausência de hipotensão
Respiratórios	- Taquipneia - Hipoxemia evidenciada por saturação de oxigênio < 92% em ar ambiente
Neurológicos	- Alteração do nível de consciência (irritabilidade, agitação, choro inconsolável, sonolência, letargia, coma) - Criança não reconhece ou interage pouco seu cuidador/familiar - Falta de resposta a estímulo doloroso (sinal ameaçador) - Apresentação clínica de disfunção cognitiva, delirium e do comportamento da criança

Continua...

...Continuação

QUADRO 20.9	SINAIS CLÍNICOS DE DISFUNÇÃO ORGÂNICA
Hematológicos	- Equimoses, hematomas, sufusões hemorrágicas
Hepático	- Icterícia
Renal	- Redução da diurese (< 1 mL/kg/hora)

estabelecer um prognóstico para aqueles que internam em UTI, mas não contribuem de forma importante para o reconhecimento precoce. Nesse contexto, a variável clínica que apresentou relação significante com a ocorrência de sepse e sepse grave em crianças com infecção foi a alteração do nível de consciência. O desfecho mortalidade foi significativamente mais frequente em portadores de subnutrição, condições crônicas e doenças oncológicas, assim como naqueles com hipotensão, alteração do nível de consciência e queda nos valores da escala de coma de Glasgow.

Os resultados de uma enquete realizada com 2.891 profissionais (92,7% de médicos), sendo que a maior parte atuava em unidades de terapia intensiva pediátricas, visaram a identificar de qual maneira os profissionais da saúde, ao redor do mundo, avaliam as crianças para a presença de sepse/choque séptico. A maior parte dos participantes opinou a favor da presença de disfunção orgânica distante do sítio primário de infecção para o reconhecimento da sepse (72%). Alteração dos sinais vitais foi fortemente citada em 85% das respostas como relevante para o diagnóstico de sepse. Entre os sinais clínicos alteração da perfusão cutânea (73%), oligúria (65%), necessidade de escalonamento do suporte respiratório (63%) foram os mais frequentes. A preocupação, tanto por parte dos familiares (51%) quanto por parte do profissional (*gut feeling*) (47%), não foi muito valorizada nesse questionário. Para o reconhecimento do choque séptico, alterações da perfusão cutânea (92%), hipotensão (90%) e alteração do estado mental (87%) foram os mais citados.[28]

Após a avaliação clínica inicial, deve ser realizada a coleta de exames laboratoriais visando a confirmar a presença de infecção e de disfunção orgânica conforme o protocolo de cada serviço. Deixamos como sugestão, para coleta nessa primeira hora, os seguintes exames laboratoriais: gasometria arterial e venosa central (essa última na presença de cateter venoso central), dosagem de lactato, hemograma completo com plaquetas, hemocultura pareada e culturas direcionadas conforme o foco infeccioso, provas de coagulação, provas de atividade inflamatória (proteína C reativa, pró-calcitonina, ferritina), função renal, função hepática, além de exames bioquímicos, principalmente a dosagem sérica de cálcio e glicose.

Fisiopatologia

Nas últimas duas décadas observamos avanços no conhecimento da patogênese da sepse. Atualmente, sabemos que as respostas pró e anti-inflamatória ocorrem simultaneamente já na fase precoce da doença. Os pacientes que não são capazes de manter o equilíbrio entre os dois braços da resposta imunológica podem evoluir com disfunções orgânicas, que os coloca em risco de morte.

Uma vez que o patógeno vence as barreiras mecânicas do organismo (pele e mucosas), ele desencadeia uma resposta imune, a qual vai depender da virulência e da carga do agente invasor, assim como de características individuais do hospedeiro. A interação entre patógeno invasor e células do hospedeiro ocorre mediante a expressão de substâncias microbianas denominadas Padrões Moleculares Associados a Patógenos (PAMPs). Os PAMPs se ligam a receptores presentes nos fagócitos, os (Receptores de Reconhecimento de Padrões (PRRs), ativando células do sistema imune inato que vão promover fagocitose, apresentação do antígeno e secreção de mediadores que vão modular a resposta imune global. Nessa fase, ocorre ativação leucocitária, ativação do sistema complemento e do sistema de coagulação. Se o sistema imune inato falha no combate ao patógeno invasor, ocorrem maior estimulação dos PRRs e perpetuação da resposta inflamatória desregulada e da infecção causando lesão de células endógenas do hospedeiro, que passam a expressar antígenos denominados Padrões Moleculares Associados a Danos (DAMPs) em sua superfície, que também interagem com os PRRs e perpetuam a inflamação. A perpetuação da inflamação (desequilíbrio pró e anti-inflamatório) leva à apoptose de células imunes, que se tornam incapazes de liberar citocinas pró-inflamatórias, sendo essa fase, também conhecida como imunoparalisia, marcada por profunda imunossupressão, com predomínio da resposta anti-inflamatória e consequente predisposição a novas infecções, disfunções orgânicas e óbito.

Características hemodinâmicas

A sepse e o choque séptico se caracterizam pela presença de disóxia (desequilíbrio entre oferta e consumo de oxigênio celular), a qual é decorrente de alterações hemodinâmicas diversas como as descritas a seguir.[39]

Hipovolemia e vasoplegia

O choque séptico se caracteriza inicialmente por sinais de baixo débito cardíaco decorrente de redução da pré-carga devido à hipovolemia (relativa e absoluta). A hipovolemia absoluta é multifatorial e depende da doença envolvida (vômitos, diarreia, aumento das perdas insensíveis por taquipneia ou febre, baixa ingesta entre outras). A hipovolemia relativa, por sua vez também é multifatorial e está relacionada com a presença de: vasoplegia, aumento da permeabilidade vascular e redução da pressão oncótica.[40]

A vasoplegia decorre de perda da reatividade vascular com desequilíbrio entre vasodilatação e vasoconstrição, levando a uma perfusão heterogênea. Endotoxina e citocinas pró-inflamatórias aumentam a produção de óxido nítrico pelas células musculares lisas vasculares contribuindo para a vasodilatação, e, além disso, determinam aumento da produção de prostaciclina e metabólitos da ciclo-oxigenase. Excesso de mediadores pró-inflamatórios (fator de necrose tumoral alfa [TNF-α] e interleucina 1 [IL-1]) massivamente liberados durante o choque séptico causa *down-regulation* do hormônio adrenocorticotrófico (ACTH), síntese insuficiente de cortisol e resistência tecidual ao cortisol o que contribuirá para a hiporresponsividade vascular.

A redistribuição de fluidos do compartimento intravascular para o extravascular decorre da lesão endotelial com alteração da permeabilidade capilar. A sepse causa a destruição do glicocálix do endotélio que consiste em uma rede macromolecular complexa envolvida em muitas funções endoteliais como regulação do tônus microvascular e da permeabilidade endotelial, manutenção do gradiente oncótico por meio da barreira endotelial, regulação da adesão e migração de leucócitos e inibição da trombose intravascular.[41]

A redução da pressão oncótica pode contribuir para a hipovolemia e é causada principalmente pela queda da albumina plasmática. A albumina é responsável por 75% a 80% da pressão oncótica do plasma apesar de compreender apenas 50% da concentração total de proteínas plasmáticas. As causas de redução da albumina plasmática são várias (Quadro 20.10).

Crianças são consideradas mais suscetíveis à hipovolemia devido às peculiaridades da faixa etária, como:[42,43]

- Maior conteúdo de água corporal: em recém-nascidos e lactentes jovens, a água representa 75% da massa corporal, chegando a 60% até 1 ano e permanecendo relativamente estável até a adolescência.
- Maior taxa metabólica basal, levando a maior perda de calor e, portanto, mais perdas insensíveis.
- Lactentes jovens, com menos de 6 meses, apresentam uma capacidade renal de concentração e diluição estrutural e funcionalmente menor do que lactentes e crianças mais velhas, portanto, é necessária maior quantidade obrigatória de urina para garantir a eliminação adequada de solutos.
- Maior relação entre área de superfície corporal e massa corporal, predispondo as crianças a maiores perdas insensíveis.
- Regulação limitada da ingestão de água.

É crucial notar que a maioria das características mencionadas anteriormente não é uniforme em todos os grupos etários. Para crianças com menos de 2 anos de idade, esses conceitos são mais relevantes do que para crianças mais velhas.

Disfunção cardíaca

Precocemente no choque séptico ocorre disfunção miocárdica que também tem causa multifatorial. O estresse oxidativo pode induzir o comprometimento mitocondrial, a disfunção e a interrupção do manuseio normal do cálcio pelo miócito. A desregulação autonômica com diminuição da expressão de receptores adrenérgicos pode levar a um aumento da resistência a catecolaminas. O edema miocárdico também é capaz de influenciar a complacência e a função cardíaca. Além disso, a hipertensão pulmonar agrava a função do coração direito, enquanto a dilatação do coração direito prejudica a função do coração esquerdo (interdependência ventricular).

Pacientes adultos com sepse conseguem manter um débito cardíaco normal à custa de aumento da frequência cardíaca e do volume

QUADRO 20.10 CAUSAS DE HIPOALBUMINEMIA NA SEPSE

Redução da síntese	Aumento da perda	Redistribuição	Diluição
Estado nutricional Inflamação Falência hepática	Sangramento Perdas intestinais Perdas renais Queimaduras Drenos cirúrgicos	Lesão glicocálix Alteração da permeabilidade	Líquidos de manutenção Diluição de medicações

sistólico, apesar da depressão miocárdica. Na criança a elevada frequência cardíaca basal e volume sistólico relativamente fixo limitam a função cardíaca.

Ceneviva *et al.*,[44] em 1998, demonstraram, em uma coorte de 50 pacientes, com idade média de 6 anos, monitorizados por meio de cateter de artéria pulmonar, que, após a ressuscitação hídrica, 80% dos pacientes apresentavam disfunção miocárdica. Nesse estudo, os autores observaram que o perfil hemodinâmico do choque séptico variava com o tempo. Após ressuscitação hídrica e controle de aminas vasoativas, 36% das crianças necessitam da adição de uma classe diferente de amina vasoativa para reverter o choque séptico persistente.

Em 2008, Brierley e Peters[45] descreveram o perfil hemodinâmico de 30 crianças com sepse refratária a 40 mL/kg de volume. Os autores utilizaram um monitor de débito cardíaco minimamente invasivo e observaram que o perfil hemodinâmico foi distinto a depender do foco da infecção. Pacientes com infecção relacionada com cateter venoso central (94% dos casos) apresentaram alto índice cardíaco e baixo índice de resistência vascular sistêmica, em comparação com apenas 14% dos casos de sepse de origem comunitária ($p < 0{,}001$). Dados semelhantes foram relatados por Deep *et al.*[46] em outra coorte de crianças com choque séptico refratário a fluidos.

Estudos mais recentes que empregaram diversas formas de monitorização hemodinâmica têm corroborado as descobertas de pesquisas anteriores. O perfil hemodinâmico da sepse pediátrica é notavelmente heterogêneo e variável, influenciado por uma série de fatores, incluindo:[45-49]

- População estudada: como faixa etária e a presença de comorbidades.
- Momento da monitorização em relação à fase evolutiva da sepse: após administração de diferentes volumes hídricos ou após o início de diferentes medicações com efeitos inotrópicos ou vasoativos.
- Formas de monitorização distintas: cateter de artéria pulmonar (referência), ecocardiograma.

É evidente que as metodologias empregadas nos estudos são diversas, o que torna desafiador definir um perfil hemodinâmico mais comum em crianças com sepse.

Disfunção da microcirculação

Os distúrbios micro circulatórios da sepse estão relacionados tanto com a fisiopatologia da doença quanto com as consequências do tratamento (particularmente a ressuscitação volêmica). É possível ainda observar alterações no fluxo microvascular na ausência de alterações hemodinâmicas globais (pressão arterial ou débito cardíaco), indicando que essas alterações são intrínsecas à microcirculação. As causas de modificações de fluxo na microcirculação na sepse são multifatoriais e incluem disfunção das células endoteliais, aumento da adesão de leucócitos, formação de microtrombos, anormalidades reológicas e pressão de perfusão local alterada devido à redistribuição regional do fluxo sangue.

Coerência hemodinâmica entre a macro e a microcirculação é um termo que se refere à condição em que procedimentos de ressuscitação voltados para a correção de variáveis hemodinâmicas são eficazes na correção de perfusão microcirculatória e na liberação de oxigênio para as células permitindo que elas realizem suas atividades funcionais. Essa coerência nem sempre ocorre na sepse.[50]

Disfunção mitocondrial

Está bem estabelecido o papel da reação inflamatória desordenada e exagerada em resposta a um gatilho infeccioso na patogênese da sepse, no entanto os mecanismos fisiopatológicos envolvidos no desenvolvimento da falência de múltiplos órgãos e sistemas ainda permanecem elusivos. Os distúrbios circulatórios que levam à hipoperfusão tecidual têm contribuição bem reconhecida para o desenvolvimento da falência orgânica. Por outro lado, a disfunção orgânica pode ainda ocorrer mesmo na ausência de anormalidade macrovascular. Alguns autores propõem a redistribuição do fluxo sanguíneo com desvio de sangue dos capilares, enquanto outros sugerem que uma microcirculação obstruída ou restrita poderia prejudicar a perfusão regional. Essas suposições, no entanto, não são confirmadas em amostras de tecidos que demonstram uma histologia notavelmente preservada na maioria dos órgãos afetados pelo processo séptico. O grau de morte celular é desproporcional em comparação com a apresentação clínica grave da disfunção orgânica.

Dessa forma, um novo paradigma surge para tentar explicar as manifestações clínicas da falência de órgãos sem uma lesão celular significativa, uma recuperação relativamente rápida da função em sobreviventes e a descoberta de que as tensões de oxigênio tecidual são preservadas ou mesmo elevadas dentro de órgãos falidos. Como a mitocôndria é a principal responsável pela utilização de oxigênio, o papel da disfunção mitocondrial é uma ideia que vem sendo explorada.

Podemos observar que as alterações hemodinâmicas da sepse envolvem mecanismos complexos que tornam a tentativa de definir um padrão praticamente impossível. A hipóxia celular ocorre quando um ou mais dos mecanismos de suprimento de oxigênio (fluxo macrocirculatório), distribuição (microcirculação), e processamento (função mitocondrial) estão alterados.[51]

Monitorização na sepse

Nenhuma variável de monitorização, isoladamente, é capaz de predizer com precisão o perfil hemodinâmico do choque pediátrico e a adequação da perfusão tecidual,[44] por isso vários autores sugerem que esta monitorização seja realizada por meio de uma avaliação multimodal.[47,52,53] Essa recomendação é reforçada por estudos recentes que demonstraram que a ressuscitação de pacientes em choque, sem adequada monitorização, pode levar a hipervolemia e seus efeitos adversos, longos períodos de hipoperfusão tecidual e piora do prognóstico.[54,55]

O sistema circulatório tem como função o suprimento das necessidades metabólicas dos tecidos por meio de oferta adequada de oxigênio (O_2) e substratos e a remoção de vários metabólitos e gás carbônico (CO_2). Para realizar essa função é necessária a manutenção de uma adequada pressão de perfusão tecidual, que força o fluxo de sangue até o nível dos capilares, e um débito cardíaco adequado. Estudo recente, preconiza a realização da monitorização hemodinâmica levando-se em consideração justamente essas características fundamentais, por meio do acompanhamento, de forma integrada, das variáveis de pressão, de fluxo ou perfusão e possíveis complicações da ressuscitação, avaliando-se também variáveis de responsividade e tolerância a fluidos.[56]

Variáveis de pressão

- **Pressão arterial sistólica (PAS) e pressão arterial média (PAM)**

Hipotensão é um marcador bastante tardio no choque séptico pediátrico e, portanto, não é um bom parâmetro a ser seguido. Se, no entanto, houver qualquer alteração da pressão, deve ser tratada agressivamente pois pode estar associada a maior gravidade. Os valores das PAS e PAM são variáveis conforme a faixa etária (Quadro 20.3), porém valores alvos a serem atingidos ainda não estão bem definidos uma vez que a maioria dos estudos pediátricos para definição de normalidade foi realizada com medidas dos percentis 50 e 90, sendo que o percentil 5 não foi medido, somente estimado a partir dos valores medidos.[57] As diretrizes da Campanha Sobrevivendo à Sepse,[33] sugerem uma PAM entre os percentis 5 e 50 para a idade, sendo aceitável uma meta de PAM mais baixa se as variáveis de perfusão de órgãos, como estado mental, tempo de enchimento capilar e débito urinário, estiverem satisfatórias.

- **Pressão arterial diastólica (PAD)**

A PAD pode ser um marcador útil do tônus vascular e normalmente é baixa no choque vasoplégico. Em alguns pacientes, *bolus* de fluidos também causam vasodilatação e levam à redução da PAD e da PAM, podendo haver benefício de medicamentos pressores, especialmente se a taquicardia também estiver presente.

- **Pressão de pulso (diferença entre PAS e PAD)**

Pode ser um substituto útil do volume sistólico, visto que a pressão de pulso pode indicar o perfil hemodinâmico e ajudar na individualização das intervenções. Acredita-se que uma pressão de pulso baixa (<40 mmHg em adultos e menos da metade da PAS em crianças) seja secundária a uma diminuição do volume sistólico decorrente da redução da pré-carga ou de disfunção sistólica grave, sendo necessária a avaliação quanto à necessidade de volume ou inotrópico. Por outro lado, pacientes hipotensos com sepse e pressão de pulso mantida ou ampla podem apresentar um tônus vascular baixo que exija correção com um vasopressor (em vez de administração de fluidos).[56]

- **Pressão de perfusão (pressão arterial média – pressão venosa central)**

Manter uma pressão de perfusão adequada para a idade tem como objetivo preservar um bom fluxo distal e também bom fluxo renal. Pode ser variável conforme a faixa etária por diferenças na PAM.

Variáveis de perfusão tecidual e débito cardíaco (fluxo)

- **Frequência cardíaca**

A taquicardia é um mecanismo compensatório e não indica adequação da perfusão. Os valores de normalidade são variáveis conforme a faixa etária (Quadro 20.6).

- **Nível de consciência**

O rebaixamento do nível de consciência como letargia ou coma, acompanha a redução da perfusão sistêmica devido à diminuição da perfusão e da oxigenação cerebral. Os sinais iniciais de alteração do estado mental podem ser sutis, principalmente em lactentes jovens.

- **Tempo de enchimento capilar (TEC)**

O TEC tem se tornado um método fácil, útil e bastante acessível para avaliar a perfusão periférica em pacientes com disfunção circulatória, uma vez que não depende de recursos. A avaliação do TEC em pacientes em choque deve ser realizada por técnica correta (pressão moderada sobre a face ventral da falange distal do dedo indicador por 5 a 10 segundos). O tempo de retorno a uma coloração normal da pele deve ser registrado com auxílio de um cronômetro, e um TEC ≥3 segundos é considerado anormal. Vale ressaltar que a idade, o local de avaliação, a temperatura e a luz ambiente, a temperatura da pele e a técnica de avaliação são fatores que influenciam os valores do TEC.[58,59]

Em crianças críticas, Bustos e Padilla,[60] observaram uma boa correlação entre TEC > 2 segundos e $SvcO_2$ < 70%. O TEC > 2 segundos apresentou sensibilidade de 87% (IC 95% 69-100) e especificidade de 92% (IC 95% 85,7-99,4) para detectar $SvcO_2$ < 70%, portanto, pode ser utilizado para guiar a ressuscitação inicial, lembrando que um TEC normal não exclui o diagnóstico de sepse.

- **Aparência e temperatura da pele**

A pele é um órgão confiável para a avaliação da perfusão sistêmica porque é um indicador da resistência vascular. A temperatura na periferia diminuirá em estados de hipoperfusão à medida que a circulação for desviada da pele para os órgãos vitais. O resfriamento da pele começa perifericamente e se estende proximalmente quando o débito cardíaco diminui.

- **Diurese**

Manter uma diurese superior a 1 mL/kg/hora ou, em adolescentes, superior ou igual a 50 mL/hora é um sinal de boa perfusão renal, portanto, de manutenção de perfusão em território esplâncnico. Isso pode não ser verdade se o débito urinário for modificado por hiperglicemia, alteração renal prévia ou uso de diuréticos.[56]

- **Variáveis laboratoriais**
  - Saturação venosa central de O_2 ($SvcO_2$)

Representa o equilíbrio entre a oferta e o consumo de O_2. A extração aumenta sempre que a oferta está baixa ou a demanda está alta, reduzindo a $SvcO_2$. São considerados normais, valores ≥ a 70%, no entanto, valores muito altos de $SvcO_2$ na presença de deterioração clínica sinalizam disfunção microcirculatória grave com grande redução de consumo. Oliveira *et al.*,[61] demonstraram, em estudo clínico randomizado e controlado, que a reanimação de crianças com choque séptico pode resultar em menores morbidade e mortalidade quando associada à monitorização contínua da $SvcO_2$. Em outro estudo, Sankar *et al.*[62] demonstraram que o tratamento precoce com monitorização intermitente da $SvcO_2$ pode reduzir a mortalidade no choque séptico pediátrico. Deep *et al.*[46] observaram boa correlação entre a $SvcO_2$ e o índice cardíaco em 36 crianças com choque séptico refratário a fluidos, portanto, desde 2009 a monitorização da $SvcO_2$ passou a ser recomendada, junto com outras variáveis, no tratamento de crianças com choque séptico.

  - **Diferença venosa-arterial de CO_2 – *Gap* CO_2 (CO_2 venoso central – arterial)**

O CO_2 venoso é clareado quando o fluxo sistêmico aumenta, assim, se o *gap* está aumentado, significa que a perfusão tecidual está prejudicada com um fluxo periférico lentificado, atrapalhando o clareamento do CO_2 venoso que aumenta de valor. É considerada normal uma diferença entre CO_2 colhido no sangue venoso central e no arterial de 6 mmHg.

  - Lactato

Em condições normais, mais de 1.500 mmol de lactato são produzidos diariamente por vários órgãos (músculos, intestino, células sanguíneas, cérebro e pele), sendo o mesmo metabolizado principalmente pelo fígado (60%). O lactato pode aumentar em situações de baixa perfusão tecidual nas quais ocorre metabolismo anaeróbico produzindo de ácido láctico. Outros mecanismos, no entanto, além de metabolismo anaeróbio, podem provocar elevação dos níveis sanguíneos de lactato entre eles, aumento da glicólise, estímulo de catecolaminas na atividade da bomba de sódio-potássio, alterações na atividade da piruvato desidrogenase e redução da depuração de lactato. A hiperlactatemia, pode ser então, resultado de aumento da produção, redução da depuração de lactato, ou ambos.

Em crianças com choque séptico, o aumento de lactato está associado a maior gravidade do quadro e um pior prognóstico.[63,64] Níveis altos de lactato são considerados acima de 36 mg/dL (4mmol/L). Valores normais são abaixo de 18 mg/dL ou 2 mmol/L. Além disso, a falta de clareamento do lactato pode ser um preditor de mortalidade em crianças com choque séptico.[65]

- **Ecocardiografia**

O ecocardiograma é considerado uma boa ferramenta na monitorização hemodinâmica dos pacientes em choque, visto que possibilita identificar o tipo de choque e a melhor caracterização do estado hemodinâmico, selecionar a melhor opção terapêutica e avaliar a sua resposta. Estudos mostraram que o uso do ecocardiograma pode ser responsável por mudanças no tratamento do choque em 30% a 60% dos casos.[47,52] Os parâmetros mais relevantes avaliados pelo ecocardiograma funcional em Pediatria são: função sistólica ventricular esquerda, avaliação da volemia e resposta à ressuscitação hídrica, derrame pericárdico ou tamponamento e função ventricular direita ou sinais de sobrecarga de câmaras direitas.[66]

- **Monitorização de débito cardíaco por termodiluição transpulmonar: *pulse contour cardiac output* (PICCO)**

É necessário ter-se um cateter arterial e um cateter venoso central usando-se as técnicas de termodiluição transpulmonar e contorno de pulso para dar as informações contínuas de débito cardíaco e outras variáveis hemodinâmicas como: responsividade a volume, quantidade de água extravascular no pulmão, pré-carga e pós-carga.[66]

Variáveis de responsividade e tolerância a fluidos (mecânica respiratória e necessidade de oxigênio)

- **Frequência respiratória**

A frequência respiratória é variável conforme a faixa etária (Quadro 20.6), porém, se a criança começa a ficar mais taquipneica durante a ressuscitação volêmica isso pode ser um indício de baixa tolerância a volume sendo importante a avaliação mais próxima para evitar eventual necessidade de suporte ventilatório.

- **Saturação de oxigênio**

Para crianças criticamente enfermas preconiza-se manter a saturação entre 92% e 96%. A queda da saturação durante a ressuscitação volêmica pode ser decorrente de baixa tolerância a volume com aumento da água extravascular e piora da função pulmonar.

- **Trabalho respiratório**

O paciente que tem baixa tolerância a volume começa a ter extravasamento de líquido para fora do vaso e, entre os tecidos que podem ser impactados, está o pulmão. Isso pode determinar um aumento do trabalho respiratório, portanto a piora do padrão respiratório, durante a ressuscitação volêmica pode significar baixa tolerância a volume, sendo necessário interromper a infusão e priorizar a introdução de fármaco vasoativo.

- **Pressão venosa central (PVC)**

Durante os últimos anos, estudos demonstraram que o nível de PVC é apenas um marcador estático e não confiável para o *status* do volume intravascular e a capacidade de resposta ao volume.[67] Além disso, a utilização da PVC como meta terapêutica pode resultar em sobrecarga hídrica,[68] portanto, atualmente, a PVC não é um objetivo prioritário na terapia no choque séptico. Importa ressaltar que estudo recente relatou que a PVC mais elevada (> 12 mmHg) está associada a aumento da mortalidade pediátrica por choque séptico.[69]

- **Ultrassom de pulmão**

O *point-of-care-ultrasound* (POCUS) vem sendo cada vez mais utilizado em ambientes de terapia intensiva pediátrica. O ultrassom de pulmão é capaz de dar informações sobre congestão, consolidação, derrame pleural e pneumotórax. A presença de três ou mais linhas B em pelo menos dois espaços intercostais é sugestiva de edema intersticial ou alveolar na criança gravemente enferma. Uma criança que, inicialmente, não apresenta qualquer alteração no ultrassom pulmonar e, após volume, apresenta linhas B mostra sinais de intolerância a fluidos (Figura 20.1).

- **Medida da veia cava inferior (VCI)**

A avaliação da volemia e da resposta à infusão de fluidos é feita, inicialmente, mediante a análise do diâmetro da veia cava inferior, no entanto, a medida estática da cava inferior tem baixa correlação com a resposta individual a fluidos, especialmente em crianças, em que o diâmetro é variável de acordo com o tamanho e o peso. Outra forma de avaliação é por meio da medida da variação do diâmetro da veia cava com a respiração, em crianças em ventilação mecânica com pressão positiva. Quanto maior a variação do diâmetro, maior a resposta a fluidos. A medida é realizada por meio do índice de distensibilidade da veia cava inferior calculado pela seguinte fórmula, com um valor de corte ainda não bem determinado. Estudo recente sugere um *cut-off* de 23%.[70]

Diâmetro máx. – Diâmetro mín./ Diâmetro mín. x 100

Entretanto trabalhos em crianças mostraram resultados controversos, uma vez que esse índice deveria ser realizado em crianças sedadas, sem respiração espontânea e em ventilação mecânica com volume corrente de 10 mL/kg e a utilização do índice fora dessas condições pode produzir resultados duvidosos.

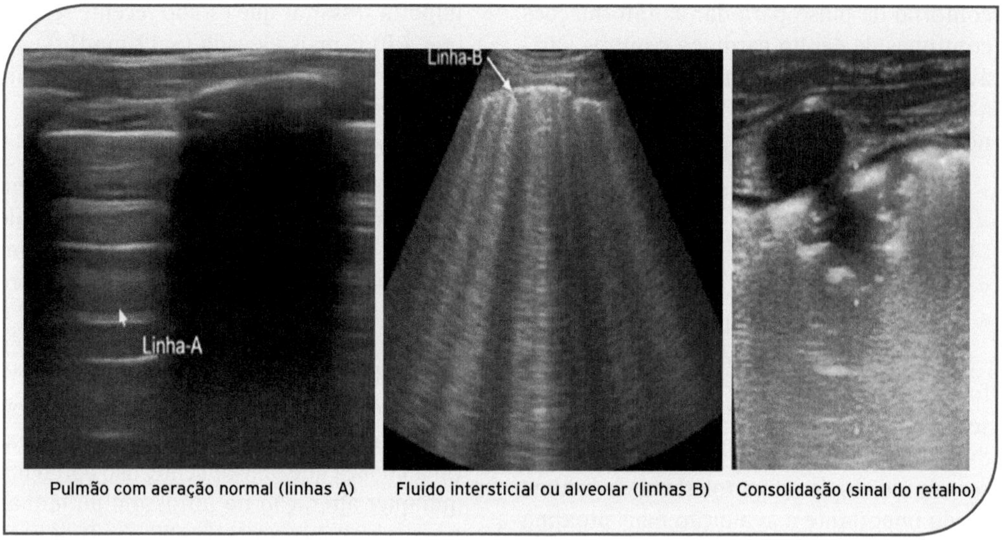

Figura 20.1: Ultrassom pulmonar.
Fonte: acervo pessoal da Dra. Flávia Andrea Krepel Foronda.

Variação da velocidade do pico fluxo na aorta

Recentemente, tem-se usado a variação da velocidade do pico de fluxo na aorta durante a respiração como forma de avaliação de resposta à infusão de fluídos. Esse método vem se mostrando promissor em vários estudos pediátricos e pode ser calculado pela seguinte fórmula:

Velocidade pico máx. – Velocidade pico mín./Velocidade média de pico

Também o valor de corte ainda não está bem determinado devido aos diferentes resultados encontrados. Recente estudo sugere um *cut-off* em torno de 12,3% com boa acurácia.[71]

Com uma avaliação integrada fica mais fácil fazer um tratamento personalizado para cada paciente direcionado pela resposta individual e do perfil hemodinâmico que a criança apresenta.

Tratamento

O tratamento do choque séptico em pediatria se baseia no reconhecimento e no diagnóstico precoce da alteração da perfusão (e dos sinais clínicos de disóxia) bem como na identificação e, se possível, remoção do foco de infecção. Deve ocorrer intervenção agressiva e escalonada, da forma mais rápida possível. Han *et al.*[32] demonstraram que cada hora de atraso na instituição de uma terapêutica consistente com o ACCM-PALS está associada a maior chance (2 ×) de risco de morte. Rivers *et al.*[72] e De Oliveira *et al.*[73] demonstraram redução da mortalidade entre adultos e crianças com choque séptico quando utilizada uma abordagem precoce guiada por metas, ou seja, uma abordagem com base no reconhecimento precoce do choque, na adequação da volemia e na administração de fármacos vasoativos, com o objetivo de restabelecer a perfusão e a oferta de oxigênio aos tecidos.

Lembramos que o tratamento deve ser individualizado e cada centro deve elaborar seu protocolo de atendimento de acordo com disponibilidade de recursos.[33,56,74] Especialistas acreditam que a melhora do prognóstico de pacientes sépticos pode ser alcançada por meio de educação e mudanças no processo de atendimento, ou seja, mediante o treinamento de toda a equipe multidisciplinar envolvida no atendimento, visando a um reconhecimento precoce e à instituição de uma terapêutica agressiva e escalonada, guiada por metas e controlada. Estudos demonstraram que a utilização de protocolos para tratamento de sepse e choque séptico tem impacto na redução do tempo de internação hospitalar, de disfunção orgânica durante a internação e da mortalidade.[34,35]

- **Otimizar a oferta de oxigênio**

O oxigênio deve ser fornecido inicialmente em altas concentrações, próximo a 100%. Podem-se utilizar a máscara não reinalante, o cateter nasal de alto fluxo ou a ventilação não invasiva. A intubação, quando indicada, deve ser realizada de preferência após a ressuscitação volêmica e o início de fármacos vasoativos, uma vez que induz a um aumento da pressão intratorácica, diminuição do retorno venoso e, como consequência, instabilidade hemodinâmica no paciente com volemia depletada.

Além da otimização da oferta de oxigênio, é necessário ter como objetivo também a redução do seu consumo, que pode ser alcançado por meio de diminuição do esforço respiratório e controle da agitação, da dor e da temperatura.

- **Estabelecer acesso venoso**

Na suspeita de sepse, pelo menos dois acessos venosos devem ser obtidos de forma rápida e segura. Nas crianças com choque séptico hipotensivo, em que não se consegue um acesso venoso periférico, a instalação de um acesso intraósseo deve ser providenciada. A via intraóssea pode ser, temporariamente, a principal via para infusão de volume, fármacos vasoativos, antibióticos e hemoderivados. Na presença de um segundo acesso venoso periférico, fármacos vasoativos podem ser iniciados de forma precoce até que seja obtido, o mais rápido possível, um acesso venoso central. Essa recomendação permite que a infusão de fármacos vasoativos seja iniciada ainda durante a primeira hora do atendimento.

- **Administrar antibióticos**

O atraso na administração do antibiótico é reconhecido em vários estudos como um fator de risco para aumento de mortalidade. Weiss *et al.*,[75] comprovaram em estudo retrospectivo com 130 crianças que cada hora de atraso entre o reconhecimento da sepse e o início do antibiótico adequado representa aumento progressivo da mortalidade e a maior tempo de disfunção orgânica.

A escolha do antimicrobiano deve levar em consideração: idade da criança, história clínica, presença de patologia de base, síndrome clínica e flora local. Sempre que possível, a coleta de culturas deve ocorrer antes da administração de antibióticos, mas não se deve atrasar o início do tratamento caso essa coleta não seja possível na primeira hora de atendimento do choque.

Da mesma forma que o início rápido do antibiótico, a sua suspensão também é de extrema importância. Garnacho-Montero *et al.*[76] demonstraram redução da mortalidade em adultos com o descalonamento da antibioticoterapia empírica. Deve-se diariamente reavaliar o paciente e, assim que um agente for identificado, ajustar o antibiótico de acordo com a suscetibilidade do agente e suspender antibióticos desnecessários. O uso racional de antibióticos é muito importante e, tem sido recomendado que o tempo de tratamento seja mais curto, com base nas melhoras clínica, laboratorial e radiológica do paciente. Em alguns pacientes com uma resposta mais lenta ao tratamento como: crianças com endocardite, osteomielite, patógenos Gram-negativos multirresistentes, imunodeficiências entre outros, pode ser necessário um curso mais longo de antibióticos. A utilização de biomarcadores na resposta a um insulto infeccioso pode ajudar tanto na triagem e determinação da gravidade desses pacientes como na monitorização da resposta terapêutica.[77] A realização da procalcitonina seriada talvez tenha um papel na tomada de decisão de descalonar ou suspender antibióticos. Mais recentemente Lanziotti *et al.*[78] mostraram que a proteína C reativa (PCR) sequencial pode ser utilizada como marcador de resposta ao antibiótico.

- **Restabelecer o volume circulante efetivo**

O modelo de ressuscitação hídrica preconizado pelo ACCM/PALS vigente desde 2002[20] foi com base na premissa de que a faixa etária pediátrica é mais suscetível à hipovolemia em função do elevado turnover de água e eletrólitos (detalhado na seção de fisiopatologia), no entanto, as evidências científicas que corroboram o modelo são essencialmente baseadas em estudos observacionais retrospectivos,[32,38,79-84] sendo que apenas dois analisaram especificamente a infusão de fluidos (Quadro 20.11).[79,80] Os demais estudos foram desenhados para analisar a adesão às recomendações do ACCM/PALS, as barreiras à adesão e o impacto da adoção de um pacote de tratamento.[36,38,81-84] A adesão ao pacote (grupo de intervenções que, tomadas em conjunto e em tempo hábil, têm um efeito sinérgico) completo esteve associada a melhores desfechos.[36]Dessa forma não é possível entender o papel de cada uma das intervenções sobre o resultado.

As fracas evidências que apoiam o modelo de ressuscitação agressiva se tornaram ainda mais questionáveis a partir da publicação do estudo FEAST (2011),[85] que envolveu mais de 3.000 crianças com evidências clínicas de

QUADRO 20.11 PRINCIPAIS ACHADOS DENTRE OS ESTUDOS DE RESSUSCITAÇÃO VOLÊMICA EM SEPSE PEDIÁTRICA

<table>
<tr><th>Autor, ano</th><th colspan="2">Fluidos (mL/kg)</th><th>Principais achados</th><th>Observações</th></tr>
<tr><td rowspan="3">Carcillo, 1991[79] n=34</td><td>Grupo 1 (n=14)</td><td>11 ± 6</td><td rowspan="3">Sobreviventes (53%) vs. não sobreviventes (47%) a MAIOR infusão de volume na 1ª hora (p<0,05)</td><td rowspan="3">Sem avaliação de variáveis de confusão</td></tr>
<tr><td>Grupo 2 (n=11)</td><td>32 ± 5</td></tr>
<tr><td>Grupo 3 (n=9)</td><td>69 ± 19</td></tr>
<tr><td rowspan="2">Oliveira, 2008[80] n=75</td><td>Sobreviventes (40%)</td><td>27 ± 20</td><td rowspan="2">Média de fluidos significantemente MENOR nos não sobreviventes</td><td rowspan="2">Sem avaliação de variáveis de confusão</td></tr>
<tr><td>Não sobreviventes (60%)</td><td>16 ± 14</td></tr>
<tr><td rowspan="5">Han, 2003[32] n=91</td><td>Todos (n=91)</td><td>20 (9,2-49,2)</td><td rowspan="3">Choque revertido vs. choque persistente Maior adequação no grupo choque revertido (100% vs. 25%; p<0,001)</td><td rowspan="5">Infusão de fluidos inadequada (incluída na definição de choque persistente)</td></tr>
<tr><td>Choque revertido (26,4%)</td><td>23,9 (12,2-44,7)</td></tr>
<tr><td>Choque persistente (73,6%)</td><td>20 (8,2-57,5)</td></tr>
<tr><td>Sobreviventes (71,4%)</td><td>20,0 (9,3-40)</td><td rowspan="2">Sobreviventes vs. não sobreviventes: sem diferenças entre volumes infundidos, e adequação da infusão</td></tr>
<tr><td>Não Sobreviventes (28,6%)</td><td>32,9 (6,4-64,1)</td></tr>
</table>

infecção e sinais de hipoperfusão e comparou solução salina 0,9%, albumina (alíquotas de 20 mL/kg) ou fluidos de manutenção em crianças com choque compensado. A administração de *bolus* de fluidos foi associada a um aumento de 30% na mortalidade. A maioria das mortes (87%) ocorreu nas primeiras 24 horas, com maior proporção de eventos terminais de natureza cardiogênica no grupo que recebeu *bolus* de fluidos (albumina e/ou solução salina). A validade externa do estudo FEAST é sua principal limitação, pois foi conduzido em condições de recursos limitados que podem não refletir os resultados em serviços com maiores recursos. Apesar disso, em 2020 a Campanha Sobrevivendo à Sepse[33] pediátrica optou por considerar os resultados do estudo FEAST afirmando que em situações de falta de recursos de terapia intensiva seria recomendável NÃO INICIAR a ressuscitação volêmica agressiva para aqueles pacientes SEM HIPOTENSÃO. Nesse mesmo cenário, porém se o paciente APRESENTA-SE HIPOTENSO, é recomendada uma ressuscitação cautelosa com alíquotas de 10-20 mL/kg até 40 mL/kg na primeira hora com observação da resposta ao tratamento e de sinais clínicos de intolerância a fluidos. Em cenários com recursos de terapia intensiva a campanha recomenda a infusão de alíquotas de 10-20 mL/kg até 40-60 mL/kg com observação cautelosa da resposta ao tratamento e de sinais clínicos de intolerância a fluidos.

Infusões adicionais podem ser necessárias e devem ser adaptadas para cada paciente, após reavaliação de variáveis de fluxo, pressão e tolerância a fluidos, reconhecendo-se que terapias muito agressivas podem ser prejudiciais em situações de recursos limitados.

Os cristaloides permanecem preferenciais aos coloides, uma vez que são de mais baixo custo e estudos não conseguiram demonstrar diferença na mortalidade. É racional fazer reposição com albumina se a criança apresenta hipoalbuminemia.[86] As soluções cristaloides mais utilizadas são: salina 0,9%, Ringer, lactato Ringer e o Plasmalyte (solução balanceada de eletrólitos).

A solução salina, quando administrada em grandes quantidades, traz o risco de acidose metabólica hiperclorêmica e insuficiência renal aguda provavelmente pelo grande aporte de cloro e pH ácido,[54] entretanto uso de soluções balanceadas pode evitar essas complicações. Estudo retrospectivo em crianças, que incluiu 43 unidades de terapia intensiva pediátrica nos EUA, demonstrou que as soluções balanceadas têm vantagens sobre as não balanceadas. A mortalidade, a incidência de insuficiência renal e a duração de infusão de fármacos vasoativos foram menores entre crianças que receberam somente soluções balanceadas nas primeiras 72 horas de ressuscitação.[55,87]

Após a fase de ressuscitação é essencial observar o volume de fluidos infundidos nas demais fases, pois esses podem contribuir de forma negativa para os desfechos devido a acúmulo hídrico e disfunção orgânica sequencial.[87,88]

A reposição hídrica pode ser dividida em quatro fases: ressuscitação, otimização, estabilização e descalonamento.[54,74]

- Ressuscitação: é fase inicial da reposição volêmica, em que fluidos são administrados rapidamente de acordo com a avaliação clínica. Esta fase deve durar poucos minutos e tem o objetivo de tirar o paciente do risco iminente de morte. Nesse momento entra-se numa segunda fase da terapia hídrica denominada otimização.
- Otimização: nessa fase, o paciente não se encontra mais em risco iminente de morte, mas num estágio de choque compensado e qualquer fluido adicional é infundido de forma mais cautelosa e titulado de acordo com parâmetros de monitorização e de responsividade a fluidos. A infusão de volume deve ser interrompida assim que o paciente demonstrar sinais de melhora. É importante diferenciar essa fase da inicial para evitar sobrecarga hídrica e seus

efeitos deletérios.[89] A fase de otimização deve durar poucas horas até um dia.

- Estabilização: o foco nessa fase deve ser direcionado para o suporte de órgãos e a terapia hídrica realizada apenas para repor perdas (renal, gastrointestinal e insensíveis). Nessa fase, o médico deve estar preocupado em minimizar a oferta de fluidos, uma vez que equilíbrio hídrico positivo 72 horas depois do início do choque está associado a piores desfechos. Alobaidi *et al.*[88] demonstraram que o equilíbrio cumulativo positivo está fortemente relacionado com aumento de mortalidade entre crianças com choque séptico. É recomendada atenção aos volumes ofertados diariamente e que não são percebidos (nutrição enteral ou parenteral, medicações, hemoderivados, soro de manutenção, entre outros). Sobrecarga de volume, sódio e cloro estão mais associados a outras soluções e não apenas àquelas utilizadas na fase de ressuscitação. Estratégias para combater o equilíbrio hídrico positivo devem incluir diluição das medicações em menores volumes, utilização preferencialmente, da via enteral tanto para medicações como para nutrição, redução ou suspensão das soluções de manutenção e oferecimento dos eletrólitos necessários em maiores concentrações.[90] Nesta fase, que dura alguns dias, pode-se considerar o uso de diuréticos.
- Descalonamento: após a fase inicial o paciente pode melhorar e apresentar diurese espontânea e eliminação do excesso de volume que recebeu previamente. Por outro lado, muito frequentemente na sepse, pode evoluir com acúmulo progressivo de fluido como resultado da alteração de permeabilidade capilar e extravasamento para o interstício. Em qualquer dessas situações, é importante que ocorra um equilíbrio hídrico negativo. Durante essa fase é seguro o uso de diuréticos, diálise ou ultrafiltração com o objetivo de remover o acúmulo de fluidos. Inicialmente, podem ser titulados os diuréticos, especialmente se não houver necessidade de remoção de solutos (ureia, potássio etc.), mas, se persistir a oligúria ou houver piora da função renal a remoção mecânica deve ser iniciada.[91]Esta fase pode durar dias até algumas semanas.

Correção de distúrbios metabólicos associados

Crianças em choque séptico são de risco para hipoglicemia e hipocalcemia, portanto a rápida mensuração e a correção desses distúrbios devem ser realizadas. A hipoglicemia deve ser corrigida com infusão de dextrose e, após a correção inicia-se uma infusão contínua para manter a glicemia. A hiperglicemia deve ser evitada e a hipocalcemia corrigida por meio da infusão de gluconato ou cloreto de cálcio por um acesso central. O cálcio intracelular é necessário para a contração do músculo cardíaco e do músculo liso e alguns estudos animais e observacionais sugerem melhora fisiológica quando o cálcio é corrigido.

Terapia inotrópica ou vasopressora

A contratilidade miocárdica e o tônus vasomotor podem ser otimizados pela correção de distúrbios metabólicos (hipóxia, acidose, hipoglicemia, hipocalcemia) e pela administração de medicações inotrópicas e vasoativas.

A introdução de medicações inotrópicas e vasoativas está indicada no choque refratário a fluidos. Em alguns casos o uso dessas medicações pode ocorrer concomitantemente à ressuscitação hídrica. Embora a via preferencial de administração deva ser por meio de um cateter central, a infusão pode ser iniciada por veia periférica ou intraóssea até que um cateter central seja obtido. A infusão por via periférica deve respeitar concentrações máximas (4 mcg/mL para epinefrina ou norepinefrina e 800-1.600 mcg/mL para dopamina) e o tempo limitado de 3 horas.[92-94]

A escolha do agente inicial é baseada em fracas evidências científicas, uma vez que são escassos os estudos comparativos na faixa etária pediátrica. Apenas dois estudos comparativos de aminas vasoativas em crianças com choque séptico conduzidos após a ressuscitação volêmica (i.e., pelo menos 40 mL/kg). Num ensaio clínico cego de 60 lactentes e crianças com choque séptico refratário a fluidos que receberam dopamina (10-20 µg/kg/minuto) ou epinefrina (0,1-0,3 µg/kg/minuto), os pacientes que receberam epinefrina apresentaram probabilidade significativamente maior de resolução de choque na primeira hora do que aqueles que receberam dopamina (OR=4,8; IC95%=1,3-17,2). Os pacientes que receberam epinefrina também tiveram mais dias livres de falência de órgãos. A mortalidade geral foi de 42% e não diferiu significativamente entre os grupos.[95] Ventura *et al.*[93] compararam os efeitos da dopamina ou epinefrina em crianças com choque séptico refratário a fluidos (após 40 mL/kg). Os pacientes foram distribuídos aleatoriamente para receber por via periférica ou intraóssea dopamina (doses de 5-7,5-10 mcg/kg/min) ou epinefrina (0,1-0,2-0,3 mcg/kg/min). Aqueles que não alcançavam critérios predefinidos de estabilização após a dose máxima foram classificados como insucesso do tratamento e passavam a receber uma medicação inotrópica/vasoativa de acordo com a preferência do médico. A mortalidade global foi de 14,2%, sendo 20,6 % no grupo de dopamina e 7% no de epinefrina (p = 0,033). O uso da dopamina esteve estatisticamente associado a óbito (OR=6,5; IC 95%=1,1-37,8; p=0,037) e infecção associada aos cuidados de saúde (OR=67,7; IC 95%=5-910,8; p=0,001).

Em 2020, a Campanha Sobrevivendo à Sepse em Pediatria passou a recomendar que a escolha da medicação inotrópica/vasoativa não se baseasse exclusivamente no perfil clínico devido à baixa especificidade das alterações clínicas para definir o débito cardíaco, estado volêmico e a resistência vascular. O painel de especialista sugere o início de adrenalina ou norepinefrina em vez de dopamina. Por outro lado, em função da carência de estudos, o painel não faz recomendação específica para uma medicação inotrópica/vasoativa. Até o momento apenas um estudo avaliou o uso de norepinefrina em um modelo caso controle retrospectivo conduzido na Índia. Os pacientes estudados foram submetidos a uma ressuscitação hídrica mais cautelosa (30 mL/kg) com início mais precoce de norepinefrina em veia periférica na dose máxima de 0,1 mcg/Kg/min. O grupo controle consistiu em pacientes que retrospectivamente foram submetidos a tratamento habitual preconizado pelo ACCM/PALS (ressuscitação volêmica habitual de 60 mL/kg e início de medicações inotrópicas/vasoativas de acordo com perfil clínico). O requerimento de fluidos em 6 horas no grupo que recebeu noradrenalina precoce e o número de dias de ventilação foram significativamente menores em comparação com o grupo controle. A resolução de choque e as taxas de mortalidade foram semelhantes.[96]

A escolha sequencial de medicações inotrópicas/vasoativas deve-se basear em dados de monitorização do débito cardíaco e resistência vascular. Estratégias poupadoras de catecolaminas (decatecolaminização) têm sido sugeridas visando a minimizar os efeitos deletérios dessa classe de medicações.[97-99] Como candidatos potenciais encontram-se os inibidores de fosfodiesterase III (milrinona, enoximona) ou o sensibilizador de canais de cálcio (levosimendana) como alternativas inotrópicas, e, como altenativas vasopressina e angiotensina. É importante ressaltar que o uso dessas medicações se baseia exclusivamente em poucos relatos de casos e opinião de especialistas. Dessa forma, a Campanha Sobrevivendo à Sepse em Pediatria afirma não ser possível estabelecer recomendações para o uso de inodilatadores ou outros vasopressores em função da inexistência de evidências consistentes.

Terapias adjuvantes

Corticoterapia

O uso de corticosteroides como terapia adjuvante em pacientes com choque séptico tem sido amplamente discutido há décadas.[100-102]. Sabe-se, que a incidência de insuficiência de corticosteroides relacionada com o paciente criticamente doente (CIRCI, do inglês *critical illness-related corticosteroid insufficiency*) é elevada nos pacientes com choque séptico e que ela está diretamente relacionada com o aumento da necessidade de fármacos vasoativos e maior duração do choque.[103]Ainda é bastante controversa na literatura, todavia, a dose de corticosteroides a ser utilizada nos pacientes de risco para insuficiência adrenal, sendo necessários maiores estudos, principalmente na população pediátrica.[102,104]

Nos quadros de choque séptico refratário a volume e os fármacos vasoativos, a recomendação do uso de corticosteroides é muito mais baseada em recomendações de especialistas do que no diagnóstico de insuficiência adrenal. A última diretriz da Campanha Sobrevivendo à Sepse (2020) não fornece recomendações a favor ou contra a administração de corticosteroides a pacientes pediátricos com choque refratário, devido à falta de evidências.[33] De fato, os dados ainda são conflitantes e os estudos não foram capazes de evidenciar redução da mortalidade de pacientes com a terapêutica, apesar de a maioria apontar melhora no tempo de resolução do choque e menor tempo de permanência na UTI.

A pacientes adultos, com choque refratário às catecolaminas, recomenda-se o uso de hidrocortisona, em baixas doses (200 mg/dia), em infusão contínua ou de 6/6 horas por um período mais prolongado (5 a 7 dias). Para a faixa etária pediátrica ainda não existe uma padronização e são necessários estudos. Sugere-se o uso de hidrocortisona nos quadros de choque refratário às catecolaminas na presença de algum fator de risco para insuficiência adrenal.[21] A hidrocortisona deve ser usada em baixas doses, por no mínimo cinco dias, ou até que sejam suspensos os fármacos vasoativos. São considerados fatores de risco para insuficiência adrenal: crianças com *púrpura fulminans*, síndrome de Waterhouse-Friderichsen, doença hipofisária ou adrenal previamente conhecida e aquelas que utilizam corticosteroides de forma crônica.

Na literatura, uma das doses recomendadas para a faixa etária pediátrica é de 100 mg/m^2/dia de ataque, seguida de dose semelhante de manutenção, dividida de 6/6 horas (nunca ultrapassando 200 mg/dia), por 5 a 7 dias ou até a suspensão dos fármacos vasoativos, mas sem grau de evidência.

Quanto à dosagem de cortisol basal e o teste de estímulo com ACTH, sugere-se a sua realização, quando possível, com o objetivo de guiar a terapêutica e não de instituí-la.

Imunoglobulina

Uma vez que as diretrizes atuais recomendam apenas terapias de suporte no tratamento de pacientes sépticos, e que os pacientes continuam morrendo, a atenção tem se voltado para a modulação da resposta imune. Alguns autores sugerem que uma opção terapêutica para pacientes com choque séptico seja estimular a resposta imune, pois as tentativas de bloquear a resposta pró-inflamatória falharam e a mortalidade é alta na fase de imunossupressão.

Uma opção plausível refere-se às imunoglobulinas, que são glicoproteínas sintetizadas pelos linfócitos B, utilizadas pelo sistema imunológico para identificar e neutralizar os antígenos. Essas moléculas têm ação tanto na fase pró quanto anti-inflamatória de sepse.

Apesar da plausibilidade biológica, as diretrizes atuais não recomendam o uso de imunoglobulina a adultos com sepse e choque séptico, uma vez que as evidências são fracas (estudos muito heterogêneos, com risco elevado de viés). Para crianças, as diretrizes recomendam o uso da imunoglobulina nos casos de síndrome do choque tóxico.[105]

Em algumas populações de risco (recém-nascidos e lactentes jovens, pacientes com patologias de base, e em uso de terapias imunossupressoras), no entanto, a maior suscetibilidade a infecção e sepse é decorrente de imaturidade ou disfunção do sistema imune. Nessa população, particularmente nos recém-nascidos e lactentes jovens, que têm um sistema imune frágil, imaturo e com deficiência de quase todos os componentes da resposta imune, a terapia adjuvante com imunoglobulina pode ter seu papel. Alguns estudos demonstraram que o uso da imunoglobulina como terapia adjuvante em crianças com sepse resultou em aumento das taxas de sobrevida e redução do tempo de internação.[106-108] Quando indicada, deve ser usada precocemente, no dia do diagnóstico do choque séptico, no entanto, ainda há a necessidade de estudos clínicos, randomizados e controlados para avaliar função da terapia com imunoglobulina em pacientes sépticos, a dose e o tempo de duração.

Nutrição

O suporte nutricional da criança com sepse é similar ao de qualquer criança criticamente doente, uma vez que não existem estudos pediátricos que contemplem as peculiaridades da sepse.

Na sepse, assim como em outros insultos agudos ocorre uma série de alterações metabólicas que caracterizam a resposta aguda ao estresse metabólico. A liberação de citocinas determina um aumento das concentrações dos hormônios contrarreguladores (cortisol, glucagon, catecolaminas), levando ao aumento da resistência à insulina e ao hormônio do crescimento (GH). Como resultado dessa resposta, é iniciada uma sequência de eventos metabólicos que inclui o catabolismo de reservas endógenas de proteínas, carboidratos e gorduras para fornecer substratos essenciais para a produção de energia.

Sabe-se que o suporte nutricional não é capaz de reverter ou impedir essa resposta, no entanto a falha em fornecer um adequado suporte nutricional pode exacerbar deficiências nutricionais e resultar em desnutrição, o que pode afetar os resultados clínicos.

Dessa forma a maior parte dos autores concorda que o suporte nutricional da criança com sepse deve levar em consideração:[109,110]

- Início precoce após adequada ressuscitação volêmica, infusão de aminas vasoativas estável ou decrescente e sem *bolus* de fluidos nas últimas 48 horas.
- Via enteral é a mais recomendada, sendo preferencialmente por via gástrica. Via pós-pilórica pode ser considerada naqueles com importante gastroparesia.
- Idealmente as necessidades calóricas devem ser estimadas por calorimetria indireta. Na ausência dessa técnica, recomenda-se o uso de fórmulas de Schofield ou FAO/OMS. Sugere-se que pelo menos dois terços das necessidades diárias de energia sejam alcançados até o final da primeira semana na UTIP. Na fase aguda (24-96 horas) as necessidades calóricas parecem ser menores em função das estratégias terapêuticas e de uma relativa hibernação dos órgãos que tentam se adaptar à situação de estresse. Após esse período, a oferta calórica pode ser otimizada para alcançar as metas. Na fase crônica ou de recuperação nutricional as necessidades calórica, proteica, de vitaminas e de micronutrientes devem ser novamente adaptadas.
- A oferta de proteína deve ser otimizada para promover um balanço nitrogenado positivo.
- Nutrição parenteral precoce não deve ser instituída, pois, com base em um ensaio clínico randomizado mostrou resultados desfavoráveis.
- Nutrição parenteral complementar deve ser considerada para pacientes que não alcançam as metas estabelecidas até pelo menos a primeira semana de admissão na UTI.

Terapia de substituição renal e plasmaférese

A insuficiência renal aguda (IRA) é relativamente comum em crianças com sepse. O mecanismo da IRA na sepse é multifatorial, incluindo lesão induzida por isquemia secundária ao choque, mediadores anti e pró-inflamatórios e trombose de microvasculatura. A implementação de ressuscitação hídrica adequada, antibióticos de forma precoce e a rápida introdução de agentes vasopressores adequados estão associados à redução do desenvolvimento de IRA. O tratamento dessas crianças se dá prioritariamente por intermédio da hemodiafiltração. A proposta dessa terapia é, primeiramente, a substituição da função renal para manter a homeostase do corpo. O tempo para iniciar a terapia ainda não foi bem determinado, mas, sabemos que, se indicada tardiamente, está associada a aumento de mortalidade. Aparentemente, a hemodiafiltração contínua exerce melhor controle da volemia com menor número de episódios de hipotensão e maior taxa de recuperação renal. Outra potencial função da hemodiafiltração seria a retirada de mediadores inflamatórios podendo diminuir a disfunção orgânica.[111]

A trombocitopenia associada a disfunção orgânica múltipla está sendo cada vez mais descrita em associação à sepse. Um reconhecimento precoce dessa condição clínica e a instituição de tratamento apropriado resultam em importante melhora no prognóstico desses pacientes. A troca de plasma (plasma *exchange*) vem sendo descrita como terapia de escolha para essa condição clínica.[112]

Hemoterapia

Embora não exista uma recomendação clara para o nível de hemoglobina em crianças com choque séptico, um estudo recente mostrou que, em pacientes com saturação venosa central de oxigênio abaixo de 70%, a transfusão de concentrado de hemácias, em conjunto com outras medidas para elevar a oferta de oxigênio, associou-se à melhora da sobrevida,[73] portanto, em pacientes instáveis e com $SvcO_2 < 70\%$ devem ser mantido um nível de hemoglobina em torno de 10 g/dL, já que o transporte de oxigênio depende significativamente de sua concentração. Após a estabilização, são aceitos níveis em torno de 7 g/dL.[112] Plasma fresco congelado e plaquetas podem ser utilizados para corrigir distúrbios de coagulação e plaquetopenia, em paciente com risco de sangramento, não devendo ser utilizados apenas como expansores de volume.

Referências bibliográficas

1. Singer M, Deutschman CS, Seymour CW, Shankar-Hari M, Annane D, Bauer M, et al. The Third International Consensus Definitions for Sepsis and Septic Shock (Sepsis-3). JAMA. 2016;315(8):801-10.
2. Schultz MJ, Dunser MW, Dondorp AM, Adhikari NK, Iyer S, Kwizera A, et al. Current challenges in the management of sepsis in ICUs in resource-poor settings and suggestions for the future. Intensive Care Med. 2017;43(5):612-24.
3. Salomão R, Ferreira BL, Salomão MC, Santos SS, Azevedo LCP, Brunialti MKC. Sepsis: evolving concepts and challenges. Braz J Med Biol Res. 2019;52(4):e8595.
4. Rudd KE, Johnson SC, Agesa KM, Shackelford KA, Tsoi D, Kievlan DR, et al. Global, regional, and national sepsis incidence and mortality, 1990-2017: analysis for the Global Burden of Disease Study. Lancet. 2020;395(10219):200-11.
5. Machado FR, Cavalcanti AB, Bozza FA, Ferreira EM, Angotti Carrara FS, Sousa JL, et al. The epidemiology of sepsis in Brazilian intensive care units (the Sepsis PREvalence Assessment Database, SPREAD): an observational study. Lancet Infect Dis. 2017;17(11):1180-9.
6. de Souza DC, Gonçalves Martin J, Soares Lanziotti V, de Oliveira CF, Tonial C, de Carvalho WB, et al. The epidemiology of sepsis in paediatric intensive care units in Brazil (the Sepsis PREvalence Assessment Database in Pediatric population, SPREAD PED): an observational study. Lancet Child Adolesc Health. 2021;5(12):873-81.
7. Carlton EF, Barbaro RP, Iwashyna TJ, Prescott HC. Cost of Pediatric Severe Sepsis Hospitalizations. JAMA Pediatr. 2019.

8. Zimmerman JJ, Banks R, Berg RA, Zuppa A, Newth CJ, Wessel D, et al. Trajectory of mortality and health-related quality of life morbidity following community-acquired pediatric septic shock. Critical Care Medicine. 2020:329-37.
9. Reinhart K, Daniels R, Kissoon N, Machado FR, Schachter RD, Finfer S. Recognizing Sepsis as a Global Health Priority – A WHO Resolution. N Engl J Med. 2017;377(5):414-417.
10. Fleischmann-Struzek C, Goldfarb DM, Schlattmann P, Schlapbach LJ, Reinhart K, Kissoon N. The global burden of paediatric and neonatal sepsis: a systematic review. Lancet Respir Med. 2018;6(3):223-30.
11. Weiss SL, Fitzgerald JC, Pappachan J, Wheeler D, Jaramillo-Bustamante JC, Salloo A, et al. Global epidemiology of pediatric severe sepsis: the sepsis prevalence, outcomes, and therapies study. Am J Respir Crit Care Med. 2015;191(10):1147-57.
12. de Souza DC, Shieh HH, Barreira ER, Ventura AM, Bousso A, Troster EJ, et al. Epidemiology of Sepsis in Children Admitted to PICUs in South America. Pediatr Crit Care Med. 2016;17(8):727-34.
13. Tan B, Wong JJ, Sultana R, Koh JCJW, Jit M, Mok YH, et al. Global Case-Fatality Rates in Pediatric Severe Sepsis and Septic Shock: A Systematic Review and Meta-analysis. JAMA Pediatr. 2019;173(4):352-62.
14. González G, Arias-López MDP, Bordogna A, Palacio G, Siaba Serrate A, Fernández AL, et al. [Lower socioeconomic conditions are associated with higher rates but similar outcomes in Sepsis in children]. Andes Pediatr. 2023;94(2):187-99.
15. Hartman ME, Linde-Zwirble WT, Angus DC, Watson RS. Trends in the epidemiology of pediatric severe sepsis. Pediatr Crit Care Med. 2013;14(7):686-93.
16. Balamuth F, Weiss SL, Neuman MI, Scott H, Brady PW, Paul R, et al. Pediatric Severe Sepsis in U.S. Children's Hospitals. Pediatr Crit Care Med. 2014;15(9):798-805.
17. Wang Y, Sun B, Yue H, Lin X, Li B, Yang X, et al. An epidemiologic survey of pediatric sepsis in regional hospitals in china. Pediatr Crit Care Med. 2014;15(9):814-20.
18. Jaramillo-Bustamante JC, Marín-Agudelo A, Fernández-Laverde M, Bareño-Silva J. Epidemiology of sepsis in pediatric intensive care units: first Colombian multicenter study. Pediatr Crit Care Med. 2012;13(5):501-8.
19. Weiss SL, Balamuth F, Hensley J, Fitzgerald JC, Bush J, Nadkarni VM, et al. The Epidemiology of Hospital Death Following Pediatric Severe Sepsis: When, Why, and How Children With Sepsis Die. Pediatr Crit Care Med. 2017.
20. Carcillo JA, Fields AI, Members ACoCCMTFC. Clinical practice parameters for hemodynamic support of pediatric and neonatal patients in septic shock. Crit Care Med. 2002;30(6):1365-78.
21. Davis AL, Carcillo JA, Aneja RK, Deymann AJ, Lin JC, Nguyen TC, et al. American College of Critical Care Medicine Clinical Practice Parameters for Hemodynamic Support of Pediatric and Neonatal Septic Shock. Crit Care Med. 2017;45(6):1061-93.
22. de Souza DC, Machado FR. Epidemiology of Pediatric Septic Shock. J Pediatr Intensive Care. 2019;8(1):3-10.
23. Goldstein B, Giroir B, Randolph A, Sepsis ICCoP. International pediatric sepsis consensus conference: definitions for sepsis and organ dysfunction in pediatrics. Pediatr Crit Care Med. 2005;6(1):2-8.
24. Bone RC, Balk RA, Cerra FB, Dellinger RP, Fein AM, Knaus WA, et al. Definitions for sepsis and organ failure and guidelines for the use of innovative therapies in sepsis. The ACCP/SCCM Consensus Conference Committee. American College of Chest Physicians/Society of Critical Care Medicine. Chest. 1992;101(6):1644-55.
25. Souza DC, Brandão MB, Piva JP. From the International Pediatric Sepsis Conference 2005 to the Sepsis-3 Consensus. Rev Bras Ter Intensiva. 2018;30(1):1-5.
26. Weiss SL, Fitzgerald JC, Maffei FA, Kane JM, Rodriguez-Nunez A, Hsing DD, et al. Discordant identification of pediatric severe sepsis by research and clinical definitions in the SPROUT international point prevalence study. Crit Care. 2015;19:325.
27. Schlapbach LJ, Straney L, Alexander J, MacLaren G, Festa M, Schibler A, et al. Mortality related to invasive infections, sepsis, and septic shock in critically ill children in Australia and New Zealand, 2002-13: a multicentre retrospective cohort study. Lancet Infect Dis. 2015;15(1):46-54.
28. Morin L, Hall M, de Souza D, Guoping L, Jabornisky R, Shime N, et al. The Current and Future State of Pediatric Sepsis Definitions: An International Survey. Pediatrics. 2022;149(6).
29. Menon K, Schlapbach LJ, Akech S, Argent A, Biban P, Carrol ED, et al. Criteria for Pediatric Sepsis-A Systematic Review and Meta-Analysis by the Pediatric Sepsis Definition Taskforce. Crit Care Med. 2022;50(1):21-36.
30. Sanchez-Pinto LN, Bennett TD, DeWitt PE, Russell S, Rebull MN, Martin B, et al. Development and Validation of the Phoenix Criteria for Pediatric Sepsis and Septic Shock. JAMA. 2024.
31. Schlapbach LJ, Watson RS, Sorce LR, Argent AC, Menon K, Hall MW, et al. International

Consensus Criteria for Pediatric Sepsis and Septic Shock. JAMA. 2024.

32. Han YY, Carcillo JA, Dragotta MA, Bills DM, Watson RS, Westerman ME, et al. Early reversal of pediatric-neonatal septic shock by community physicians is associated with improved outcome. Pediatrics. 2003;112(4):793-9.
33. Weiss SL, Peters MJ, Alhazzani W, Agus MSD, Flori HR, Inwald DP, et al. Surviving Sepsis Campaign International Guidelines for the Management of Septic Shock and Sepsis-Associated Organ Dysfunction in Children. Pediatr Crit Care Med. 2020;21(2):e52-e106.
34. Noritomi DT, Ranzani OT, Monteiro MB, Ferreira EM, Santos SR, Leibel F, et al. Implementation of a multifaceted sepsis education program in an emerging country setting: clinical outcomes and cost-effectiveness in a long-term follow-up study. Intensive Care Med. 2014;40(2):182-91.
35. Medeiros DNM, Mafra ACCN, Carcillo JA, Troster EJ. A Pediatric Sepsis Protocol Reduced Mortality and Dysfunctions in a Brazilian Public Hospital. Front Pediatr. 2021;9:757721.
36. Evans IVR, Phillips GS, Alpern ER, Angus DC, Friedrich ME, Kissoon N, et al. Association Between the New York Sepsis Care Mandate and In-Hospital Mortality for Pediatric Sepsis. JAMA. 2018;320(4):358-67.
37. Sepanski RJ, Godambe SA, Mangum CD, Bovat CS, Zaritsky AL, Shah SH. Designing a pediatric severe sepsis screening tool. Front Pediatr. 2014;2:56.
38. Cruz AT, Perry AM, Williams EA, Graf JM, Wuestner ER, Patel B. Implementation of goal-directed therapy for children with suspected sepsis in the emergency department. Pediatrics. 2011;127(3):e758-66.
39. Russell JA, Rush B, Boyd J. Pathophysiology of Septic Shock. Crit Care Clin. 2018;34(1):43-61.
40. Fernández-Sarmiento J, Hernández-Sarmiento R, Salazar MP, Barrera S, Castilla V, Duque C. The association between hypoalbuminemia and microcirculation, endothelium, and glycocalyx disorders in children with sepsis. Microcirculation. 2023;30(8):e12829.
41. Chelazzi C, Villa G, Mancinelli P, De Gaudio AR, Adembri C. Glycocalyx and sepsis-induced alterations in vascular permeability. Crit Care. 2015;19:26.
42. Bottin JH, Morin C, Guelinckx I, Perrier ET. Hydration in Children: What Do We Know and Why Does it Matter? Ann Nutr Metab. 2019;74 (Suppl) 3:11-8.
43. Jéquier E, Constant F. Water as an essential nutrient: the physiological basis of hydration. Eur J Clin Nutr. 2010;64(2):115-23.
44. Ceneviva G, Paschall JA, Maffei F, Carcillo JA. Hemodynamic support in fluid-refractory pediatric septic shock. Pediatrics. 1998;102(2):e19.
45. Brierley J, Peters MJ. Distinct hemodynamic patterns of septic shock at presentation to pediatric intensive care. Pediatrics. 2008;122(4):752-9.
46. Deep A, Goonasekera CD, Wang Y, Brierley J. Evolution of haemodynamics and outcome of fluid-refractory septic shock in children. Intensive Care Med. 2013;39(9):1602-9.
47. Ranjit S, Kissoon N. Bedside echocardiography is useful in assessing children with fluid and inotrope resistant septic shock. Indian J Crit Care Med. 2013;17(4):224-30.
48. Ranjit S, Aram G, Kissoon N, Ali K, Natraj R, Shresti S, et al. Multimodal monitoring for hemodynamic categorization and management of pediatric septic shock: A pilot observational study. Pediatric Critical Care Medicine. 2014;15(1):e17-e26.
49. Abdalaziz FA, Algebaly HAF, Ismail RI, El-Sherbini SA, Behairy A. The use of bedside echocardiography for measuring cardiac index and systemic vascular resistance in pediatric patients with septic shock. Rev Bras Ter Intensiva. 2018;30(4):460-70.
50. Erdem Ö, Kuiper JW, Tibboel D. Hemodynamic coherence in critically ill pediatric patients. Best Pract Res Clin Anaesthesiol. 2016;30(4):499-510.
51. Singer M. The role of mitochondrial dysfunction in sepsis-induced multi-organ failure. Virulence. 2014;5(1):66-72.
52. Ranjit S, Aram G, Kissoon N, Ali MK, Natraj R, Shresti S, et al. Multimodal monitoring for hemodynamic categorization and management of pediatric septic shock: a pilot observational study. Pediatr Crit Care Med. 2014;15(1):e17-26.
53. Sankar J, Sankar MJ, Suresh CP, Dubey NK, Singh A. Early goal-directed therapy in pediatric septic shock: comparison of outcomes "with" and "without" intermittent superior venacaval oxygen saturation monitoring: a prospective cohort study*. Pediatr Crit Care Med. 2014;15(4):e157-67.
54. Malbrain MLNG, Van Regenmortel N, Saugel B, De Tavernier B, Van Gaal PJ, Joannes-Boyau O, et al. Principles of fluid management and stewardship in septic shock: it is time to consider the four D's and the four phases of fluid therapy. Ann Intensive Care. 2018;8(1):66.
55. Emrath ET, Fortenberry JD, Travers C, McCracken CE, Hebbar KB. Resuscitation With Balanced Fluids Is Associated With Improved Survival in Pediatric Severe Sepsis. Crit Care Med. 2017;45(7):1177-83.
56. Ranjit S, Kissoon N, Argent A, Inwald D, Ventura AMC, Jaborinsky R, et al. Haemodynamic

support for paediatric septic shock: a global perspective. Lancet Child Adolesc Health. 2023;7(8):588-98.
57. Marlais M, Lyttle MD, Inwald D. Ten concerns about blood pressure measurement and targets in paediatric sepsis. Intensive Care Med. 2017;43(3):433-5.
58. Fleming S, Gill P, Jones C, Taylor JA, Van den Bruel A, Heneghan C, et al. Validity and reliability of measurement of capillary refill time in children: a systematic review. Arch Dis Child. 2015;100(3):239-49.
59. Lamprea S, Fernández-Sarmiento J, Barrera S, Mora A, Fernández-Sarta JP, Acevedo L. Capillary refill time in sepsis: A useful and easily accessible tool for evaluating perfusion in children. Front Pediatr. 2022;10:1035567.
60. Bustos B R, Padilla P O. El tiempo de llene capilar prolongado es predictor de una saturación venosa central de oxígeno disminuida. Rev chil pediatr. 2014;85(5):539-45.
61. De Oliveira CF, De Oliveira DSF, Gottschald AFC, Moura JDG, Costa GA, Ventura AC, et al. ACCM/PALS haemodynamic support guidelines for paediatric septic shock: An outcomes comparison with and without monitoring central venous oxygen saturation. Intensive Care Medicine. 2008;34(6):1065-75.
62. Sankar J, Kumar BK, Singh M, Lodha R. Intermittent versus continuous SCVO2 monitoring during early goal directed therapy in septic shock: A randomized trial. Pediatric Critical Care Medicine. 2018;19(6):8.
63. Scott HF, Brou L, Deakyne SJ, Kempe A, Fairclough DL, Bajaj L. Association Between Early Lactate Levels and 30-Day Mortality in Clinically Suspected Sepsis in Children. JAMA Pediatr. 2017;171(3):249-55.
64. Schlapbach LJ, MacLaren G, Festa M, Alexander J, Erickson S, Beca J, et al. Prediction of pediatric sepsis mortality within 1 h of intensive care admission. Intensive Care Med. 2017.
65. Choudhary R, Sitaraman S, Choudhary A. Lactate clearance as the predictor of outcome in pediatric septic shock. J Emerg Trauma Shock. 2017;10(2):55-9.
66. Lee EP, Wu HP, Chan OW, Lin JJ, Hsia SH. Hemodynamic monitoring and management of pediatric septic shock. Biomed J. 2022;45(1):63-73.
67. Marik PE, Cavallazzi R. Does the central venous pressure predict fluid responsiveness? An updated meta-analysis and a plea for some common sense. Crit Care Med. 2013;41(7):1774-81.
68. Pinsky MR, Kellum JA, Bellomo R. Central venous pressure is a stopping rule, not a target of fluid resuscitation. Crit Care Resusc. 2014;16(4):245-6.
69. Choi SJ, Ha EJ, Jhang WK, Park SJ. Elevated central venous pressure is associated with increased mortality in pediatric septic shock patients. BMC Pediatr. 2018;18(1):58.
70. Charaya S, Angurana SK. Predicting Fluid Responsiveness in Children with Shock: POCUS Can Guide. Indian J Pediatr. 2023;90(11):1065-1066.
71. Yañez LJ, Yunge M, Emilfork M, Lapadula M, Alcántara A, Fernández C, et al. A prospective, randomized, controlled trial of noninvasive ventilation in pediatric acute respiratory failure. Pediatr Crit Care Med. 2008;9(5):484-9.
72. Rivers E, Nguyen B, Havstad S, Ressler J, Muzzin A, Knoblich B, et al. Early goal-directed therapy in the treatment of severe sepsis and septic shock. N Engl J Med. 2001;345(19):1368-77.
73. de Oliveira CF, de Oliveira DS, Gottschald AF, Moura JD, Costa GA, Ventura AC, et al. ACCM/PALS haemodynamic support guidelines for paediatric septic shock: an outcomes comparison with and without monitoring central venous oxygen saturation. Intensive Care Med. 2008;34(6):1065-75.
74. Monnet X, Lai C, Teboul JL. How I personalize fluid therapy in septic shock? Crit Care. 2023;27(1):123.
75. Weiss SL, Fitzgerald JC, Balamuth F, Alpern ER, Lavelle J, Chilutti M, et al. Delayed antimicrobial therapy increases mortality and organ dysfunction duration in pediatric sepsis. Crit Care Med. 2014;42(11):2409-17.
76. Garnacho-Montero J, Gutiérrez-Pizarraya A, Escoresca-Ortega A, Corcia-Palomo Y, Fernández-Delgado E, Herrera-Melero I, et al. De--escalation of empirical therapy is associated with lower mortality in patients with severe sepsis and septic shock. Intensive Care Med. 2014;40(1):32-40.
77. Lanziotti VS, Póvoa P, Soares M, Silva JR, Barbosa AP, Salluh JI. Use of biomarkers in pediatric sepsis: literature review. Rev Bras Ter Intensiva. 2016;28(4):472-82.
78. Lanziotti VS, Póvoa P, Prata-Barbosa A, Pulcheri LB, Rabello LSCF, Lapa E Silva JR, et al. Patterns of C-reactive protein ratio response to antibiotics in pediatric sepsis: A prospective cohort study. J Crit Care. 2018;44:217-22.
79. Carcillo JA, Davis AL, Zaritsky A. Role of early fluid resuscitation in pediatric septic shock. JAMA. 1991;266(9):1242-5.
80. Oliveira CF, Nogueira de Sá FR, Oliveira DS, Gottschald AF, Moura JD, Shibata AR, et al. Time- and fluid-sensitive resuscitation for hemodynamic support of children in septic shock: barriers to the implementation of the

American College of Critical Care Medicine/ Pediatric Advanced Life Support Guidelines in a pediatric intensive care unit in a developing world. Pediatr Emerg Care. 2008;24(12):810-5.
81. Inwald DP, Tasker RC, Peters MJ, Nadel S, (PICS-SG) PICSSG. Emergency management of children with severe sepsis in the United Kingdom: the results of the Paediatric Intensive Care Society sepsis audit. Arch Dis Child. 2009;94(5):348-53.
82. Larsen GY, Mecham N, Greenberg R. An emergency department septic shock protocol and care guideline for children initiated at triage. Pediatrics. 2011;127(6):e1585-92.
83. Paul R, Neuman MI, Monuteaux MC, Melendez E. Adherence to PALS Sepsis Guidelines and Hospital Length of Stay. Pediatrics. 2012;130(2):e273-80.
84. Van de Voorde P, Emerson B, Gomez B, Willems J, Yildizdas D, Iglowstein I, et al. Paediatric community-acquired septic shock: results from the REPEM network study. Eur J Pediatr. 2013;172(5):667-74.
85. Maitland K, Kiguli S, Opoka RO, Engoru C, Olupot-Olupot P, Akech SO, et al. Mortality after fluid bolus in African children with severe infection. N Engl J Med. 2011;364(26):2483-95.
86. Medeiros DN, Ferranti JF, Delgado AF, de Carvalho WB. Colloids for the Initial Management of Severe Sepsis and Septic Shock in Pediatric Patients: A Systematic Review. Pediatr Emerg Care. 2015;31(11):e11-6.
87. Barhight MF, Nelson D, Chong G, Basu RK, Sanchez-Pinto LN. Non-resuscitation fluid in excess of hydration requirements is associated with higher mortality in critically ill children. Pediatr Res. 2022;91(1):235-240.
88. Alobaidi R, Morgan C, Basu RK, Stenson E, Featherstone R, Majumdar SR, et al. Association Between Fluid Balance and Outcomes in Critically Ill Children: A Systematic Review and Meta-analysis. JAMA Pediatr. 2018;172(3):257-68.
89. Hoste EA, Maitland K, Brudney CS, Mehta R, Vincent JL, Yates D, et al. Four phases of intravenous fluid therapy: a conceptual model. Br J Anaesth. 2014;113(5):740-7.
90. Van Regenmortel N, Verbrugghe W, Roelant E, Van den Wyngaert T, Jorens PG. Maintenance fluid therapy and fluid creep impose more significant fluid, sodium, and chloride burdens than resuscitation fluids in critically ill patients: a retrospective study in a tertiary mixed ICU population. Intensive Care Med. 2018;44(4):409-17.
91. Besen BA, Taniguchi LU. Negative Fluid Balance in Sepsis: When and How? Shock. 2017;47(1S Suppl 1):35-40.
92. Patregnani JT, Sochet AA, Klugman D. Short--Term Peripheral Vasoactive Infusions in Pediatrics: Where Is the Harm? Pediatr Crit Care Med. 2017;18(8):e378-e81.
93. Ventura AM, Shieh HH, Bousso A, Góes PF, de Cássia F O Fernandes I, de Souza DC, et al. Double-Blind Prospective Randomized Controlled Trial of Dopamine Versus Epinephrine as First-Line Vasoactive Drugs in Pediatric Septic Shock. Crit Care Med. 2015;43(11):2292-302.
94. Loubani OM, Green RS. A systematic review of extravasation and local tissue injury from administration of vasopressors through peri pheral intravenous catheters and central venous catheters. J Crit Care. 2015;30(3):653.e9-17.
95. Ramaswamy KN, Singhi S, Jayashree M, Bansal A, Nallasamy K. Double-Blind Randomized Clinical Trial Comparing Dopamine and Epinephrine in Pediatric Fluid-Refractory Hypotensive Septic Shock*. Pediatric Critical Care Medicine. 2016;17(11):e502-e12.
96. Ranjit S, Natraj R, Kandath SK, Kissoon N, Ramakrishnan B, Marik PE. Early norepinephrine decreases fluid and ventilatory requirements in pediatric vasodilatory septic shock. Indian J Crit Care Med. 2016;20(10):561-9.
97. Hartmann C, Radermacher P, Wepler M, Nußbaum B. Non-Hemodynamic Effects of Catecholamines. Shock. 2017;48(4):390-400.
98. Teboul JL, Duranteau J, Russell JA. Intensive care medicine in 2050: vasopressors in sepsis. Intensive Care Med. 2018;44(7):1130-2.
99. Andreis DT, Singer M. Catecholamines for inflammatory shock: a Jekyll-and-Hyde conundrum. Intensive Care Med. 2016;42(9):1387-97.
100. Annane D, Bellissant E, Bollaert PE, Briegel J, Keh D, Kupfer Y, et al. Corticosteroids for treating sepsis in children and adults. Cochrane Database Syst Rev. 2019;12(12):CD002243.
101. Salluh JI, Póvoa P. Corticosteroids in Severe Sepsis and Septic Shock: A Concise Review. Shock. 2017;47(1S Suppl 1):47-51.
102. Pizarro CF, Troster EJ. Adrenal function in sepsis and septic shock. J Pediatr (Rio J). 2007;83(5 Suppl):S155-62.
103. Annane D, Pastores SM, Rochwerg B, Arlt W, Balk RA, Beishuizen A, et al. Guidelines for the diagnosis and management of critical illness-related corticosteroid insufficiency (CIRCI) in critically ill patients (Part I): Society of Critical Care Medicine (SCCM) and European Society of Intensive Care Medicine (ESICM) 2017. Intensive Care Med. 2017;43(12):1751-63.
104. Pizarro CF, Troster EJ, Damiani D, Carcillo JA. Absolute and relative adrenal insufficiency in children with septic shock. Crit Care Med. 2005;33(4):855-9.

105. Alejandria MM, Lansang MA, Dans LF, Mantaring JB. Intravenous immunoglobulin for treating sepsis, severe sepsis and septic shock. Cochrane Database Syst Rev. 2013;2013(9):CD001090.
106. El-Nawawy A, El-Kinany H, Hamdy El-Sayed M, Boshra N. Intravenous polyclonal immunoglobulin administration to sepsis syndrome patients: a prospective study in a pediatric intensive care unit. J Trop Pediatr. 2005;51(5):271-8.
107. Capasso L, Borrelli AC, Parrella C, Lama S, Ferrara T, Coppola C, et al. Are IgM-enriched immunoglobulins an effective adjuvant in septic VLBW infants? Ital J Pediatr. 2013;39:63.
108. Giamarellos-Bourboulis EJ, Apostolidou E, Lada M, Perdios I, Gatselis NK, Tsangaris I, et al. Kinetics of circulating immunoglobulin M in sepsis: relationship with final outcome. Crit Care. 2013;17(5):R247.
109. Mehta NM, Skillman HE, Irving SY, Coss-Bu JA, Vermilyea S, Farrington EA, et al. Guidelines for the Provision and Assessment of Nutrition Support Therapy in the Pediatric Critically Ill Patient: Society of Critical Care Medicine and American Society for Parenteral and Enteral Nutrition. Pediatr Crit Care Med. 2017;18(7):675-715.
110. Tume LN, Valla FV, Joosten K, Jotterand Chaparro C, Latten L, Marino LV, et al. Nutritional support for children during critical illness: European Society of Pediatric and Neonatal Intensive Care (ESPNIC) metabolism, endocrine and nutrition section position statement and clinical recommendations. Intensive Care Med. 2020;46(3):411-25.
111. Godin M, Murray P, Mehta RL. Clinical approach to the patient with AKI and sepsis. Semin Nephrol. 2015;35(1):12-22.
112. Chegondi M, Sasaki J, Raszynski A, Totapally BR. Hemoglobin Threshold for Blood Transfusion in a Pediatric Intensive Care Unit. Transfus Med Hemother. 2016;43(4):297-301.

Seção

5

Miscelânea

21

Consequências em Longo Prazo da Sepse

Regis Goulart Rosa
Cassiano Teixeira

Introdução

A sepse é uma condição caracterizada por disfunção orgânica aguda secundária a infecção.[1] Afeta mais de 19 milhões de pessoas globalmente a cada ano e está associada a uma redução significativa da sobrevida dos pacientes.[2] Nos últimos anos, as taxas de mortalidade hospitalar relacionadas com a sepse vêm diminuindo em países desenvolvidos, com uma queda de 47%, em 1995, para 35%, em 2000, e 18%, em 2012.[3,4] Infelizmente, o Brasil ainda registra taxas de mortalidade na sepse em torno de 55%.[5]

Essa redução em curto prazo da mortalidade dos pacientes com sepse tem levado a um aumento no número de pacientes que recebem alta hospitalar.[3] No entanto, esses sobreviventes frequentemente apresentam novos sintomas,[6] incapacidades[7,8] e piora das condições crônicas de saúde em longo prazo.[9] Além disso, sua evolução depois da alta hospitalar apresenta riscos elevados de morte e de reinternação nos primeiros meses pós-hospitalização,[10] bem como um elevado consumo de recursos de saúde.[11]

Este capítulo tem como objetivo descrever a morbimortalidade em longo prazo dos pacientes sobreviventes de sepse, seus efeitos no sistema de saúde e as possíveis ações voltadas a minimizar as sequelas dessa síndrome, que afeta aproximadamente um terço dos sobreviventes das unidades de tratamento intensivo (UTIs).[5]

Mortalidade pós-UTI

Aproximadamente 16%-30% dos sobreviventes de sepse morrem no primeiro ano após a alta hospitalar (Tabela 21.1).[11-13] Metade dessas mortes se deve a complicações relacionadas com a sepse, e a outra metade é explicada por diversos fatores, como idade, carga de comorbidades preexistentes e o estado funcional no momento da alta hospitalar.[12,13] Nesse sentido, a disfunção neurológica (incluindo *delirium* e coma)[14] e a fraqueza muscular adquirida na UTI[15] parecem ser as disfunções orgânicas agudas mais associadas à mortalidade em longo prazo.

O maior risco de morte entre os pacientes sobreviventes de sepse ocorre nos primeiros meses após a alta hospitalar.[16] Com base nesse achado, Prescott *et al.*,[10] ao avaliar um banco de dados americano (n = 95.743), demonstraram uma taxa de mortalidade de 17% até o terceiro mês de acompanhamento

TABELA 21.1	MORTALIDADE DOS PACIENTES COM SEPSE APÓS A ALTA DA UTI			
Autor	Referência	n	Acompanhamento	Mortalidade
Prescott, H	Ann Am Thorac Soc. 2017;14(2):230-7	95.743	3 meses	16,4-17,1%
Nessler, N	Intensive Care Med 2013;39(5):881-8	96	6 meses	45%
Yende, S	Crit Care Med. 2016;44(8):1461-7	2.130		30,2-34,9%
Sasse, KC	Crit Care Med. 1995;23(6):1040-7	153	12 meses	71,9%
Braun, L	J Manag Care Spec Pharm. 2004;10(6):521-30	2.834		36,1%
Fatkenheuer, G	Eur J Clin Microbiol Infect Dis. 2004;23(3):157-62	229		37,6%
Honselman, KC	Journal of Crit Care. 2015;30(4):721-6	217		65%
Karlson, S	Crit Care Med. 2009;37(4):1268-74	470	24 meses	44,9%
Prescott, H	BMJ. 2016;353:i2375	960		40%
Lemay, AC	Am J Med Sci. 2014;347(4):282-8	2.727		43%
Weycker, D	Crit Care Med. 2003;31(9):2316-23	16.090	60 meses	74,2%
Cuthbertson, BH	Crit Care. 2013;17(2):R70	439		61%
Wang, HE	BMJ Open. 2014;4(1):e004283	975		43,8%
Quartin, AA	JAMA. 1997;277(13):1058-63	1.505	96 meses	82%
Linder, A	Crit Care Med. 2014;42(10):2211-8	2.289	120 meses	30,5%

pós-alta. Em um estudo de 10 anos de acompanhamento, foi observada uma mortalidade mais elevada nos pacientes sépticos (30%) do que nos doentes críticos sem sepse (22%) e naqueles submetidos a cirurgias cardiovasculares (16%).[8]

Readmissão hospitalar e recorrência de infecção/sepse

Os sobreviventes de sepse que recebem alta hospitalar são frequentemente readmitidos nos meses subsequentes, com taxas de readmissão hospitalar que variam de 8,3% a 10,3% em sete dias, 7,6% a 25,4% em 30 dias e 22% a 59,4% em um ano.[11,17-19] Em um estudo com 2.617 beneficiários do Medicare (programa americano de seguro de saúde) que sobreviveram à hospitalização por sepse, 40% foram readmitidos em 90 dias,[19] sendo infecção o diagnóstico mais comum na readmissão. Descompensação de insuficiência cardíaca, exacerbação de doença pulmonar obstrutiva crônica e insuficiência renal também foram causas comuns de reinternação nessa população. É interessante notar que 42% das readmissões ocorreram por condições potencialmente preveníveis ou tratáveis precocemente.

A resposta fisiopatológica do organismo à sepse é complexa e variável:[20]

1. Existe ativação de vias pró-inflamatórias e vias imunes inatas anti-inflamatórias, bem como alterações nas vias imunes adaptativas.
2. As características das alterações do sistema imunológico variam e dependem das características do hospedeiro, do patógeno e do tratamento fornecido.
3. A resolução das alterações do sistema imunológico em resposta à sepse é complexa e frequentemente demorada.

Assim, muitos pacientes continuam a apresentar alterações inflamatórias e/ou imunossupressivas após a sepse – potencialmente contribuindo para disfunções orgânicas persistentes.[21] As razões para essas alterações no sistema imune incluem reprogramações epigenética e metabólica de células imunes, induzidas pelo insulto original da sepse e por mudanças contínuas no ambiente do hospedeiro, como alterações neuroendócrinas ou em microbiomas.[20] Esses processos continuam, apesar da erradicação bem-sucedida do patógeno inicial, e aumentam o risco de o paciente apresentar episódios secundários de infecção e sepse.[22] Em um estudo nacional envolvendo 10.818 sobreviventes de sepse em Taiwan, o risco de uma nova sepse foi nove vezes maior (35% *vs.* 4%) nos pacientes com episódio prévio de sepse que nos controles populacionais.[23] Além disso, quando os pacientes sépticos são readmitidos por infecção, o sítio de infecção costuma ser o mesmo do episódio inicial em cerca 70% dos casos, porém a etiologia microbiológica difere daquela da infecção original em aproximadamente 35% dos casos.[24]

Sequelas clínicas

A combinação do insulto inicial da sepse com anormalidades contínuas nos sistemas de controle do hospedeiro contribui para disfunção orgânica persistente. A gravidade da imunossupressão e a disfunção orgânica após o tratamento da sepse são influenciadas pela saúde prévia do paciente, por características da infecção (p. ex., carga do patógeno e virulência), pela resposta do hospedeiro e pela qualidade do tratamento precoce da sepse. Além disso, os pacientes também podem apresentar sequelas de complicações iatrogênicas[25] e erros de medicação[26] durante e após a hospitalização.

Em geral, um sexto dos sobreviventes de sepse apresenta incapacidade física persistente grave e/ou comprometimento cognitivo.[7] No acompanhamento desses pacientes, fica evidente sua fragilidade, visto que aproximadamente 50% deles necessitam de reinternação hospitalar no período de 3-6 meses após a alta da UTI.[19,22,27]

Limitações físicas

Após internação por sepse, a capacidade funcional dos pacientes frequentemente se reduz, e eles normalmente desenvolvem 1-2 novas limitações para execução de suas atividades da vida diária (AVDs), como incapacidade de administrar o próprio dinheiro ou de tomar banho de forma independente.[7] A redução da capacidade de realizar AVDs é geralmente multifatorial. Após doença crítica, os sobreviventes desenvolvem com frequência fraqueza física, que pode ser causada por miopatia, neuropatia, deficiências cardiorrespiratórias, comprometimento cognitivo ou uma combinação dessas condições.[28]

Distúrbios de deglutição são comuns e podem se dever a fraqueza muscular ou dano neurológico.[20] Os sobreviventes de sepse apresentam maior probabilidade de alteração na avaliação endoscópica da deglutição após a alta hospitalar[29] e maior probabilidade de reinternação por pneumonia aspirativa,[19] quando comparados a pacientes que não tiveram sepse.

A função física tende a melhorar nos meses subsequentes à alta hospitalar, porém permanece abaixo do esperado em comparação com controles populacionais e, frequentemente, não retorna aos níveis pré-sepse.[7,30-32]

Comprometimento cognitivo

Os pacientes sépticos podem sofrer dano neurológico durante a hospitalização por vários mecanismos, como hipoperfusão cerebral, distúrbios metabólicos (p. ex., hiper ou hipoglicemia), hipoxemia e neuroinflamação.[33] As consequências do dano neurológico da sepse incluem *delirium* ou comprometimento da consciência em curto prazo e comprometimentos da memória, da atenção, da fluência verbal, da velocidade de processamento e da função executiva em longo prazo.[34]

Em um estudo observacional realizado com sobreviventes de UTI, foi demonstrado que, em pacientes com sepse, a prevalência de comprometimento cognitivo moderado a grave aumentou de 6% (antes da hospitalização) para 17% (após a hospitalização).[7] Já em pacientes sem sepse, não houve aumento da incidência de dano neurológico moderado a grave.

A prevalência de deficiências cognitivas leves pós-sepse é desconhecida. Entretanto, mesmo pacientes com testes neurocognitivos normais após a sepse podem relatar novas dificuldades de memória e função executiva que limitem seu retorno ao trabalho ou aos estudos.[20]

Prejuízo à saúde mental

Pacientes críticos que sobrevivem à internação na UTI relatam elevadas prevalências de sintomas psiquiátricos, como ansiedade (32%),[35] depressão (29%)[36] e surgimento de sintomas de transtorno de estresse pós-traumático (TEPT) (20%) após a alta hospitalar.[37] Estudos que avaliaram pacientes com sepse também mostraram incidências e prevalências elevadas de sintomas psiquiátricos.[38-40] No entanto, não está claro se a sepse *per se* causa mais danos à saúde mental do que outras doenças críticas. É possível que a interação complexa entre fatores pré-UTI, fatores da UTI e fatores pós-UTI contribua para a fisiopatologia do prejuízo à saúde mental pós-UTI. Esses fatores incluem idade, gênero, história prévia de doença psiquiátrica, história familiar de doença psiquiátrica, restrições ao contato com familiares, comunicação insuficiente, prejuízo ao sono, estresse agudo, alterações da imagem corporal, dificuldade de acesso à reabilitação, dificuldade de retorno ao trabalho ou aos estudos, incapacidades físicas, redução de renda e limitações das redes de suportes social e emocional.

As síndromes psiquiátricas ocorrem em até um terço dos pacientes, ou seja, eles preenchem critérios para mais de um quadro sindrômico ao mesmo tempo (p. ex., ocorrência concomitante de sintomas de ansiedade e depressão).[41] Embora ainda não saibamos qual o significado desse achado, quanto maior o número de diagnósticos psiquiátricos, pior o domínio mental da qualidade de vida dos sobreviventes.[42] Além disso, os sobreviventes apresentam uma incidência de aproximadamente 20% de consumo de novos fármacos psicotrópicos[43] e também um maior risco de suicídio[44] que os pacientes que não necessitaram de internação na UTI.

Exacerbação de condições médicas crônicas

Os sobreviventes de sepse apresentam alta frequência de reinternação por condições tratáveis no ambiente ambulatorial, como exacerbação da insuficiência cardíaca, agudização da insuficiência renal crônica e exacerbação da doença pulmonar obstrutiva crônica.[19] Essas são comorbidades comuns em pacientes com e sem sepse, mas podem ter seu equilíbrio comprometido por disfunções orgânicas (p. ex., declínio da função renal ou da função respiratória) ou por prejuízos a mecanismos homeostáticos (p. ex., labilidade pressórica ou desequilíbrio de fluidos) induzidos pela sepse.[20]

Os sobreviventes de sepse registram maior incidência de eventos cardiovasculares e de insuficiência renal aguda. Dois estudos observacionais com 4.179 e 67.926 sobreviventes de sepse mostraram aumento de 1,4 a 1,9 vez na incidência de novos eventos cardiovasculares (infarto do miocárdio, acidente vascular cerebral, morte súbita cardíaca ou arritmias ventriculares) em comparação com os controles populacionais e de 1,1 a 1,3 vez em comparação com os controles hospitalizados.[9,45] Entre 2.617 beneficiários do Medicare que receberam alta pós-sepse, o risco de readmissão em 90 dias por insuficiência renal aguda aumentou 2,7 vezes nos pacientes sépticos (3,3%), quando comparados com os pacientes pareados (1,2%).[19]

Outras sequelas e sintomas

Os pacientes com sepse podem apresentar sintomas adicionais, como parestesias, dor crônica, distúrbios visuais, perda de cabelo e problemas dentários e ungueais.[46] Uma sequela rara, mas grave, da sepse é a gangrena, que pode resultar em amputação e é causada por choque, disfunção microcirculatória ou uso de fármacos vasopressores em doses elevadas.[47] Heyland *et al.*[48] descobriram que os pacientes sépticos, após receberem alta do hospital, experimentam sintomas persistentes de dispneia e fadiga.

Impacto na qualidade de vida

A qualidade de vida (QV) em médio e longo prazos dos pacientes sépticos que recebem alta hospitalar é um desfecho clínico importante. Esses sobreviventes relatam uma percepção de QV inferior à da média da população e descrevem dificuldades para retomar as atividades que realizavam antes da internação na UTI.[49] Além disso, cerca de um terço dos pacientes não é capaz de retornar a uma vida independente mesmo seis meses após a alta hospitalar.[50]

A presença de comorbidades na pré-admissão hospitalar é o fator que mais afeta a QV pós-UTI. Wehler *et al.*[51] demonstraram que a QV pré-internação na UTI é claramente inferior nos doentes com sepse quando comparada à da população geral (se pareada por sexo e idade). A gravidade do episódio infeccioso também é um indicador da piora da QV. Battle *et al.*[52] registraram redução da QV em todos os pacientes avaliados, porém ela foi mais acentuada em pacientes com sepse e choque séptico do que em pacientes com infecção sem sepse e síndrome da resposta inflamatória sistêmica (SIRS).

No Brasil, Westphal *et al.*[53] avaliaram 217 pacientes com sepse e choque séptico e observaram que a sobrevida após a alta hospitalar foi de 41% em 180 dias, 37% em um ano e 32% em dois anos, com importante comprometimento na QV. Ressalta-se que somente 36 sobreviventes responderam ao questionário SF-36, com a totalidade deles apresentando comprometimento na QV. O grupo-controle foi composto por pessoas sem histórico de internação hospitalar nos dois anos anteriores e com condições socioeconômicas similares às dos pacientes (um coabitante ou um vizinho). Da mesma forma, Contrin *et al.*[54] avaliaram 349 pacientes críticos (sépticos e não sépticos), sendo a taxa de mortalidade dos sépticos quase duas vezes maior que a dos não sépticos (36% *vs.* 20%) após um ano de alta hospitalar. Em relação à QV (avaliada pelo EQ-5D e pelo EQ-VAS), 46% dos pacientes responderam que a mobilidade e a sensação de dor/desconforto eram os principais fatores que influíam em sua redução. Biason *et al.*[55] avaliaram 1.219 pacientes, de duas UTIs gerais de Porto Alegre, quanto à taxa de mortalidade e ao grau de dependência dos indivíduos com sepse dois anos após a alta da UTI. A mortalidade dos pacientes com sepse foi maior após dois anos (57% *vs.* 34%). Salienta-se que 42% dos pacientes com sepse morreram nos primeiros três meses após a alta hospitalar. A mortalidade ajustada para idade e Apache II foi 34% maior nos pacientes com sepse que nos pacientes críticos sem sepse. Observou-se também maior dependência para atividades de vida diária no grupo de pacientes com sepse. Apesar disso, na avaliação subjetiva e pessoal, esse grupo considerava sua situação global após dois anos de alta da UTI praticamente igual à anterior à internação. Já os pacientes críticos sem sepse consideravam-se melhor do que antes da internação na UTI (dados ainda não publicados).

Apesar desses achados, a maioria dos pacientes está satisfeita com a sua QV e relata estar disposta a voltar à UTI caso seja necessário, ainda que muitos descrevam frequentemente lembranças desagradáveis sobre a sua estadia.[56]

Impacto no retorno ao trabalho e nas relações sociais

Em torno de 40%-65% dos pacientes que recebem alta da UTI já não trabalhavam nem estudavam antes de sofrer uma doença aguda grave. Entre aqueles que trabalhavam antes da internação na UTI, existe uma elevada taxa de não retorno ao trabalho (por aposentadoria ou demissão) ou de não retorno às atividades habituais da vida (p. ex., estudos) – taxas que alcançam 30%-58% em três meses, 30%-49% em seis meses e 47%-65% em 12 meses.[57] A grande prevalência de incapacidades físicas, cognitivas e de saúde mental nos sobreviventes pode gerar dificuldades no seu retorno às relações sociais e ao emprego ou à atividade que exerciam antes da sepse. Poulsen *et al.*[58] demonstraram que somente 43% dos sobreviventes de choque séptico previamente empregados retornaram ao trabalho no período de um ano após a alta hospitalar.

Frequentemente, cônjuges e familiares assumem o papel de cuidadores no período pós-hospitalização. Em um estudo de acompanhamento de pacientes com sepse, os cônjuges tiveram risco aumentado de depressão (20% apresentando sintomas depressivos antes da sepse e 34%, depois).[38]

Sequelas pós-sepse em familiares

Familiares de pacientes afetados pela sepse também podem apresentar sintomas de acometimento de sua saúde mental em decorrência do contexto de doença crítica e de sequelas de seu ente querido.[59] Esses sintomas são tipicamente subdiagnosticados e duradouros, podendo envolver luto patológico, ansiedade, depressão e estresse pós-traumático. Os fatores de risco para o desenvolvimento desses sintomas incluem idade mais jovem, histórico prévio de doenças mentais, falta de apoio social e gravidade da doença do paciente. Ressalta-se, ainda, a sobrecarga de cuidados que o papel de cuidador pode demandar de familiares de pacientes com sequelas de sepse. A sepse pode exigir cuidados intensivos prolongados e complexos para os sobreviventes, o que pode levar a sobrecargas física, emocional e financeira dos familiares.[60] Por último, a sepse pode ter um impacto significativo nas dinâmicas familiares e sociais dos parentes dos sobreviventes. A necessidade de cuidar do paciente durante e após a hospitalização, a interrupção das rotinas familiares e o afastamento das atividades sociais podem resultar em mudanças na dinâmica familiar, isolamento social e perda de relacionamentos sociais. Isso pode afetar negativamente a qualidade de vida dos familiares.[61]

Prevenção e abordagem dos danos em longo prazo

A prevenção de incapacidades em longo prazo deve ser iniciada concomitantemente ao tratamento agudo da sepse, ainda no hospital. Além das medidas voltadas para o controle da infecção – como início rápido de antibiótico eficaz, otimização farmacocinética/farmacodinâmica da prescrição antimicrobiana e controle do foco de infecção – e do suporte às disfunções orgânicas – como suportes ventilatório, hemodinâmico e renal apropriados –, é necessário implementar estratégias com potencial de mitigar os riscos de morbidades físicas, cognitivas e de saúde mental decorrentes da sepse.[62] Entre essas estratégias, podem-se citar: analgesia eficaz, prevenção de sedação profunda e/ou prolongada, minimização da exposição a benzodiazepínicos, mobilização precoce, testes diários de despertar e ventilar espontaneamente, otimização da qualidade do sono, uso de diários de UTI, prevenção de *delirium*, prevenção de infecções nosocomiais, flexibilização das visitas familiares, otimização dos processos de comunicação com pacientes e familiares, suportes emocional e social para pacientes e seus familiares, rastreamento de pacientes e familiares sob risco de morbidade psicológica e garantia da continuidade de um plano de reabilitações física, cognitiva e emocional durante a transmissão do cuidado (p. ex., da UTI para a enfermaria e da enfermaria para casa).[63,64]

O tratamento ambulatorial dos pacientes sobreviventes de hospitalização por sepse envolve diversas particularidades (Tabela 21.2). As disfunções orgânicas ocasionadas pela sepse, bem como as sequelas físicas,

TABELA 21.2	CONDUTA EM PACIENTES APÓS HOSPITALIZAÇÃO POR SEPSE	
Condição	**Triagem**	**Ações**
Redução da capacidade física	Pacientes com 1 ou mais incapacidades físicas[1] novas ou fraqueza muscular[2]	Fisioterapia Reabilitação cardiopulmonar Terapia ocupacional Programa de exercícios Modificações no ambiente para prevenção de quedas
Disfagia	Pacientes com evidências de prejuízo à deglutição[3] (disfagia, disfonia, tosse)	Avaliação da deglutição (p. ex., videodeglutograma) Fonoterapia Adequação da consistência da dieta por via oral em caso de risco de aspiração

Continua...

...Continuação

TABELA 21.2	CONDUTA EM PACIENTES APÓS HOSPITALIZAÇÃO POR SEPSE	
Condição	**Triagem**	**Ações**
Desnutrição e caquexia	Pacientes em risco nutricional[4]	Avaliação/acompanhamento nutricional Adequação do aporte nutricional
Disfunção cognitiva	Pacientes com prejuízos à cognição, à memória ou à função executiva[5]	Avaliação/acompanhamento neurológico Reabilitação cognitiva Terapia ocupacional Programa de exercícios
Ansiedade, depressão e estresse pós-traumático	Pacientes com sintomas de ansiedade[6], depressão[6] ou estresse pós-traumático[7]	Avaliação/acompanhamento psiquiátrico Psicoterapia Farmacoterapia
Polimedicação	Pacientes com prescrição de múltiplos fármacos	Reconciliação medicamentosa Suspender tratamentos iniciados no hospital, caso não sejam mais necessários (p. ex., broncodilatadores, diuréticos, antipsicóticos e corticosteroides) Mitigar riscos de ineficácia ou paraefeitos por interações medicamentosas
Infecções	Todos os pacientes	Educação de pacientes e familiares sobre sinais de infecção Vacinação, quando indicada (p. ex., influenza e pneumococos) Monitorar resposta terapêutica de pacientes que receberam alta hospitalar em vigência de tratamento de infecção
Descompensação de insuficiência cardíaca	Pacientes com insuficiência cardíaca	Reavaliar adequação da farmacoterapia em função de sequelas da sepse: redução do peso seco, alteração das funções renal e cardíaca Garantir a reintrodução de terapia modificadora do curso da doença (p. ex., inibidores da enzima conversora de angiotensina e betabloqueadores)

Continua...

...Continuação

TABELA 21.2	CONDUTA EM PACIENTES APÓS HOSPITALIZAÇÃO POR SEPSE	
Condição	**Triagem**	**Ações**
Insuficiência renal	Pacientes que sofreram injúria renal durante a hospitalização e pacientes com insuficiência renal crônica	Monitorização da função renal Minimização da exposição a fármacos nefrotóxicos Ajuste da dose de fármacos de uso crônico de acordo com a função renal atual
Exacerbação de doença pulmonar obstrutiva crônica	Pacientes com doença pulmonar obstrutiva crônica	Garantir tratamento farmacológico adequado para o controle da doença Reabilitação respiratória Vacinação, quando indicada (p. ex., influenza e pneumococos)

Sugestões de ferramentas para triagem: [1]índice de Barthel; [2]escala de força do Medical Research Council (MRC); [3]*eating assessment tool*-10 (EAT-10); [4]avaliação subjetiva global; [5]miniexame do estado mental (Meem); [6]*hospital anxiety and depression scale* (Hads); [7]*impact event scale revised* (IES-R).

cognitivas e de saúde mental, podem exigir alterações no plano terapêutico desses pacientes, com o objetivo de acelerar a reabilitação e prevenir sequelas adicionais, reinternações ou até mesmo a morte.[20] A reconciliação medicamentosa, a otimização do tratamento de doenças crônicas com risco de descompensação no período pós-alta hospitalar, a vacinação, a otimização dos processos de reabilitação e rastreamento/tratamento de incapacidades físicas (p. ex., fraqueza muscular, redução da capacidade respiratória, lesões laringotraqueais, contraturas articulares e disfagia) e neuropsiquiátricas (p. ex., déficit cognitivo, ansiedade, depressão e TEPT) constituem o cerne do acompanhamento pós-alta do paciente sobrevivente de sepse.[65]

Muitas vezes, entretanto, a dificuldade de acesso a serviços de reabilitação configura um grande desafio para o adequado acompanhamento/tratamento pós-alta hospitalar, uma vez que o grau de sequelas pós-sepse pode constituir uma grande barreira para a adesão ao modelo clássico de acompanhamento ambulatorial, no qual o paciente necessita se deslocar até um serviço de saúde para se beneficiar das ações de reabilitação.[66] Nesse contexto, disfunção cognitiva, transtorno de humor, redução da capacidade física, estresse financeiro e deficiência da rede de suporte podem contribuir para a dificuldade de acesso à reabilitação e, consequentemente, para piores desfechos e para os altos gastos em saúde em longo prazo nessa população. As estratégias para transpor a barreira da dificuldade de acesso do paciente com sequelas de sepse aos adequados acompanhamento e reabilitação incluem telemonitoramento, acompanhamento domiciliar, apoio por pares e suporte social. Cabe ressaltar, ainda, a importância da avaliação e do acompanhamento dos familiares cuidadores dos sobreviventes de sepse, uma vez que os pacientes frequentemente sofrem prejuízos à sua saúde mental e, portanto, podem se beneficiar do rastreamento e do tratamento específicos de patologias psiquiátricas.

Por fim, a educação de pacientes e seus familiares cuidadores a respeito dos desafios da reabilitação pós-alta hospitalar se configura essencial, sendo inclusive recomendada como boa prática pela diretriz de 2021 da Surviving Sepsis Campaign.[64] Um exemplo a ser citado é o *website* www.reabilitasepse.com.br, do Instituto Latino-Americano da Sepse. A página de internet é voltada para sobreviventes de sepse e seus familiares cuidadores e inclui informações em linguagem simples sobre os desafios da reabilitação pós-sepse, bem como dicas de como acelerar o processo de recuperação e prevenir a deterioração da saúde nos primeiros meses após a alta hospitalar por sepse. O conteúdo do Reabilita Sepse foi desenvolvido por profissionais de saúde e pacientes sobreviventes de sepse e seus familiares.

Conclusão

A sepse é uma síndrome clínica caracterizada pela resposta desregulada a uma infecção e pode levar a disfunções orgânicas e ao óbito. É uma das principais causas de morte em todo o mundo e representa um desafio clínico significativo, devido às consequências físicas e emocionais para os pacientes e seus familiares. Estudos mostram que mais da metade dos pacientes que sobrevivem à sepse tem mortalidade elevada em alguns meses ou anos após a alta hospitalar, além de grande parte apresentar incapacidades e piora significativa da qualidade de vida. Também há impacto sobre os familiares e os cuidadores dos sobreviventes de sepse, com alta incidência de depressão, desemprego e mudança no estilo de vida.

Portanto, é crucial que profissionais de saúde estejam familiarizados com a cultura da prevenção, o reconhecimento precoce e a abordagem adequada das sequelas pós-sepse, visando a melhorias na qualidade assistencial e na saúde geral dos pacientes e seus familiares.

Referências bibliográficas

1. Singer M, Deutschman CS, Seymour CW, et al. The Third International Consensus Definitions for Sepsis and Septic Shock (Sepsis-3). JAMA. 2016;315(8):801-10.
2. Fleischmann C, Scherag A, Adhikari NKJ, et al. International Forum of Acute Care Trialists. Assessment of global incidence and mortality of hospital-treated sepsis: current estimates and limitations. Am J Respir Crit Care Med. 2016;193(3):259-72.
3. Kaukonen KM, BaileyM, Suzuki S, et al. Mortality related to severe sepsis and septic shock among critically ill patients in Australia and New Zealand, 2000-2012. JAMA. 2014;311(13):1308-16.
4. Stevenson EK, Rubenstein AR, Radin GT, et al. Two decades of mortality trends among patients with severe sepsis: a comparative meta-analysis. Crit Care Med. 2014;42(3):625-31.
5. Machado FR, Cavalcanti AB, Bozza FA, et al. The epidemiology of sepsis in Brazilian intensive care units (the Sepsis PREvalence Assessment Database, Spread): an observational study. Lancet Infect Dis. 2017;17(11):1180-9.
6. Maley JH, Mikkelsen ME. Short-term gains with long-term consequences: the evolving story of sepsis survivorship. Clin Chest Med. 2016;37(2):367-80.
7. Iwashyna TJ, Ely EW, Smith DM, Langa KM. Long-term cognitive impairment and functional disability among survivors of severe sepsis. JAMA. 2010;304(16):1787-94.
8. Linder A, Guh D, Boyd JH, Walley KR, Anis AH, Russell JA. Long-term (10-year) mortality of younger previously healthy patients with severe sepsis/septic shock is worse than that of patients with nonseptic critical illness and of the general population. Crit Care Med. 2014;42(10):2211-8.
9. Yende S, Linde-ZwirbleW, Mayr F, et al. Risk of cardiovascular events in survivors of severe sepsis. Am J Respir Crit Care Med. 2014;189(9):1065-74.
10. Prescott HC. Variation in postsepsis readmission patterns: a cohort study of Veterans Affairs beneficiaries. Ann Am Thorac Soc. 2017;14(2):230-7.
11. Prescott HC, Langa KM, Liu V, Escobar GJ, et al. Increased 1-year healthcare use in sur-

vivors of severe sepsis. Am J Respir Crit Care Med. 2014;190(1):62-9.
12. Prescott HC, Osterholzer JJ, Langa KM, et al. Late mortality after sepsis: propensity matched cohort study. BMJ. 2016;353:i2375.
13. Shankar-Hari M, Ambler M, Mahalingasivam V, et al. Evidence for a causal link between sepsis and long-term mortality: a systematic review of epidemiologic studies. Crit Care. 2016;20(1):101.
14. Schuler A, Wulf DA, Lu Y, et al. The impact of acute organ dysfunction on long-term survival in sepsis. Crit Care Med. 2018;46(6):843-9.
15. Hermans G, Van Mechelen H, Clerckx B, et al. Outcomes and 1-year mortality of intensive care unit-acquired weakness: a cohort study and propensity-matched analysis. Am J Respir Crit Care Med. 2014;190(4):410-20.
16. Sasse KC, Nauenberg E, Long A, et al. Long-term survival after intensive care unit admission with sepsis. Crit Care Med. 1995;23(6):1040-7.
17. Shankar-Hari M, Saha R, Wilson J, et al. Rate and risk factors for rehospitalization in sepsis survivors: systematic review and meta-analysis. Intensive Care Med. 2020;46(4):619-36.
18. Chang DW, Tseng CH, Shapiro MF. Rehospitalizations following sepsis: common and costly. Crit Care Med. 2015;43(10):2085-93.
19. Prescott HC, Langa KM, Iwashyna TJ. Readmission diagnoses after hospitalization for severe sepsis and other acute medical conditions. JAMA. 2015;313(10):1055-7.
20. Prescott HC, Angus DC. Enhancing recovery from sepsis: a review. JAMA. 2018;319(1):62-75.
21. Mira JC, Gentile LF, Mathias BJ, et al. Sepsis pathophysiology, chronic critical illness, and persistent inflammation-immunosuppression and catabolism syndrome. Crit Care Med. 2017;45(2):253-62.
22. Prescott HC, Dickson RP, Rogers MA, et al. Hospitalization type and subsequent severe sepsis. Am J Respir Crit Care Med. 2015;192(5):581-8.
23. Shen H-N, Lu C-L, Yang H-H. Risk of recurrence after surviving severe sepsis: a matched cohort study. Crit Care Med. 2016;44(10):1833-41.
24. DeMerle KM, Royer SC, Mikkelsen ME, et al. Readmissions for recurrent sepsis: new or relapsed infection? Crit Care Med. 2017;45(10):1702-8.
25. Krumholz HM. Post-hospital syndrome: an acquired, transient condition of generalized risk. N Engl J Med. 2013;368(2):100-2.
26. Bell CM, Brener SS, Gunraj N, et al. Association of ICU or hospital admission with unintentional discontinuation of medications for chronic diseases. JAMA. 2011;306(8):840-7.
27. Braun L, Riedel AA, Cooper LM. Severe sepsis in managed care: analysis of incidence, one--year mortality, and associated costs of care. J Manag Care Pharm. 2004;10(6):521-30.
28. Hodgson CL, Udy AA, Bailey M, et al. The impact of disability in survivors of critical illness. Intensive Care Med. 2017;43(7):992-1001.
29. Zielske J, Bohne S, Brunkhorst FM, et al. Acute and long-term dysphagia in critically ill patients with severe sepsis: results of a prospective controlled observational study. Eur Arch Otorhinolaryngol. 2014;271(11):3085-93.
30. Dowdy DW, Eid MP, Sedrakyan A, et al. Quality of life in adult survivors of critical illness: a systematic review of the literature. Intensive Care Med. 2005;31(5):611-20.
31. Oeyen SG, Vandijck DM, Benoit DD, et al. Quality of life after intensive care: a systematic review of the literature. Crit Care Med. 2010;38(12):2386-400.
32. Borges RC, Carvalho CRF, Colombo AS, et al. Physical activity, muscle strength, and exercise capacity 3 months after severe sepsis and septic shock. Intensive Care Med. 2015;41(8):1433-44.
33. Annane D, Sharshar T. Cognitive decline after sepsis. Lancet Respir Med. 2015;3(1):61-9.
34. Hopkins RO, Jackson JC. Long-term neurocognitive function after critical illness. Chest. 2006;130(3):869-78.
35. Nikayin S, Rabiee A, Hashem MD, et al. Anxiety symptoms in survivors of critical illness: a systematic review and meta-analysis. Gen Hosp Psychiatry. 2016;43:23-9.
36. Rabiee A, Nikayin S, Hashem MD, et al. Depressive symptoms after critical illness: a systematic review and meta-analysis. Crit Care Med. 2016;44(9):1744-53.
37. Righy C, Rosa RG, Silva RTA, et al. Prevalence of post-traumatic stress disorder symptoms in adult critical care survivors: a systematic review and meta-analysis. Crit Care. 2019;23(1):213.
38. Davydow DS, Hough CL, Langa KM, et al. Depressive symptoms in spouses of older patients with severe sepsis. Crit Care Med. 2012;40(8):2335-41.
39. Jackson JC, Pandharipande PP, Girard TD, et al. Depression, post-traumatic stress disorder, and functional disability in survivors of critical illness in the Brain-ICU study: a longitudinal cohort study. Lancet Respir Med. 2014;2(5):369-79.
40. Wintermann G-B, Brunkhorst FM, Petrowski K, et al. Stress disorders following prolonged critical illness in survivors of severe sepsis. Crit Care Med. 2015;43(6):1213-22.

41. Hatch R, Young D, Barber V, et al. Anxiety, depression, and post-traumatic stress disorder after critical illness: a UK-wide prospective cohort study. Crit Care. 2018;22(1):310.
42. Teixeira C, Rosa RG, Sganzerla D, et al. The burden of mental illness among survivors of critical care – risk factors and impact on quality of life: a multicenter prospective cohort study. Chest. 2021;160(1):157-64.
43. Wunsch H, Cristiansen CF, Johansen MB, et al. Psychiatric diagnosis and psychoactive medication use among nonsurgical critical ill patients receiving mechanical ventilation. JAMA. 2014;311(11):1133-42.
44. Fernando SM, Qureshi D, Sood MM, et al. Suicide and self-harm in adult survivor of critical illness: population based cohort study. BMJ. 2021;373:n973.
45. Ou S-M, Chu H, Chao P-W, et al. Long-term mortality and major adverse cardiovascular events in sepsis survivors: a nationwide population-based study. Am J Respir Crit Care Med. 2016;194(2):209-17.
46. Huang C, Daniels R, Lembo A, et al. Mental, physiologic, and functional disabilities in post-sepsis syndrome: an international survey [abstract]. Crit Care Med. 2016;44(12):429.
47. Johansen K, Hansen ST Jr. Symmetrical peripheral gangrene (purpura fulminans) complicating pneumococcal sepsis. Am J Surg. 1993;165(5):642-5.
48. Heyland DK, Hopman W, Coo H, et al. Long--term health-related quality of life in survivors of sepsis. Short Form 36: a valid and reliable measure of health-related quality of life. Crit Care Med. 2000;28(11):3599-605.
49. Winters BD, Eberlein M, Leung J, et al. Long-term mortality, and quality of life in sepsis: a systematic review. Crit Care Med. 2010;38(5):1276-83.
50. Yende S, Austin S, Rhodes A, et al. Long-term quality of life among survivors of severe sepsis: analyses of two international trials. Crit Care Med. 2016;44(8):1461-7
51. Wehler M, Geise A, Hadzionerovic D, et al. Health-related quality of life of patients with multiple organ dysfunction: individual changes and comparison with normative population. Crit Care Med. 2003;31(4):1094-01.
52. Battle CE, Davies G, Evans PA. Long term health-related quality of life in survivors of sepsis in South West Wales: an epidemiological study. PLoS One. 2014;9(12):e116304.
53. Westphal GA, Vieira KD, Orzechowski R, et al. Análise da qualidade de vida após a alta hospitalar em sobreviventes de sepse grave e choque séptico. Revista Panamericana de Salud Pública. 2012;31:499-505.
54. Contrin LM, Paschoal VD, Beccaria LM, et al. Quality of life of severe sepsis survivors after hospital discharge. Rev Lat Am Enfermagem. 2013;21(3):795-802.
55. Biason L, Teixeira C, Haas JS, et al. Effect of sepsis on morbidity and mortality in critical ill patients 2 years after intensive care unit discharge. Am J Crit Care. 2019;28(6):424-32.
56. Cuthbertson BH, Elders A, Hall S, et al. Mortality and quality of life in the five years after severe sepsis. Crit Care. 2013;17(2):R70.
57. Kamdar BB, Suri R, Suchyta MR, et al. Return to work after critical illness: a systematic review and meta-analysis. Thorax. 2020;75(1):17-27.
58. Poulsen JB, Moller K, Kehlet H, et al. Long-term physical outcome in patients with septic shock. Acta Anaesthesiol Scand. 2009;53(6):724-30.
59. Lee SJ, Lee J, Park KH. Psychological sequelae in family caregivers of critically ill intensive care unit survivors: a systematic review. Eur J of Cardiovasc Nurs. 2018;17(2):97-107.
60. Lai CKY, Chong AML, Chien WT, et al. Caregiver burden among Chinese family caregivers of patients with sepsis: a cross-sectional study. J Clin Nurs. 2020;29(7-8):1178-88.
61. Wade DM, Howell DC. The impact of sepsis on family members: a systematic review. Critical Care Med. 2019;47(11):1536-42.
62. Azoulay E, Vincent JL, Angus DC, et al. Recovery after critical illness: putting the puzzle together – a consensus of 29. Crit Care. 2017;21:96.
63. Marra A, Ely EW, Pandharipande PP, Patel MB. The ABCDEF bundle in critical care. Crit Care Clin. 2017;33(2):225-43.
64. Evans L, Rhodes A, Alhazzani W, et al. Surviving Sepsis Campaign: international guidelines for management of sepsis and septic shock 2021. Crit Care Med. 2021;49(11):e1063-e1143.
65. Teixeira C, Rosa RG. Post-intensive care outpatient clinic: is it feasible and effective? A literature review. Rev Bras Ter Intensiva. 2018; 30(1):98-111.
66. Rosa RG, Kochhann R, Berto P, et al. More than the tip of the iceberg: association between disabilities and inability to attend a clinic-based post-ICU follow-up and how it may impact on health inequalities. Intensive Care Med. 2018; doi:10.1007/s0013.

22

Papel da Equipe Multidisciplinar no Atendimento ao Paciente Séptico

Juliana Lubarino Diniz de Souza
Josiane Francisca Ferreira
Carolina Braga de Resende

Introdução

A sepse, que é a presença de disfunção orgânica aguda em decorrência da resposta inadequada do organismo à presença de uma infecção,[1] é considerada um problema de saúde pública.[2] O Instituto Latino Americano de Sepse (ILAS) recomenda que as instituições de saúde se apoiem em quatro pilares para o atendimento ao paciente séptico: prevenção, reconhecimento, tratamento e reabilitação. O envolvimento da equipe multidisciplinar se faz necessário para o funcionamento dos fluxos, uma vez que as etapas de reconhecimento, tratamento e recuperação do paciente séptico necessitam de um time bem estruturado, composto de médicos de diferentes especialidades, enfermeiros, farmacêuticos, fisioterapeutas, nutricionistas, fonoaudiólogos, psicólogos, terapeutas ocupacionais, assistentes sociais, entre outros profissionais.[3,4]

Alguns estudos demonstram o impacto positivo de um time de resposta multidisciplinar com *feedbacks* periódicos na aderência de processos e redução de mortalidade por sepse e choque séptico,[5] além de maior segurança do paciente.[6] O desafio do atendimento ao paciente séptico é orquestrar todos os processos em tempo hábil para oferecer tratamento e reabilitação adequada, para o que se propõe a implementação de uma linha de cuidado ao paciente séptico (Figura 22.1) que articule de forma horizontal, regular e "institucionalizada" a atuação de vários profissionais centrada no cuidado ao paciente.[7]

O tratamento da sepse, proposto pela Campanha Sobrevivendo à Sepse (SSC, do inglês Surviving Sepsis Campaign), compõe um pacote de intervenções que consiste em exames laboratoriais, administração de antibióticos, fluidos, entre outros procedimentos. Uma vez estabelecido o passo a passo do atendimento e os profissionais cientes de sua parte no processo, a instituição estará mais capacitada a promover uma prática de cuidados efetiva ao paciente.[3] Neste capítulo, portanto, iremos abordar o papel do time multidisciplinar na linha do cuidado ao paciente séptico, obviamente não tendo a pretensão de esgotar tal assunto que estabelece uma infinidade de modelos de atuação dos profissionais.

Equipe multidisciplinar no tratamento da sepse

A atuação multidisciplinar é uma estratégia que orienta e possibilita a realização de assistência integral ao paciente, de forma

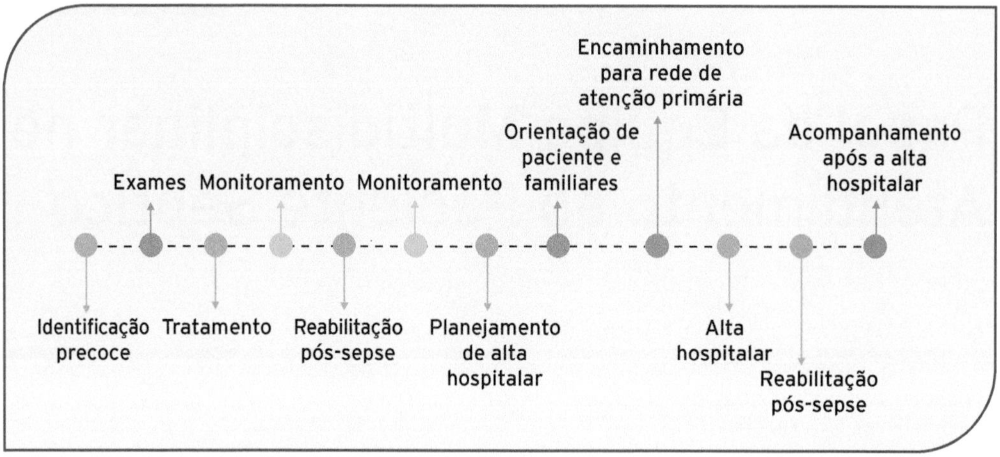

Figura 22.1: Linha do cuidado ao paciente séptico.
Fonte: elaborada pelas autoras do capítulo.

que uma abordagem biopsicossocial valoriza a remodelação do paradigma hospitalocêntrico e centrado no médico, favorecendo a modificação de processos de trabalho isolados e não articulados. A equipe interdisciplinar se faz cada vez mais necessária nos cuidados em saúde, pois traz diferentes olhares para o mesmo problema, organizando-o de forma horizontal e possibilitando tomada de decisões e direcionamento ao tratamento com olhar individualizado de acordo com a complexidade do paciente.[8]

Mesmo os profissionais que não estão envolvidos de maneira direta no reconhecimento do paciente séptico podem identificar os sinais e sintomas do quadro, sendo capazes de referenciar o paciente para o serviço adequado, onde o tratamento será iniciado, ou seja, a identificação da sepse não é um problema restrito aos serviços de emergência/urgência e à terapia intensiva, mas engloba a instituição como um todo.[9]

A estruturação de uma linha do cuidado é uma estratégia eficiente para otimizar o atendimento do paciente séptico e, para sua aplicação, recomenda-se que as instituições criem um time multidisciplinar, preferencialmente composto por representantes de todos os setores envolvidos no atendimento, como: diretoria, coordenações médica e de enfermagem dos serviços de Emergência, Unidade de Internação, das unidades de terapia intensiva (UTIs) e times de resposta rápida (TRR), assim como representantes da Comissão de Controle de Infecção Hospitalar (CCIH), do laboratório e do setor de farmácia. Outros representantes do time multidisciplinar importantes seriam os profissionais do centro cirúrgico, do setor de qualidade, serviço de educação continuada, entre outros.[9]

A atuação da equipe multidisciplinar é essencial para o reconhecimento e o rápido manejo hemodinâmico do paciente séptico. O desfecho favorável do doente depende diretamente da sinergia dos profissionais da saúde, com atuações e intervenções específicas em cada etapa do atendimento do paciente, seja na prevenção, reconhecimento, tratamento ou reabilitação. Desta forma, o time de sepse tem como responsabilidade elaborar e implementar os protocolos institucionais, garantindo um fluxo de informações adequadas para analisar dados coletados do paciente, detectar pontos de melhoria e propor planos de ação para correção de eventuais falhas identificadas na linha de cuidado.[9,10]

O programa de transição de cuidados intensivos também faz parte das ações da equipe interdisciplinar, uma vez que está associado à redução do risco de readmissão na UTI e de mortalidade intra-hospitalar, além de proporcionar sensação de segurança aos pacientes após a saída da UTI.[11] A equipe deve promover uma cultura que apoie e priorize o cuidado envolvendo paciente, familiares e cuidadores, em que esses representantes sejam incluídos como parte ativa do cuidado.[12]

Equipe médica

O profissional médico, de qualquer especialidade e de qualquer setor hospitalar, deve estar habilitado a reconhecer rapidamente os sinais e sintomas da sepse, prescrever o tratamento individualizado e conduzir o caso adequadamente, guiando e atuando em conjunto com um time multiprofissional para oferecer a melhor assistência ao paciente.[3] Constantemente são publicados novos estudos que embasam a fisiopatologia e o tratamento do paciente séptico e, apesar desse conhecimento crescente, o manejo da sepse continua a ser uma tarefa desafiadora para os médicos que precisam lidar com a detecção inicial da condição e as fases do tratamento.[13]

O médico precisa reconhecer a sepse em seus primeiros estágios, quando os sinais clínicos costumam ser ausentes, variados ou indistintos da inflamação sistêmica. Além disso, devido à falta de ferramentas de diagnóstico precisas, o médico depende de sua própria habilidade clínica e experiência para identificar a sepse precocemente.[14] Nem sempre é o médico que reconhece inicialmente o paciente séptico, entretanto, após receber o alerta da equipe multiprofissional sobre uma suspeita de sepse, cabe a ele correlacionar as alterações do paciente com o possível foco infeccioso e dar ou não seguimento ao protocolo de sepse e fazer o diagnóstico diferencial.[8] Esse profissional é responsável, portanto, pelas decisões clínicas e condução da assistência ao paciente, determinando as condutas que, por conseguinte, direcionam o trabalho dos demais profissionais, coordenando a atuação da equipe de saúde no tratamento da sepse e a adesão ao pacote de medidas proposto pela SSC.

Enfermagem

No cenário da sepse, o enfermeiro é um dos principais profissionais na assistência ao paciente séptico, tendo um papel indispensável em todas as etapas da linha do cuidado, atuando na prevenção da infecção, na triagem para o reconhecimento precoce, na obtenção de acesso venoso para a coleta dos exames diagnósticos e aplicação do tratamento, na manutenção do cuidado e na reabilitação desse paciente.[9] O enfermeiro também é peça chave na educação das equipes envolvidas no protocolo gerenciado de sepse, sendo fundamental que tenha conhecimento sobre a fisiopatologia, o preparo para o reconhecimento precoce dos sinais de deterioração clínica e intervenções apropriadas de acordo com as diretrizes de tratamento. Para isso é necessário ter autonomia para a abertura do protocolo sepse, além da capacidade de orientar, direcionar e treinar as equipes, atuando diretamente na implementação e fiscalização à adesão ao pacote de tratamento.[15] Justamente pela sepse representar um desafio para os profissionais da saúde, a sensibilização da equipe de enfermagem promove o reconhecimento precoce dos sinais de resposta inflamatória sistêmica (SRIS) e a presença de disfunções orgânicas, garantindo as intervenções apropriadas.[16]

O ILAS propõe que os serviços de saúde utilizem um instrumento de triagem para identificar possíveis casos de sepse e iniciar o protocolo com a condução de tratamento adequado.[9] As ferramentas de triagem promovem a identificação precoce da sepse por métodos manuais ou eletrônicos e, apesar das variações na precisão diagnóstica e dos baixos valores preditivos na maioria dos casos, a sua utilização está associada a melhorias nos processos assistenciais.[11] A triagem varia de acordo com a instituição, podendo ser mais sensível quando considera a presença de SRIS ou mais específica quando avalia apenas as disfunções orgânicas. Independente da forma como a instituição escolha triar os casos no protocolo sepse, ao reconhecer um potencial paciente séptico, o enfermeiro deve abrir a ficha de triagem e acionar o médico imediatamente, para então avaliar a presença de um possível foco infeccioso, ou ainda descartar a hipótese diagnóstica de sepse, e planejar a assistência prescrevendo as condutas, de acordo com as necessidades de cada paciente.[9]

Com a abertura do protocolo sepse, a equipe de enfermagem atua na coleta de exames (a depender do fluxo da instituição), concomitantemente à execução do tratamento. Entre os exames deve-se priorizar a coleta do lactato, que é um marcador de hipoperfusão. O ideal é que o lactato coletado seja de via arterial e, portanto, a sua coleta cabe ao enfermeiro ou ao médico. É possível também considerar a coleta venosa desde que não haja disfunção respiratória, entretanto, se houver hiperlactatemia inicial, outra coleta de amostra deve ser realizada por via arterial. Além disso, a antissepsia da pele e técnicas adequadas de coleta para evitar contaminação, o envio imediato das amostras para o laboratório e as boas práticas em relação aos materiais coletados devem ser observadas pela equipe de enfermagem, conforme instrução operacional do laboratório.[9]

É atribuição da equipe de enfermagem a administração do antimicrobiano prescrito pelo médico em até uma hora a partir da suspeita da sepse, preferencialmente após a coleta das amostras para culturas.[9] O eventual atraso na coleta de culturas não pode impactar a administração dos antibióticos, dessa forma, a sincronicidade das ações é fator importante para o tratamento precoce. O antibiótico deve ser visto como medicamento de emergência na sepse e administrado imediatamente após a prescrição, sem aprazamento da dose de ataque. Sugerimos a adoção de um programa de *stewardship* e descalonamento ou suspensão quando o patógeno for identificado ou haja melhora clínica do paciente e/ou evidência de resolução da infecção.[17]

Além disso, é responsabilidade da equipe de enfermagem o preparo das medicações. O enfermeiro deve garantir que as doses sejam administradas de forma otimizada, iniciando primeiro o antimicrobiano de maior espectro (em situações que a terapia for combinada) e em dose correta, sem eventuais perdas da medicação por má utilização do equipo de infusão. Para isso é fundamental a parceria com o CCIH e a farmácia, que devem se organizar para dispensar rapidamente o medicamento, fornecer as orientações básicas sobre ordem de administração/infusão do fármaco, compatibilidade entre medicamentos administrados em acesso venoso de via única, entre outros cuidados.[9,15] O aprazamento correto das doses subsequentes dos antibióticos é imprescindível para que não haja diminuição do nível sérico e, consequentemente, uma resposta clínica insatisfatória.[17]

Ainda no quesito tratamento da sepse, o enfermeiro deve também se atentar para a necessidade de reposição volêmica e do início precoce da infusão de fármacos vasoativos no paciente que apresenta hipotensão arterial. A avaliação de parâmetros hemodinâmicos são atribuições do enfermeiro, e são de extrema importância para auxiliar o médico a estabelecer medidas terapêuticas ao longo de toda a evolução do paciente.[15] Nesse contexto, a enfermagem pode utilizar ferramentas de avaliação, de comunicação, protocolos e *checklists*, que são úteis para sistematizar o trabalho e minimizar erros, contribuindo para um cuidado integral, contínuo e padronizado.[9] (Fluxograma 22.1)

O Conselho de Enfermagem dispõe sobre as orientações para implantação da Sistematização da Assistência de Enfermagem (SAE) e a implementação do Processo de Enfermagem (PE) em ambientes públicos ou privados.[18] A SAE é uma metodologia científica que também deve ser utilizada na implementação dos cuidados ao paciente

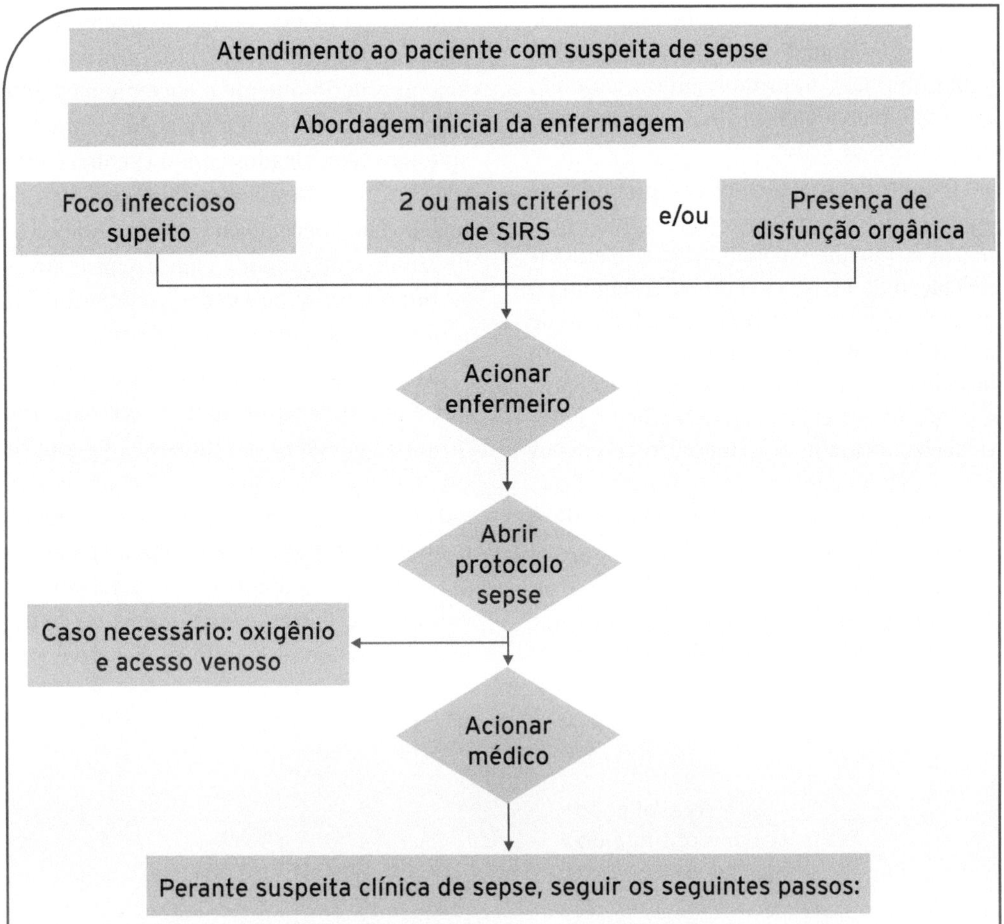

Pacote de 1 hora

- Coletar lactato, hemoculturas e culturas de sítios pertinentes.
- Coletar demais exames do *kit* sepse.
- Iniciar antimicrobianos endovenosos em até 1 hora.
- Volume para pacientes hipotensos ou com hiperlactatemia (lactato > 2 × valor de referência).
- Iniciar vasopressores se hipotensão refratária, na 1ª hora da hipotensão.

Check point da 6ª hora

- Reavaliar critérios de hipoperfusão.
- Nova coleta de lactato para pacientes com hiperlactatemia inicial (em até 4 horas).
- Reavaliação contínua dos pacientes com sinais de hipoperfusão.

Fluxograma 22.1: Fluxograma de triagem para pacientes com suspeita de sepse.

Fonte: adaptado do Instituto Latino Americano de Sepse.

séptico, e o PE é um método de trabalho que otimiza a qualidade do cuidado realizado pela enfermagem, promovendo o cuidado integral e individualizado aos pacientes com diagnóstico de sepse.[19]

Os enfermeiros devem compreender as cinco etapas do PE como passos que organizam o trabalho e possibilitam a operacionalização da assistência de enfermagem ao paciente séptico, orientando o cuidado desde a detecção até a reabilitação após a alta hospitalar. O PE inclui avaliação do paciente, diagnóstico de enfermagem, planejamento, estabelecimento de resultados, intervenções e reavaliação contínua, sendo todas essas fases relevantes para a adequada conduta nos casos de sepse.[20]

Aplicando o PE no atendimento ao paciente séptico, a equipe deve embasar o cuidado em uma teoria de enfermagem que atenda às demandas do paciente e, a partir da sua definição, o enfermeiro precisa avaliar criteriosamente o paciente mediante coleta de dados e identificação de sinais e sintomas relacionados com o evento séptico (Figura 22.2). Destaca-se a importância do julgamento clínico do enfermeiro na detecção de sinais relacionados com a sepse para o reconhecimento do evento, da abertura do protocolo e da implantação de cuidados.[21]

O planejamento do cuidado irá direcionar a abertura do protocolo, acionamento do médico, coleta de amostras, pacote de tratamento, monitoramento de sinais de gravidade, informações aos pacientes, familiares e cuidadores. Por fim, a última etapa do PE aplicado à sepse tem como foco a avaliação contínua do paciente com o objetivo de detectar sinais de piora clínica e intervenção

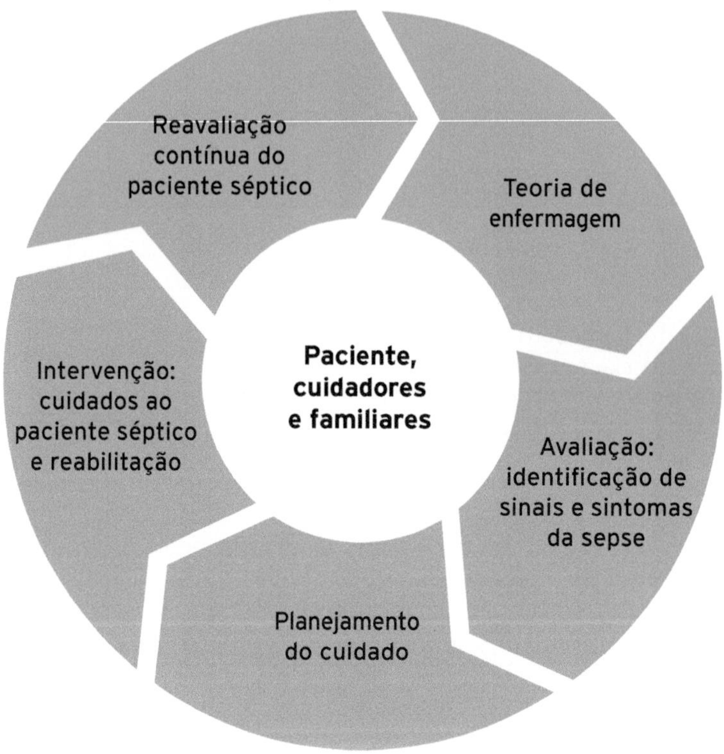

Figura 22.2: Processo de enfermagem e cuidados de enfermagem ao paciente séptico.
Fonte: adaptada (Herdman TH, 2018): etapas do processo de enfermagem adaptada à assistência do paciente séptico.

precoce, como administração de vasopressores e infusão de volume.[22]

É importante ressaltar que todas as etapas do PE também devem ser aplicadas ao paciente após resolução do evento séptico, com o objetivo de detectar possíveis problemas de enfermagem relacionados com as sequelas pós-sepse, planejar a alta hospitalar e promover a reabilitação desse paciente.

No planejamento da alta do paciente séptico, o enfermeiro deve elaborar o plano de cuidados focado em proporcionar reabilitação e qualidade de vida. Nesse plano de cuidados, o enfermeiro deve se dedicar a realizar educação em saúde do paciente e de seus cuidadores e familiares sobre as possíveis complicações após a sepse; informar sobre sinais de alerta para busca imediata do serviço de saúde; e referenciar o paciente para atenção primária.

O cuidado de enfermagem direcionado ao paciente em reabilitação perpassa pela educação em saúde realizada durante a execução do PE, sendo um processo emancipatório que tem a finalidade de promover o bem-estar das pessoas envolvidas.[23] Por isso, a orientação em saúde direta e ao familiar quanto aos cuidados que possam prevenir quedas, evitar lesões de pele e fazer adaptações no cotidiano que otimizem a execução de atividades de vida diárias (AVDs) pelo paciente séptico são estratégias de reabilitação focada na educação em saúde. Essas ações proporcionam melhorias no seu cotidiano e promovem o empoderamento do paciente no que tange a sua capacidade de escolha e participação ativa no autocuidado.[24]

A continuidade do cuidado em reabilitação do paciente séptico deve ser realizada por meio do encaminhamento do paciente para a atenção primária (AP), porque a equipe de enfermagem da AP tem a responsabilidade de estimular a corresponsabilização e o autocuidado do paciente, da família e da comunidade. A enfermagem da AP faz acompanhamento do paciente após a alta, realizando ações de proteção da saúde, prevenção de agravos, reabilitação e promoção da saúde.[25]

Pode-se dizer que a enfermagem é a equipe que apresenta uma função estratégica no processo de trabalho em reabilitação de pacientes atendidos pela AP, porque mantém amplo contato com o paciente e contribui com informações relevantes do processo de reabilitação saúde-doença, além de promover o elo entre paciente e os outros profissionais da equipe multidisciplinar. Dessa forma, no processo de reabilitação do paciente séptico, a enfermagem mantém a integralidade do cuidado como fundamento de seu trabalho e realiza as atividades que objetivam o autocuidado na vida diária.[23]

A implementação do PE na assistência de enfermagem ao paciente séptico iniciado no ambiente hospitalar e continuado na AP promove o tratamento, reabilitação e melhores resultados na qualidade de vida do paciente séptico. Esse modelo proposto é um desafio para os enfermeiros, mas deve ser visto como a melhor estratégia para garantir qualidade assistencial, organização e eficiência nos cuidados prestados ao paciente.

Fisioterapia

Na década de 1970, os fisioterapeutas começaram a se inserir em equipes multidisciplinares e se envolver no processo de tomada de decisão no cuidado a pacientes críticos.[26] O fisioterapeuta tem importante papel no cuidado ao paciente séptico, visto ser o profissional que tem maior contato direto com o paciente depois da equipe de enfermagem.

A atuação da fisioterapia na recuperação do paciente séptico tem como foco, principalmente, a realização de manobras respiratórias e motoras. Uma das principais disfunções na sepse é a respiratória, por vezes com necessidade de ventilação mecânica invasiva, e o fisioterapeuta tem um papel fundamental no trabalho de recuperação da capacidade ventilatória do paciente. A mobilização precoce do paciente também é considerada elemento essencial na assistência fisioterápica, porque tem como objetivos otimizar a oxigenação, manter a força muscular e a mobilidade articular, além de melhorar a função pulmonar e o sistema respiratório.[26]

O paciente com diagnóstico de sepse tem necessitado cada vez mais da atuação da fisioterapia no tratamento e reabilitação. Essa condição clínica causa diversas alterações, afetando não somente o sistema muscular e esquelético, mas também o sistema respiratório, gastrointestinal, urinário e cardiovascular. Além disso, a internação prolongada e a imobilidade no leito também acarretam outras complicações, como fraqueza muscular generalizada e problemas respiratórios.[27,28,29]

Dentro da prevenção de infecções nosocomiais nos pacientes críticos, podemos destacar a atuação do fisioterapeuta em protocolos de pneumonia associada à ventilação mecânica (PAV). Para diminuir a ocorrência das PAVs e de suas altas taxas de mortalidade relacionada, muitos hospitais implementam *bundles* que incluem estratégias realizadas pela equipe de fisioterapia juntamente com as equipes médicas, de enfermagem e até mesmo com a odontologia.[30] Entre os cuidados destacamos:[31]

- O posicionamento adequado no leito, com manutenção de decúbito elevado (30º a 45º), contribui na prevenção de pneumonia.
- Adequação diária do nível de sedação e teste de respiração espontânea, visando a reduzir o tempo de sedação, o uso de ventilação mecânica (VM) e, consequentemente, o risco de desenvolvimento de PAV.
- Realização de higiene oral com antissépticos.

É recomendado que o paciente pós-sepse receba atenção especial, incluindo reabilitação ocupacional, terapia fonoaudióloga e suporte psicológico, visando a minimizar o surgimento de complicações já relatadas na literatura.[4] Essas limitações podem ser identificadas ainda durante a internação, e a reabilitação já pode ser iniciada antes da alta hospitalar, dependendo das necessidades apresentadas pelo paciente e recursos disponíveis no hospital. O tempo de permanência em ventilação mecânica e a idade avançada são considerados fatores de risco para a piora da qualidade de vida, e o comprometimento funcional do paciente pode permanecer por longos períodos após a alta hospitalar.[32]

Outra limitação que o sobrevivente de sepse pode apresentar é a queda na qualidade de vida no pós-alta, inclusive apresentando dificuldades para executar atividades cotidianas devido a sequelas, como incapacidade funcional e comprometimento cognitivo, e representando uma sobrecarga tanto para o paciente quanto para os seus familiares. Ademais, o risco de infecções subsequentes, eventos cardiovasculares, renais e risco de aspiração são maiores após a sepse. Por fim, o fisioterapeuta representa uma grande contribuição na orientação ao paciente, ajudando-o na compreensão da sua atual condição e orientando o autocuidado, o controle da dor e a mobilização.[32,33]

Farmacêuticos

Nas unidades de cuidados intensivos, os farmacêuticos têm se consolidado como profissionais importantes na equipe multidisciplinar por contribuir para o uso correto e racional de medicamentos. Em 2010, a Agência Nacional de Vigilância Sanitária (ANVISA), por meio da Resolução nº 7, regulamentou a atuação do farmacêutico em UTIs[34] e, pela Resolução nº 675/2019 do Conselho Federal de Farmácia, definiu as atribuições do farmacêutico clínico em UTI, sendo essas regulamentações importantes para o reconhecimento desse profissional em sua atuação na equipe multidisciplinar.[35] A partir desse marco, o farmacêutico clínico tem consolidado a sua atuação junto à equipe por meio da realização de orientações sobre interações medicamentosas, uso racional de antibióticos, via de administração, doses e posologia.[36,37]

A partir da expansão da atuação do farmacêutico em UTI, ressalta-se o papel estratégico do farmacêutico no cuidado à beira do leito de pacientes com diagnóstico de sepse, porque a evolução clínica dessa doença pode ter desfecho desfavorável se o tratamento não for adequado e ocorrer atraso na administração do antibiótico.

A função do farmacêutico na linha do cuidado do paciente séptico é maior do que a tradicional supervisão da produção e dispensação de medicamentos. Alguns estudos apontam que antimicrobianos são prescritos sem a indicação adequada e/ou em dose incorreta e, geralmente, por tempo superior ao ideal. Essa inadequação é potencialmente perigosa em se tratando de sepse, visto que os antimicrobianos são o tratamento central da infecção e o farmacêutico pode intervir nesse tratamento a fim de evitar possíveis falhas.[35,38] Dessa forma, a participação dos farmacêuticos no time de sepse oferece um ganho em termos de resultado, principalmente no que se refere a tempo para administração e escolha correta de antibióticos, medidas que são de grande importância para tratamento da sepse porque contribuem para a queda da mortalidade.[39]

A Portaria MS nº 2.616/1998 determina que o farmacêutico é membro consultor dos programas obrigatórios de controle de infecções hospitalares mediante coparticipação na Comissão de Farmácia e Terapêutica, executado pela CCIH.[40,41] O farmacêutico atua diretamente no programa de controle e uso racional de antimicrobianos como fonte de informação sobre os fármacos usados no serviço, conhecendo o perfil de segurança dos medicamentos, o potencial de interações medicamentosas e parâmetros de farmacocinética e farmacodinâmica e controlando o consumo e seguimento dos pacientes que deles fazem uso. O objetivo final dessas ações é garantir que cada paciente receba o antimicrobiano mais apropriado, na dose correta e por tempo adequado.[40,42]

Destacam-se algumas atividades que o farmacêutico pode realizar no controle de infecção e na implementação do protocolo de sepse:[17,40]

- Colaborar na elaboração de protocolos e manuais de prescrição de antibioticoterapia empírica, visando a orientar os profissionais sobre: escolha do antimicrobiano de acordo com foco infeccioso suspeito e tipo de infecção, otimização da posologia dos antimicrobianos por meio de parâmetros farmacocinéticos e farmacodinâmicos (incluindo ajuste posológico após 24 horas em caso de insuficiência hepática/renal), a diluição das medicações e tempo de infusão.
- Auxiliar no estabelecimento de um fluxo para rápida liberação/ dispensação dos antimicrobianos em caso de sepse. Idealmente, a disponibilização do antimicrobiano não deve exceder 15 minutos, visto que os outros 45 minutos são consumidos com a prescrição e preparação do medicamento para a administração no paciente.
- Facilitar a implantação do "*kit* sepse", com os principais antimicrobianos, nos setores hospitalares que não disponham de farmácia satélite para a rápida administração do medicamento.
- Participar de visitas multidisciplinares para a avaliação da antibioticoterapia, sugerindo substituição da terapia após resultados das culturas ou ainda a avaliação da suspensão em caso de culturas negativas, infecção descartada ou resolução da infecção.
- Recomendações adicionais sobre a administração de fluídos e vasopressores para os pacientes mais graves (com hiperlactatemia e/ou hipotensão).
- Trabalhar em conjunto com o laboratório de microbiologia, auxiliando na adaptação dos relatórios de perfil de sensibilidade e na interpretação dos resultados das culturas.

Conforme já discorrido, a participação de farmacêuticos em equipes multidisciplinares de combate à sepse é fundamental para o funcionamento desse protocolo, contribuindo para a queda da mortalidade.[39]

Coletores de amostras (flebotomistas) e setor de laboratório

A coleta de exames laboratoriais é parte fundamental da avaliação do paciente e um dos pilares de apoio no combate à infecção. Tratando-se de sepse, essa avaliação abrange triagem dos casos, monitoramento da evolução laboratorial do paciente, identificação do microrganismo envolvido e do seu perfil de sensibilidade por meio de antibiograma.[11] Dessa forma, os profissionais que compõem o laboratório de análises clínicas e de microbiologia atuam ativamente no combate à sepse, mesmo sem muitas vezes ter um contato direto com o paciente.

Inicialmente, na triagem dos casos, os exames laboratoriais são utilizados para diferenciar os processos infecciosos de reações inflamatórias sistêmicas não infecciosas, visto que são condições que têm abordagens terapêuticas diferentes. Ainda na triagem, as análises clínicas são utilizadas para avaliar a ocorrência de algumas disfunções orgânicas potencialmente decorrentes do processo infeccioso, como disfunção hepática, metabólica, renal e de coagulação.[11]

É importante, portanto, que a rotina para a coleta de exames junto ao laboratório de análises clínicas e de microbiologia seja bem estabelecida, visando à coleta adequada de todos os exames aplicáveis no momento da triagem (hemograma completo, coagulograma, creatinina, bilirrubina, gasometria e lactato arterial, culturas de sangue periférico e de outros sítios suspeitos), assim como a rápida disponibilização dos resultados, possibilitando confirmar o caso de sepse e tratar essa emergência médica potencialmente fatal.[9,15]

Além do valor diagnóstico, o lactato também é determinante para a ressuscitação volêmica em caso de hiperlactatemia (valor de lactato duas vezes acima da referência). Assim, visto se tratar de um importante marcador, é recomendado que os resultados de lactato sejam disponibilizados pelo laboratório em menos de 30 minutos, de forma que a equipe médica possa iniciar a administração de fluídos prontamente e evitar o agravamento da disfunção metabólica. Para os demais exames, sugere-se a entrega de resultados em até 1 hora, sendo necessário atribuir prioridade para essas coletas.[9,43]

Ressalta-se o papel fundamental dos coletores e equipe de laboratório na implementação dos cuidados ao paciente séptico, pois sua atuação pode impactar nos resultados obtidos e no tratamento do paciente.

Terapeuta ocupacional

Uma parcela dos pacientes que sobrevivem à sepse pode desenvolver, em longo prazo, alterações na capacidade física, disfunção cognitiva e tantas outras sequelas.[44] Nesse cenário de alteração da capacidade física ou cognitiva, o terapeuta ocupacional é o profissional capacitado para atuar ante a ruptura do cotidiano, promovendo, por meio de suas ações, a reorganização da vida e das atividades diárias após internação prolongada. Dessa forma, esse profissional atua auxiliando o paciente a recuperar sua independência no autocuidado, melhorando o seu desempenho funcional e reduzindo as dificuldades do dia a dia em sua reabilitação.[45]

No planejamento de alta, esse profissional deve orientar o paciente e seus familiares em relação a manutenção de estímulos, necessidades de adequação do ambiente domiciliar e prescrição de tecnologias assistivas.

Psicólogo

Considerando que muitos pacientes desenvolvem morbidades psiquiátricas importantes, como ansiedade, depressão e estresse pós-traumático após uma internação por sepse,[46] é importante que o paciente inicie um acompanhamento psicológico o mais breve possível. A função principal do psicólogo é auxiliar o paciente e seus familiares na compreensão e elaboração dos seus medos, visando a minimizar a angústia e o sofrimento, atendendo a suas necessidades psicossociais e encaminhando-os a um profissional especializado, quando necessário.[47] O apoio psicológico é importante tanto na fase de internação quanto ambulatorial no pós-alta, para pacientes e seus familiares, evitando o surgimento e/ou tratando morbidades psiquiátricas decorrentes da internação por sepse.

Pacientes que sobrevivem à sepse e que permanecem internados por longo período relatam piora da qualidade de vida associada à saúde mental e funcional[44] e, em decorrência da possibilidade de tais sintomas, o paciente e seus familiares precisarão de apoio emocional, como a psicoterapia. O psicólogo é o profissional mais habilitado para identificar esses sintomas, tratando as possíveis sequelas pós-sepse e buscando a melhora da qualidade de vida do paciente e de seus familiares.

Fonoaudiólogo

A sepse é um fator de risco para desenvolvimento de disfagia crônica e dificuldade de comunicação em decorrência de fraqueza muscular ou dano neurológico, especialmente naqueles que permaneceram por tempo prolongado em ventilação mecânica.[4] Se não tratada, a disfagia pode causar desnutrição, desidratação e até mesmo pneumonia aspirativa, resultando em internações hospitalares mais longas, maior necessidade de cuidados domiciliares e aumento da mortalidade.[47] Além disso, nem todos os pacientes com sepse que apresentam disfagia como complicação conseguem recuperar a função de deglutição até a alta hospitalar.[48]

Recomenda-se a avaliação da deglutição e adequação da consistência da dieta oral pelo fonoaudiólogo, para que haja segurança na reintrodução da alimentação e para minimizar o risco de broncoaspiração, além da fonoterapia e planejamento de uma reabilitação específica para a condição do paciente.[44] Durante o tratamento da disfagia, o acompanhamento com um nutricionista pode ser necessário para a implementação de modificações dietéticas.

Nutricionista

As principais considerações na nutrição dos pacientes com sepse incluem o valor nutricional e a composição de nutrientes dos alimentos fornecidos, visando a diminuir o déficit energético produzido pelas diversas mudanças metabólicas durante a infecção que resultam em um estado catabólico geral. O déficit nutricional contribui para a perda de massa muscular e reflete uma recuperação mais prolongada.[49] Os cuidados nutricionais que devem ser adotados para com os pacientes sépticos se aplicam àqueles ainda em internação hospitalar e aos sobreviventes, considerando as suas limitações. Cabe ao nutricionista realizar avaliação nutricional do paciente, estabelecer o intervalo das refeições e definir com a equipe médica a via de alimentação: oral, via enteral, por sonda nasoenteral (dependendo do estado de consciência) ou, ainda, por via parenteral, se o trato gastrointestinal estiver inviabilizado. Além do apoio para a prescrição da dieta, o nutricionista deve orientar em relação a fracionamentos, selecionar a fórmula para a manutenção do estado nutricional do paciente e prescrever suplementação nutricional, quando indicado.[49]

Para os pacientes com sepse ou choque séptico que podem ser alimentados por via enteral, a SSC sugere que a nutrição seja iniciada de forma precoce (< 72 horas), para a manutenção da funcionalidade do trato gastrointestinal e redução das respostas inflamatórias.[11] Dessa forma, não há dúvidas de que a terapia nutricional faz parte dos cuidados ao paciente séptico durante a estadia hospitalar e também nos cuidados pós-alta, devendo ser precocemente bem avaliada em cada caso.

Assistente social

O trabalho do Serviço Social permite a avaliação dos contextos social e familiar do paciente, atuando de forma conjunta com os demais profissionais da saúde para a programação de uma alta hospitalar segura, de modo que paciente, familiares e/ou rede de apoio participem ativamente desse processo.[8]

Segundo a Resolução do Conselho Federal de Serviço Social nº 557/2009, o profissional assistente social deve trabalhar em conjunto com a equipe multiprofissional, buscando compreender o indivíduo na sua dimensão de totalidade e, assim, contribuir para o enfrentamento das diferentes expressões da questão social, abrangendo os direitos humanos em sua integralidade, não só sob a ótica meramente orgânica, mas a partir de todas as necessidades que estão relacionadas com sua qualidade de vida.[50]

No ambiente hospitalar, é necessário, por parte deste profissional, prestar orientações (individuais e coletivas) e /ou encaminhamentos quanto aos direitos sociais do sobrevivente da sepse para que ele possa retomar suas atividades diárias. É preciso realizar uma abordagem individual e/ou em grupo, tendo como objetivo trabalhar os determinantes sociais da saúde dos usuários, familiares ou cuidadores. O assistente social deve orientar o usuário a respeito dos cuidados e encaminhamentos necessários pós-alta, como: necessidade de suporte nutricional, oxigenoterapia, hemodiálise, acompanhamento de equipe multidisciplinar de atenção domiciliar ou outras necessidades, garantindo que seus direitos sejam efetivados mediante encaminhamentos embasados nas políticas públicas.[51]

Odontologia

As doenças infecciosas bucais, como as periodontais, abscessos perirradiculares, abscessos intraósseos, alveolites, osteonecroses, lesões da mucosa, entre outras, podem evoluir para sepse tanto na comunidade como naqueles pacientes já internados e, desta forma, o cirurgião dentista deve estar atento para sinais de SRIS associada a um foco infeccioso, ou disfunções orgânicas como confusão mental, dispneia e tontura, inclusive no atendimento ambulatorial ou consultórios. O controle adequado do foco infeccioso nas primeiras horas tem claro impacto no prognóstico. Além disso, atuação deste profissional é importante na UTI, para a prevenção da pneumonia associada à ventilação (PAV). O conhecimento sobre a sepse ajuda o profissional da odontologia na educação do paciente, para reconhecer sinais de alerta e procurar rapidamente um serviço de saúde.[52]

A odontologia também desempenha um papel de importância no Stewardship de antimicrobianos, uma vez que emprega a terapia para fins profiláticos ou terapêuticos. A prescrição de antimicrobianos deve ser racional e assertiva e é responsabilidade do dentista a educação do paciente para o uso correto do medicamento, garantindo a adequada adesão e reduzindo o risco de multirresistência.[53]

Conclusão

Todo o processo que tenha como objetivo melhorar resultados é complexo e multifatorial, requerendo o apoio multiprofissional para que as metas sejam alcançadas. Se expandirmos a discussão para as atuais necessidades de um fluxo hospitalar otimizado e não limitado à beira do leito, também deveremos considerar a participação dos profissionais não exclusivos da área da saúde, como administradores.

A sepse exige a participação de diversos profissionais com diferentes formações de base e especialidades para prevenção, reconhecimento, tratamento e reabilitação do paciente. Além disso, incentivar a participação do paciente e seus familiares na elaboração do plano de cuidados com objetivo de prevenir sequelas, acelerar a reabilitação e diminuir as reinternações é singular para um desfecho positivo. Em um programa de gestão, no qual se faz necessário estabelecer metas e aferir os resultados, e com o foco crescente em medidas de qualidade para com o paciente séptico, a implementação do protocolo de sepse de maneira efetiva e o acompanhamento do paciente por um time multiprofissional são as chaves para o sucesso e a obtenção de excelentes resultados.

Referências bibliográficas

1. Singer M, Deutschman CS, Seymour CW, et al. The Third International Consensus Definitions for Sepsis and Septic Shock (Sepsis-3). JAMA. 2016 Feb 23;315(8):801-10. doi: 10.1001/jama.2016.0287. PMID: 26903338; PMCID: PMC4968574.
2. Executive Board, 140. (2017). Improving the prevention, diagnosis and clinical management of sepsis: report by the Secretariat. World Health Organization. Disponível em: https://apps.who.int/iris/handle/10665/273181. Acessado em: 12 de junho de 2023.
3. Levy MM, Evans LE, Rhodes A. The Surviving Sepsis Campaign Bundle: 2018 update. Intensive Care Med. 2018;44(6):925-8.
4. Prescott HC, Angus DC. Enhancing Recovery From Sepsis: A Review. JAMA. 2018;319(1):62-75.
5. Grek A, Booth S, Festic E, Maniaci M, Shirazi E, Thompson K, et al. Sepsis and Shock Response Team: Impact of a Multidisciplinary Approach to Implementing Surviving Sepsis Campaign Guidelines and Surviving the Process. Am J Med Qual. 2017 Sep/Oct;32(5):500-507.
6. Arad D, Finkelstein A, Rozenblum R, Magnezi R. Patient safety and staff psychological safety: A mixed methods study on aspects of teamwork in the operating room. Front Public Health. 2022 Dec 23;10:1060473. doi: 10.3389/fpubh.2022.1060473. PMID: 36620282; PMCID: PMC9816421.
7. Silva NEK e, Sancho LG, Figueiredo W dos S. Entre Fluxos e projetos terapêuticos: revisitando as noções de linha do cuidado em saúde e itinerários terapêuticos. Ciênc Saúde coletiva. 2016Mar; 21(3):843-52.
8. Brasil. Ministério da Saúde. Desospitalização: reflexões para o cuidado em saúde e atuação multiprofissional [recurso eletrônico] / Ministério da Saúde, Secretaria Executiva, Superintendência Estadual do Ministério da Saúde no Rio de Janeiro - Brasília: Ministério da Saúde, 2020. Disponível em https://bvsms.saude.gov.br/bvs/publicacoes/desospitalizacao_reflexoes_cuidado_atuacao_multiprofissional.pdf. Acessado em: 14 de junho de 2023.
9. Instituto Latino Americano de Sepse. Roteiro de Implementação de Protocolo Assistencial Gerenciado de Sepse: programa de melhoria de qualidade. 5ª edição, 2019. Disponível em https://ilas.org.br/wp-content/uploads/2022/05/roteiro-de-implementacao-isbn-1.pdf. Acessado em: 08 de junho de 2023.
10. Jost MT, Machado KPM, De Oliveira APA, da Costa Linch GF, Paz AA, Aquino Caregnato RC, Blatt CR. Morbimortalidade e custo por internação dos pacientes com sepse no Brasil, Rio Grande do Sul e Porto Alegre. Rev Epidemiol Control Infect. 2019;9(2).
11. Evans L, Rhodes A, Alhazzani W, Antonelli M, Coopersmith CM, French C, et al. Surviving Sepsis Campaign: International Guidelines for Management of Sepsis and Septic Shock 2021. Crit Care Med. 2021 Nov 1;49(11):e1063-e1143.
12. Nygaard AM, Haugdahl HS, Brinchmann BS, Lind R. Interprofessional care for the ICU patient's family: solitary teamwork. J Interprof Care. 2023 Jan-Feb;37(1):11-20.
13. Gavelli F, Castello LM, Avanzi GC. Management of sepsis and septic shock in the emergency department. Intern Emerg Med. 2021 Sep;16(6):1649-1661.
14. Lopansri BK, Miller Iii RR, Burke JP, Levy M, Opal S, Rothman RE, et al. Physician agreement on the diagnosis of sepsis in the intensive care unit: estimation of concordance and analysis of underlying factors in a multicenter cohort. J Intensive Care. 2019 Feb 21;7:13.
15. Conselho Regional de Enfermagem de São Paulo. Sepse: Um problema de Saúde Pública. A atuação e colaboração da enfermagem na rápida identificação e o tratamento da doença. São Paulo. 2020. Disponível em: https://ilas.org.br/wp-content/uploads/2022/02/livro-sepse-um-problema-de-saude-publica-coren-ilas.pdf. Acessado em: 08 de junho de 2023.

16. Bleakley G, Cole M. Recognition and management of sepsis: the nurse's role. Br J Nurs. 2020 Nov 26;29(21):1248-1251.
17. Guia prático de terapia antimicrobiana na sepse. 2ª edição, 2022. São Paulo. Instituto Latino Americano de Sepse. Disponível em https://ilas.org.br/wp-content/uploads/2022/02/Guia_ATM_final.pdf. Acessado em: 12 de junho de 2023.
18. Brasil. Conselho Federal de Enfermagem. Resolução COFEN nº 358/2009. Sistematização da Assistência de Enfermagem e a implementação do Processo de Enfermagem em ambientes, públicos ou privados, em que ocorre o cuidado profissional de enfermagem, e dá outras providências. Brasília, 2009. Disponível em: http://www.cofen.gov.br/resoluo-cofen-3582009_4384.html.
19. Lima, JCC. Sepse e choque séptico: compreensão de enfermeiros de um hospital escola de grande porte. Revista de Divulgação Científica Sena Aires, 2020, 9(2), 254-261.
20. Herdman TH, Kamitsutu, S. Diagnósticos de Enfermagem da NANDA-I. Definições e Classificação 2018-2020. Porto Alegre: Artmed, 2018. 11ª Edição. Universidade Federal de São Paulo (UNIESP).
21. Moura LVC, Cruz RE, Pedreira LRF, Cofman AHM. Plano de cuidados de enfermagem a pacientes admitidos com sepse em unidade de terapia intensiva. Ver. Bras. Saúde Funcional, 2019.
22. Leite FCS, Estrela FM, da Silva Júnior GM, Cerqueira MOS, Miranda MC, de Oliveira TSR, et al. Sistematização da assistência de enfermagem aplicada ao idoso com sepse. Rev enferm UFPE on line, 2020; 14:e244715.
23. Schoeller SD, Martins MM, Ramos FR, Vargas CP, Zuchetto MA, Lima DK. Cuidado em enfermagem de reabilitação e processo emancipatório. Revista de Enfermagem Referência, 2020:5(2), e19084.
24. PEREIRA, SN, Alarcon MFS, Selleti JD do N, Marin MJS. Vivenciando o processo de educação na reabilitação física. Rev Esc Enferm USP. 2021;55:e20210256.
25. Acordi I. Reabilitação na atenção primária: práxis do enfermeiro. Dissertação de mestrado do Programa de Pós-Graduação em Enfermagem da Universidade Federal de Santa Catarina. 2022. Disponível em: https://repositorio.ufsc.br/handle/123456789/240891. Acessado em 23 de junho de 2023.
26. Costa CC, Leite B da S, Fortino CK, Bastos VG. Avaliação de um protocolo de mobilização precoce em uma unidade de terapia intensiva. Revista CoConhecimento Online. 2019;3:92-114. Disponível em: https://periodicos.feevale.br/seer/index.php/revistaconhecimentoonline/article/view/1844.
27. Durães RR, Macedo Soares AC, Varanda ALC, Fagundes PTM, Nascimento AFC, Silva GF, et al. Prevalência de Complicações Respiratórias na Unidade de Terapia Intensiva Adulto. Braz J. Implantol. Health Sci. 2023;5(3):313-24.
28. Cordeiro FP, Torres DC. O efeito da mobilização precoce em pacientes com sepse em uma série de casos. Revista CPAQV – Centro de Pesquisas Avançadas em Qualidade de Vida. Vol.12. Nº 2. 2020.
29. Santuzzi CH, Scardual MJ, Reetz JB, Firme KS, Lira NO, Gonçalves WLS. Aspectos éticos e humanizados da fisioterapia na UTI: uma revisão sistemática. Fisioter. Mov., Curitiba, 2013;26(2): 415-422.
30. Jadot L, Huyghens L, De Jaeger A, Bourgeois M, Biarent D, Higuet A, et al. Impact of a VAP bundle in Belgian intensive care units. Ann Intensive Care. 2018;8(1):65.
31. Brasil. Agência Nacional de Vigilância Sanitária Medidas de Prevenção de Infecção Relacionada à Assistência à Saúde. Brasília: Anvisa, 2017.
32. Su YX, Xu L, Gao XJ, Wang ZY, Lu X, Yin CF. Long-term quality of life after sepsis and predictors of quality of life in survivors with sepsis. Chin J Traumatol. 2018 Aug;21(4):216-223.
33. Bertazone TMA, Aguiar GCS, Bueno Júnior CR, Stabile AM. Physical fitness and physical function in survivors of sepsis after hospital discharge. Fisioter mov. 2018;31:3003104.
34. Agência Nacional de Vigilância Sanitária. Resolução Da Diretoria Colegiada. RDC nº 7 de 24 de fevereiro de 2010. Dispõe sobre os requisitos mínimos para funcionamento de unidades de terapia intensiva e dá outras providências. Disponível em: http://bvsms.saude.gov.br/bvs/saudelegis/anvisa/2010/res0007_24_02_2010.html.
35. BRASIL. Resolução Nº 675 de 31 de outubro de 2019. Diário Oficial da União. Brasília, DF, seção 1, p.128. Disponível em: https://www.in.gov.br/web/dou/-/resolucao-n-675-de-31-de-outubro-de-2019-228899312.
36. Silva BC, Oliveira JV. (2016). A importância da atuação permanente do farmacêutico na equipe multidisciplinar da UTI em benefício da saúde do paciente e redução de custos para um hospital no município de Imperatriz-MA. [Monografia de conclusão do curso de farmácia (Graduação em Farmácia), Faculdade Imperatriz].

37. Oliveira WL, de Carvalho ARA, Siqueira LP. Atuação do farmacêutico hospitalar na Unidade de Terapia Intensiva (UTI). Research, Society and Development, v. 10, n. 14, e557101422578, 2021.
38. Schuts EC, Hulscher MEJL, Mouton JW, Verduin CM, Stuart JWTC, Overdiek HWPM, et al. Current evidence on hospital antimicrobial stewardship objectives: a systematic review and meta-analysis. Lancet Infect Dis. 2016;16(7):847-56.
39. Cavanaugh JB, Sullivan JB, East N, Nodzon JN. Importance of Pharmacy Involvement in the Treatment of Sepsis. Hosp Pharm. 2017;52(3):191-7.
40. Zanin CG, Dal-Paz K. Atuação do farmacêutico no controle de infecção hospitalar. In: Controle de infecção. A prática no terceiro milênio.1 ed. Rio de Janeiro: Guanabara Koogan, 2017.
41. Brasil. Ministério da Saúde (MS). Portaria nº 2.616, de 12 de maio de 1998. Regulamenta as ações de controle de infecção hospitalar no país, em substituição à Portaria MS nº 930/1992. Ministério da Saúde. Brasília: MS 12 de maio de 1998.
42. Strabelli TMV, Freitas KM. Gestão do uso de antimicrobianos em Hospitais. In: Controle de infecção. A prática no terceiro milênio.1 ed. Rio de Janeiro: Guanabara Koogan, 2017.
43. Rossi F. O papel do laboratório de microbiologia no controle de infecção. In: Carrara D, Strabelli TMV, Uip DE. Controle de infecção. A prática no terceiro milênio.1 ed. Rio de Janeiro: Guanabara Koogan, 2017.
44. Teixeira C, Rosa RG, Friedman G. Sepse após a alta da UTI: um problema de saúde pública. Clin Biomed Res. 28º de junho de 2021; 41(1):75-83.
45. De-Carlo MMR do P, Gomes-Ferraz CA, Rezende G, Buin L, Moreira DJA, Souza KL de, et al. Diretrizes para a assistência da terapia ocupacional na pandemia da COVID-19 e perspectivas pós-pandemia. Medicina. Ribeirão Preto. 2020;53(3):332-69. Disponível em: https://www.revistas.usp.br/rmrp/article/view/173471. Acessado em 14 de junho de 2023.
46. Boede M, Gensichen JS, Jackson JC, Eißler F, Lehmann T, Schulz S, Petersen JJ, Wolf FP, Dreischulte T, Schmidt KFR. Trajectories of depression in sepsis survivors: an observational cohort study. Crit Care. 2021 Apr 29;25(1):161.
47. Zuercher P, Moret CS, Dziewas R, Schefold JC. Dysphagia in the intensive care unit: epidemiology, mechanisms, and clinical management. Crit Care. 2019 Mar 28;23(1):103.
48. Sasegbon A, O'Shea L, Hamdy S. Examining the relationship between sepsis and oropharyngeal dysphagia in hospitalised elderly patients: a retrospective cohort study. Frontline Gastroenterol. 2018 Oct;9(4):256-261.
49. Englert JA, Rogers AJ. Metabolism, Metabolomics, and Nutritional Support of Patients with Sepsis. Clin Chest Med. 2016;37(2):321-31.
50. Conselho Federal de Serviço Social - CFESS. Resolução CFESS Nº 557/2009, de 15 de setembro de 2009. Dispõe sobre a emissão de pareceres, laudos, opiniões técnicas conjuntos entre o assistente social e outros profissionais. Brasília: CFESS, 2009.
51. Rocha RB. Análise do serviço social no âmbito hospitalar na UTI – Unidade de Terapia Intensiva. Saúde em foco, Edição nº 8/2016.
52. Coelho C, Mead M. Sepsis: the applicability to dental care professionals. Br Dent J. 2018 Dec 21;225(12):1078-1081.
53. Contaldo M, D'Ambrosio F, Ferraro GA, Di Stasio D, Di Palo MP, Serpico R, Simeone M. Antibiotics in Dentistry: A Narrative Review of the Evidence beyond the Myth. Int J Environ Res Public Health. 2023 Jun 1;20(11):6025. doi: 10.3390/ijerph20116025. PMID: 37297629; PMCID: PMC10252486.

Índice Remissivo

A

B

C

D

O

P

Q

R

S